Was Sie schon immer über Lebensmittel und Ernährung wissen wollten

Die etwas andere Lebensmittel-FAQ

Edition Ernährung

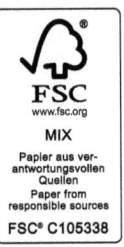

Besonderen Dank schulde ich Sebastian Wolf, Manuela Theilacker, Fabienne Gschwind, Joachim Uhlig und Arne Thomsen für das Korrekturlesen des Manuskripts.

Bernd Leitenberger

Was sie schon immer über *nicht* Lebensmittel und Ernährung wissen wollten

Die etwas andere Lebensmittel-FAQ

Edition Ernährung

Bibliografische Information der Deutschen Nationalbibliothek. Die Deutsche Nationalbibliothek verzeichnet diese Publikation in der Deutschen Nationalbibliografie; detaillierte bibliografische Daten sind im Internet über http://dnb.d-nb.de abrufbar.

Edition Ernährung
© 2013, 2015 Bernd Leitenberger
http://www.raumfahrtbuecher.de
Herstellung und Verlag: Books on Demand GmbH, Norderstedt
2. Auflage 2015

ISBN-13: 978-3-7386-2909-5

Inhaltsverzeichnis

Fragen zu Lebensmitteln und Lebensmittelinhaltsstoffen	10
Ist Mineralwasser gesünder als Leitungswasser?	10
Wie viel Mineralwasser darf man am Tag trinken?	13
Ist destilliertes Wasser giftig?	13
Sollte man Wasser selbst filtrieren / entkalken?	15
Entwässert Kaffee?	16
Macht Kaffee süchtig?	18
Ist Kaffee krebserregend?	19
Welche Unterschiede gibt es zwischen den verschiedenen Zubereitungsarten für Kaffee?	21
Was ist der Unterschied zwischen Fruchtsaft, Fruchtnektar und Fruchtsaftgetränken?	22
Sind aromatisierte Mineralwässer als Alternative zu Limonaden empfehlenswert?	23
Ist Fruchtsaft gesünder als Limonade?	24
Ist Orangensaft schlecht für die Zähne?	26
Entmineralisiert Cola die Knochen?	28
Was sind isotonische Getränke?	29
Wird man von Selbst Gebranntem blind?	30
Was bedeutet die Angabe „Vol%" bei alkoholischen Getränken?	32
Ist Alkohol nach dem Essen wirklich gut für die Verdauung?	35
Bekommt man vom Biertrinken einen Bierbauch?	35
Wird Bier immer noch nach dem deutschen Reinheitsgebot produziert?	36
Enthält Spinat viel Eisen?	37
Hat Blattsalat viele Vitamine?	39
Was ist der Unterschied zwischen Obst und Gemüse?	41
Sind Möhren gut für die Augen?	43
Ist Tiefkühlgemüse vitaminreicher als Frisches?	45
Was ist dran am Ausspruch: "An apple a day keeps the doctor away"?	46
Sind „Smoothies" gesünder als Obst?	48
Was sind Ballaststoffe denn genau?	50
Helfen Ballaststoffe zur Vorbeugung gegen Darmkrebs?	52
Essen wir zu wenig Rohkost?	56
Was sind sekundäre Pflanzenstoffe?	57
Was hat es mit den Typenzahlen beim Mehl auf sich?	58
Warum braucht man für Roggenbrot Sauerteig und kann nur aus Roggen und Weizen Brot backen?	60
Warum ist Vollkornmehl deutlich teurer als "normales" Mehl?	62
Was ist von Bezeichnungen wie „Vitalbrot", „Fitnessbrot" oder „Eiweißbrot" zu halten?	63
Warum ist Meeresfisch gesund?	64
Macht Schokolade glücklich?	67
Macht Schokolade dick?	69
Ist brauner Zucker besser als weißer Zucker?	71
Wie gesund ist Olivenöl?	73
Ist Margarine gesünder als Butter?	75
Hilft Milch gegen Osteoporose?	78
Was bedeuten die Begriffe Pasteurisieren, Homogenisieren und Ultrahocherhitzen?	79
Was bedeutet eigentlich „probiotisch" und was ist „das Tolle" daran?	83
Was ist der Unterschied zwischen Kefir, Joghurt und Sauermilch?	85
Wie entstehen die einzelnen Käse?	87
Was bedeutet die Abkürzung „i. Tr." bei Käse?	89
Schließt Käse den Magen?	91
Woraus besteht Analogkäse?	92

Ist weißes Fleisch gesünder als Rotes?	94
Ist wildes Fleisch (Hirsch, Reh, Hase) gesünder als Zuchtfleisch (Rind, Schwein)?	96
Was ist Separatorenfleisch?	98
Welcher Bratgrad für Fleisch (blutig, medium, durch) ist der gesündeste?	100
Wieso muss Fleisch abhängen?	100
Stimmt es, dass die Fleischqualität leidet, wenn das Tier beim Schlachten gestresst war?	101
Verbraucht die Verdauung von Fleisch mehr Energie, als es enthält?	102
Sind Würste ungesund?	103
Worin unterscheidet sich Industrieware von Wurst vom Metzger?	108
Sind angekohlte Bratwürste / Steaks krebserregend?	109
Ist Leber stark mit Schwermetallen belastet?	110
Was ist „Functional Food"?	112
Bringen Light-Produkte für die Ernährung etwas?	114
Was ist der Unterschied zwischen grünem, weißem, schwarzem und rotem Pfeffer?	119
Warum ist Safran so teuer?	120

Fragen zu Zusatzstoffen 122

Was sind Zusatzstoffe denn genau?	122
Müssen alle Zusatzstoffe deklariert werden?	122
Was hat es mit den E-Nummern auf sich?	124
Sind alle Zusatzstoffe „künstlich"?	125
Gibt es Zusatzstoffe, die aus tierischen Lebensmitteln gewonnen werden?	126
Kann man Produkte ohne Zusatzstoffe herstellen?	127
Wird also kein Missbrauch mit Zusatzstoffen betrieben?	131
Wie kann ich erkennen, ob ein Lebensmittel qualitativ hochwertig produziert wurde?	131
Machen Süßstoffe dick oder krank?	133
Was ist der Unterschied zwischen Mindesthaltbarkeitsdatum und Verbrauchsdatum?	135
Was bedeutet die Angabe „Ohne den Zusatzstoff Geschmacksverstärker"?	138
Sind Lebensmittel „ohne Farbstoffe" auch frei von Farbstoffen?	139
Ich habe gehört, Zusatzstoff XY sei gesundheitsschädlich. Trotzdem ist er weiter zugelassen, wie kann das sein?	140
Bedeutet dies, dass alle Zusatzstoffe harmlos für jedermann sind?	142
Was ist der Unterschied zwischen den einzelnen Aromen?	142
Darf man den Joghurtdeckel ablecken (Konservierungsstoffe)?	144
Was bedeutet „unter Schutzgasatmosphäre" verpackt?	146

Fragen zur Gesundheit und übergreifenden Themen 148

Wofür braucht menschliche Organismus Eiweiße, Fette und Kohlenhydrate?	148
Stimmt es, dass der Mensch lediglich acht verschiedene Aminosäuren, Vitamine und Spurenelemente braucht, um sich ohne Mangelerscheinungen zu ernähren?	149
Wie hoch ist der Bedarf an essenziellen Stoffen?	151
Was sind Omega-3-Fettsäuren?	153
Was sind Trans-Fettsäuren und sind sie schädlich?	156
Warum sind gesättigte Fettsäuren zu meiden?	157
Wie schädlich ist zu viel Cholesterin?	157
Was hat es mit den Begriffen LDL und HDL auf sich?	159
Wie kann ich den LDL-Spiegel senken?	161
Enthalten Eier besonders viel Cholesterin?	163
Ich habe einen erhöhten Cholesterinspiegel, muss ich nun dauernd Diät halten?	164
Sollte man als Gesunder auf seinen Cholesterinspiegel achten?	166
Wie werden Grenzwerte für Zusatzstoffe festlegt?	167
Wie werden Grenzwerte bei Rückständen festgelegt?	168
Was bedeutet nun eine Grenzwertüberschreitung?	170
Was ist der Unterschied zwischen Nahrungsmittelallergien und Unverträglichkeiten?	171

Wie häufig sind die einzelnen Lebensmittelunverträglichkeiten?	173
Wenn man eine Allergie hat, was kann man tun?	174
Um was handelt es sich bei der Zöliakie?	175
Was hat es mit der Lactoseintoleranz auf sich?	176
Gibt es ähnliche Unverträglichkeiten auch gegen andere Zucker?	179
Was versteht man unter dem China-Restaurant-Syndrom?	180
Gibt es im Körper Schlacken und wie werde ich diese los?	181
Was versteht man unter „Intermittierendem Fasten"?	184
Was versteht man unter „leeren Kalorien"?	185
Kann man von Zucker "zuckerkrank" werden?	187
Was ist der glykämische Index?	189
Ich habe gehört, dass man als Diabetiker ... nicht essen darf?	191
Spart man durch Zuckeralkohole Kalorien und sind sie gesund?	193
Wie viele Mahlzeiten am Tag sind optimal?	197
Was versteht man unter der Nährstoffdichte?	199
Ist Gelatinezufuhr (etwa in Form von Wackelpudding) gut für den Knorpelaufbau?	200
Ab wann ist man Alkoholiker?	201
Gibt es eine wünschenswerte Alkoholzufuhr?	203
Wie viel Flüssigkeit sollte man pro Tag trinken?	203
Wie hoch ist das Risiko von Schwermetallen im Trinkwasser?	205
Welche Ernährung bei Eisenmangel?	208
Warum haben die Vitamine so komische Namen, was hat es mit den Buchstaben auf sich?	209
Verlieren Gemüse ihre Vitamine beim Kochen?	210
Braucht der Mensch Vitaminpillen?	213
Welche Schäden treten bei zu vielen Vitaminen / Spurenelementen auf?	214
Bringen Vitamin-Megadosen etwas?	216
Welche Lebensmittel sind besonders gute Vitaminlieferanten?	217
Steigert Salz den Blutdruck?	218
Was ist der Body-Mass-Index?	220
Was ist der Unterschied zwischen Übergewicht und Adipositas?	221
Ist der BMI alleine aussagekräftig, ob man übergewichtig ist?	222
Stimmt die Theorie der „guten und schlechten Futterverwerter?"	223
Wie stark ist das Gewicht genetisch festgelegt?	225
Ist die Anzahl der Fettzellen festgelegt?	226
Ist Abnehmen gesund?	227
Was versteht man unter dem „metabolischen Syndrom"?	228
Machen verarbeitete Lebensmittel dick?	228
Auf welche Ernährung ist der menschliche Körper von Natur aus eingestellt?	229
Warum gibt es so viele unterschiedliche Empfehlungen für die „richtige" Ernährung?	232
Was muss ein Vegetarier bei der Ernährung beachten?	236
Sollte man zum Essen nichts trinken?	239
Ist es ungesund schnell zu essen?	240
Isst man in Gesellschaft mehr, als alleine?	240
Ist Eiweiß/Protein besonders sättigend?	241
Was versteht man unter der „biologischen Wertigkeit"?	242
Was ist die „spezifisch dynamische Wirkung" / „postprandiale Thermogenese"?	243
Ist die „Steinzeiternährung" gesünder als die normale Ernährung?	245
Gibt es Diäten ohne Kalorienzählen? Was ist von diesen zu halten?	245
Wie gesund ist Sport?	248
Brauche ich, wenn ich viel Sport betreibe, eine besondere Ernährung?	251
Kann man mit Sport abnehmen?	252
Was versteht man unter dem „Physical Activity Level" (PAL)	254

Ich bin Sportmuffel, was kann ich dann für mehr Bewegung tun?	254
Sind „biologisch" (ökologisch) erzeugte Lebensmittel gesünder?	257
Welche Gefahr geht von den Lebensmittelskandalen in den letzten Jahren aus?	258
Gibt es noch andere Bakterien, die für uns gefährlich sind?	263
Wo wird was im Körper verdaut?	266
Kann man mit „Blitzdiäten" 5 kg in einer Woche abnehmen?	269
Fettverbrennung – wie funktioniert Sie?	272
Welcher Puls ist am besten geeignet für die Fettverbrennung?	274
Kann ich mir nach dem Joggen einen Schokoriegel gönnen?	276
Kann man mit Nahrungsmitteln die Fettverbrennung forcieren?	279
Gibt es eine Diät, bei der man essen kann, soviel wie man will und trotzdem abnimmt?	280
Was ist die Ursache für zu viele Übergewichtige in den meisten Industrieländern?	282
Warum sollte man Aufgetautes nicht wieder einfrieren?	283
Warum bekommt man nach Alkoholkonsum einen Gichtanfall?	285
Wofür braucht der Mensch die einzelnen Vitamine?	287
Was ist ein Coenzym?	289
Hilft Vitamin C bei Erkältungen?	289
Warum enthalten Kopfschmerztabletten Vitamin C?	290
Muss man die Haut „ernähren"?	291
Was kann man nun von einer Creme erwarten?	295
Warum enthalten Kosmetika so viele chemische Substanzen?	296
Wie gefährlich sind Nanopartikel?	299
Muss man den Körper „entgiften"?	302

Fragen zur Lebensmittelkennzeichnung — 304

Warum gibt es immer (noch) Angaben in Kalorien?	304
Was bedeutet die sogenannte GDA-Kennzeichnung?	306
Ist dann „die Ampel" das bessere System zur Kennzeichnung?	308
Warum sind irreführende Angaben auf den Verpackungen erlaubt?	312
Was hat es mit dem Verbot der gesundheitsbezogenen Werbung auf sich?	314
Warum finden sich bei manchen Lebensmitteln Prozentangaben im Zutatenverzeichnis?	315
Was bedeutet „Serviervorschlag"?	316
Wie liest man Zutatenverzeichnisse?	318
Wie kann ich herausfinden, wer mein No-Name-Produkt herstellt?	319
Wie sinnvoll sind Hinweise, was nicht enthalten ist? (Keine Antibiotika, Gentechnik...)	320
Ist eine Verbesserung der Situation für den Verbraucher zu erwarten?	320
Trickst die Industrie immer öfter bei den Lebensmitteln?	321
Was versteht man unter „Geografischen Angaben"?	323
Wie „regional" sind regionale Produkte?	328
Was ist vom EU-Siegel für biologisch erzeugte Lebensmittel zu halten?	330
Was bedeutet die Angabe „Kann Spuren von Nüssen enthalten?"	333
Wird die Gesetzgebung immer verbraucherunfreundlicher?	334
Wie sicher sind unsere Lebensmittel?	337

Weitere Bücher des Autors — 340

Vorwort

Rund um die Ernährung gibt es viele Fragen, manche sind Dauerbrenner, einige sind Mythen. Immer wieder bekomme ich als Lebensmittelchemiker Fragen gestellt oder ich bemerke in Unterhaltungen, dass sich falsche Vorstellungen eingenistet haben.

Ich versuche, ein Buch der etwas anderen Art zu schreiben. Es gibt natürlich schon Bücher, die populäre Fragen aufgreifen und beantworten. Wenn ich diese durchlese, vermisse ich aber die Tiefe. Die eigentliche Frage wird beantwortet, aber das war es dann auch schon. Dieses Buch ist anders: Die Frage ist mehr als Aufhänger zu sehen. Nachdem sie beantwortet ist, was oft in einem Absatz geht, nehme ich das zum Anlass, das Objekt genauer unter die Lupe zu nehmen, jenseits der Frage.

Ich habe die Fragen nach Themenbereichen sortiert und innerhalb der Themenbereiche nach ähnlichen Lebensmitteln/Fragestellungen gruppiert. Man kann das Buch daher von vorne bis hinten durchlesen, aber auch gezielt eine Frage nachschlagen. Wichtige Begriffe und Stichworte sind zum schnelleren Finden **fett gedruckt**. Soweit es ging, habe ich Querverweise gesetzt, da bestimmte Sachverhalte, wie die Vorgänge bei der Verdauung oder die Folgen von Übergewicht bei vielen Fragen von Bedeutung sind. Sofern es sich allerdings nur um wenige Sätze handelt, habe ich darauf verzichtet, da man sonst sehr viel blättern müsste.

Die Fragen stammen zum Teil von Lesern meines Blogs, nachdem ich einen Aufruf startete. Dazu kamen Fragen, die ich im Laufe der Zeit gestellt bekam. 154 Fragen habe ich in der ersten Auflage übernommen. Da ich noch weitere Fragen bekam, habe ich als es genug waren, diese zweite Auflage um 36 weitere Fragen und 64 Seiten ergänzt.

Meine Titel sind normalerweise nicht so reißerisch wie dieser. Eigentlich war (ironisch angehaucht) „Was sie schon immer *nicht* über Ernährung wissen wollten" vorgesehen. (siehe Seite 3). Leider ist die kursive Auszeichnung in den Kataloginformationen nicht möglich. Damit wäre der Titel aber das genaue Gegenteil des Inhaltes gewesen. So habe ich mich entschlossen, das „nicht" zu löschen.

Ihr Bernd Leitenberger

Ruit, im Dezember 2015

Fragen zu Lebensmitteln und Lebensmittelinhaltsstoffen

Der erste Teil beschäftigt sich mit Fragen zu einzelnen Lebensmitteln oder deren Inhaltsstoffen, geordnet nach Lebensmittelgruppen.

Ist Mineralwasser gesünder als Leitungswasser?

Das kommt auf das Wasser an. Es gibt sowohl für Mineralwasser wie auch Leitungswasser gesetzliche Vorschriften. Beide Vorschriften setzen Grenzwerte für gesundheitsschädliche Stoffe wie **Pestizide** oder **Schwermetalle**. Es sind einige Grenzen für Leitungswasser sogar noch strenger als für Mineralwasser. Einige Hersteller werben damit, dass ihr Mineralwasser aus sehr alten Wasserschichten stammt, also durch den fehlenden Austausch mit dem Grundwasser frei von Rückständen sein soll. Es sind dann keine Pestizide enthalten, trotzdem können Schwermetalle darin gelöst sein. Doch sollte man diesen Punkt nicht überbewerten, da Wasser keine bedeutende Quelle für Schwermetalle und Pestizide ist. Diese findet man vor allem auf Pflanzen und in Tieren, die Pflanzen verzehrt haben, da sich Schwermetalle und Pestizide in der Nahrungskette anreichern.

Was bedeutsam sein kann, ist die Nitratbelastung. **Nitrat** gelangt durch Mineralstoffdünger ins Wasser. Pflanzen benötigen es zum Wachsen, und es ist sehr gut wasserlöslich. Die Aufnahme von Nitraten ist für Erwachsene kein Problem. Bei Erwachsenen ist auch die Hauptquelle dafür nicht das Wasser, sondern der Verzehr von Gemüse. Säuglinge mit einer noch nicht voll ausgebildeten Enzymausstattung können ein Reaktionsprodukt, das **Nitrit**, nicht so schnell wie Erwachsene entgiften. Wasser für die Säuglingsernährung sollte daher weniger als 10 mg Nitrat pro Liter enthalten, dagegen liegt der Grenzwert für Trinkwasser bei 50 mg. Bei Mineralwasser ist er genauso hoch, aber da der Nitratgehalt auf der Flasche angegeben ist, wird man Mineralwasser mit diesem Gehalt kaum verkaufen können. Wo das Trinkwasser viel Nitrat enthält, sollte man zumindest für die Säuglingsnahrung auf Mineralwasser ausweichen. Mineralwasser stammt in der Regel aus so tiefen Gesteinsschichten, dass die Pflanzen schon weitestgehend das Nitrat aus dem Wasser aufgenommen haben. Es ist daher nitratärmer als Grundwasser, das oft als Trinkwasser genutzt wird.

Für die Ernährung wichtig ist der Gehalt an zwei Mineralstoffen, das sind **Calcium** und **Magnesium**. Im Leitungswasser ist ein zu hoher Gehalt dieser Mineralien unerwünscht, da sie sich beim Erhitzen an den Leitungen als Kalk ablagern oder chemische Verbindungen mit waschaktiven Substanzen wie Seife oder Tensiden eingehen. Mit Seife gibt es z. B. die „Speckränder" an Waschbecken und Badewannen. In einigen Bundesländern kann das Leitungswasser sehr kalkreich sein, z. B. im Allgäu oder das Landeswasser in Baden-Württemberg, da der Untergrund dieser Bundesländer hauptsächlich aus kalkhaltigen Gesteinen besteht. Auch bei Mineralwasser kann der Calcium- und Magnesiumgehalt sehr unterschiedlich ausgeprägt sein, abhängig von den Gesteinsschichten, durch die das Wasser fließt. Es ist deshalb wichtig, das Etikett zu lesen oder sich bei seinem Wasserversorger zu erkundigen.

Ein weiteres Element, das im Wasser enthalten sein kann, ist **Fluor**. Fluor härtet als Spurenelement den Zahnschmelz, doch schon etwas größere Mengen erzeugen Flecken auf den Zähnen (Dentalfluorose), die noch als kosmetisches Problem gelten. Sehr hohe Mengen (über 10 mg am Tag) führen bei dauerhafter Aufnahme zur Skelettfluorose, einem Austausch von Phosphat im Knochen durch Fluor, und die Knorpel lagern Fluorid ein und verlieren an Elastizität. Der Fluoridgehalt von Mineralwässern, aber auch dem Trinkwasser, ist regional stark schwankend, da Fluoride leicht wasserlöslich sind. Der Grenzwert für Trinkwasser liegt bei 1,5 mg/l, bei Mineralwasser dagegen bei 5,0 mg/l, was bedeutet, dass ein Liter Mineralwasser mehr Fluorid enthalten kann, als man nach den DGE-Empfehlungen zu sich nehmen sollte (3 mg/Tag maximal). Bei Wasser, das mehr als 0,7 mg Fluorid/l enthält, sollte man daher auf fluoriertes Speisesalz verzichten.

Mineralwasser musste bis vor wenigen Jahren nicht nur eine „ursprüngliche Reinheit" aufweisen, sondern musste auch reich an Mineralstoffen sein. Diesen letzten Passus hat die EU-Gesetzgebung gekippt, sodass Mineralwässer aus Frankreich oder Italien bei uns im Handel sind, die nicht mineralstoffreich sind. Geblieben ist die ursprüngliche Reinheit, also das Verbot, Stoffe zuzusetzen. Von Mineralwasser zu unterscheiden ist **Quellwasser**. Quellwasser ist Wasser aus unterirdischen Vorkommen, welches aber Verunreinigungen aufweisen kann. Es muss den Kriterien für Trinkwasser entsprechen. Eine physiologische Wirkung muss nicht gegeben sein. Wie Mineralwasser darf es nicht chemisch verändert werden, indem man z. B. Salze zugibt.

Tafelwasser ist abgefülltes Wasser (kann auch Leitungswasser sein), es darf – anders als Quell- und Mineralwasser – mit Salzen versetzt werden. Die umsatzstärkste Marke Bonaqa ist z. B. normales Trinkwasser, das von 30 Stadtwerken geliefert und von der Coca-Cola Company abgefüllt wird. Dieser Schritt macht das Wasser um den Faktor Tausend teurer. Insbesondere die überregional gehandelten Marken sind arm an Mineralien. Dies zeigt folgende Tabelle:

Wasser	Calcium	Magnesium	Fluor
Evian	78 mg/l	24 mg/l	0,02 mg/l
Vittel	91 mg/l	19 mg/l	0,14 mg/l
Volvic	11,5 mg/l	8 mg/l	0,20 mg/l
Apollinaris	94 mg/l	115 mg/l	0,68 mg/l
Aquarel	101 mg/l	22,7 mg/l	0,31 mg/l
Göppinger Mineralwasser	293 mg/l	93 mg/l	0,48 mg/l
Ensinger Mineralwasser	528 mg/l	124 mg/l	0,24 mg/l
Obernauer Löwensprudel	601 mg/l	82,7 mg/l	0,73 mg/l
Marius Quelle (lokale Billigmarke)	408 mg/l	85 mg/l	-
Landeswasser Baden-Württemberg	75,3 mg/l	10,6 mg/l	0,06 mg/l
Bodenseewasser	50,6 mg/l	7,71 mg/l	0,08 mg/l
Zum Vergleich: Tagesbedarf	800 mg	300 – 500 mg	1,0 mg

Wer genau hinsieht, bemerkt, dass der Gehalt an Calcium und Magnesium der fünf großen Marken Evian, Vittel, Volvic, Apollinaris und Aquarell nicht höher liegt als der des Leitungswassers in Baden-Württemberg. Gemessen am Tagesbedarf müsste man mehr als 8 l Wasser trinken, um den Bedarf an Calcium zu decken, und bei Magnesium sieht es teilweise noch schlechter aus. Daher kann man genauso gut Leitungswasser trinken, sofern man es „still" mag, denn es enthält natürlich keine Kohlensäure. Wer auf Mineralstoffe Wert legt, sollte zu einem mineralstoffreichen Wasser greifen. Zwei Beispiele finden sich in der Tabelle. Mit diesen Mineralwässern kann man dann auch einen signifikanten Anteil des Calcium- und Magnesiumbedarfs decken. Es kann sinnvoll sein, wenn man in einer Gegend wohnt, in der das Trinkwasser sehr kalkreich ist, gerade ein mineralstoffarmes Wasser zu kaufen. In unserem Ferienhaus enthält das Trinkwasser z. B. 148 mg Calcium/l. Kaffeemaschinen verkalken schnell, Tee schmeckt stumpf, und auch das Wasser selbst hat einen leichten Sulfatgeschmack. Dann sollte man mineralstoffarmes Wasser für Getränke verwenden.

Nur aufgrund der etwas geringeren Belastung an Pestiziden oder Schwermetallen sollte man nicht zu Mineralwasser greifen, denn für Pestizide ist Obst und Gemüse die Hauptquelle, und für Schwermetalle kann es sogar die eigene Hausinstallation sein (siehe S.205).

Wie viel Mineralwasser darf man am Tag trinken?

Nun, zum einen natürlich weniger als die Menge, ab der Wasser giftig wirkt (siehe S.203). Wünschenswert ist eine Zufuhr von mindestens 1,2 l, besser 2 l Wasser pro Tag. Bei dieser Menge kann der Körper die beim Abbau von Nährstoffen entstandenen Abbauprodukte ausscheiden, ohne den Urin zu stark konzentrieren zu müssen. Die empfohlenen 2 l reichen auch aus, um größere Verluste durch Schweiß, Wasserdampf in der ausgeatmeten Luft etc. auszugleichen. Sehr viel größere Mengen bedeuten eine Belastung für die Nieren, da dann sehr viel Wasser ausgeschieden wird und die Niere sehr viel Flüssigkeit filtrieren muss. Soviel zur Wasseraufnahme allgemein, doch kann Mineralwasser durch die Mineralstoffe gesundheitsgefährdend sein?

Eine zu hohe Aufnahme von Calcium und Magnesium hat keine gesundheitlichen Folgen. Fluorid kann in größeren Mengen zu braunen Flecken auf den Zähnen und bei sehr hoher Aufnahme zur Skelettfluorose führen (siehe letzte Frage). Daher sollte man, wenn man viel Mineralwasser trinkt, eines wählen, das nicht zu viel Fluorid enthält. Umgekehrt ist in einigen Gegenden Deutschlands das Trinkwasser so reich an Fluoriden, dass dort fluoridarmes Mineralwasser eine Alternative ist. 80 Prozent der Bevölkerung haben Trinkwasser mit einem Fluoridgehalt von weniger als 0,3 mg/l. Dieser Wert wird als unbedenklich angesehen. Wenn man auf fluoridiertes Speisesalz verzichtet, kann man Wasser mit bis zu 0,7 mg/l Fluorid trinken.

Als optimal werden 1 mg Fluorid pro Tag (inklusive des in der Nahrung enthaltenen) angesehen. Erste Veränderungen der Zähne (Fleckenbildung) gibt es schon bei 2 mg/Tag. Die durchschnittliche Aufnahmemenge wird mit 0,4 bis 1,5 mg/Tag angegeben. Die hohe Schwankungsbreite zeigt die ungleiche Verteilung im Wasser, aber auch in Nahrungsmitteln an.

Ist destilliertes Wasser giftig?

Gerüchteweise wird immer wieder verbreitet, dass destilliertes Wasser nicht getrunken werden soll, weil es die Zellen zum Platzen bringt. In der Tat passiert dies mit Zellen im Reagenzglas so. Der Mechanismus beruht auf dem osmotischen Druck: Enthält eine Zelle einen gelösten Stoff (Salze oder Zucker), so ist das Wasser bestrebt, diesen Konzentrationsunterschied auszugleichen. Die Zellmembran ist durchlässig für Wasser, aber nicht für die meisten Stoffe, die in den Zellen gelöst sind. Sonst würden die Körperzellen diese verlieren.

Nun ist die einzige Möglichkeit für den Konzentrationsausgleich, dass Wasser in die Zellen einströmt und so die Konzentration innen „verdünnt". Dadurch baut das Wasser einen Druck auf. Dieser führt dazu, dass Wasser aus den Zellen herausgedrückt wird. Je höher er ist, desto mehr Wasser wird herausgedrückt. Ein Gleichgewicht wird erreicht, wenn das zum Ausgleich der Konzentration hineinströmende Wasser und das durch den Druck herausströmende Wasser sich ausgleichen. Hält die Membran dem Druck nicht stand, weil die Konzentration innen zu hoch ist, so platzt sie. Liegt der andere Fall vor (außen gibt es mehr gelöste Stoffe als in der Zelle), so verliert die Zelle Wasser, sie trocknet aus. Das wird bei der Konservierung in Salzlake praktisch genutzt. Es ist auch der Grund, warum angemachter Salat Wasser verliert und schlaff wird, weil das Dressing Salz enthält. Dieser Effekt tritt bei toten Lebensmitteln und isolierten Zellkulturen auf. Diesen Vorgang nennt man **Osmose**, und Membranen, wie die Zellwände, die nur bestimmte Stoffe (oder nur Wasser) passieren lassen, **semipermeabel** (wörtlich: halbdurchlässig).

Doch unser Körper reguliert die Konzentration von zahlreichen Stoffen in den Zellen und den Flüssigkeiten des Körpers aktiv. Er transportiert Natrium aus den Zellen und Kalium in die Zellen. Die Nervenleitung im Gehirn funktioniert innerhalb der Zellen dadurch, dass kurzzeitig Natrium in die Zellen einströmen kann, es kommt zu einer Verschiebung der Konzentration, und dies löst einen Nervenimpuls aus. Danach muss die Zelle das Natrium wieder nach außen „pumpen" — das ist ein Grund, warum unser Gehirn so viel Energie benötigt.

Zudem reguliert der Körper den Wasser- und Salzhaushalt. Im Blut liegt eine Natriumkonzentration von 3,2 g/l vor. Diese wird konstant gehalten. Weder Trinkwasser, noch Mineralwasser enthalten so viel Salz (3,2 g Natrium pro Liter entsprechen 8,2 g Salz/l). Der Körper hält diesen Wert konstant, indem er die Resorption von Wasser und Natrium aus den Nieren steuert. Dies erfolgt bei Trinkwasser (welches kaum Natrium enthält) genauso wie bei destilliertem Wasser. Zudem ist das Wasser kein destilliertes Wasser mehr, wenn es mit der Magensäure oder dem Essen vermischt ist. Auch der dauerhafte Konsum von destilliertem Wasser stellt daher keine Gesundheitsgefahr dar. Mineralstoffe nehmen wir vor allem über die Nahrung zu uns und vom Natrium, welches für den Zelldruck notwendig ist, sogar weitaus mehr als notwendig. Gäbe es nicht diese Regulation, so hätten wir schon Probleme, wenn wir zu salzreiche Speisen zu uns nehmen würden. Allerdings hat jedes Regulationssystem seine Grenzen. Wenn man sehr viel Wasser in sehr kurzer Zeit oder sehr viel Natrium zu sich nimmt, so ist es überfordert. Deswegen kann man verdursten, wenn man Meerwasser trinkt: Die Konzentration von Natrium im Meerwasser ist höher als die Konzentration, welche der Harn maximal enthalten kann (Meerwasser enthält über 30 g Salz/Liter). Daher verliert man mehr Wasser, als man zu sich nimmt, da das überflüssige Natrium mit dem Harn entsorgt werden muss.

Es gibt einige bekannte Wässer, die fast so mineralstoffarm wie destilliertes Wasser sind, z. B. Volvic: Alle Salze zusammen machen in diesem Wasser nur 160 mg/l aus. Mangelerscheinungen durch den dauerhaften Konsum von Volvic wurden bisher nicht beobachtet. Es gibt sogar die Diät „Fit for Life", bei der man nur destilliertes Wasser trinken darf.

Weiterhin gilt die Regulation auch für andere gelöste Stoffe. So enthalten Limonaden 60 bis 100 g Zucker pro Liter. Das würde, wenn man der Argumentation des schädlichen destillierten Wassers folgt, dazu führen, dass im Magen Flüssigkeit austritt, da die Konzentration von Zucker in Limonade viel höher ist als die des Zuckers im Blut. Auch dies erfolgt nicht.

Sollte man Wasser selbst filtrieren / entkalken?

Es gibt Geräte zu kaufen, mit denen man selbst Wasser filtrieren kann. Bei den preiswerten Geräten strömt das Wasser durch eine Filterkartusche und sammelt sich unten in einer Kanne. Chemiker sehen diese Geräte sehr kritisch. Diese Kartuschen sind recht klein. Herkömmliche Säulenfilter, wie sie für die Entfernung von Salzen in Labors eingesetzt werden, sind deutlich größer. Die Hersteller bleiben auch Angaben schuldig, wie effizient ihre Systeme sind, bzw. ob sie nach 50 l filtriertem Wasser immer noch Kalk ausfiltrieren.

Eingesetzt werden zwei Methoden, das physikalisch-chemische Binden von Stoffen oder das Filtrieren. Nach dem ersten Prinzip arbeiten Ionenaustauscher. Ein **Ionenaustauscher** tauscht Calcium- und Magnesiumionen im Wasser gegen ein anderes Ion aus, z. B. Natrium. Dieses Prinzip kennen Sie von der Spülmaschine. Dort müssen Sie regelmäßig Regeneriersalz nachfüllen. Dieses enthält Natrium und verdrängt durch die Menge das im Ionenaustauscher gebundene Calcium und Magnesium wieder. Die Kartuschen in den Wasserfiltern sind dagegen Einmalsysteme und müssen nach einer bestimmten Menge ausgetauscht werden. Das macht das so aufbereitete Wasser teuer.

Dazu kommen **Aktivkohlefilter**. Aktivkohle hat eine sehr große Oberfläche und ist unpolar. An der Oberfläche lagern sich daher organische Moleküle an und werden gebunden. Mit Aktivkohle kann man organische Rückstände wie Pestizide oder organische Umweltkontaminanten wie PCB (polychlorierte Biphenyle) binden.

Sehr teuer, dafür aber wirksam ist eine **Umkehrosmoseanlage**, bei der das Wasser mit Druck durch eine semipermeable Membran gepresst wird. Es kann nur das Wasser die Membran passieren. Man erhält destilliertes Wasser. Das Verfahren wird auch großtechnisch für die Herstellung von Trinkwasser aus Meerwasser verwendet. Es gibt keine Probleme mit der Verkeimung, und es muss auch kein Filter regeneriert oder ausgetauscht werden. Damit dies geht, muss ein hoher Druck aufgebaut werden, das ist energieaufwendig. Für einen Privathaushalt dürfte eine Anlage mit Preisen ab 1.000 Euro zu teuer sein.

Tests ergaben, dass bei Filteranlagen mit Kartuschen (Ionenaustauscher) nur der Gehalt an Kalk reduziert, nicht aber die Mineralien vollständig entfernt wurden. Dafür fanden sich in dem Wasser dann teilweise Schwermetalle wie Nickel und Zink: Diese wurden zuerst aus dem Wasser entfernt, dann aber später wieder ins Wasser abgegeben, wenn der Filter gesättigt war. Stand das Wasser im Filter, so war der Schwermetallgehalt höher als im Wasser aus dem Wasserhahn. In der Summe wurde aus einer relativ ungefährlichen Aufnahme in kleinen Dosen eine durchaus nicht so harmlose Spitzenbelastung, was vor allem bei **Nickel**, auf das viele Menschen allergisch reagieren, nicht gut ist.

Die Filter haben eine große Oberfläche, da nur an der Oberfläche Stoffe gebunden werden. Dadurch sind sie aber auch ein idealer Nährboden für Keime. Sie müssen regelmäßig erneuert werden, sonst verkeimen sie, und trotzdem kann dies auch bei regelmäßigem Auswechseln vorkommen, weil die Geräte keine abgeschlossenen Systeme sind und nicht sterilisiert werden können. Die meisten Hersteller schreiben daher einen Filterwechsel unabhängig vom Konsum nach vier Wochen vor.

Nach Ansicht von Experten sind Kartuschenfiltersysteme nutzlos bis gefährlich (Verkeimung). Wer nur weiches Wasser für die Zubereitung von Kaffee oder Tee benötigt, kann ganz einfach Wasser abkochen, dabei werden auch alle flüchtigen Stoffe entfernt. Nach dem Abkühlen sollte man nur die oberste Wasserschicht verwenden. Kalk sollte ausfallen und sich auf dem Boden oder der Topfwand ablagern. Damit dies gut geht, sollte man einen alten Topf mit einer rauen Oberfläche nehmen, am besten nur für diese Aufgabe (es bildet sich bald eine raue Kalkschicht auf der Oberfläche).

Entwässert Kaffee?

Das im Kaffee enthaltene **Coffein** wirkt harntreibend, indem es die Rückresorption des Primärharns in der Niere hemmt. Das bedeutet, die Niere „dickt" den Harn nicht so stark ein, man muss öfters zur Toilette, weil sich die Blase schneller füllt. Allerdings besteht Kaffee, je nach Sorte, zu 97,8 Prozent (Espresso) bis 99,2 Prozent (Filterkaffee) selbst aus Wasser. Daher kann Kaffee wohl kaum dem Körper Wasser entziehen.

Die harntreibende Wirkung tritt vor allem auf, wenn man Kaffee nicht regelmäßig trinkt. Dann muss man schneller zu Toilette und scheidet auch mehr Harn aus, als man

Kaffee zu sich genommen hat. Das gilt aber nur für Gelegenheitstrinker. Wer regelmäßig Kaffee trinkt, bei dem gibt es eine Gewöhnung, und man scheidet nicht mehr Wasser aus. Wenn man Gelegenheitstrinker ist, so bekommt man das Wasser aus anderen Getränken. Der Kaffeekonsum kann nach Ernährungsexperten voll auf die tägliche Wasseraufnahme angerechnet werden.

Coffein steckt auch in Tee. Früher nahm man an, in Tee stecke **„Thein"** oder **„Teein"**. Letzteres sollte langsamer wirken und über längere Zeit. Doch es handelt sich um dieselbe Substanz, und sie wirkt auch in Tee in gleicher Weise, wenn er genauso viel Coffein wie Kaffee enthält. Meistens wird Tee aber nicht so stark aufgebrüht, sodass er weniger Coffein enthält. Natürlicherweise ist Coffein auch im Kakao enthalten, dort dominiert aber vor allem das mit Coffein chemisch verwandte Theobromin, das längerfristig wirkt. Ebenso findet man Coffein in Matetees und der Colanuss. In Früchtetees und Rotbuschtee ist es nicht enthalten. Coffein wird Colalimonade und Energydrinks zugesetzt. Der Name **„Cola"** stammt von dem früher eingesetzten Colanussextrakt. Heute wird synthetisches Coffein oder aus Kaffee extrahiertes Koffein den Getränken zugesetzt. Für Energydrinks gibt es einen Grenzwert, der verhindern soll, dass man über eine Dose mehr Coffein als über eine Tasse Kaffee aufnimmt. Hier der Coffeingehalt einiger Getränke:

Getränk und Aufnahmemenge	Coffein in der Trockenmasse / Zudosierung	Mittlerer Coffeingehalt einer Portion	Streubreite
Kaffee (Tasse)	1,3 – 2,4% im Pulver	100 mg	50 – 150 mg
Tee (Tasse)	3,0 – 4,0% in den Teeblättern	50 mg	25 – 90 mg
Coca Cola (Dose)	Zugesetzt: 6,5 – 12 mg/100 ml	40 mg	35 – 55 mg
Energy Drink (Dose)	< 32 mg/100 ml	80 mg	80 mg
Kakaogetränk (Tasse)	0,2% im Kakaoanteil	5 mg	2 – 5 mg
Vollmilchschokolade (Tafel)	0,1% im Kakaoanteil	15 mg	3 – 35 mg
Zartbitterschokolade (Tafel)	0,1% im Kakaoanteil	90 mg	50 – 110 mg

Man sieht, dass die mit einer Portion aufgenommenen Mengen bei einem Energydrink vergleichbar dem von Kaffee sind.

Macht Kaffee süchtig?

Coffein ist der wichtigste pharmakologisch wirksame Stoff des Kaffees. So regt Koffein die Herztätigkeit an, steigert den Blutdruck und die Körpertemperatur, stimuliert die Muskeltätigkeit, erweitert Bronchien und Blutgefäße und regt die Verdauung an.

Die für die meisten Kaffeetrinker wichtigste Wirkung ist die auf das Gehirn. Coffein kann die Blut-Gehirn-Schranke passieren. Es hat sehr vielfältige Wirkungen. Das Coffein hat eine ähnliche chemische Struktur wie ein Botenstoff des Gehirns, das Adenosin. Adenosin überträgt Signale zwischen den Nervenzellen. Es koppelt dabei an einen Rezeptor an. Solange es dort angekoppelt ist „feuert" die Nervenzelle, und ein Signal kann übertragen werden. Wenn wir müde werden, so bildet der Körper weniger Adenosin, die Nervenleitung wird schlechter und dies empfinden wir als Müdigkeit. Durch seine chemische Ähnlichkeit zum Adenosin besetzt Coffein diese Rezeptoren. Dies bewirkt, dass man sich wacher fühlt. Bei höheren Dosen hemmt auch Coffein die Bildung eines weiteren Stoffes, c-AMP, das für Stoffwechselvorgänge notwendig ist. c-AMP ist schon bei Bakterien ein Indikator, wie viel Energie die Zellen zur Verfügung haben, und daher dämpft Coffein das Hungergefühl. Aufgrund der Bekämpfung der Müdigkeit, aber auch weil höhere Dosen von Coffein die Verbrennung von Fettsäuren forcieren und so beim Sport eventuell leistungssteigernd wirken können, ist Coffein ein Dopingmittel. Es wird deswegen Aufputschmitteln zugemischt, und einige Kombinationspräparate gegen Kopfschmerzen enthalten es. Coffein erweitert die Blutgefäße. Zahlreiche Kopfschmerzen kommen durch eine verspannte Nackenmuskulatur zustande, welche die Blutzufuhr zum Kopf hemmt, indem die Gefäße zugedrückt werden. Daher wirkt Coffein gegen diese Art von Kopfschmerzen.

Wie bei anderen Stoffen gibt es eine Gewöhnung: Wer regelmäßig Kaffee trinkt, bei dem bildet der Körper mehr Adenosinrezeptoren aus, um die Wirkung zu kompensieren. Es ist eine Anpassung, aber keine Sucht, denn anders als bei echten Drogen beeinflusst Coffein nicht unser Gehirn. Es gibt weder eine physische oder psychische Abhängigkeit, noch löst die Aufnahme Signale im Glückszentrum aus. Dass Betroffene trotzdem unter „Entzug" leiden, Kopfschmerzen und Depressionen haben, liegt daran, dass nach der Gewöhnung viel mehr Adenosinrezeptoren vorhanden sind als nötig, das normale Adenosin wirkt dadurch schwächer. Zudem ist ohne die erweiternde Wirkung auf die Blutgefäße kurzzeitig die Durchblutung des Gehirns etwas schlechter. Diese Symptome klingen aber nach einigen Tagen ab, und die Rezeptoren werden auch wieder abgebaut.

Damit zusammenhängend ist auch ein anderes Phänomen: Kaffeetrinker meinen, nach dem Genuss von Kaffee geistig leistungsfähiger zu sein. Bei motorischen Tests, aber auch der Überprüfung verschiedener kognitiver Leistungen, zeigte sich, dass dem nicht so ist. Mit Kaffee sind Kaffeetrinker nicht besser als eine Vergleichsgruppe von Nicht-Kaffeetrinkern, aber ohne Coffein ist ihre Leistung deutlich schlechter. Auch dies ist ein Gewöhnungseffekt.

Untersuchungen der technischen eidgenössischen Hochschule in Zürich bei Kaffeetrinkern, die keinen Kaffee bekamen, dafür aber Coffein, zeigten, dass diese genauso ein Bedürfnis nach Kaffee hatten wie Kaffee-Abstinenzler, die kein Coffein erhielten. Wenn es also eine Suchtwirkung gibt, dann hängt sie wahrscheinlich nicht am Coffein, sondern an anderen Stoffen im Kaffee.

In jedem Falle ist die „Kaffeesucht" nicht mit der Abhängigkeit von anderen Drogen zu vergleichen, da selbst bei starken Kaffeetrinkern die „Entzugserscheinungen" nach wenigen Tagen abklingen.

Ist Kaffee krebserregend?

Wie bei allen Stoffen, die wir mögen, geht auch bei Kaffee die Suche los, ob er nicht doch gesundheitsschädlich sein könnte, oder wie es in einem Sprichwort heißt „Alles was Spaß macht, macht dick, ist krebserregend oder illegal".

Erwiesen ist, dass Kaffee magenreizend wirkt. Wer Magenkrebs oder -geschwüre hat, sollte weniger davon trinken, oder speziellen **„Schonkaffee"**. Die magenreizenden Stoffe sind vor allem die organischen Säuren im Kaffee, nur zu 10 – 20 Prozent das Coffein. Daher ist entkoffeinierter Kaffee für diese Personen weniger gut geeignet, da dort die magenreizenden Stoffe noch vorhanden sind.

Ungefilterter Kaffee enthält noch das Fett des Kaffees, die sogenannten **Kaffeeöle**. Nach einer skandinavischen Studie sollen diese den Cholesterinspiegel steigern, allerdings nur temporär. Nach Absetzen des Kaffees verschwand der Effekt wieder. Filterkaffee, wie er bei uns üblich ist, hält die Kaffeeöle (vorwiegend Terpene) im Filter zurück. Bei der Herstellung von Espresso gelangen sie jedoch in die Tasse.

Der Verdacht, dass Kaffee krebserregend sein könnte, lag darin begründet, dass er durch seine Magenreizung kontraindiziert ist, wenn jemand Magengeschwüre hat. Er verursacht aber keinen Magenkrebs, das haben zahlreiche Untersuchungen bewiesen.

Es ist bekannt, dass beim hohen Erhitzen organischer Substanz krebserregende Stoffe entstehen können. Die bekanntesten sind die polycyclischen aromatischen Kohlenwasserstoffe (**PAK**), die beim Verkohlen organischer Substanz entstehen, so z. B. beim Räuchern. Allerdings sind die Temperaturen, die beim Rösten erreicht werden (je nach Röstverfahren 220 – 300 °C), zu gering um PAK zu bilden. Es sind Temperaturen, die auch bei anderen Reaktionen in der Pfanne, Fritteuse oder Backofen erreicht werden. Die braune Farbe kommt nicht dadurch zustande, dass die Bohnen verkohlen, sondern dass sie karamellisieren.

Allerdings kann bei diesen Temperaturen Acrylamid entstehen, von dem man seit einigen Jahrzehnten weiß, dass er nicht nur krebserregend ist und in Lebensmitteln vorkommt. **Acrylamid** entsteht bei allen kohlenhydrathaltigen Lebensmitteln, wenn sie hoch erhitzt werden. Acrylamid entsteht ab einer Temperatur von 120 °C, oberhalb von 170 °C steigt die Bildungsrate stark an. Betroffen sind vor allem Chips, Pommes frites, aber auch Lebkuchen, Knäckebrot und geröstete Nüsse. Nachgewiesen wurden in Kaffee auch Furane, die in Tierversuchen mutagen wirken und Krebs auslösen könnten, jedoch nur bei einer Aufnahme, die weit über dem normalen Kaffeekonsum liegt. Allerdings sind unter den Extrakten antioxidativ wirkende Stoffe, welche die schädliche Wirkung der mutagenen Substanzen reduzieren. Bisher konnte beim Menschen kein Zusammenhang zwischen Krebsentstehung und Kaffeekonsum nachgewiesen werden. Auch wirkte Kaffee-Extrakt im Tierversuch nicht krebserregend, anders als die einzelnen isolierten Inhaltsstoffe, wie Acrylamid oder Furane.

Eine Tasse Kaffee enthält je nach Sorte und Röstung bis zu 4 Mikrogramm (µg) Acrylamid, eine Tüte Chips dagegen rund 90 Mikrogramm. Die Belastung durch Kaffee ist daher relativ gering. Die durchschnittliche Aufnahme von Acrylamid beträgt bei uns 70 µg pro Tag. Bei einem durchschnittlichen Konsum von vier Tassen Kaffee pro Tag ist dieser mit 8 µg oder 11 Prozent an der Gesamtmenge beteiligt. Der durchschnittliche Gehalt an Acrylamid beträgt seit 2002 zwischen 200 und 300 µg/kg Kaffeepulver. Vorher waren es bis zu 500 µg gewesen. Zum Vergleich: Kartoffelpuffer enthalten rund 500 µg/kg und werden in weitaus größerer Menge verzehrt (man rechnet mit 6,5 g Kaffeepulver pro Tasse). Hauptquelle der Belastung sind Gebäck und Kartoffelprodukte. Wer auf Nummer sicher gehen will, sollte hell geröstete Kaffeesorten bevorzugen.

Es gibt auch Hinweise, dass die **Chlorogensäure**, eine der organischen Säuren die man im Kaffee findet (den sogenannten Kaffeesäuren), als natürliches Antioxidans wirkt. Chlorogensäure ist also vergleichbar mit Vitamin A+C oder den Polyphenolen, die im Rotwein zu finden sind. Damit könnte Chlorogensäure vor Krebs schützen, doch sollte man sich mit solchen Urteilen zurückhalten. Die Forschung zeigte bei anderen Stoffen, dass die antioxidative Wirkung, die sich bei isolierten Stoffen in der Zellkultur zeigte, so nicht im Körper auftritt, zumindest nicht bei isolierten Einzelsubstanzen.

Welche Unterschiede gibt es zwischen den verschiedenen Zubereitungsarten für Kaffee?

Kaffee ist ein über 2500 Jahre altes Kulturgetränk, und in verschiedenen Ländern haben sich unterschiedliche Zubereitungsarten etabliert. Der Lebensmitteltechnologe unterscheidet folgende Grundverfahren:

- Aufgussverfahren: Der Kaffee wird mit kochendem Wasser übergossen, bis zu 10 Minuten ziehen gelassen, dann dekantiert. Geräte für diese Zubereitungsart (meist für 1 – 2 Tassen) sind bei uns im Handel. Sie können auch für Tee verwendet werden.

- Aufkochverfahren: Der Kaffee wird ins heiße Wasser gegeben, kurz aufgekocht und dann wie oben abgegossen.

- Auslaugverfahren: Das Kaffeepulver wird in einem Filter mehrmals mit einem Schwall heißen Wassers überschüttet. Das Filtrat wird aufgefangen. Es wird bei jedem Guss gewartet, bis jeweils das Filtrat abgelaufen ist. Bis vor wenigen Jahrzehnten hat man so bei uns den Kaffee von Hand zubereitet.

- Filtrationsverfahren: In einem Permanent- oder Papierfilter wird das Kaffeemehl kontinuierlich extrahiert. Nach diesem Prinzip funktionieren alle Filterkaffeemaschinen.

- Espressoverfahren: Die Filtration erfolgt durch heißen Dampf bei 4 – 18 Bar Druck und einer Temperatur von 100 – 110 °C. Die Kontaktzeit ist kurz und es wird sehr starker Kaffee mit einem kleinen Volumen erhalten. Nach diesem Prinzip arbeiten Espressomaschinen.

Für die beiden letzten Verfahren gibt es Maschinen, weshalb die meisten nur diese Verfahren kennen. Es gibt noch zahlreiche Variationen der Verfahren, so wird im Orient der Kaffee mit kaltem Wasser angesetzt und das Mehl nicht abfiltriert.

Die Beurteilung, welches das beste Zubereitungsverfahren ist, ist relativ schwierig, weil sie nicht nur von der Temperatur und Einwirkdauer des Wassers abhängen, sondern unterschiedliche Kaffeequalitäten und Mengen eingesetzt werden. So wird für Filterkaffee mit 50 g Kaffee/Liter Wasser gerechnet. Bei Mokka sind es 100 g und bei Espresso 150 g. Dabei variiert auch der Röstgrad, so werden für Espresso sehr stark geröstete, fast schwarze Kaffeesorten eingesetzt.

Der Kaffee besteht aus zahlreichen Stoffen. Es sind mindestens 500 Aromastoffe enthalten. Über 1.200 verschiedene Substanzen hat man im Extrakt nachgewiesen. Kaffee enthält zahlreiche organische Säuren, die sich im Wasser lösen. Dazu kommen die bitteren Röststoffe, die sowohl Aromaträger sind, wie auch magenreizend wirken, und natürlich das Coffein.

So verwundert es nicht, dass die einzelnen Verfahren unterschiedlich viel und unterschiedliche Substanzen auslaugen. Je nach Verfahren gehen zwischen 18 und 35 Prozent der Kaffeesubstanz in Lösung (bei Filterkaffee etwa 22 Prozent).

Beim Espresso werden wegen der kurzen Kontaktzeit vor allem das Kaffeeöl und die Aromastoffe extrahiert, weniger stark die Bitterstoffe und das Koffein. Stark gerösteter Espressokaffee enthält zudem weniger Säuren, da diese bei hohen Temperaturen abgebaut werden.

Beim Filterkaffee muss man auf die **Crema** verzichten. Diese besteht aus den Kaffeeölen, die im Filter zurückbleiben. Die Filtrierung wurde intensiv mit folgendem Ergebnis untersucht: Die optimale Brühtemperatur beträgt 92 bis 96 °C. Die Filtrierung dauert maximal 6 Minuten. Dauert es länger, so werden mehr Bitterstoffe und Säuren extrahiert, die Aromastoffe verflüchtigen sich jedoch wieder. Bei zu hohen Temperaturen verflüchtigen die Aromastoffe zu schnell, und unterhalb von 80 °C extrahiert man kaum noch Aroma. Diese Bedingungen lagen beim Handfiltrieren vor, werden von Kaffeemaschinen aber meistens nicht erreicht. In jedem Falle schmeckt Kaffee mit weichem Wasser besser, auch wenn der Unterschied nicht so ausgeprägt wie bei Tee ist.

Was ist der Unterschied zwischen Fruchtsaft, Fruchtnektar und Fruchtsaftgetränken?

Auch wenn das Wort „Fruchtnektar" besser klingt als der profane „Fruchtsaft", so ist er doch nur verdünnter Saft, dem Zucker zugesetzt wurde. Die Unterschiede zwischen Fruchtsäfte, Nektare und Limonaden sind folgende:

- **Fruchtsäfte** bestehen zu 100 Prozent aus Fruchtbestandteilen. Wasser kann zum leichteren Transport entzogen, und später wieder zugesetzt sein (dann muss angegeben werden, dass er aus **Konzentrat** hergestellt wurde). Zuckerzusatz ist nur bei sehr sauren Säften in geringen Mengen zulässig.

- **Fruchtnektare** bestehen zu 20 – 50 Prozent aus Fruchtsaft. Der Rest ist Wasser und Zucker. Säfte von sehr sauren Früchten, wie Johannisbeeren, gibt es nur als Fruchtnektar, da bei Fruchtsäften der Zuckerzusatz begrenzt ist.

- **Furchtschorle** bestehen aus Fruchtsaft, Wasser und Kohlensäure. Der Fruchtanteil muss mindestens dem von Fruchtnektar derselben Frucht entsprechen. Zuckerzusatz ist bei sehr sauren Früchten erlaubt.

- **Fruchtsaftgetränke** bestehen nur zu 6 bis 30 Prozent aus Fruchtsaft. Der Rest ist Wasser und Zucker.

- **Limonaden** enthalten überhaupt keinen Fruchtsaft, sondern nur Essenzen, Aromastoffe, organische Säuren, Wasser und mindestens 7 g Zucker/100 ml (oder Süßstoff mit der gleichen Süßkraft). Dazu gehören auch Colagetränke. Der Fruchtanteil liegt bei 0 bis 3 Prozent. **Colagetränke** enthalten die sehr starke Phosphorsäure als Säuerungsmittel und Coffein. Ein Liter Cola hat in etwa die Coffeinmenge einer starken Tasse Kaffee. Coffeinhaltige Limonaden enthalten zwischen mindestens 65 und maximal 250 mg Coffein/l.

- Für alle anderen Getränke (aromatisierte Mineralwässer, Sportlergetränke etc.) gibt es keine Vorschrift für die Zusammensetzung.

Vereinfacht gesagt: Der Fruchtanteil sinkt, der Zuckergehalt bleibt gleich. Er liegt meist zwischen 70 bis 100 g/l. Fruchtsäfte aus zuckerreichen Früchten können noch darüber liegen. Der Spitzenreiter ist Traubensaft mit 170 g Zucker/l.

Sind aromatisierte Mineralwässer als Alternative zu Limonaden empfehlenswert?

Seit einigen Jahren gibt es Mineralwasser, das aromatisiert ist, also Aroma und etwas Zucker enthält. Es ist von der Zusammensetzung vergleichbar Limonade, enthält jedoch meist weniger Zucker als diese (typisch 20 – 30 g/l anstatt 70 bis 100 g/l). Es gibt aber auch Ausnahmen, die bis zu 60 g Zucker pro Liter enthalten. Dann ist das Mineralwasser mit Limonaden vergleichbar. Es wird meist synthetisches Aroma zugesetzt.

Eine allgemeingültige Antwort, ob diese aromatisierten Wässer ernährungsphysiologisch günstiger sind, ist nicht möglich. Sehr oft wird kein Mineralwasser, sondern nur Trinkwasser verwendet, ein Unterschied zu Limonade ist dann nicht gegeben. Wenn Zucker zugesetzt wurde, so ist es oft weniger als bei Limonaden und Fruchtsaftgetränken, doch denselben Effekt erhält man, wenn man Fruchtsaft mit Wasser mischt, auch dann sinkt der Zuckergehalt ab. Zudem gibt es sowohl bei Limonaden wie auch bei aromatisierten Mineralwässern zuckerfreie Sorten.

Üblich ist wie bei Limonade der Zusatz von Aromen. Fruchtzusatz, der eine Färbung und Trübung verursachen könnte, ist noch seltener zu finden als bei Limonade. Ob einem dieses Kunstaroma mundet, muss jeder selbst entscheiden. Einige Wässer werben mit dem Zusatz anderer Stoffe wie Ginkgo oder Aloe Vera. Doch sie enthalten davon so wenig, dass davon keine pharmakologische Wirkung ausgehen kann. Wer will, kann genauso schnell selbst aromatisiertes Wasser herstellen: Einfach ins Wasser einen Spritzer Zitronen- oder Limonensaft geben oder ein paar Früchte / Minzblätter durchziehen lassen.

Ist Fruchtsaft gesünder als Limonade?

Viele Eltern achten darauf, was ihre Kinder trinken und bevorzugen Fruchtsaft, weil dies gesünder als Limonade und Cola sei. Doch ist dem wirklich so?

Bei allen Erfrischungsgetränken, egal ob es sich um reinen Fruchtsaft handelt oder ein reines Kunstprodukt wie Cola oder Sprite, kommt die Energie von dem enthaltenen Zucker. Ist nun Fruchtsaft zuckerärmer? Nicht unbedingt. Es kommt auf die Frucht an, so enthält Traubensaft über 50 Prozent mehr Zucker als Limonade, Apfelsaft und Orangensaft fast gleich viel bis ein wenig mehr (0 – 20 Prozent) Zucker. Es sind aber auch zwei andere Faktoren von Bedeutung. Der Erste ist die Süßkraft der Zucker. Es gibt in Früchten drei Arten von natürlichen Zuckern:

- Fructose (Fruchtzucker): Dies ist die in Früchten am häufigsten vorkommende Zuckerart. Je nach Konzentration hat sie 110 – 170 Prozent der Süßkraft der Saccharose.

- Glucose (Traubenzucker) ist der am zweithäufigsten vorkommende Zucker und kommt vor allem in Weintrauben vor: Seine Süßkraft beträgt nur 50 – 60 Prozent der von Saccharose.

- Saccharose ist der normale Haushaltszucker, der auch Getränken zugesetzt wird. Er kommt nur in kleinen Mengen in Früchten vor. Bananen enthalten relativ viel Saccharose. Seine Süßkraft wird definitionsgemäß auf 100 Prozent gesetzt.

So ist nachvollziehbar, dass Getränke, die viel Glucose enthalten, bei gleichem Zuckergehalt nicht so süß sind wie Getränke, die Fructose als Hauptzuckerart enthalten. So ist Traubensaft nicht so süß, wie es der hohe Zuckergehalt vermuten lässt, da er vorwiegend Glucose (Traubenzucker) enthält.

Das Zweite, was Geschmack und Süßeindruck prägt, sind herb oder bitter schmeckende Stoffe, die aus den Schalen herausgelöst werden, und organische Säuren, die den Süßeindruck absenken. So enthalten Zitronen rund 4 g Zucker pro 100 g, Grapefruits und Orangen jeweils 8 g pro 100 g. Grapefruitsaft schmeckt aber wegen der enthaltenen Bitterstoffe weitaus weniger süß als Orangensaft, und Zitronen schmecken wegen des hohen Säuregehaltes überhaupt nicht süß.

So gesehen können Limonaden energieärmer als Säfte sein – die meisten sind jedoch so süß eingestellt, dass sie diesen Vorteil nicht ausspielen. Colagetränke enthalten durch die Phosphorsäure relativ viel Zucker. Gerne wird dann auf den Vitamingehalt des Fruchtsafts verwiesen. In Früchten sind die Vitamine gut geschützt. Dies verändert sich, wenn der Fruchtsaft verarbeitet wird. So ist der Saft in der Regel erhitzt worden, um Hefen abzutöten und Gärungen zu verhindern. Später ist Licht der Hauptfeind der Vitamine. Licht zerstört Vitamine, vor allem UV-Strahlung. Daher sind lichtdichte Verpackungen oder getönte Flaschen vorzuziehen.

Der Effekt ist durchaus beachtlich: So kann sich der Autor an einen Ringversuch erinnern, bei dem Orangensaftkonzentrat mit einer definierten Menge Vitamin C versetzt wurde und zur Analyse an verschiedene Labors in Europa versandt wurde – die Ergebnisse streuten enorm, bis sich jemand die Mühe machte, die Resultate nach Eingangsdatum der Proben zu sortieren: Schon diese wenigen Tage auf dem Postweg machten signifikante Abweichungen im Vitamingehalt aus. Der Abbau stabilisiert sich allerdings später und ist nur anfangs sehr hoch.

	Äpfel	Apfelsaft	Orangen	O-Saft	Ananas	Ananassaft	Grapefruit	Grapefruitsaft	Tomate	Tomatensaft
Vitamin C	12 mg	1 mg	50 mg	45 mg	19 mg	8 mg	44 mg	35 mg	25 mg	15 mg
Provitamin A	45 µg	45 µg	90 µg	75 µg	60 µg	-	15 µg	6 µg	820 µg	720 µg
Nicotinamid	0,3 mg	0,3 mg	0,3 mg	0,25 mg	0,22 mg	0,2 mg	0,24 mg	0,21 mg	0,53 mg	0,54 mg

Die meisten Früchte enthalten Vitamin C, manche Früchte auch das Provitamin A. Von den Vitaminen der B-Gruppe enthalten Früchte in der Regel nur kleine Mengen. Ich habe hier das Nicotinamid als eines der unempfindlicheren B-Vitamine herausgesucht. Gerade das Vitamin C ist sehr empfindlich, und Säfte enthalten davon deutlich weniger als die Früchte, abhängig von Verpackung und Herstellung. Besonders auffällig ist dies beim Apfelsaft, zumal die meisten heute angebauten Apfelsorten arm an Vitamin C sind.

Fruchtsäfte enthalten **Kalium**. Die anderen Mineralstoffe spielen keine Rolle. So enthält normales Trinkwasser oft genauso viel Magnesium und Calcium wie Fruchtsäfte. Die sekundären Pflanzeninhaltsstoffe sind seit Langem in der Diskussion (siehe S. 57). Zum einen, ob sie überhaupt eine Wirkung haben, zum anderen, ob sie nur bei Konsum der Früchte wirken oder dies auch bei Säften oder verarbeiteten Produkten der Fall ist. Es kann auch umgekehrt sein: So werden Anthozyane und andere phenolische Verbindungen im Wein als positiv für das Herz-Kreislaufsystem angepriesen, jedoch scheinen die gleichen Stoffe in Traubensaft und Weintrauben wirkungslos zu sein. Daher kann der Gehalt an sekundären Pflanzeninhaltsstoffen nach dem gegenwärtigen Stand der Wissenschaft kein Argument für den Konsum von Fruchtsaft sein, zumal diese nur zum Teil in den Saft übergehen.

Egal, ob man Fruchtsaft trinkt oder eine Limonade: Alle Getränke enthalten 60 bis 170 g Zucker pro Liter. Ein Liter deckt so ein Fünftel bis ein Siebtel des Energietagesbedarfs eines Erwachsenen. Es sollte nach den DGE-Empfehlungen pro Tag aber nur 60 g Zucker aufgenommen werden. Das Getränk ist als reine Zuckerlösung zudem leicht verdaulich. So werden 0,5 l Apfelsaft aus rund vier Äpfeln gewonnen. Während allerdings das Glas in 5 Minuten getrunken ist und man danach nicht weniger Hunger hat, dürfte jemand, der vier Äpfel isst, satt sein. Es fehlen die Ballaststoffe, der Magen wird nicht gefüllt, man kaut nicht und bekommt dadurch auch kein Sättigungsgefühl. Sowohl Fruchtsäfte wie auch Limonaden sollten daher in Maßen konsumiert werden.

Ist Orangensaft schlecht für die Zähne?

Ja, aber das gilt auch für alle anderen Säfte und noch mehr für frisches Obst. Unsere Zähne bestehen aus **Calciumapatit**, einer Verbindung aus Calcium, Phosphat und Fluor. Dabei ist das Fluor für die Härte verantwortlich. Aber obwohl es das härteste Mineral im menschlichen Körper ist, so wird es doch angegriffen, denn wie andere Calciumsalze ist es säureempfindlich.

Die **Säure** dringt in den Zahnschmelz ein, schwächt chemische Bindungen und löst etwas Calcium heraus oder tauscht das Fluor gegen eine andere chemische Gruppe aus, wodurch die Härte des Apatits absinkt. Das ist noch nicht problematisch. Calcium und Fluor werden über den Tag wieder eingebaut. Zudem findet der gleiche Vorgang auch durch die Zahnflora statt, die Speisereste abbaut und dabei Säuren produziert, weshalb wir regelmäßig die Zähne putzen sollten. Ist der Zahn aber durch Säure vorgeschädigt, so ist Zähneputzen kontraindiziert, denn nun schleifen die Mineralien in der Zahnpasta in den weichen Zahnschmelz zahlreiche Rillen, die noch bessere Angriffsflächen für die Säure und Bakterien sind. Daher sollte man nach dem Genuss säurereicher Getränke (wozu aber auch Cola und andere Limonaden gehören, die auch Säuren enthalten) mit dem Zähneputzen eine halbe Stunde, besser eine Stunde, warten. Nicht verhindern kann man, dass Äpfel alleine durch ihre Struktur und Härte einen ähnlichen Effekt haben. Wer nicht so lange warten will, kann versuchen das Calcium sofort wieder zuzuführen, das geht am besten, indem man mit **Milch** gurgelt. Milch enthält Calcium, noch dazu in einer leicht verfügbaren Matrix und wird auch eingesetzt, wenn man ausgeschlagene Zähne am Leben erhalten will, um sie wieder einsetzen zu können. Zudem neutralisiert es die Säure. Allerdings wurde noch nicht wissenschaftlich untersucht, ob und inwieweit Milchgurgeln hilft.

De facto überwiegen jedoch beim Genuss von Obst die positiven Folgen auf die allgemeine Gesundheit, und man sollte sich durch die geringe Gefahr nicht den Genuss verderben lassen. Der Säure sind die Zähne auch durch die Bakterien ausgesetzt, und Obst regt auch den **Speichelfluss** an, der antimikrobiell wirkende Substanzen enthält und teilweise die Säure neutralisiert. Eine größere Gefahr sind **Süßigkeiten**, wie z. B. Karamellbonbons, die klebrig sind und an den Zähnen haften. Sie versorgen die Mundflora mit Zucker, und dieser wird zu Säure abgebaut. Durch das Haften an den Zähnen ist die Einwirkdauer viel länger als beim Essen von Obst.

Um die verschiedenen in Früchten und Säften enthaltenen Säuren miteinander vergleichen zu können, greift man auf die Säurewirkung als Maß zurück. Dies geschieht durch den pH-Wert. Hier der pH-Wert einiger reiner Obstsäfte, Limonade und Essig:

Saft	pH-Wert	Saft	pH-Wert
Apfel	3,3	Birne	3,9
Aprikose	3,7	Sauerkirsche	3,4
Süßkirsche	4,0	Pfirsich	3,7
Pflaume	3,3	Brombeere	3,4
Johannisbeeren rot	3,0	Johannisbeeren schwarz	3,3
Himbeere	3,4	Weintraube	3,3

Apfelsine	3,3	Grapefruit	3,3
Zitrone	2,5	Ananas	3,4
Banane	4,7	Cola	2,5 bis 2,7
Limonade	2,6 bis 2,7	Essig	2,4
Zum Vergleich: Wasser	7	Magensäure (nüchtern)	1 bis 1,5

Der pH-Wert beruht auf einer logarithmischen Skala, das bedeutet, Pfirsichsaft enthält mit einem Wert von 3,7 zehnmal weniger Säure als Limonaden mit einem pH-Wert von 2,7. Ein Unterschied um den Wert 1 bedeutet ein Zehntel des Wertes, ein Unterschied von 2 ein Hundertstel des Wertes, wobei niedrigere Werte für höheren Säuregrad stehen. Dass der Säureeindruck nicht so viel intensiver ist, liegt daran, dass wir Säure nicht linear wahrnehmen und Zucker die Säure überdeckt. Sonst wäre Coca Cola, das so sauer wie Essig ist, für uns nicht trinkbar. Es gibt Zahnärzte, die Colagetränke, die deutlich saurer als natürliche Säfte sind, für Zahnschädigungen verantwortlich machen. Andere halten die Kontaktzeit für zu kurz. Wer auf „Nummer Sicher" gehen will, sollte den Konsum von Colagetränken, aber auch Limonaden, die ebenfalls sehr sauer sind, reduzieren.

Entmineralisiert Cola die Knochen?

Colagetränke enthalten **Phosphorsäure**. Sie ist dafür verantwortlich, dass das Getränk so sauer ist. **Phosphate**, die Salze der Phosphorsäure, werden vom Körper benötigt, um zusammen mit dem Calcium den anorganischen Anteil des Knochens zu bilden und sind auch Bestandteil der DNA und anderer organischer Verbindungen.

In der Nahrung kommen Calcium und Phosphat in ungefähr gleichen Anteilen vor. Durch den Zusatz von Phosphaten und Phosphorsäure zu Lebensmitteln ist das heute nicht mehr gegeben (über die Problematik siehe S. 106). Phosphate scheinen zwar nicht die Knochen zu entmineralisieren, aber zumindest beeinflussen sie den Calciumspiegel im Blut. Ob dies negative Auswirkungen hat, ist noch ungeklärt. Wer sichergehen will, sollte Cola (auch wegen des niedrigen pH-Wertes) meiden und andere Limonaden oder besser Mineralwasser konsumieren. Cola enthält als einziges Erfrischungsgetränk Phosphorsäure, andere Limonaden enthalten **Zitronensäure**. Diese ist weniger sauer und fördert sogar die Calciumaufnahme aus dem Darm. Alternativ kann man das Gleichgewicht wiederherstellen, indem man jeden Tag eine Calciumtablette zu sich nimmt. Diese bestehen aus Calciumcarbonat, enthalten also kein Phosphat. Der Gehalt an Phosphorsäure ist durchaus beachtlich. 1 l Cola enthält 700 mg Phosphorsäure, das ist fast so viel wie die empfohlene tägliche Gesamtaufnahme an Phosphat.

Was sind isotonische Getränke?

Vor allem bei Sportlern beliebt sind isotonische Getränke. Isoton bedeutet, dass der osmotische Druck dieser Getränke dem der Körperflüssigkeiten entspricht. Zellen wie auch Körperflüssigkeiten enthalten gelöste Stoffe. Dies können Salze wie Kalium oder Natrium sein, aber auch andere lösliche Verbindungen wie Zucker. Enthalten nun Zellen die Stoffe in der gleichen Konzentration wie die umgebende Flüssigkeit, so herrscht ein Gleichgewicht. Ist die Konzentration in den Zellen höher, so strömt Wasser aus der Umgebung in die Zellen und es bildet sich ein Zellinnendruck aus. Eine isotone Flüssigkeit ist einfach eine Flüssigkeit, in der die Konzentration an gelösten Stoffen gleich hoch ist wie in der Zelle.

Isotonische Getränke sollen 0,311 Mol an gelösten Stoffen (alle zusammen) pro Liter enthalten. Ein **Mol** ist eine gewisse Menge an Molekülen, und die Menge ist daher abhängig vom Molekulargewicht. 0,311 Mol sind z. B. 56 g Fructose oder Glucose, 106 g Haushaltszucker oder 9 g Kochsalz jeweils pro Liter. Bei Salzen wie Kochsalz ist zu beachten, dass sie im Wasser sich in Ionen aufspalten und dann die Ionen zählen. Daher auch die geringe Menge an Salz, denn Kochsalz zerfällt im Wasser in seine Ionen Natrium und Chlorid.

Allerdings ist die Zusammensetzung der Getränke eine andere als die der Gewebsflüssigkeit. Im Körper und seinen Flüssigkeiten sind vor allem Salze gelöst: Natrium im Blut, Kalium in den Zellen. In isotonen Getränken sind es nicht Salze, sondern Kohlenhydrate wie Zucker oder Maltodextrin. Die Getränke enthalten etwas **Natrium**, das bewirkt, dass das aufgenommene Wasser nicht sofort über den Urin wieder ausgeschieden wird, vor allem aber Kohlenhydrate, um bei sportlicher Betätigung die Energiereserven des Körpers aufzufüllen. Isotone Getränke sollen das Blutvolumen erhöhen, Schweißverluste ausgleichen und schnell verfügbare Energie liefern. Isotone Getränke werden schneller im Darm resorbiert als „normale" Getränke. Das ist der eigentliche Grund, warum sie isoton sind, denn Kohlenhydrate sind auch in handelsüblichen Fruchtsäften enthalten. Isotone Getränke sind zwar inzwischen zum Modegetränk geworden, sind aber eigentlich nur bei einer lang andauernden körperlichen Belastung notwendig (Ausdauersport über mehr als eine Stunde Dauer). Der Energiegehalt hängt von der Zusammensetzung ab, da der osmotische Druck nur von der Anzahl der Moleküle, nicht deren Masse abhängig ist. Das bedeutet: Enthalten sie Einfachzucker, wie Glucose oder Fructose, so ist der Energiegehalt geringer als bei Haushaltszucker (ein Disaccharid bestehend aus zwei Einzelzuckern, mit der doppelten Molekülmasse) oder **Maltodextrinen**, das sind kurzkettige Spaltprodukte der Stärke.

Das einfachste isotonische Getränk ist eine Mischung von Apfelsaft und Mineralwasser im Verhältnis 1:2. Es wird vom Deutschen Sportbund für Freizeitsportler empfohlen. Da Apfelsaft nur Einfachzucker enthält, ist es kalorienarm, verglichen mit den käuflichen Produkten, die oft Maltodextrine enthalten, damit sie nicht zu süß schmecken. Natrium, das man mit dem Schweiß verliert, ist in der Nahrung enthalten. Es muss daher nicht mit Getränken zugeführt werden. Der Körper hat einen kleinen Speicher in den Knochen und der Nebenniere, der für eigene Tage ausreicht. Daher müssen isotonische Getränke nicht viel Natrium enthalten, sie würden wegen des salzigen Geschmacks dann auch keinen Käufer finden. Isotone Getränke enthalten meist etwas **Magnesium**, da dieses für die Muskelkontraktion wichtig ist. Doch auch dieses ist normalerweise überflüssig. Wenn man sich gesund ernährt, bekommt man keinen Muskelkrampf beim Sport durch Magnesiummangel.

Wird man von Selbst Gebranntem blind?

Schön wäre es, wenn die alkoholische Gärung immer genau so verlaufen würde, wie wir sie wollen. Wenn wir von Alkohol reden, so meinen wir den Ethylalkohol, chemisch **Ethanol** genannt. Er ist das primäre Abbauprodukt von Zucker. Er ist jedoch nicht das Einzige. Die Hefen bilden in weiteren Reaktionen aus dem Alkohol weitere Verbindungen, sie vergären zudem nicht nur den Zucker. Sie bauen auch Eiweiß ab und Kohlenhydrate, die für uns unverdaulich sind, wie z. B. das Pektin. Es entstehen zahlreiche flüchtige Verbindungen, die charakteristisch für das Aroma sind und von Spirituose zu Spirituose schwanken. Manche dieser Verbindungen nutzen Chemiker, um die Lagerzeit oder Verfälschungen festzustellen. Besonders arm an flüchtigen Verbindungen sind Getreidebranntweine und besonders reich sind Obstbranntweine. Diese flüchtigen Verbindungen kommen schon in den primären Gärungsprodukten vor (Wein, Bier, Maische), aber sie reichern sich bei der Destillation an.

Die meisten Nebenprodukte sind auch in höherer Konzentration harmlos. Die toxischen Wirkungen beschränken sich zumeist auf einen Brummschädel, da unser Körper zuerst den Ethylalkohol entgiftet, und solange dieser nicht vollständig abgebaut ist, können diese Gärungsnebenprodukte wegen ihrer Fettlöslichkeit durch die Blut/Hirnschranke diffundieren, und dort als Lösungsmittel die Nervenleitung durcheinanderbringen.

Eine Sonderrolle nimmt **Methanol** ein. Dieser einfachste Alkohol erzeugt beim Abbau den hoch toxischen **Formaldehyd**. Er denaturiert Eiweiß und schädigt so die Leber, wo die Entgiftung erfolgt. Die Erblindung und bei größeren Mengen auch der Tod kommt jedoch durch die aus dem Formaldehyd gebildete **Ameisensäure** zustande. Der Mensch kann Ameisensäure nur sehr langsam abbauen. Es kommt zu einer **Azidose**, einer lebensbedrohlichen Verschiebung des pH-Wertes von Körperflüssigkeiten, wie dem Blut, ins Saure. Am empfindlichsten reagieren die Nerven auf die Azidose. Daher sind das erste Symptom einer Vergiftung Kopfschmerzen. Es kommt danach zur Erblindung durch die Schädigung des Sehnervs. Der Tod kommt dann durch eine Atemlähmung zustande, wenn diese Nerven ausfallen.

Methanol wirkt ab 0,1 g/kg Körpergewicht toxisch, mehr als 1 g/kg (entsprechend 60 g bei einer 60 kg schweren Frau) sind tödlich. Die meisten Branntweine enthalten kaum Methanol. Eine Ausnahme sind Branntweine aus Kernobst, bei dem die Maische größere Mengen an Zellbestandteilen enthält, wie bei der Herstellung von Apfelbranntwein, Cidre oder Birnenbranntwein. Das Methanol entsteht durch die Spaltung und Vergärung des Pektins. Pektin ist der Hauptbestandteil der Zellwand. Wird die Maische vor dem Brennen filtriert, sodass sie kaum Zellwände enthält, sind diese Brände arm an Methanol. Für gehandelte Spirituosen gibt es eine Obergrenze von 10 – 13,5 g Methanol pro Liter Ethanol, abhängig von der Schnapssorte. Das wären bei 38 Vol% 5,12 g Methanol pro Liter Schnaps. Isoliert betrachtet wären diese Grenzen schon so hoch, dass man sich damit vergiften könnte. Da aber gleichzeitig immer Ethanol aufgenommen wird, bewirkt dieser durch die Hemmung des Methanolabbaus, dass diese Menge vertragen wird.

Anders sieht dies bei Selbst Gebranntem aus. Methanol siedet bei 65 °C, Ethanol bei 78 °C. Wird die Destillation langsam durchgeführt, so wird man im Vorlauf zuerst eine stark methanolhaltige Fraktion erhalten, die man verwerfen sollte, dann den eigentlichen trinkbaren Teil und im Nachlauf dann weitere höhere Alkohole und höhere Ester mit noch höheren Siedepunkten. Auch den Nachlauf verwirft man. Beachtet man dies nicht, entweder aus Nichtwissen oder zur Gewinnmaximierung, dann enthält die Spirituose viel Methanol. Methanolvergiftungen kommen vor allem beim Konsum von illegal hergestelltem Schnaps vor. Regelmäßig ist Indien deswegen in den Schlagzeilen. Dort wird auch Methanol, der als Industriealkohol billig erhältlich ist, genutzt um Schnaps zu strecken.

Was kann man tun, wenn man den Verdacht hat, dass eine **Methanolvergiftung** vorliegt? Nun, wenn man erst blind ist, dann ist es zu spät, aber vorher gibt es die Möglichkeit den Abbau zu verzögern. Dazu müssen die Betroffenen reinen Ethanol zu sich nehmen (oder ein Getränk, das kaum Methanol enthält, wie z. B. Wodka). Vorgeschlagen werden 0,7 g Ethanol/kg Körpergewicht, was bei einer 60 kg schweren Frau etwa sechs bis sieben Schnapsgläsern Wodka entspricht. Dieser Pegel muss dann über Tage aufrechterhalten werden. Der Ethanol genießt Vorrang beim Abbau, das bedeutet: Methanol wird langsam zu Ameisensäure abgebaut, was dem Körper Zeit gibt, die Ameisensäure abzubauen. Den Abbau der Ameisensäure kann man durch hohe

Dosen des Vitamins Folsäure steigern. Gegen eine akute Azidose kann die Aufnahme einer Natriumhydrogencarbonatlösung als Infusion helfen, bei starken Vergiftungssymptomen hilft nur eine Dialyse.

Der Körper kommt mit kleineren Mengen an Methanol zurecht, so entstehen im Stoffwechsel z. B. täglich zwischen 300 und 600 mg Methanol. Kleinere Mengen an Methanol sind auch in Fruchtsäften und -nektaren enthalten, hier durch Enzyme, die zugesetzt werden, um die Zellwände aufzuspalten und die Saftausbeute zu erhöhen. Fruchtsaft enthält bis zu 200 mg Methanol/l (Mittelwert 40 mg/l). Bei Wein sind es 180 mg/l (Mittelwert 80 mg/l) und bei Likören 220 mg/l (Mittelwert 107 mg/l). Das ergab die Auswertung von über 200 Proben durch die Landesuntersuchungsämter in Baden-Württemberg 2009.

Was bedeutet die Angabe „Vol%" bei alkoholischen Getränken?

Das ist die Angabe des Volumengehaltes an reinem Ethanol. 10 Vol% (sprich Volumen-Prozent) bedeutet, dass 10 Prozent des Volumens reiner Alkohol ist. Da Alkohol eine Dichte von 0,8 g/cm³ hat, entspricht 1 Vol% 8 g reinem Alkohol pro Liter. Wein mit 12,5 Vol% enthält demnach 100 g Alkohol pro Liter Wein. 10 Prozent des Gewichts ist also reiner Alkohol. Leider ist diese Angabe nicht hilfreich, wenn man den Blutalkoholspiegel abschätzen will. Die Blutalkoholkonzentration kann durch folgende, von dem Chemiker Erik Widmark aufgestellte Formel berechnet werden:

$$c = \frac{A}{(m \cdot r)}$$

Die einzelnen Parameter für diese Formel sind folgende:

- **c** ist die Blutalkoholkonzentration in Promille.

- **A** ist die aufgenommene Alkoholmenge in Gramm.

- **m** ist das Körpergewicht der Person in Kilogramm.

Der Faktor **r** ist der Anteil des Körperwassers am Gesamtgewicht. Er ist geschlechtsabhängig und beträgt:

- Männer: 0,68–0,70, (gängiger Berechnungswert: 0,7)

- Frauen/Jugendliche: 0,55–0,60, (gängiger Berechnungswert: 0,6)

- Säuglinge/Kleinkinder: 0,75–0,80 (sollten gar keinen Alkohol konsumieren!)

Da in alkoholischen Getränken der Alkoholgehalt in Volumenprozent angegeben wird, die Formel aber auf der Alkoholmenge in Gramm beruht, muss noch eine Rechnung vorgeschaltet werden, um die Alkoholmenge in Gramm zu berechnen. Es gilt:

$$A = \frac{V \cdot 0{,}8 \cdot K}{100}$$

- Dabei ist **A** die Alkoholmenge in Gramm (für die Widmark-Formel)

- **V** das Volumen des Getränks in Milliliter. (1 l = 1000 ml)

- **K** die Alkoholkonzentration in Volumenprozent im Getränk

- 100 die Umrechnung in Volumenprozent auf Liter

- 0,8 das spezifische Gewicht des Alkohols (1 ml wiegt 0,8 g)

Hier ein kleines Rechenbeispiel:

Eine 60 kg schwere Frau trinkt ein Viertel Rotwein (12 Volumenprozent, 250 ml). Der Anteil des Wassers am Gewicht **r** soll mit 0,6 angenommen werden. Zuerst die Berechnung der Alkoholmenge in Gramm:

$$A = \frac{250\ ml * 0{,}8\ g/ml * 12}{100}$$

A = 24 g

Das Glas Rotwein enthält also 24 g reinen Alkohol. Die Blutalkoholkonzentration ergibt sich dann zu:

$$c = \frac{24\ g}{60\ kg * 0{,}6}$$

c = 0,67 ‰

Es resultiert eine Blutalkoholkonzentration von 0,67 Promille, also deutlich oberhalb der „0,5 Promille-Grenze", ab der das Fahren im Straßenverkehr eine Ordnungswidrigkeit darstellt.

Da sich Körpergewicht, aber auch der Wasseranteil bei einer Person nicht verändert, können Sie für sich folgende vereinfachte Formel ansetzen. Bilden Sie zuerst den Faktor **F** aus ihrem Körpergewicht, dem Anteil des Körperwassers und dem spezifischen Gewicht des Alkohols:

$$F = \frac{0{,}8}{100 * m * r}$$

F beträgt z. B. bei einem 70 kg schweren Mann (m=70, r=0.7) 0.000163. Damit reduziert sich die Berechnung für den Blutalkohol auf folgende einfache Formel:

$$c = F * V * K$$

Also für ein Viertel Wein (V = 250 ml, K = 12 Vol%) kommt man bei dem Beispiel auf c = 0.000163 * 250 * 12 = 0.47 Promille. Rechnet man mit Litern, so kann man die drei Nullen bei F hinter dem Komma weglassen und erhält 0,47 = 0.163 * 0,25 * 12. Die Widmarkformel berücksichtigt nicht die Resorption. Eine Mahlzeit kann die Aufnahme verlangsamen. Die resorbierte Menge ist teilweise abhängig von genetischen Faktoren, aber auch der Art und Menge der gleichzeitig konsumierten Nahrung. Es wird davon ausgegangen, dass der tatsächliche Blutalkoholgehalt durch diese Faktoren etwa 10 bis 30 Prozent geringer ausfällt. Hier eine tabellarische Übersicht der Auswirkungen des Konsums typischer Getränke:

Menge	Alkoholgehalt	Mann 65 kg	Mann 80 kg	Frau 55 kg	Frau 70 kg
Bier 0,25 l	5%	0,22 ‰	0,18 ‰	0,32 ‰	0,25 ‰
Sekt, Wein 0,25 l	11%	0,50 ‰	0,40 ‰	0,70 ‰	0,55 ‰
Schnaps: 2 cl	38%	0,14 ‰	0,11 ‰	0,19 ‰	0,15 ‰
Likör 2 cl	20%	0,07 ‰	0,06 ‰	0,10 ‰	0,08 ‰
Cidre, Apfelwein 0,25 l	4%	0,18 ‰	0,15 ‰	0,26 ‰	0,20 ‰

Ist Alkohol nach dem Essen wirklich gut für die Verdauung?

Einem immer wieder verbreiteten Gerücht zufolge emulgiert Alkohol Fett, er vermittelt also zwischen der Wasserphase und der Ölphase. Ohne **Emulgator** löst sich Öl nicht in Wasser, mit Emulgator erhält man eine stabile Emulsion, wie sie z. B. in Mayonnaise oder Milch vorkommt. Dort sind als Emulgatoren Milcheiweiß und Lecithin enthalten. Dummerweise ist Alkohol ein sehr schlechter Emulgator. Das Molekül ist dazu zu klein, der fettliebende Teil ist viel kleiner als der wasserliebende Teil. Alkohol mischt sich nur schwer mit Öl. Jeder kann das mit Schnaps und Öl ausprobieren.

Doch selbst wenn dem so wäre, dann wäre die Alkoholmenge, die man üblicherweise zu sich nimmt, viel zu klein, verglichen mit der Nahrungsmenge eines üppigen Mittagessens. Vor allem bezieht man die Wirkung ja speziell auf die Aufnahme von hochprozentigen Alkoholika, doch Alkohol sollte, wenn er ein guter Emulgator ist, ja auch wirken, wenn er in Form von Wein oder Bier zum Essen konsumiert wird. Es kommt nur auf die Gesamtmenge des Emulgators an, nicht die Konzentration.

Einer Geschichte zufolge soll die Delegation rund um Bundeskanzler Adenauer vor einem Bankett im Kreml vom Arzt Öl zum Trinken bekommen haben, als es um die Verhandlung der Rückkehr der letzten Kriegsgefangenen ging. Bekannterweise wird in Russland zum und nach dem Essen viel Wodka konsumiert. Das Öl sollte die Magenwand bedecken und die Resorption herabsetzen. Wäre Alkohol ein guter Emulgator, so wäre dieses Vorgehen wirkungslos gewesen, aber wie uns die Geschichte lehrt, waren die Verhandlungen erfolgreich und keiner litt an einer Alkoholvergiftung.

Wenn man eine Wirkung vom Alkohol verspürt, so deshalb, weil Alkohol die Sekretion von Magensäure und Verdauungssäften erhöht. Es gibt auch eine psychologische Wirkung: Alkohol wirkt appetitanregend und hemmt die Selbstkontrolle, auch über die Nahrungsaufnahme. Kurzum: Man hat mehr Hunger und isst wieder mehr, obwohl man schon genug gegessen hat. Daher gibt es ja auch **Aperitifs** vor dem Essen.

Bekommt man vom Biertrinken einen Bierbauch?

Bier wird von einem Teil der Bevölkerung als Nahrungsmittel angesehen. Und das ist es auch. Die gängigen Sorten wie Pils, Weizen und Export haben einen Energiegehalt von rund 180 bis 190 kJ/100 ml (43 – 46 kcal/100 ml). Bei Starkbier können es bis zu 300 kJ/100 ml (72 kcal/100 ml) sein, das ist ein Energiegehalt, den auch Wein aufweisen kann. Der Energiegehalt stammt nur zum Teil vom Alkohol. Bei einem typischen Alkoholgehalt von 5 Vol% macht der Alkohol etwa 60 Prozent der Gesamtenergie aus, so hat selbst alkoholfreies Bier noch einen Energiegehalt von 100 kJ (24 kcal) pro 100 ml. Bier enthält also etwas mehr Energie als Erfrischungsgetränke und die meisten Obstsäfte und in etwa die Hälfte der Energie, die in Wein steckt.

Der Unterschied zu Wein und Erfrischungsgetränken ist aber der, dass die wenigsten sich eine Maß Cola oder einen halben Liter Wein beim geselligen Zusammensitzen genehmigen. Bier wird dagegen gerne in größeren Mengen konsumiert. Die Entstehung des Bierbauchs hat auch eine zweite Ursache: Bier regt den Appetit an. Wer Bier zum Essen trinkt, der isst mehr, als wenn er ein alkoholfreies Getränk zu sich nimmt. Diese Wirkung beruht primär auf dem Alkohol. Die durch den **Hopfen** in das Bier gelangten Bitterstoffe verändern aber zusätzlich die Geschmackswahrnehmung. Sie bewirken eine verstärkte Sekretion von Verdauungssekret im Magen, was die Lust auf Speisen, die „deftiger" sind, verstärkt also Speisen, die normalerweise länger im Magen bleiben oder selbst die Sekretion von Verdauungssaft hervorrufen, das sind fettreiche Lebensmittel oder Lebensmittel mit starken Röstaromen wie z. B. Brathähnchen, Schweinshaxe aber auch zahlreiche Snacks wie Chips, geröstete Erdnüsse oder Brezeln. Die meisten dieser Speisen haben einen hohen Energiegehalt, aber da der Magen schon Verdauungssekret produziert hat, kann man erst mal mehr essen, ohne sich voll zu fühlen, als wenn dies nicht der Fall ist. In der Summe isst man so mehr. Vor allem das Essen über den Punkt hinaus, wo der Hunger gestillt ist, bewirkt, dass man zu viel Energie aufnimmt und, wenn dies häufig passiert, einen Bierbauch bekommt.

Bei chronischem Alkoholmissbrauch kann es auch zu einem „Bierbauch" kommen, den die Betroffenen aber primär vom Alkohol bekommen und der auch vom Weinkonsum stammen kann. Die Leber baut den Alkohol ab und entgiftet ihn dabei. Diese Aufgabe hat Priorität vor allen anderen Stoffwechselprozessen. Zwischenprodukte, die beim Abbau der anderen Nährstoffe entstehen, werden dann genutzt, um Fett aufzubauen. Das Fett wird dann abgelagert und ergibt den Bauch.

Wenn die Leber chronisch überfordert ist, kommt sie mit dem Abtransport des Fetts nicht nach und kann so zur **Fettleber** mutieren.

Wird Bier immer noch nach dem deutschen Reinheitsgebot produziert?

Auch wenn es sehr werbewirksam ist, das Reinheitsgebot in dem Sinne wie es allgemein bekannt ist, hat es nie gegeben. Es gab schon immer zahlreiche lokale Verordnungen über das Brauen, genauso wie für das Backen von Brot um die Bevölkerung vor minderwertigem oder sogar gesundheitsschädlichem Bier und Brot zu schützen. Brot war das am meisten konsumierte Lebensmittel und Wasser war im Mittelalter oft durch die ungeklärte Einleitung von Fäkalien Ursache von Infektionen, sodass wer konnte, anstatt Wasser lieber Bier oder Wein trank. So war Bier schon damals ein Volksgetränk.

Das Reinheitsgebot taucht als Begriff erst im Zwanzigsten Jahrhundert auf und bezieht sich auf die Bayrische Landesordnung von 1516, die als Bestandteile von Bier Hopfen, Gerste und Wasser nennt.

Mit diesen drei Bestandteilen kann man aber kein Bier brauen. Aus **Gerste** muss erst Malz hergestellt werden, Gerste enthält Stärke und diese ist von den Brauereihefen nicht direkt abbaubar. Wartet man ab, bis durch enzymatische Prozesse oder andere Mikroorganismen aus der Stärke Zucker entsteht, den die Hefen vergären können, so haben sich oft schon andere Mikroorganismen angesiedelt, die dann zwar die Maische vergären, aber Bier kommt dabei nicht heraus. Die **Hefe** fehlt auch in der Auflistung von 1516, obwohl man schon damals Hefe gezielt zusetzte – man muss nur einen Teil des Rückstands, der vom Bierbrauen übrig bleibt, der nächsten Maische zusetzen. Heute setzt man spezialisierte Brauhefen ein. Das **Malz** erhält man indem man die Gerste keimen lässt, dabei zersetzen Enzyme einen Teil der Stärke zu Zucker. Die Maltose wurde z. B. zuerst im Malz gefunden und danach benannt. Damit das Getreide nicht vollständig auskeimt und Blätter bildet, wird dieser Prozess durch das Dörren (Trocknen unter Hitze) gestoppt, die Enzyme sind aber auch dann noch (und später aktiv) und bauen die Stärke zu Maltose (Malzzucker) ab. Der zugesetzte **Hopfen** ist der eigentliche Geschmacksträger, er enthält die typischen Bieraromen und Bitterstoffe.

Im Prinzip kann man aus Hefe, Malz, Hopfen und Wasser Bier herstellen, aber heute werden trotz „Reinheitsgebots" weitaus mehr Stoffe eingesetzt. Die meisten dieser Zusätze sind technische Hilfsstoffe, sie werden während der Herstellung verbraucht oder vor der Abfüllung wieder entfernt. So ist Bier normalerweise trüb. Die Trübungen werden bei den meisten Biersorten entfernt, sie werden dadurch haltbarer. Dies geschieht durch Zusätze, die Trübungen binden und mit ihnen abfiltriert werden. Für dunkle und süße Biere sind einige Zusatzstoffe erlaubt, so Zuckerkulör zum Einfärben für Dunkelbier oder Zucker für Biere mit leichter Süße (Süßbier).

Das Reinheitsgebot hat allerdings eine wichtige Bedeutung: Es dient dazu, den nationalen Markt vor ausländischen Fremdbieren abzuschotten. Woanders wird Bier aus anderen Getreidesorten wie Mais oder Reis hergestellt und auch weitere Zusatzstoffe sind üblich z. B. um den Schaum zu stabilisieren und das Einfärben gibt es nicht nur bei dunklem Bier.

Enthält Spinat viel Eisen?

Es ist einer der Klassiker der Ernährungsirrtümer, nämlich dass Spinat viel Eisen enthält. Das ist so bekannt, dass die Comicfigur Popeye seine übermenschlichen Kräfte aus dem Genuss von Spinat bezog. Und so kam es zu der Geschichte:

Im Jahre 1890 analysierte der Schweizer Arzt Gustav von Bunge Spinat und stellte einen Eisengehalt von 35 bis 42 mg/100 g fest. Zumindest wurde dieser Wert publiziert, und damit galt Spinat als extrem eisenreich, denn der Tagesbedarf des Menschen wird mit 10 bis 15 mg angegeben. Weniger als 50 g Spinat würden ihn schon decken.

Erst später stellte sich heraus, dass da ein Komma hineingehört: Es wurden 3,5 bis 4,2 mg Eisen gefunden. Wer daran schuld ist, dass der zehnfach höhere Wert publiziert wurde? Es ist heute nicht mehr nachvollziehbar, wie der Fehler zustande kam. Je nach Darstellung soll Bunge selbst ein Komma vergessen haben, oder die Sekretärin hat es beim Abtippen vergessen oder verschoben.

Doch nehmen wir das zum Anlass, Spinat genauer anzusehen, denn auch ohne den Rekordwert an Eisen ist er ein sehr interessantes Gemüse. Spinat enthält viel Eisen, denn auch 3,5 bis 4,2 mg/100 g sind ein sehr guter Wert. Berücksichtigt man den geringen Energiegehalt, so ist Spinat sehr gut geeignet, den Eisenbedarf zu decken. Für ein pflanzliches Nahrungsmittel enthält er viel Eisen, denn pflanzliche Nahrungsmittel sind arm an Eisen. Allerdings wird Eisen aus pflanzlichen Nahrungsmitteln schlecht aufgenommen, Spinat enthält zudem Oxalsäure, die Eisen bindet. Das Eisen wird nur teilweise aufgenommen. Daher ist die übliche Zubereitung als Rahmspinat positiv zu sehen, denn die Eiweißmoleküle in der Milch erhöhen die Eisenaufnahme, und das Calcium reagiert mit der Oxalsäure und bindet sie.

Spinat ist sehr energiearm, er enthält nur 64 kJ oder 15 kcal pro 100 g, aber 1,8 g Ballaststoffe, in etwa die gleiche Menge wie Kopfsalat. Er enthält viel Vitamin C (50 mg/100 g), das aber bei der Verarbeitung starke Verluste erleidet. Hier schneidet Fertigspinat aus der Packung besser ab als frischer Spinat, da dieser schonender verarbeitet wurde und nicht so lange lagerte. Hoch ist auch der Gehalt am Provitamin A, dem Beta-Carotin mit 4,2 mg/100 g und Vitamin K – 20 g Spinat decken hier den Tagesbedarf. Auch bedeutsam ist der Gehalt an Omega-3-Fettsäuren (siehe S.153): Es sind zwar nur 0,135 g/100 g, aber bezogen auf den Energiegehalt und die Verzehrmenge ist dies relativ viel. Spinat enthält zudem nennenswerte Mengen der Mineralstoffe Calcium, Magnesium und Iodid (100 g decken etwa 10 – 20 Prozent des Tagesbedarfs) und der Vitamine B_1, B_2, B_6, E und H (ebenfalls etwa 10 – 20 Prozent des Tagesbedarfs).

Das bedeutet, auch wenn Spinat nicht so reich an Eisen ist, enthält er doch sehr viele Mineralstoffe, Vitamine und ist energiearm. Vielleicht hat aber auch das Vitamin K Popeye zu seinen Kräften verholfen, denn wie das Eisen ist auch das Vitamin K an der Bildung von roten Blutkörperchen beteiligt.

Nährstoff	Spinat pro 100 g	DGE Empfehlung Erwachsene Männer/Frauen	Prozent am Tagesbedarf (100 g Portion)
Energie	64 kJ	2400 / 1900 kJ	2,7 – 3,4 Prozent
Fett	0,3 g	30 g	1 Prozent
Kalium	635 mg	3500 mg	18 Prozent
Magnesium	60 mg	350 / 300 mg	17 – 20 Prozent
Calcium	125 mg	1000 – 1200 mg	10 – 12 Prozent
Mangan	0,76 mg	2 – 3 mg	26 – 38 Prozent
Eisen	4,2 mg	12 / 15 mg	28 – 35 Prozent
Kupfer	0,12 mg	0,5 – 1 mg	12 – 24 Prozent
Fluor	0,11 mg	3,1 – 3,8 mg	3 Prozent
Iodid	12 µg	180 / 200 µg	5 – 7 Prozent
Carotine	4,2 mg	4,8 – 13,2 mg	31 – 87 Prozent
Vitamin E	1,6 mg	12 mg	13 Prozent
Vitamin K	350 µg	60 – 70 µg	500 – 600 Prozent
Vitamin B_2	0,23 mg	1,8 / 1,5 mg	13 – 15 Prozent
Vitamin B_6	0,22 mg	1,8 / 1,6 mg	12 – 14 Prozent
Biotin	7 µg	30 – 60 mg	11 – 23 Prozent
Folsäure	60 µg	160 µg	37 Prozent
Vitamin C	50 mg	75 mg	66 Prozent
Oxalsäure	440 mg	Möglichst wenig aufnehmen	

Hat Blattsalat viele Vitamine?

Blattsalate sind die beliebtesten Salate der Deutschen. Sie sind leicht zuzubereiten: einfach waschen, eventuell kleiner schneiden oder zerrupfen, und mit einem Salatdressing vermischen – fertig ist der Salat. Es ist nicht nötig, wie bei grobem Gemüse alles erst fein zu raspeln und den Salat dann ziehen zu lassen. Zum ernährungsphysiologischen Wert von Salat gibt es nun zwei Meinungen. Für die einen ist er ein wertvoller Mineralstoff- und Vitaminlieferant und für die anderen ist er zwar ein energiearmes Lebensmittel, aber nicht von hohem ernährungsphysiologischem Wert. Schauen wir uns daher die Vitamin- und Mineralstoffgehalte einiger Blattsalatsorten genauer an.

	Chicorée	Chinakohl	Endivie	Feldsalat	Kopfsalat	Tagesbedarf
Energie	69	54 kJ	43	58	48	8400 kJ
Ballaststoffe	1,3	1,7	1,5	1,5	1,5	25 – 30 g
Kalium	190	200	345	420	225	2000 mg
Magnesium	13	11	10	13	11	310 mg
Calcium	25	40	55	35	35	1000 mg
Eisen	0,74	0,68	1,4	2	1,1	15 mg
Carotin	1,29	0,08	1,14	3,9	0,79	4,8 – 9,6 mg
Vitamin E	0,1			0,6	0,44	12 mg
Vitamin B_1	0,05	0,03	0,05	0,065	0,06	1,0 mg
Vitamin B_2	0,035	0,04	0,12	0,08	0,08	1,2 mg
Niacin	0,24	0,4	0,41	0,38	0,32	13 mg
Vitamin B_6	0,05	0,16		0,25	0,055	1,2 mg
Biotin	5				2	30 – 60 µg
Folsäure	0,05	0,085	0,05		0,035	0,3 mg
Vitamin C	10	35	9	35	13	100 mg
Linolsäure	0,075	0,75	0,08		0,05	12 g
Linolensäure	0,03	0,59	0,02		0,07	2,4 g

Salate enthalten Carotine. Dies sind Vorstufen des Vitamin A. Da die Menge an daraus erzeugtem Vitamin A abhängig von der Struktur des Carotins ist, kann nur ein Bereich angegeben werden. Man rechnet mit einem Sechstel bis einem Zwölftel der Carotinmenge, je nach chemischer Struktur.

Wenn man sich die Daten ansieht, so gibt es einige Gemeinsamkeiten:

Alle Salatsorten enthalten kaum Magnesium, Calcium, Niacin, Vitamin B_1, E und Linolsäure (wenn man als Kriterium ansetzt, dass 10 Prozent des Tagesbedarfs in 100 g enthalten sein sollen, schließlich müsste man dann, um den Tagesbedarf zu decken, 1 Kilogramm Salat pro Tag essen). Alle Salatsorten enthalten dagegen in höherer Menge Kalium, Folsäure, Carotine und Vitamin C, zudem noch nennenswerte Mengen an Linolensäure, eine Omega-3-Fettsäure (genaueres: S.153).

Bei den anderen Inhaltsstoffen gibt es Unterschiede zwischen den einzelnen Salatsorten. **Feldsalat** enthält viel Vitamin B_6, Carotin und vor allem Eisen. **Endiviensalat** enthält nennenswerte Mengen an Vitamin B_2. **Chinakohl** ist reich an Vitamin C und Linolsäure.

Gemeinsam ist, dass alle Salatsorten energiearm sind. Daher sind auch die geringen Mengen an Vitaminen und Mineralstoffen bedeutend, so kann man einen Teil des Bedarfs decken, nimmt aber kaum Energie zu sich.

So ist auch der relativ niedrige Ballaststoffanteil wichtig, denn bezogen auf die Energie sind es mehr Ballaststoffe als in Vollkornbrot stecken. Es ist leichter möglich, durch Salat seinen Ballaststoffbedarf zu decken als durch Vollkornprodukte, da diese bei größeren Verzehrmengen gleich eine komplette Mahlzeit darstellen. Dagegen kann man den Salat zu einer anderen Mahlzeit essen.

Allerdings isst man den Salat nicht so, man bereitet ihn zu. Bei den Vitaminen gibt es Verluste durch das Waschen. Sie werden mit dem Wasser ausgelaugt. Sie werden auch abgebaut, wenn der Salat längere Zeit steht (z. B. schon vorgeschnitten im Kühlschrank aufbewahrt wird). Durch das Dressing nimmt man zum einen Öl auf, das viel Energie enthält. Zum anderen bewirkt das Salz, dass Wasser verloren geht und damit auch Vitamine und Mineralstoffe. Salat sollte daher nicht zu intensiv gewaschen werden, nicht im Wasser stehen und schnell verarbeitet / verzehrt werden.

In der Summe schneidet Salat also recht gut ab, vor allem wenn man die einfache Zubereitung bedenkt. Obst, das ebenso unkompliziert ist (einfach frisch essen), ist deutlich energiereicher, selbst wenn man das Öl noch mitrechnet, das an den Salatblättern haften bleibt. Sofern man dafür die bei uns üblichen Salatöle verwendet (Soja-, Sonnenblumen- und Rapsöl), ist der fertige Salat auch reich an Linolsäure. Nur Olivenöl enthält diese essenzielle Fettsäure in kleiner Menge. Alle Salatöle enthalten zudem Vitamin E. Salat enthält dagegen überhaupt kein Vitamin E. Daher ergänzt das Dressing sogar den Salat.

Physiologisch wichtig ist, dass Salat durch sein großes Volumen gut sättigt, aber nur wenig Energie hat. Allerdings hält diese Wirkung nur kurz an, im Magen setzt sich das Auslaugen durch die Magensäure fort und der Salat verliert rasch an Volumen und verbleibt auch nur kurz im Magen. Hier ist Blattsalat grobem Gemüse wie Möhren, Kohlrabi oder Kraut unterlegen, das deutlich besser sättigt.

Was ist der Unterschied zwischen Obst und Gemüse?

Nun, diese Frage ist nicht so einfach zu beantworten. Als Laie würde man wohl sagen: „Obst ist süß und Gemüse ist es nicht." Doch so einfach ist es nicht. Es gibt ziemlich saures Obst wie Johannis- oder Stachelbeeren und süßes Gemüse wie vollreife Tomaten oder Karotten.

Dann könnte man als Kriterium den Energiegehalt nehmen. Im Allgemeinen ist Gemüse energieärmer als Obst, doch nicht immer. Kartoffeln und Hülsenfrüchte sind energiereicher als die meisten Obstsorten. Heidelbeeren sind energieärmer als viele Gemüse.

Nun könnte man auf die Idee kommen, dass Gemüse immer am Boden wächst und Obst an einem Strauch oder Baum. Nun wachsen aber Rhabarber und Erdbeeren am Boden und Bohnen werden höher als die meisten Obststräucher.

Auch die Idee, dass es sich bei Obst um Früchte handelt, führt in die Irre. So isst man vom Rhabarber die Stängel. Gurken, Paprikaschoten und Tomaten sind auch Früchte.

Die Unterscheidung wird in der Ernährungswissenschaft nach der Lebensdauer der Pflanzen gemacht. **Gemüse** stammt von einjährigen Pflanzen und **Obst** von mehrjährigen. Demnach gehören Melonen zum Gemüse (sie sind auch botanisch mit den Kürbissen und Gurken verwandt), obwohl die meisten sie für Obst halten.

Innerhalb beider Gruppen gibt es zwei höherkalorische Familien. Bei dem Gemüse sind es die Hülsenfrüchte, die durch ihre großen Samen sehr energiereich sind. Beim Obst sind es die Schalenfrüchte, gemeinhin als Nüsse bezeichnet. Botanisch gesehen sind die meisten „Nussarten" aber keine **Nüsse**, sondern Hülsenfrüchte (Erdnüsse), Steinfrüchte (Mandeln, Kokosnuss, Pistazien, Walnüsse), Kapselfrüchte (Paranüsse) oder Früchte (Cashewkerne). Lediglich Haselnüsse sind echte Nüsse. Dafür sind Erdbeeren botanisch auch Nüsse, genauer gesagt: Sammelnussfrüchte.

Da Obst wie Gemüse aus Arten verschiedenster Familien besteht, gibt es fast keine Gemeinsamkeiten. Der Laie denkt sich „Obst ist reich an Vitamin C". Und natürlich gibt es Vitamin C reiches Obst wie Erdbeeren, Johannisbeeren, Zitrusfrüchte. Doch Paprika enthält mehr Vitamin C als die meisten Obstsorten, und viele Kohlsorten sind reicher an Vitamin C als Orangen und andere Zitrusfrüchte. Daher wurde früher auf Schiffen auch Sauerkraut zur Bekämpfung von Skorbut (Vitamin-C-Mangelkrankheit) mitgeführt. Zum selben Ergebnis kommt man, wenn man den Gehalt anderer Stoffe zwischen Obst und Gemüse vergleicht – es gibt keine Systematik, dass Gemüse bzw. Obst prinzipiell reicher an einem Stoff ist.

Im Allgemeinen versteht man aber unter Gemüse Blätter, Stängel oder Wurzeln von Pflanzen. Sie enthalten tendenziell mehr Ballaststoffe als Obst, worunter man in der Regel die Früchte von Pflanzen versteht. Dadurch ist Gemüse auch meistens schwerer verdaulich, und Gemüse wird vor allem gekocht verzehrt, während Obst meist roh verzehrt werden kann.

Eines haben aber Obst und Gemüse gemeinsam:

- Sie sind reich an den Mineralstoffen Kalium und zum Teil Magnesium.

- Sie enthalten viel Folsäure, Vitamin C, Provitamin A, Vitamin E und K. Einige Arten enthalten auch andere Vitamine.

- Sie enthalten Ballaststoffe.

- Sie sind energiearm (Ausnahme: Hülsenfrüchte und Samenfrüchte).

Sind Möhren gut für die Augen?

Natürlich, oder haben Sie jemals einen Hasen mit Brille gesehen? Nein, Spaß beiseite. Diese Vermutung kommt durch den hohen Gehalt an Provitamin A zustande. Ein Provitamin ist eine Vorstufe eines Vitamins. Das Vitamin A hat neben anderen Aufgaben eine Schlüsselstellung beim Sehvorgang. Aus Vitamin A, chemisch als **Retinol** bezeichnet, wird im Körper **Retinal** gebildet. Dieses geht mit dem Eiweiß Opsin eine chemische Verbindung ein. Es entsteht das Rhodopsin. **Rhodopsin** ist dafür verantwortlich, dass wir Licht wahrnehmen können. Das Retinal hat eine Doppelbindung in einer „cis" genannten Ausrichtung. Licht führt dazu, dass diese in die „trans"-Position umklappt. Dabei verändert sich die Struktur des Retinals, denn durch die cis-Doppelbindung hat dieses einen Knick in der Molekülkette. Das Retinal passt nun nicht mehr in eine Vertiefung des Opsins. Opsin und Retinal trennen sich, und dabei wird ein Nervenimpuls ausgelöst. Dies geschieht bei den Stäbchen, die für die Helligkeitswahrnehmung verantwortlich sind, genauso wie bei den Zapfen, die für die Farbwahrnehmung wichtig sind. Durch ein Enzym wird dann das Retinal wieder in die cis-Form umgewandelt und verbindet sich erneut mit dem Opsin. So wird der Sehfarbstoff erneut gebildet.

Allerdings hat das Retinal in den Augen eine Lebensdauer von nur 5 bis 13 Tagen. Danach muss es durch Neues ersetzt werden. Liegt nun eine Vitamin-A-Unterversorgung vor, so erfolgt dies nicht. Wegen der kurzen Lebensdauer des Sehfarbstoffs ist das erste Symptom eines Vitamin-A-Mangels die Nachtblindheit, das heißt, man sieht bei wenig Licht fast nichts mehr.

Die Nachtblindheit gilt als die älteste bekannte Vitaminmangelkrankheit. Schon 2500 v. Chr. wurde sie erfolgreich mit Leber behandelt und 400 v. Chr von Hippokrates beschrieben. Wegen der kurzen Lebensdauer des Sehfarbstoffs bessert sie sich bei hoher Retinolzufuhr innerhalb von wenigen Tagen. Bei einer dauerhaften Unterversorgung zeigen sich auch andere Vitamin-A-Mangelsymptome. So ist Vitamin A auch bei der Differenzierung zahlreicher Zelltypen beteiligt. Dies zeigt sich bei den Knochen (Wachstumsstörungen), vor allem aber bei Schleimhaut- und Hautzellen. Es kommt zu rissiger Haut, als Folge dieser zu Infektionen sowie Fortpflanzungsstörungen durch gestörte Schleimhautbildung. Darüber hinaus ist Vitamin A auch bei der Zellexpression beteiligt.

Vitamin A kommt nur in tierischen Lebensmitteln vor. Besonders reich sind Eigelb, Käse, Thunfisch, Aal, vor allem Leber und daraus hergestellte Produkte: 10 g Leber decken den Tagesbedarf, da die Leber bei tierischen Organismen eine Speicherfunktion hat – beim Menschen speichert sie genügend Vitamin A, um den Bedarf für bis zu einem Jahr zu decken.

Pflanzen enthalten kein Vitamin A, aber sie enthalten Vorläufermoleküle, die **Carotinoide**. Bekannt sind rund 100 Verbindungen. Aus rund 40 kann Retinol gebildet werden. Jedoch ist dies nicht sehr effizient. Bei dem bekanntesten Molekül, dem β-Carotin (sprich: „**Beta-Carotin**") rechnet man damit, dass aus 6 µg β-Carotin ein Mikrogramm Retinol gebildet wird, bei den anderen Carotinoiden ist es nur ein Zwölftel. Daher verwendet man den Ausdruck „**Retinol-Äquivalente**", also wie viel Vitamin A die Carotinoide in der Nahrung entsprechen.

Carotinoide haben noch eine zweite Wirkung. Sie wirken als Antioxidantien im Körper. Die antioxidative Wirkung von Vitamin A ist gering, die der Carotine dagegen erheblich höher, da die Moleküle doppelt so groß wie Retinol sind. Ihnen wird daher eine krebspräventive Wirkung zugesprochen.

Das β-Carotin (zugelassen als Lebensmittelfarbstoff E160) galt lange Zeit als unbedenklich, und es gab keinen Grenzwert für den Zusatz zu Lebensmitteln. Eine Studie zeigte 2003 bei β-Carotin, das von Rauchern aufgenommen wurde, bei hohen Dosen (über 20 mg/Tag, etwa der drei- bis vierfache Tagesbedarf) eine Zunahme des Dickdarmkrebses um 44 Prozent. Seitdem muss bei hohen zugesetzten Dosen ein Warnhinweis angebracht werden. β-Carotin kommt in Paprika, Möhren, Kresse, Spinat,

Grünkohl, Aprikosen, Brokkoli, aber auch Blattsalat, Endiviensalat und Feldsalat vor. Dies verwundert, da Salate nicht die typische Farbe aufweisen, die man mit den Carotinen verbindet. Carotine sind gelborangefarbene Farbstoffe. Sie werden daher auch zum Färben von Süßspeisen und Eis eingesetzt. Es wird bei grünen Pflanzenteilen von dem Blattfarbstoff Chlorophyll überdeckt. Man kennt das aber vom Herbst: Wenn die Pflanzen das Blattgrün aus den Blättern ziehen, so werden diese orange bis rot, weil man nun die Carotinoide und andere Pflanzenfarbstoffe sieht – bis auch diese abgezogen werden und die braunen Gerbstoffe übrig bleiben.

Zurück zu den Möhren. Mit einem Gehalt von rund 1,2 mg Retinoläquivalenten pro 100 g sind Möhren eine der wichtigsten pflanzlichen Quellen für dieses Vitamin. Aber dicht auf den Fersen sind die Süßkartoffeln mit 1 mg/100 g, und Petersilie und Löwenzahnblätter enthalten noch mehr β-Carotin, werden aber kaum gegessen. Feldsalat, Grünkohl und Spinat enthalten 0,65 bis 0,8 mg/100 g (der Tagesbedarf beträgt 0,8 mg für Frauen und 1,0 mg für Männer). Zudem ist die Resorptionsrate bei diesen Lebensmitteln erheblich höher, da die Karotten sehr harte Zellstrukturen haben und Spinat und Kohl noch mehr als Möhren in gekochter Form gegessen werden. Vitamin A aus ungekochten gelben Rüben, die ohne Fett verzehrt werden, wird fast nicht vom Körper aufgenommen. Auch scheint es individuelle Unterschiede zu geben, wie effektiv der Körper aus dem Provitamin das eigentliche Vitamin bilden kann.

In Deutschland gibt es eher eine Tendenz zur Unterversorgung, insbesondere von den Carotinoiden wird nur 50 Prozent der Empfehlung aufgenommen. Etwa die Hälfte des Vitamin A sollte aus tierischen Nahrungsmitteln stammen, die andere Hälfte aus Pflanzen. Vom β-Carotin sollte man jeden Tag 2 – 4 mg zu sich nehmen. Das ist nicht mal eine normal große Möhre, denn diese enthalten rund 12 mg des Provitamins pro 100 g.

Ist Tiefkühlgemüse vitaminreicher als Frisches?

Erstaunlicherweise in vielen Fällen ja. Das Gemüse muss für Tiefkühlkost sehr schnell verarbeitet werden. Es wird daher direkt nach der Ernte zur Fabrik gefahren. Die Verarbeitung ist dort oft schonender als Zuhause, so kommt es mit weniger Wasser in Berührung, das Vitamine, aber auch Mineralstoffe auslaugt. Das Tiefgefrieren stoppt den Vitaminabbau ganz.

Demgegenüber wird geerntetes Gemüse erst zum Supermarkt gefahren und lagert dort bei Zimmertemperatur. Das sind mindestens zwei Tage Lagerdauer, wenn es im Winter aus Spanien oder von noch weiter herkommt, dann sogar noch länger. In dieser Zeit verliert Gemüse Vitamine.

Bei der Verarbeitung im Haushalt ist es oft so, dass klein geschnittenes Gemüse längere Zeit liegt oder unter fließendem Wasser gewaschen wird. Das baut weiter Vitamine ab oder laugt sie aus. Zumindest für Spinat und Erbsen wurde die Vitaminbilanz für beide Wege untersucht, und sie fiel in beiden Fällen zugunsten der Tiefkühlware aus. Bei grobem Gemüse wie Blumenkohl und Möhren sind die Unterschiede wahrscheinlich eher klein. Hier entstehen die Vitaminverluste vor allem bei der Zubereitung, die eine längere Kochzeit erfordert.

Vitaminverluste gibt es auch bei dem sogenannten „fresh cut", also vorgeschnittenem Salat in Plastikbeuteln. Bedeutender ist allerdings, das er sehr leicht verkeimen kann, da die Oberfläche viel größer ist und durch die angeschnittenen Blätter Bakterien auch ins Innere eindringen und sich dort vermehren können.

Was ist dran am Ausspruch: "An apple a day keeps the doctor away"?

Viel, aber man sollte ihn nicht zu wörtlich nehmen. Ernährungsphysiologisch stechen Äpfel nicht aus der Masse des Obstes heraus. Es gibt Obstsorten, die haben mehr Vitamine, vor allem ist der Apfel in den Läden sehr arm an Vitamin C. Andere Obstsorten enthalten weniger Zucker und sind energieärmer, selbst der Gehalt an Ballaststoffen ist nur mittelmäßig. Ich würde den Satz eher so interpretieren: „Regelmäßiger Obstkonsum beugt zahlreichen ernährungsbedingten Krankheiten vor". Obst enthält zwar Zucker, ist aber viel energieärmer als Snacks und deswegen gut als Zwischenmahlzeit geeignet. Es versorgt uns mit Ballaststoffen, sekundären Pflanzenstoffen (siehe S.57, so werden die Äpfel beim Stehenlassen braun, weil Polyphenole durch den Sauerstoff der Luft oxidieren), Vitamin C und den Mineralien Kalium und Magnesium. Manche Obstsorten enthalten viel Provitamin A, allerdings nicht der Apfel.

Obst kann einfach roh gegessen werden, während man Gemüse, das ähnliche Eigenschaften hat, erst zubereiten muss. Daher empfehlen sowohl die deutsche wie amerikanische Gesellschaft für Ernährung **fünfmal am Tag Obst und Gemüse zu essen**, davon zweimal Obst. Verglichen mit dem Konsum von Säften sättigt Obst viel stärker. Durch den Konsum an Obst nimmt man dann weniger Snacks und andere „ungesunde" Lebensmittel zu sich.

Warum wird nur der Apfel in dem Sprichwort erwähnt? Nun, die Redewendung ist alt. Das Zitat stammt aus dem Jahr 1866. Zu dieser Zeit waren noch Mangelerscheinungen durch einseitige Ernährung vor allem bei Arbeitern verbreitet, und dies kann der Grund für dieses Sprichwort sein. Dass von Äpfeln die Rede ist, ist nachvollziehbar, denn eines unterscheidet Äpfel von vielen anderen Obstsorten: Sie sind lange lagerbar und sehr robust. Einen Apfel können Sie in der Tasche zur Arbeit bringen, probieren Sie das einmal mit Erdbeeren oder Kirschen. Daneben sind Äpfel im heimischen Keller je nach Sorte bis zu sechs Monate haltbar, bei kontrollierter Atmosphäre heute sogar bis zu zwei Jahre. Wir haben selbst Apfelbäume im Garten. Zwischen September und April gibt es bei uns Äpfel aus dem eigenen Garten. 1866 waren Äpfel praktisch das einzige Obst, das es im Winter frisch gab. Die nicht heimischen Obstsorten wie Orangen, Kiwis, Grapefruits, Bananen oder Mangos gab es damals nicht zu kaufen.

Aber noch ein kleiner Exkurs zu Äpfeln. Die Züchtungen in den letzten Jahrzehnten haben leider dazu geführt, dass die Äpfel mehr den Bedürfnissen des Supermarkts entsprechen als denen des Verbrauchers. Dieser ist daran interessiert, dass Äpfel gleichmäßig groß sind, einheitlich aussehen und vor allem robust sind. Damit sind alte Apfelsorten mit dünnen Schalen weitgehend vom Markt verschwunden. Darunter leidet nicht nur das Aroma, sondern auch der **Vitamin-C-**Gehalt. Wir haben im Garten z. B. einen Berlepschbaum – seine Äpfel enthalten 23,5 mg Vitamin C pro 100 g. Im Handel finden sich dagegen Äpfel wie Golden Delicious (8 mg), Gravensteiner (7,8 mg) oder gar Belfort (2,9 mg Vitamin C/100 g).

Bei **Bioäpfeln** ergibt sich die paradoxe Situation, dass der Wunsch nach Bioware zur Bodenverseuchung beiträgt. Wie jede andere Pflanze sind auch Apfelbäume Opfer von Pilzerkrankungen wie dem Mehltau. Sie machen den Bäumen zumeist nichts aus, haben jedoch den Nachteil, dass die fertigen Äpfel als Folge kleine dunkle oder schwarze Punkte haben. Diese sind bei unbehandeltem Obst normal, jedes zweite Jahr finde ich diese auf den Äpfeln. Sie entstehen schon im Frühjahr, wenn es feucht ist. Es ist ausgeheilter Schorf. Doch da Verbraucher diese Makel nicht akzeptieren und auch bei Bioware perfekte Äpfel erwarten, müssen auch Biobauern spritzen. Erlaubt sind aber nur **Kupfersalze**. Sie wirken fungizid und sind zugelassen, weil sie schon vor der Erfindung der künstlichen Pestizide eingesetzt wurden. Es werden die Kupfersalze präventiv gespritzt (ist der Pilz erst da, gibt es die Flecken bei den Äpfeln) und langsam aber sicher sind dann die Böden schwermetallverseucht, denn ohne diesen Verbraucherwunsch würde kein Obstbauer Fungizide gegen einen harmlosen Pilz einsetzen, der nur einen kleinen Schönheitsmakel hinterlässt. Auch für den Verbraucher hat es Folgen, denn die Kupferrückstände auf Bioware sind deutlich höher als bei konventioneller Ware. Teilweise wurde die 12 – 18-fache Kupferbelastung bei Bioäpfeln festgestellt.

Eine weitere Frage ist, ob **importierte Äpfel** ökologisch sinnvoller als heimische Äpfel sind oder nicht. Bei der Lagerung in kontrollierter Atmosphäre (um die Reifung zu verzögern) werden diese gekühlt. Nach etwa 6 Monaten verbraucht die Lagerhaltung mehr Energie als der Transport aus Neuseeland zu uns. Bis April sind deutsche Äpfel also ökologisch günstiger, danach importierte Ware. Importierte Äpfel enthalten auch mehr Vitamine, da diese während der Lagerung abgebaut werden. Der Apfel wird anders als Bananen reif geerntet, er kann nicht wie diese nachreifen, aber die einzelnen Sorten können unterschiedlich lange gelagert werden. Bei der Lagerung laufen Prozesse ab, die z. B. die Zellwände abbauen, sodass die Äpfel zarter werden und Säuren verschwinden, wodurch sie süßer schmecken. Frisch nach der Ernte sind lagerfähige Sorten praktisch ungenießbar. Eine Besonderheit des Apfels ist, dass er **Ethylen** ausgast, ein flüchtiges Gas, das bei anderen Früchten die Reifung beschleunigen kann. Man kann dies ausnutzen, indem man Äpfel zu grünen Tomaten oder Bananen legt. Sie reifen dann schneller. Früchte, die nicht nachreifen (und dies sind die meisten), verderben allerdings nur schneller.

Die wichtigsten Inhaltsstoffe des Apfels (pro 100 g)			
Energie	229 kJ / 54 kcal	Kohlenhydrate	11,8 g
Eiweiß	0,3 g	Fett	0,4 g
Wasser	85,3 g	Ballaststoffe	2,3 g
Mineralstoffe	0,3 g	Kalium	145 mg
Calcium	7 mg	Magnesium	6 mg
Eisen:	0,48 mg	Zink	0,12 mg
Carotin	0,045 mg	Vitamin C	12 mg
Vitamin E	0,49 mg	Vitamin B_1	0,035 mg
Vitamin B_2	0,03 mg	Niacin	0,3 mg
Pantothensäure	0,1 mg	Vitamin B_6	0,045 mg
Biotin	1 – 8 µg	Folsäure	7 µg
Fructose	6,04 g	Glucose	2,21 g
Saccharose	2,47 g	Stärke	0,6 g
Sorbit	0,51 g	Linolsäure	0,1 g
Linolensäure	0,02 g	Apfelsäure	0,55 g

Sind „Smoothies" gesünder als Obst?

Smoothies sind als Begriff noch nicht lebensmittelrechtlich etabliert, man versteht im Allgemeinen darunter aber püriertes Obst und/oder Gemüse. Es kann mit Wasser, Kokosmilch oder Milchprodukten versetzt sein (um die gewünschte Sämigkeit zu erhalten) und gewürzt sein. Postuliert wird es als wohlschmeckende Alternative zum

Obst: Anstatt Obst zu essen, trinkt man es einfach! Das soll das ideale für den gestressten Büromenschen sein, der sein Obst nun einfach in der Flasche im Supermarktregal findet.

Die Wahrheit sieht anders aus. Wie gesund Smoothies sind, das hängt davon ab, womit man sie vergleicht und wie sie hergestellt wurden. Gegenüber Saft haben sie eindeutige Vorteile: Sie werden aus der ganzen Frucht mit Ausnahme der Schale und Kerne hergestellt, während der Saft filtriert wird, also die ganzen nicht wasserlöslichen Fruchtbestandteile abfiltriert werden, damit auch ein großer Teil der Ballaststoffe und ein Teil der Vitamine. Zudem werden Säfte zur Erhöhung der Ausbeute erhitzt. Smoothies sollten nicht erhitzt werden, müssen dann aber kühl gelagert werden, damit sie nicht anfangen zu gären oder frisch zubereitet werden. Im Handel käufliche Produkte sind fast alle pasteurisiert, also soweit erhitzt, dass Bakterien und Hefen weitestgehend abgetötet werden. Dann gehen aber, wie bei der Saftherstellung, Vitamine verloren.

Vergleicht man sie mit der Frucht, die man roh isst, so fällt die Beurteilung deutlich schlechter aus. Das Wichtige an Früchten und Gemüse, ist das man es intensiv kauen muss, es selbst im Magen nicht durch Enzyme abgebaut wird und daher gut sättigt. Das leisten Smoothies nicht. Sie sättigen genauso gut oder besser gesagt genauso wenig wie Säfte. Der Ballaststoffanteil ist meist geringer, weil Smoothies verdünnt wurden und es ist vor allem für die Darmperistaltik nicht egal, wie fein das Obst zerkleinert ist. Püriertes Obst regt die Darmbewegung weitaus weniger an, als das gekaute und in wesentlich gröbere Teile zerkleinerte Obst. Die Darmbewegung ist aber wichtig, sie hilft, Verstopfung zu vermeiden.

In den Inhaltsstoffen gibt es bei selbst gemachten Smoothies zu rohem Gemüse/Obst keine großen Unterschiede – das Pürieren zerstört keine Vitamine, wenn man sie frisch trinkt, geht auch durch die Lagerung nichts verloren. Es gibt aber keinen Nachweis, dass man mehr Vitamine oder Mineralstoffe aus Smoothies aufnimmt, als aus roh gegessener Ware. Ein Unterschied kann sein, wenn man bei einigen Früchten die vitaminreiche Schale mitverwendet und die sonst nicht isst. Bei Äpfeln sind die meisten sekundären Pflanzenstoffe (S. 57) z. B. in der Schale zu finden.

Bei industriell hergestellten Smoothies sieht es anders aus. Sie enthalten meist nur wenige Vitamine, weil sie erhitzt wurden, Konzentrat verwendet wurde und es eine lange Lagerdauer gibt. Viele industriell hergestellte Smoothies werden nicht aus Fruchtmark oder Fruchtpüree hergestellt, sondern aus Konzentrat: Das Verdampfen des Wassers zerstört die meisten Vitamine und viele sekundäre Pflanzenwirkstoffe.

Dazu wird oft Zucker zugesetzt, wodurch der Energiegehalt ansteigt. Auch der Obstgehalt ist oft nicht sehr hoch, stattdessen finden sich Milch, Kokosmilch, Joghurt oder Getreideflocken in den Smoothies. Bei den Werbeversprechen mogeln die Hersteller von Fertigsmoothies. So bei der Angabe der Menge an Obst, die sie enthalten. Bei Werbeversprechen heißt es oft „Deckt ein Drittel ihres Tagesbedarfs an Obst". Dabei orientieren sich die Hersteller an den niedrigen WHO-Richtlinien von 400 g pro Tag. Die DGE empfiehlt dagegen 650 g pro Tag.

Nach Ansicht von Ernährungsexperten spricht nichts gegen ein, maximal zwei Smoothies pro Tag. Man kann sie auch guten Gewissens konsumieren, wenn man dafür auf Saft verzichtet, denn gesünder als Fruchtsaft sind sie auf jeden Fall. Wer sie mag, sollte aber einen Bogen um industriell hergestellte Smoothies machen. Nach Untersuchungen sind Fertigsmoothies arm an Vitaminen, dafür wurde in der Hälfte der Produkte Zucker zugesetzt und viele enthalten nicht nur Obst oder wurden aus Konzentrat hergestellt. Da diese Fertigsmoothies auch teuer sind, beim Test der Stiftung Warentest kosteten 100 ml im Durchschnitt 55 ct, das entspricht bei 100 Prozent Obstgehalt rund 5,5 Euro pro Kilogramm Obst, sollte man, wenn man sie mag, selbst machen. Ein Mixer oder Pürrierstab lohnt sich bei täglichem Konsum schnell, da Obst deutlich billiger als die Smoothies ist. Wenn man sie kühl lagert, kann man auch selbst zubereitete Smoothies mit ins Büro nehmen.

Was sind Ballaststoffe denn genau?

Unter Ballaststoffen versteht man Kohlenhydrate, die der menschliche Körper nicht zur Energiegewinnung nutzen kann. Das sind Lignin, Cellulose, Pektine und die Hemicellulosen. Nach neuen Forschungsergebnissen ist auch ein kleiner Teil (etwa 3 bis 6%) der Stärke nicht verdaulich und muss ebenfalls dazu gezählt werden. Dieser Anteil steigt mit zunehmender Bearbeitung der Nahrungsmittel. So ist Kartoffelstärke, nachdem die Kartoffeln zuerst gekocht, dann angebraten und aufgewärmt wurden, zu 10 bis 12 Prozent nicht mehr verdaulich. Die Mikroorganismen im Dickdarm können diese Stärke zur Energiegewinnung nutzen. Auf der anderen Seite enthalten Ballaststoffe auch Energie. Bei der Spaltung durch die Darmflora entstehen niedermolekulare Bruchstücke, die aufgenommen werden. Die so aufgenommene Energiemenge von etwa 600 kJ (150 kcal) pro Tag ist bei normaler Ernährung aber zu vernachlässigen.

Der Begriff „Ballaststoffe" ist sehr alt und stammt noch aus einer Zeit, als es weniger zu essen gab und man sie als überflüssigen Bestandteil ansah. Da der Begriff heute durch die Aufklärung positiv besetzt ist, verzichtete man auf eine Namensänderung. Alternativen, die vorgeschlagen wurden, sind z. B. „Pflanzenfasern" oder „unverdauliche Kohlenhydrate". Im Englischen heißen sie „dietary fibres", was definitiv besser klingt.

Ballaststoffe kann man in zwei Gruppen einteilen: die unlöslichen und die löslichen Ballaststoffe. Die Löslichen sind durch Hitze, Säuren oder bestimmte Stoffe in Wasser löslich und bilden teilweise feste Gele, binden aber in jedem Fall Wasser. Lösliche Kohlenhydrate sind Pektin und Hemicellulosen. In der Lebensmittelindustrie werden auch quellfähige **Pflanzenmehle** (Guarkernmehl, Johannisbrotkernmehl), Gummi arabicum, modifizierte Zellulose und Stärke als Zusatzstoffe verwendet. Sie sind ebenfalls unverdaulich und daher Ballaststoffe. Diese Zusätze binden Wasser (Dickungsmittel) oder stabilisieren Erzeugnisse (verhindern die Trennung von Emulsionen). Wasserunlösliche Ballaststoffe sind Lignin und Cellulose.

Die **Cellulose** ist ein wasserunlösliches, faseriges Polysaccharid. Sie quillt auch im Darm nicht auf, wird aber von den Darmbakterien aufgespalten. Cellulose kommt vor allem im Gemüse und Obst vor. In nicht mehr aktivem Gewebe, wie verholzten Teilen der Pflanze, ist Cellulose das Hauptkohlenhydrat. Holz besteht zum größten Teil aus diesem Stoff. Papiertaschentücher bestehen aus fast reiner Cellulose.

Hemicellulosen kommen in vielen Nahrungsmitteln vor, sind jedoch etwas besser wasserlöslich und quellen im Wasser auf. Im Magen und Darm gehen sie teilweise in Lösung, da sie in saurer und basischer Umgebung löslich sind. Dadurch binden sie sehr viel Wasser und verleihen dem Stuhl Volumen. Hemicellulosen finden sich sehr häufig in Vollkornprodukten wie Roggen- und Weizenvollkornmehl.

Das **Pektin** kommt in allen pflanzlichen Zellwänden vor, vor allem in Äpfeln, Trauben und Birnen, woraus es auch gewonnen wird. Pektin wird Marmelade zum Gelieren zugesetzt. Es bildet schon in kleinen Mengen verzweigte Netze, die viel Wasser einschließen. Pektin ist durch Hitze, Säure oder Calciumsalze löslich. Vergleichbare Eigenschaften wie Pektin haben auch bestimmte Pflanzenschleime wie das Johannisbrotkernmehl, Guarkernmehl, Xanthin und Algin. Diese werden als Lebensmittelzusatzstoffe eingesetzt (Verdickungsmittel und Stabilisatoren). Pektin kommt sehr häufig in Obst, aber auch in Gemüse vor und ist ein Zusatzstoff (E440), der zur Bildung stabiler Gele eingesetzt wird.

Das **Lignin** ist der zweite Hauptbestandteil von Holz. In den Pflanzenteilen, die verzehrt werden, kommt es nur in geringer Menge vor. Es umhüllt dabei meistens Fasern aus Cellulose oder Hemicellulosen. Es ist absolut unverdaulich und kann auch von den Darmbakterien nicht abgebaut werden. In nennenswerter Menge kommt es in einigen Beeren vor, so z. B. Erdbeeren und Johannisbeeren.

Helfen Ballaststoffe zur Vorbeugung gegen Darmkrebs?

Ja. Aber holen wir aus, denn Ballaststoffe sind wirklich Multitalente.

Die ernährungsphysiologische Bedeutung der Ballaststoffe resultiert aus zwei Effekten: den positiven Auswirkungen auf die Verdauung und der Tatsache, dass ballaststoffreiche Nahrung langsamer verzehrt wird und besser sättigt.

Ballaststoffreiche Nahrung hat eine geringe **Energiedichte**, also relativ hohes Volumen und weniger Energie. Da Ballaststoffe nur in Pflanzen vorkommen und nicht in hoch raffinierten Produkten wie Weißmehl und Zucker, ist ballaststoffreiche Nahrung zugleich arm an Cholesterin, gesättigten Fettsäuren, Salz und Zucker.

Schon im Mund fangen die positiven Effekte an. Der **Kauaufwand** ist bei ballaststoffreicher Kost viel höher, es wird mehr Speichel ausgeschüttet. Dieser enthält Karbonate, welche Säuren neutralisieren und so Karies entgegenwirken, und er reinigt die Mundhöhle. Durch den langsameren Verzehr wird früher ein Sättigungsgefühl aufgebaut. Dies wird durch das hohe Volumen der Nahrung unterstützt.

Die wasserlöslichen Ballaststoffe haben ein hohes Quell- und **Wasserbindungsvermögen**. Das bewirkt im Magen eine Viskositätserhöhung und Volumenerhöhung des Magenbreis und führt zu einer längeren Verweilzeit im Magen. Dadurch sättigt die Nahrung stärker und das Sättigungsgefühl ist länger anhaltend.

Im Darm bewirken die gleichen Eigenschaften eine langsamere **Resorption** der anderen Nährstoffe. Bei einer kohlenhydratreichen Mahlzeit wird ein langsamerer und gleichmäßiger Anstieg der Blutglucosekonzentration beobachtet. Daher ist eine Empfehlung für Diabetiker, sich ballaststoffreich zu ernähren. Die Resorption ist verringert, da die Gele einen Teil der Nahrung miteinschließen. Dieser kann nicht aufgenommen werden. Eine Untersuchung ergab, dass von der verfügbaren Energie bei ballaststoffreicher Kost 82 Prozent aufgenommen wurden, während es 97 Prozent bei ballaststoffarmer Ernährung waren.

Die chemische Natur zahlreicher Ballaststoffe führt dazu, dass sie Mineralstoffe binden. Viele Ballaststoffe sind weitverzweigte Moleküle mit chemischen Gruppen, die Metallionen binden. Diese Eigenschaft ist zweischneidig. Zum einen binden sie so toxische Schwermetalle, zum andern aber auch erwünschte Spurenelemente. Pektin bindet z. B. sehr gut Calcium. Allerdings ist ballaststoffreiche Nahrung auch reicher an Mineralstoffen. Daher wird dieser negative Aspekt nicht überbewertet. Beobachtet wurde bei hohem Konsum von Vollkornbrot und Vollkornprodukten ein Absinken der Zinkkonzentration im Blut. Betroffen von diesem Effekt sind die Mineralstoffe Eisen, Zink und Calcium.

Eine positive Wirkung haben Ballaststoffe auf den **Cholesterinspiegel**. Sie binden Gallensäuren, die zur Fettverdauung ausgeschüttet werden. Diese können dann nicht mehr im Dünndarm zurückresorbiert werden. Im Normalfall durchlaufen Gallensäuren einen Kreislauf: Sie werden in der Leber synthetisiert, mit der Gallenflüssigkeit ausgeschüttet und im Dünndarm wieder aus der Nahrung mit dem Fett aufgenommen. Ist der Vorrat ausreichend hoch, erfolgt nur eine geringe Neusynthese. Für die Synthese von Gallensäuren wird Cholesterin benötigt. Cholesterin wird auch von den Ballaststoffen gebunden. Durch beide Effekte sinkt die Konzentration des LDL-Cholesterins (siehe S.159) im Blut, und so soll das Risiko für die Erkrankung an koronaren Herzkrankheiten gesenkt werden und auch die Sterblichkeit nach einem Herzinfarkt sinken.

Ein weiterer positiver Effekt ist die Senkung des **Dickdarmkrebsrisikos**. Im Dickdarm wird aus den Gallensäuren zum Teil die Desoxycholsäure gebildet, die krebserregend ist. Durch die Bindung der Gallensäuren können diese nicht mehr oxidiert werden.

Schließlich dienen die Ballaststoffe den Mikroorganismen im Dickdarm als Nahrung. Die entstehenden Säuren senken den pH-Wert ab und hemmen unerwünschte Krankheitserreger im Wachstum. Ein Teil der dabei gebildeten organischen Säuren lagert sich an die Darmzellen an und schützt sie vor giftigen Stoffen oder wird aufgenommen. Hier hemmt das Abbauprodukt Propionsäure die Neubildung von Cholesterin in der Leber.

Untersuchungen zeigen, dass die Mikroflora bei Personen mit ballaststoffreicher Kost eine andere ist als bei überwiegender Ernährung mit Fleisch, Fett oder nur resorbierbaren Kohlenhydraten. So finden sich dort mehr der Milchsäurebakterien, denen eine positive Immunwirkung nachgesagt wird und die probiotischen Erzeugnissen zugesetzt werden.

Bei einer dauerhaften Ernährung mit zu wenig Ballaststoffen kann es zur **Verstopfung** und Darmträgheit kommen. Die Darmbewegung wird durch das hohe Volumen und die Weichheit des Stuhls angeregt. Als Folge sinkt das Risiko für zahlreiche Krankheiten, wie Darmausstülpungen, Entzündungen und sogar der Blinddarmentzündung. Die geringe Passagezeit reduziert die Gefahr, die durch Giftstoffe ausgeht, die beim Abbau oder Reaktionen der Nahrungsstoffe entstehen können. Als Nachteil entstehen mehr Gase, da die Darmbakterien mehr Nahrung zur Verfügung haben. Es zeigt sich, dass dies jedoch nach einer gewissen Zeit nachlässt, weil sich die Darmflora ändert und es weniger gasbildende Bakterienstämme gibt.

Ballaststoffe finden sich nur in pflanzlichen Nahrungsmitteln. Am gehaltvollsten (bezogen auf die Energie) sind Gemüse, aber auch einige Obstsorten enthalten viele Ballaststoffe. Danach folgen Vollkornprodukte. Auch Pilze enthalten viele Ballaststoffe, werden aber nur in kleinen Mengen verzehrt. Dies gilt auch für die sehr ballaststoffreichen Hülsenfrüchte. Selbst Nüsse und Kakao enthalten nennenswerte Mengen an Ballaststoffen – aber auch sehr viel Energie. Wer zu wenig Ballaststoffe zu sich nimmt, kann etwas Weizenkleie in Saft oder einem Getränk auflösen und essen. 3 Teelöffel Weizenkleie pro Tag enthalten rund 5 – 6 g zusätzliche Ballaststoffe.

Empfohlen wird die Zufuhr von 30 g Ballaststoffen pro Tag. Die Durchschnittsaufnahme liegt bei 25 g bei Männern und 23 g bei Frauen.

Gemüse	Ballaststoffe pro 100 g	Gemüse	Ballaststoffe pro 100 g
Haferflocken	9,2 g	Artischocke, gekocht	3,0 g
Popcorn	10,0 g	Bleichsellerie	3,6 g
Reis, poliert	1,4 g	Blumenkohl, gekocht	2,0 g
Roggenvollkornmehl 1150	13,7 g	grüne Bohnen, gekocht	3,0 g
Roggenmehl Typ 815	6,5 g	Chicorée	1,3 g
Weizenvollkornmehl	12,9 g	Chinakohl	1,7 g
Weizenmehl Typ 550	4,1 g	Endivien, Feldsalat, Kopfsalat	1,5 g
Weizenmehl Typ 405	4,0 g	Grünkohl, gekocht	3,0 g
Speisekleie	48,0 g	Gurken	0,9 g
Weizenvollkornbrot	7,5 g	Kartoffel, gekocht	2,5 g
Roggenvollkornbrot	7,7 g	Kartoffel, geröstet	2,0 g
Roggenbrot	5,4 g	Pommes frites	4,0 g
Roggenmischbrot	6,2 g	Knollensellerie, gekocht	4,0 g
Weizenmischbrot	3,5 g	Kohlrabi, gekocht	1,5 g
Weißbrot, Brötchen	3,0 g	Kürbis	0,5 g
Knäckebrot	14,0 g	Möhren	3,2 g
Cornflakes	4,5 g	Paprikafrüchte	1,7 g
Müsli Fertigmischung	5,5 g	Porree Blätter/Stängel	2,0 / 3,0 g
Früchtemüsli ohne	6,0 g	Radieschen	1,0 g

Gemüse	Ballaststoffe pro 100 g	Gemüse	Ballaststoffe pro 100 g
Zucker			
Nudeln	3,4 g	Rettich	1,2 g
Vollkornnudeln	8,0 g	Rhabarber, gekocht	2,0 g
Samen		Rote Bete, gekocht	2,0 g
Linsen	10,6 g	Rotkohl	2,5 g
Weiße Bohnen	11,6 g	Sauerkraut	2,2 g
Erbsen	16,6 g	Spargel	1,5 g
Nüsse		Spinat	1,8 g
Cashewnüsse	2,9 g	Tomaten	1,8 g
Erdnüsse	7,1 g	Weißkohl	2,5 g
Mandeln	10,0 g	Wirsing, gekocht	2,0 g
Walnüsse	4,6 g	Zucchini	1,1 g
Paranüsse	6,7 g	Zwiebeln	3,1 g
Haselnüsse	7,4 g	Obst	
Pinienkerne	1,0 g	Ananas	1,5 g
Pistazienkerne	6,5 g	Apfel, Apfelsine, Aprikosen	2,0 g
Pilze		Bananen	3,0 g
Champignons	1,9 g	Birnen	2,0 g
Hallimasch	7,6 g	Brombeeren	3,5 g
Pfifferling	5,6 g	Erdbeeren	2,0 g
Steinpilz	6,9 g	Grapefruit	0,6 g
Obst		Heidelbeeren	4,9 g
Himbeeren	4,5 g	Holunderbeeren	4,0 g
Johannisbeeren rot/schwarz/weiß	3,5 / 6,8 / 3,0 g	Kirschen süß, Kirschen sauer	2,0 g 1,1 g
Kiwi	3,9 g	Mandarinen, Nektarinen	2,0 g
Mango	1,7 g	Pfirsich, Pflaumen	1,7 g
Stachelbeeren	3,0 g	Weintrauben	1,6 g

Essen wir zu wenig Rohkost?

Ich vermute mal, Rohkost bezieht sich auf Gemüse und Obst, denn natürlich gibt es auch andere Rohkost (Vollkornprodukte wie Haferflocken, Tatar, Sushi, Rohmilch).

Nun ist die Frage, was uns der Genuss von Rohkost bringt. Primär wird Gemüse durch Kochen leichter verdaulich. Erhitzen verändert nicht den Mineralstoffgehalt, reduziert aber den Vitamingehalt, vor allem das Vitamin C wird abgebaut, aber auch einige Vitamine der B-Gruppe wie B_1 und B_6. Von Bedeutung ist in der Praxis nur das Vitamin C, das in zahlreichen Obstsorten, aber auch vielen Gemüsesorten vorkommt. Die anderen Vitamine finden sich in Obst und Gemüse nur in geringer Menge. Doch der Bedarf an Vitamin C ist in der Regel auch so gedeckt.

Ein anderer Aspekt ist, dass Gemüse Inhaltsstoffe enthält, die roh nicht gesund sind. **Bohnen** enthalten Lectine. Sie führen zum Verklumpen des Blutes. Sie werden durch das Erhitzen deaktiviert. Bohnen enthalten zudem Inhibitoren für Verdauungsenzyme, auch sie werden beim Kochen denaturiert. Rohe **Champignons** enthalten das krebserregende Agaritin. Bei erhitzten Champignons ist es unwirksam.

Das sind jedoch Ausnahmen. Die Liste der schädlichen Stoffe, die nicht durch das Erhitzen deaktivierbar sind, ist erheblich länger, und außer bei rohen Bohnen sind nirgendwo Stoffe in einer Menge enthalten, die akut toxisch bei normalen Verzehrmengen sind. Erhitzte Nahrung hat allerdings ein geringeres allergenes Potenzial. Die denaturierten Eiweiße verändern ihre Form und erzeugen so eine geringere Immunantwort.

Die wichtigsten Bestandteile von Obst und Gemüse sind die Ballaststoffe, und diese werden durch das Garen nicht verändert. Allerdings ist der Kauaufwand bei gekochter Nahrung geringer genauso wie die Verweilzeit im Magen und Darm, daher sollte man einen Teil des Gemüses und das gesamte Obst roh genießen. Trotzdem gibt es zwei „Glaubensrichtungen". Eine Fraktion der Vegetarier plädiert nur für den Verzehr roher Nahrungsmittel, Udo Pollmer, Enfant terrible unter den Lebensmittelchemikern, hat dagegen die Theorie vom „**Coctivor**" aufgestellt: Der Mensch habe sich durch die Evolution an gekochte Nahrung angepasst. Rohe Nahrung (vor allem rohes Gemüse) wäre verantwortlich für Darmbeschwerden. Nun man kann über beide Extreme streiten. Sicherlich benutzen wir seit Jahrtausenden Feuer, und unser Verdauungsapparat hat sich dem angepasst. Allerdings spielte bis vor wenigen Jahrtausenden Gemüse und Obst in der Ernährung nur eine geringe Rolle. Solange es nicht kultiviert wurde, wurde es selten konsumiert. Getreide essen wir vorwiegend in erhitzter Form als

Brot, Getreideschleime oder Fladen. Für einen reinen Pflanzenfresser ist unser Dünndarm recht kurz und der Kauapparat unterentwickelt (wenige und kleine Backenzähne). Die Diskussion gibt auch bei anderen Ernährungsformen (siehe S.229). Nur anhand der körperlichen Merkmale kann man die Frage nicht entscheiden.

De facto ist die Diskussion, ob Rohkost nun gesund ist oder nicht, aber nicht nötig. Wer sich im Fernsehen die Werbung ansieht, bemerkt, dass die meisten Personen nicht Probleme mit zu viel Rohkost haben, sondern mit zu wenig: Abführmittel boomen. Gegen Verstopfung hilft aber gekochtes wie rohes Gemüse oder eben reichlich Obst.

Was sind sekundäre Pflanzenstoffe?

Unter diesem sperrigen Begriff fassen Ernährungswissenschaftler eine ganze Reihe von Substanzen zusammen. Sie werden seit etwa zwanzig Jahren genauer untersucht. Wie der Name schon aussagt, sind es nicht die Hauptinhaltsstoffe von Pflanzen (dies sind Stärke, Zucker und Ballaststoffe).

Es handelt sich nicht um eine Stoffklasse, sondern unterschiedliche Substanzen. Sie dienen Pflanzen als Farbstoffe, Abwehrstoffe gegen Fraßfeinde oder als Wachstumsregulatoren. Bekannt sind rund 8.000 sekundäre Pflanzeninhaltsstoffe, die Gesamtzahl wird auf über 100.000 geschätzt. Die tägliche Aufnahme liegt bei allen Substanzen zusammen unter 1 g/Tag.

Die Erforschung der Wirkung ist noch am Anfang. Einige Pflanzeninhaltsstoffe wie Polyphenole und **Carotinoide** sind Radikalfänger und haben eventuell anticancerogene Wirkung im Körper. Andere wirken im Darmtrakt und verhindern dort die Bildung krebserregender Substanzen. **Phytosterine** senken den Cholesterinspiegel. Andere Substanzen stimulieren das Immunsystem, wirken entzündungshemmend, senken den Blutdruck oder den Blutglucosespiegel.

Die Studienergebnisse sind jedoch noch in vielen Fällen widersprüchlich oder noch zu wenig abgesichert. Viele Beobachtungen stammen aus Zellkulturen oder dem Tierversuch und sind nicht direkt auf den Menschen übertragbar. Bei den Studien, die dieses Manko nicht haben, wurden in der Regel keine Lebensmittel, sondern die daraus isolierten Stoffe eingesetzt. Damit gibt es Unterschiede in der Zusammensetzung (gibt es andere Pflanzeninhaltsstoffe oder Nahrungsbestandteile, die wechselwirken?) und vor allem der Konzentration – so ist zwar bewiesen, dass **Polyphenole**, wie sie unter anderem in Rotwein vorkommen, das Risiko senken, an KHK (koronare Herzkrankheiten) zu erkranken, doch um die Mengen aufzunehmen, die in Studien eingesetzt wurden, müsste man jeden Tag literweise Rotwein trinken. Umgekehrt scheint die im Kaffee enthaltene **Chlorogensäure** (siehe S.20) in isolierter Form die Homocysteinkonzentration im Blut zu erhöhen, dies ist ein Risikofaktor für KHK. Daran sieht man auch, dass diese Stoffe (wie andere auch) gesundheitsschädlich sein können.

Dass isolierte Stoffe völlig anders wirken als in der natürlichen Matrix, weiß man inzwischen von **Antioxidantien.** Nach einer Auswertung von 49 Studien durch dänische Wissenschaftler erhöhten Antioxidantien in hohen Dosen die Mortalität um 5 Prozent. Dabei steigerte die Einnahme von Vitamin A die Sterberate um 16 Prozent, Beta-Carotin um 7 Prozent und Vitamin E um 4 Prozent. Vitamin C schien überhaupt keine Effekte zu haben (weder positive noch negative). Sportmediziner der Universität Jena konnten zeigen, dass Antioxidantien in isolierter Form die Zuckerverbrennung beim Sport stoppen. All diese negativen Folgen wurden nur bei isolierten Antioxidantien (Vitamine A, C, E und Beta-Carotin) beobachtet, nie beim Konsum natürlicher Nahrungsmittel, oder wie an der Studie beteiligter Wissenschaftler sagte „Gemüse ist gesund, obwohl es Antioxidantien enthält". Daher sollte man nicht den gleichen Fehler begehen und isolierte Stoffe aufnehmen, sondern mehr von den Pflanzen selbst essen.

So gibt es derzeit keine Empfehlung für die Zufuhr an sekundären Pflanzeninhaltsstoffen, jedoch kommen sie vor allem in Obst und Gemüse und den Randschichten stärkehaltiger Nahrungsmitteln vor, also Lebensmitteln, die sowieso empfohlen werden. Auf die Zufuhr von speziellen Präparaten kann verzichtet werden.

Was hat es mit den Typenzahlen beim Mehl auf sich?

Die Typenzahl gibt das Gewicht der Asche (in Milligramm) an, die entsteht, wenn man 100 g Mehl verascht (verbrennt). Sie ist ein Maß für den Mineralstoffgehalt. Das Getreidekorn besteht aus mehreren Schichten. Von außen nach innen sind dies die Frucht- und Samenschale, diese ist besonders reich an Ballaststoffen (rund 25 Prozent), die Aleuronschicht, die zu 32 Prozent aus hochwertigem Eiweiß besteht, der Mehlkörper, der fast nur aus Stärke besteht und der Keimling, der zu je etwa 30 Prozent aus Fett und Eiweiß besteht. Der Mehlkörper macht 70 Prozent des Gewichts eines Getreidekorns aus.

Bei der Müllerei wird das Korn gemahlen, und durch Sieben werden die Bestandteile abgetrennt, die gröber als die gewählte Maschenweite sind. Je feiner man das Korn mahlt, desto weniger Mehl bekommt man und desto feiner ist es. So enthält Mehl mit einer niedrigen Typenzahl (Bsp: 405 für Weißbrot und Brötchen, 550 für helles Brot) wenig Mineralstoffe, weil es fast nur aus dem Mehlkörper besteht und dunkles Mehl mehr der äußeren Schalen, und damit mehr Eiweiß, Ballaststoffe, Mineralstoffe und Vitamine. Sie alle stecken in den äußeren Mehlschichten. Der Keimling enthält Öl, das reich an mehrfach ungesättigten Fettsäuren und fettlöslichen Vitaminen ist. Er wird abgetrennt (außer bei Vollkornmehl), damit das Mehl länger haltbar ist. Auch innerhalb des Mehlkörpers gibt es Unterschiede. So sind die äußeren Schichten reicher an Eiweiß und Mineralstoffen und der Innenteil besteht fast nur aus Stärke.

Ähnliche Typenzahlen zwischen Weizenmehl und Roggenmehl entsprechen unterschiedlichen Ausmahlungsgraden, Roggenmehl ist mineralstoffreicher. So hat bei Weizen der Typ 550 einen Ausmahlungsgrad von 64 – 71 Prozent, das entspricht bei Roggen dem Typ 815 mit einem Ausmahlungsgrad von 69 – 72 Prozent. Vollkornmehle haben keine Typenzahl. Sie entsprechen dem Typ 1700 bei Weizen und 2200 bei Roggen. Der Mineralstoffgehalt korrespondiert mit dem Gehalt an Vitaminen, hochwertigem Eiweiß, das in den äußeren Schichten steckt und dem Ballaststoffgehalt, da nur die äußeren Zellen cellulosehaltige Zellwände haben. Auszugsmehle (so der Typ 405) enthalten nur noch 10 – 20 Prozent des Vitamin B_1, 30 Prozent des Vitamin B_2, 15 Prozent des Niacins und 50 Prozent Vitamin E des Vollkornmehls. Im Brot sind die Unterschiede nicht so stark. Das liegt daran, dass beim Backprozess Vitamine zerstört werden, aber auch während der längeren Teigruhe bei Vollkornbroten abgebaut werden. Hier ein Vergleich der einzelnen Brotarten hinsichtlich Vitamin- und Spurenelementengehalt.

Jeweils pro 100 g	Roggenbrot	Roggenvollkornbrot	Weizenbrot	Weizenvollkornbrot
Energie:	953 kJ / 224 kcal	855 kJ / 204 kcal	987 kJ / 232 kcal	857 kJ / 202 kcal
Kohlenhydrate:	38,1 g	42,0 g	38,3 g	41,7 g
Eiweiß:	6,2 g	6,8 g	7,6 g	7,0 g
Fett:	1,2 g	1,0 g	1,2 g	0,9 g
Ballaststoffe:	5,5 g	7,7 g	3,5 g	7,5 g
Vitamin B1	0,18 mg	0,18 mg	0,085 mg	0,25 mg
Vitamin B2	0,11 mg	0,15 mg	0,06 mg	0,15 mg
Niacin	0,92 mg	0,47 mg	0,85 mg	3,3 mg
Eisen	2,5 mg	3,3 mg	1,0 mg	2,0 mg
Kupfer	0,27 mg	0,68 mg	0,22 mg	0,42 mg
Calcium	30 mg	45 mg	60 mg	65 mg

Warum braucht man für Roggenbrot Sauerteig und kann nur aus Roggen und Weizen Brot backen?

Verantwortlich dafür, dass beim Backen das Brot nicht nur durch die von den Hefen gebildete Kohlensäure aufgeht, sondern auch diese lockere Struktur erhalten bleibt, sind Proteine im Mehl. Nur Weizenmehl enthält das Eiweiß **Gluten**, auch als „Weizenkleber" bezeichnet. Ähnliche Proteine kommen auch in anderen Getreidearten vor, wie z. B. Hafer, aber nur bei Weizenmehl ist das Gluten fähig einen elastischen, leicht knetbaren und zusammenhaltenden Teig zu bilden, der beim Backen eine stabile Krume bildet, welche nicht zusammenfällt.

Roggen hat diese Eigenschaft nicht von Hause aus. Hier erhält man den gleichen Effekt durch Eiweiße (Gliadine) und **Pentosane**, Kohlenhydrate aus der Gruppe der Schleimstoffe. Diese quellen beim normalen pH-Wert des Mehls nicht auf, sondern nur im sauren Milieu, etwa bei pH 4,2. Dazu setzt man Sauerteig an. Wenn man Hefeteig lange stehen lässt, so siedelt sich neben den Hefen eine Bakterienflora an, die unter anderem Milchsäure, aber auch charakteristische Aromastoffe bildet. Der Teig muss zur Bildung von Sauerteig 15 bis 20 Stunden ruhen.

Die Herstellung von Sauerteig verläuft folgendermaßen: Dem Sauerteig, der zum heutigen Backen verwendet wird, wird ein Teil entnommen (**Anstellsauer**) und dieser mit der vielfachen Menge an Mehl und Wasser vermischt und bei unter 25 Grad ruhen gelassen (**Anfrischsauer**). Nach einiger Zeit wird dieser Teig erneut mit dem Mehrfachen an Mehl und Wasser vermischt und nun längere Zeit bei 35 Grad stehen gelassen. Es entsteht der **Grundsauer**. Wenn man ihn dann nochmals mit Mehl und Wasser vermischt und erneut bei 26 Grad ruhen lässt entsteht der **Vollsauer**, der nun am nächsten Tag für die Brotproduktion zur Verfügung steht. Er beinhaltet eine gemischte Flora aus Hefen, Essigsäure- und Milchsäurebakterien. Die dreistufige Führung trägt der Tatsache Rechnung, dass sich Hefen, milchsäurebildende und essigsäurebildende Bakterien bei unterschiedlichen Temperaturen vermehren. Die niedrige Temperatur anfangs (20 – 25 °C) begünstigt die Essigsäurebakterien, die mittlere Temperatur die Hefen (25 – 30 °C), die hohe Temperatur (30 – 35 °C) die Milchsäurebakterien. Daher ist der Teig anfangs reich an der starken Essigsäure, und der Anfrischsauer kann so den pH-Wert einer großen Teigmenge absenken.

Die Teigmenge hat sich dabei verzweihundertfacht. Aus einem halben Kilo Anstellsauer erhält man 100 kg Vollsauer, der für die Produktion von mehr als 200 kg Roggenbrot ausreicht. Dann kommen Mehl, Bäckerhefe und Wasser hinzu und der endgültige Teig entsteht. Viele Bäcker scheuen diesen aufwendigen Prozess, der 15 – 20 Stunden dauern kann. Sie verwenden den Anfrischsauer direkt, dieser senkt den pH-Wert soweit ab, dass die Pentosane aufquellen, die Teiglockerung wird dann durch die zugesetzten Hefen bewirkt. Bei dem Einsatz von Vollsauer, bei dem sich nicht nur Bakterien, sondern auch Hefen stark vermehrt haben, benötigt man weniger als die Hälfte der Hefemenge gegenüber der Verwendung von Anfrischsauer.

Diese traditionelle Vorgehensweise wird heute oft durch **Kurzsauer** abgelöst, wo sauer wirkende Backhilfsmittel den pH-Wert absenken. Zugegeben wird dann nur noch Anfrischsauer, wenn überhaupt. Dann fehlen die Aromastoffe des Natursauerteigs. Auch bei Weizenbroten sind heute **Backhilfsstoffe**, vor allem Enzyme, üblich. Sie sind nötig wegen der kurzen Ruhezeit von Teig in Industriebetrieben und der Tatsache, dass Weizen auf hohen Ertrag gezüchtet wurde. Enzyme, die Stärke abbauen, Proteine vernetzen etc. sind kaum noch vorhanden. Sie sind aber für den Teig wichtig. Ohne sie gibt es Backfehler: Der Teig geht nicht gut auf, die Kruste wird weich, es gibt große Luftlöcher im Teig oder er reißt innen auf. Diese Enzyme werden, genauso wie andere Substanzen, die Backeigenschaften verbessern sollen oder den Teig in Backstraßen bearbeitbar machen, zugesetzt. Ohne Diacetylweinsäureester würde der Teig an den Metalloberflächen der Backstraßen kleben bleiben. Emulgatoren stabilisieren die Luft im Teig. Sie sorgen für viele kleine Luftlöcher, sonst ist die Neigung zur Bildung weniger großer Löcher gegeben. Reduktionsmittel wie L-Ascorbinsäure oder Cystein reduzieren intermolekulare Brücken des Kleberproteins, wodurch der Teig leichter knetbar wird.

Für die industrielle Verarbeitung werden auch andere Stoffe zugesetzt, die allerdings deklarierungspflichtig sind. So Quellmehle wie z. B. Guarkernmehl die auch als Dickungsmittel als Zusatzstoff zugelassen sind. Sie bewirken, dass der Teig an der Oberfläche glatt ist und nicht klebt, da sie stärker Wasser binden als das Getreidemehl. Verwendet wird auch im Handwerk Malzmehl, das unter Wasserzugabe angekeimt wurde, dann getrocknet und vermahlen wurde. Dabei zersetzen die Amylasen des Korns die Stärke teilweise bis zu Einfach- und Doppelzuckern. Sie dienen den Bäckerhefen als Nahrung und so ist die Teigruhe verkürzt. Malzmehl muss man von Malzextrakt unterscheiden. Dies ist der wasserlösliche, braunschwarze Extrakt, der meist zur Färbung zugesetzt wird (der Bäcker wird dies natürlich nicht als Zweck nennen, da dies verboten ist, sondern spricht vom Aroma das der Malzextrakt liefert). Andere färbende Zutaten sind Runkelrüben oder Zuckerrübenextrakt oder Karamellsirup oder Karamellextrakt.

Aber Weizen- und Roggenmehl kann man, wenn man genügend Zeit hat, auch ohne Zusatzstoffe zu Brot verarbeiten. Mit allen anderen Getreidemehlen (populär: Gerste, Mais, Hafer, aber auch Kartoffelmehl) geht dies nicht. Aus ihnen kann man nur Fladen herstellen. So ist der Zusatz solcher Mehle zu Broten begrenzt, wenn die Backeigenschaften nicht zu sehr leiden sollen. Schon Roggenbrot ist dichter und geht nicht so stark auf wie Weizenbrot. Sogenannte **„Mehrkornbrote"** sind zwar populär, aber ernährungsphysiologisch nicht wertvoller als normales Brot. Die gerne aufgestreuten und dann an der Kruste gerösteten Samen sehen zwar schön aus, sind durch die Hitzebehandlung und unzerkleinert aber nahezu unverdaulich. Sie heben den im Zutatenverzeichnis angegebenen Ballaststoffanteil an, nur haben die unzerkleinerten Körner lange keine so positive Wirkung wie die Ballaststoffe im gemahlenen Vollkornmehl.

Wichtiger wäre, anstatt Körnerbroten mehr Vollkornprodukte zu essen. Roggenbrot gibt es übrigens nur in Mittel, Ost- und Nordeuropa, weil Roggen noch unter klimatischen Bedingungen wächst, bei denen der Weizen nur wenig Ertrag liefert. Daher wurde er bei uns als Brotgetreide genutzt, und wir sind auch Sauerteigbrote gewohnt. Woanders kann man mit dem säuerlichen Geschmack des Brotes nichts anfangen und hält es für verdorben. Die Sendung „Quarks & Co" ließ einmal Pumpernickel durch ARD-Korrespondenten in der ganzen Welt verkosten und erhielt dabei Urteile wie „ungenießbar" und „das ist doch Hundefutter" ….

So vorteilhaft das Gluten für die Backeigenschaften ist, so ist es auch Auslöser für eine Autoimmunkrankheit, die Zöliakie (siehe S.175). Personen, die diese haben, müssen Produkte aus Weizenmehl (Stärke ist kein Problem) meiden.

Warum ist Vollkornmehl deutlich teurer als "normales" Mehl?

Bei der Müllerei wird das Mehlkorn gemahlen und mehrfach gesiebt, wobei man je nach Feinheit verschiedene Typenzahlen unterscheidet (siehe S.58). Mehl mit niedriger Typenzahl enthält einen kleineren Teil des Korns als Vollkornmehl, das per Definition aus dem ganzen Korn besteht. Je niedriger die Typenzahl, desto weniger der äußeren Schalen sind enthalten. Alle Mehle mit einer Typenzahl enthalten keinen Keimling. Dieser wird abgetrennt und das Öl zu Weizenkeimöl aufgearbeitet. Er verbleibt aber im Vollkornmehl. Nominell sollte also Vollkornmehl billiger als Auszugsmehl sein. So war es auch noch vor 100 Jahren, als die meisten Menschen Vollkornprodukte konsumierten – nicht weil sie es mehr mochten, sondern weil sie sich helle Brötchen und Weißbrot nur selten leisten konnten. Mit der enorm gesteigerten Ernte durch Düngung, Sortenwahl und Pestizide bestimmt heute nicht mehr die Ausbeute, sondern die Nachfrage den Preis. Da niedrig ausgemahlenes Mehl stärker nachgefragt wird, wird mehr produziert und es ist billiger. Zudem ist das Vollkornmehl durch den Keimling und das dadurch enthaltene Fett nicht so lange haltbar, das Fett kann leicht ranzig werden. Bei Brot ist die Situation noch etwas anders, denn hier zählt auch der Aufwand für die Herstellung. Für helles Weizenbrot braucht man keinen Sauerteig, wie er für Vollkornbrote wegen ihrer schlechteren Backeigenschaften nötig ist, daher ist es schneller und preiswerter zu produzieren.

Was ist von Bezeichnungen wie „Vitalbrot", „Fitnessbrot" oder „Eiweißbrot" zu halten?

In meinen Augen gar nichts. Wie bei anderen Lebensmitteln ist die grobe Zusammensetzung von Brot durch Leitsätze geregelt. Die Leitsätze regeln aber nur Gattungen. Hier die wichtigsten Regeln:

- Wird Roggen, Dinkel oder Weizen alleine im Namen genannt, so muss das Brot zu 90 Prozent aus diesem Getreide bestehen.

- Bei einem Mischbrot wie „Weizenmischbrot", „Roggenmischbrot" noch zu 50 Prozent aus dem Getreide, das genannt wird.

- Vollkornbrote bestehen zu 90 Prozent aus Vollkornmehl. Die Säure im Brot entsteht zu zwei Dritteln durch den Sauerteig.

- Wird ein anderes Getreide als Roggen oder Weizen im Namen genannt wie bei „Haferbrot", „Gerstenbrot" etc. So beträgt der Anteil dieses Getreides mindestens 20 Prozent.

- Bei Mehrkernbroten wie „Dreikornbrot" beträgt der Anteil jeder einzelnen Nichtbrotgetreidesorte mindestens 5 Prozent.

Dann werden noch einige Herstellungsweisen geregelt: So dürfen Holzofen und Steinofenbrote nur in den entsprechenden Öfen hergestellt werden, nicht aber im Elektro- oder Gasofen mit metallenen Oberflächen (erlaubt ist allerdings ein mit Gas beheizter Steinofen).

Wenn ein Brot einen nun einen nicht geregelten Fantasienamen hat, so kann man daher gar nichts über die Zusammensetzung und Herstellung ableiten. Oft haben solche Brote einen hohen Anteil an Stoffen, die nicht in ein traditionelles Brot hineingehören. Viele Brote setzen stark eiweißhaltige Zutaten ein, so Sojamehl. Aber auch andere Ölsamen wie Sonnenblumenkerne oder Sesam. Diese enthalten wesentlich mehr Eiweiß als Getreide. Die Verknüpfung mit Fitness und Vitalität geschieht über das fragwürdige Konstrukt, das Eiweiß weniger Energie beim Verdauen liefert (siehe S.243). Weil angeblich abends zugenommene Kalorien mehr ansetzen sollen, als zu anderen Tageszeiten, findet man auch die Bezeichnung „Abendbrot" für diese Brote. Meist ist die

Bezeichnung aber nur eine Marketingmaßnahme und hat nichts mit der Zusammensetzung zu tun. Der Autor hat solche Eiweißbrote probiert. Trotz eines extrem hohen Anteils an Nichtgetreidestoffen (es bestand nur zu 9 Prozent aus Weizenmehl, daneben noch aus Weizenkleber, Sojamehl, Leinsamen, Sonnenblumenkernen und Sesam) schmeckte eines erstaunlicherweise noch etwas nach Brot. Ein anderes hatte nur einen indifferenten Geschmack. Die Konsistenz war allerdings eine andere. Die eiweißreichen Zutaten bewirkten, dass solches Brot fast keine Kruste hat. Die Krume (das Innere des Brots) war so elastisch wie Gummi. Abnehmen konnte man damit nicht, denn alle zugesetzten Zutaten, die viel Eiweiß haben, enthalten auch viel Fett. So war es energiereicher als normales Brot.

Warum ist Meeresfisch gesund?

Es sind zwei Aspekte, die Seefische von Flussfischen unterscheiden. Zum einen enthalten sie durch das Meerwasser Iod. **Iod** ist leicht wasserlösliches Spurenelement. Daher findet es sich nur in geringer Menge im Boden. Pflanzen und Tiere enthalten es kaum. Es wurde aber über Jahrmillionen ins Meer gespült und ist in geringer Konzentration im Meerwasser enthalten. Seefische reichern es an und sind daher die primäre Iodquelle in der Nahrung. Zumindest war dem so bis vor etwa dreißig Jahren. Da es zu dieser Zeit trotz allgemein guter Ernährung immer noch Iodmangel in Süddeutschland gab, mit der Folge, dass viele unter einem Kropf litten, begann man zu diesem Zeitpunkt dem Speisesalz Iod in Form von Jodat zuzusetzen. Diese Maßnahme ist nicht unumstritten, da Personen die unter autoimmunen Schilddrüsenerkrankungen leiden auf Iod mit Symptomen reagieren, die einer Allergie gleichen.

Iod ist im Körper nur für eine, dafür sehr spezifische Funktion, notwendig. Es ist Bestandteil der zwei Hormone Triiodthyronin (T_3) und Tetraiodthyronin (T_4, Thyroxin), die den Grundumsatz des Körpers steuern. Iodmangel bewirkt daher zuerst, dass die Schilddrüse, in der die Hormone gebildet werden, sich stark vergrößert um möglichst alles Iod aus dem Blut zu filtern. Es kommt zur Kropfbildung. Später bewirkt der Iodmangel ein Absinken des Grundumsatzes, das heißt, die aufgenommene Nahrung wird nur zum Teil verbrannt und als Fett abgelagert. Die Betroffenen sind müde und chronisch erschöpft.

Die Iodierung von Speisesalz wurde gewählt, da Salz überall in der Küche und der Herstellung von Nahrungsmitteln eingesetzt wird und eine Überdosierung schwer möglich ist. Iodsalz enthält mindestens 20 µg Iod pro Gramm Salz. Der tägliche Bedarf beträgt 150 bis 200 µg. Praktisch das gesamte frei verkäufliche Speisesalz ist heute iodiert. Bei verarbeiteten Lebensmitteln, denen Salz zugesetzt wird, wie Käse, Wurst, Brot beträgt je nach Branche der Anteil des iodierten Salzes 50 bis 80%. Für Iod ist heute also Seefisch nicht mehr die wichtigste Quelle, spielt aber eine Rolle, wenn man sich bewusst salzarm ernähren will oder muss.

Viel bedeutender ist Seefisch als Quelle von **Omega-3-Fettsäuren** (siehe S.153). Daher gelten fette Seefische wie Hering, Makrelen oder Sardinen als gesund. Die Omega-3-Fettsäuren findet man nur in Seefisch, nicht in Flussfischen. Die Menge ist abhängig von der Umgebungstemperatur, da sie nicht von den Fischen gebildet werden, sondern aus ihrer Nahrung stammen. Kaltwasserfische weisen mehr dieser Fettsäuren auf als Warmwasserfische. Da die Fettsäuren nur im Fett vorkommen, ist nur fetter Seefisch reich an Omega-3 Fettsäuren, nicht jedoch magerer Fisch. Die so beliebten Fischstäbchen oder Fischfilets sind zwar gute Eiweißquellen, enthalten nur wenige Omega-3-Fettsäuren. Davon abgesehen sind Omega-3-Fettsäuren in der Nahrung selten. Sie finden sich in kleiner Menge in grünem Gemüse und einigen Ölen (Rapsöl, Walnussöl). Lediglich Leinsamen enthalten relativ größere Mengen einer Omega-3-Fettsäure.

Neben dem hochwertigen Eiweiß ist Seefisch auch reich an den Mineralstoffen Eisen und Magnesium, je nach Art auch Fluor (Hering, Bückling), Calcium (Sardinen), Vitamin A (Aal, Kaviar), B_1 (Hering, Lachs, Aal) B_2 (geräucherter Lachs), Eisen (Ölsardinen, Rotbarsch). Doch dies trifft auch für Flussfische wie Forellen zu.

Übrigens enthalten Seefische auch Cholesterin, je nach Art unterschiedlich viel, teilweise mehr als Fleisch von Säugetieren oder Geflügel.

Diesen positiven Aspekten müssen die Negativen gegenübergestellt werden. Fische akkumulieren Schadstoffe. Der Grund ist relativ einfach: Alle Schadstoffe und Rückstände, die der Mensch produziert, landen irgendwann im Meer, und wenn sie schwer abbaubar sind, bleiben sie dort für lange Zeit. Sie reichern sich dann über die Nahrungskette an. Bei manchen Rückständen wurde eine Anreicherung um den Faktor 10.000 gegenüber dem Wasser beobachtet. Leider ist es schwer zu verallgemeinern. So sind Raubfische stärker belastet als Friedfische, da Raubfische diese fressen und daher noch mehr Schadstoffe aufnehmen. Am Boden das Sediment durchwühlende Arten sind stärker belastet als Fische im freien Wasser, vor allem ist aber die Küstenregion stärker belastet als die hohe See.

Man sieht dies am deutlichsten beim Quecksilber. **Quecksilber** wird durch Mikroorganismen zu Methylquecksilber umgewandelt, das fettlöslich ist und sich daher in der Nahrungskette stark anreichert. Fische können es mit Eiweißverbindungen entgiften, sodass sie Quecksilbergehalte tolerieren, die für uns längst tödlich wären. Trotz reduziertem Eintrag blieb der durchschnittliche Quecksilbergehalt der Meere während der letzten Jahrzehnte konstant. Die Erklärung: Es gibt im Meer 100 Millionen Tonnen Quecksilber, der durchschnittliche menschliche Eintrag beträgt aber nur 10.000 Tonnen pro Jahr. Doch dies ist nur der durchschnittliche Wert. So ist Fisch aus Ost- und Nordsee erheblich höher belastet, und nahe den Flussmündungen ist die Situation noch schlimmer. Der Wasseraustausch von Nord- und Ostsee mit dem Atlantik ist gering. Ähnliches gilt für das Mittelmeer. Man erkennt dies auch an den unterschiedlichen europäischen Grenzwerten für Quecksilber. Sie liegen bei Staaten, die Nordsee- oder Ostseeanleger sind, höher als bei Ländern, die Fisch aus dem Atlantik beziehen. In Deutschland entspricht eine Fischmahlzeit pro Woche 10% der gesamten Quecksilberbelastung. Doch das ist nur der durchschnittliche Wert. Küstennaher Fisch kann fünf- bis zehnfach höher belastet sein. Der Grenzwert für Quecksilber wird nicht nach der Toxizität festgelegt, sondern so, dass Fisch noch gehandelt werden kann. Er beträgt in der EU für fettarme Fische 0,5 mg/kg und für fettreiche Fische 1 mg/kg. Demgegenüber beträgt nach WHO die maximale duldbare Aufnahmemenge nur 0,0016 mg/kg Körpergewicht, nach den Empfehlungen der USA nur 0,0007 mg/kg. Das bedeutet, dass 100 g fettreicher Fisch, der den EU-Grenzwert einhält, die gesamte tägliche duldbare Quecksilbermenge (nach WHO) enthält, und die Empfehlungen der USA sogar um 240 Prozent überschreitet.

Von den Schwermetallen ist Quecksilber durch die Anreicherung in der Nahrungskette der Rückstand mit der höchsten Belastung. Hoch belastet sind Raubfische wie Haiarten (Schillerlocken), Seekatzen, Rochen, aber auch Grundfische wie Heilbutt. Bei Aal ist je nach Lebensraum (Meer/Fluss) die Belastung unterschiedlich hoch.

Bei den anthropogenen Rückständen gehen die Belastungen für die langlebigen chlororganischen Pestizide wie **DDT**, Aldrin und Dieldrin zurück. Diese wurden seit den fünfziger Jahren als Insektizide eingesetzt, in den siebziger Jahren sukzessive in den Industrieländern verboten. Sie werden aber in Entwicklungsländern noch eingesetzt. Bei Umweltchemikalien wie **PCB** (Polychlorierte Biphenyle) und PCP (Pentachlorphenol) weisen Flussfische die höchsten Belastungen auf, während sie in Teichwirtschaft oder bei Hochseefischen kaum nachgewiesen werden. PCB und PCP entstehen bei Verbrennungen, wurden aber auch als Isolieröle(PCB) oder als Fungizid in Holzschutzmitteln (**PCP**) eingesetzt. PCB sind seit 2001 verboten, PCP dürfen seit 2004 nur noch in Entwicklungsländer exportiert werden. Diese hochchlorierten organischen Materialien werden in der Umwelt nur sehr langsam abgebaut und reichern sich wegen der Fettlöslichkeit in der Nahrungskette an.

Bei Fischen aus einer Fischzucht kommt zu der Umweltbelastung noch eine Belastung mit Tierarzneimitteln und **Malachitgrün** (bei Karpfen und Forellen) hinzu. Malachitgrün, ein organischer grüner Farbstoff, wird nicht eingesetzt, um die Tiere zu färben, sondern weil es ein wirksames Mittel gegen Parasiten und einen Nassschimmel ist, der in der Teichwirtschaft sehr häufig vorkommt. Besonders hoch belastet sind Garnelen, die aus Asien stammen und die unter einer enorm hohen Besatzdichte gezogen werden. Ohne den Einsatz von Antibiotika und Pestiziden geht dort gar nichts, und alleine durch die Abwässer dieser Farmen sind die Flüsse, in die es geleitet wird, weitgehend biologisch tot.

Hoch belastet können auch **Muscheln** und **Krebse** sein. Sie kommen zum einen vor allem in Ufernähe vor, wo die Schadstoffkonzentration sehr hoch ist, daneben können sie anders als Fische die Schadstoffe direkt anreichern. Sie filtern das Wasser und nehmen dabei Schadstoffe auf. Miesmuscheln können **Blei** um den Faktor 2.500 anreichern. Muscheln akkumulieren besonders gut **Cadmium** und Blei, Krebstiere wie Hummer und Garnelen zusätzlich auch **Arsen**. Auch hier gibt es starke regionale Unterschiede. Im vom Atlantik abgeschlossenen Mittelmeer enthalten Miesmuscheln z. B. 3,9 bis 9,5 mg/kg Blei (Grenzwert: 0,5 mg/kg). Miesmuscheln sind noch aus anderer Sicht problematisch. Sie nehmen auch Algen aus dem Wasser auf, die Gifte bilden, und sind so selbst giftig. Den Muscheln macht dies nichts aus und sie unterscheiden sich außer dem Toxingehalt nicht von anderen Muscheln. Das Gift **Saxitoxin** ist einer der toxischsten Stoffe, die man kennt. In Europa gibt es Grenzwerte von 400 bis 800 μg Toxin pro Kilogramm Muscheln. Empfindliche Personen haben jedoch schon Vergiftungssymptome ab 125 μg. Die tödliche Dosis beträgt etwa 200 bis 1000 μg für einen Menschen. Das bedeutet, dass schon eine Mahlzeit mit belasteten Muscheln zu einer Vergiftung führen kann. Die betroffenen Muscheln können nicht erkannt werden. So kann man nur, wenn eine Algenblüte droht (vor allem im Sommer), vorbeugend keine Austern, Miesmuscheln oder Pfahlmuscheln ernten.

Daher ist es bei Fisch, wie auch bei anderem Meeresgetier sehr wichtig, wo er gefangen wurde, bei Muscheln auch wann.

Macht Schokolade glücklich?

Ja, aber anders, als Sie denken. Einer immer wieder verbreiteten Legende zufolge enthält Schokolade Botenstoffe, welche Glücksgefühle im Gehirn auslösen, weil sie auch natürliche Botenstoffe des Gehirns sind. Dem ist auch so. Kakao enthält **Phenylethylamin**, das beim Fermentieren und Rösten aus der Aminosäure Phenylalanin entsteht. Phenylethylamin hat eine ähnliche Struktur wie Amphetamine („Ecstasy"). Es soll die Ausschüttung von Dopamin im Gehirn bewirken und so glücklich machen.

So weit, so gut. Leider wird Phenylethylamin wie alle biogenen Amine durch das körpereigene Enzym Monoaminoxidase extrem schnell im Körper abgebaut (besser gesagt: Entgiftet, denn nur im Gehirn, als Botenstoff, sind Amine wirklich nützlich), sodass im Versuch die orale Aufnahme großer Mengen von Phenylethylamin (bis zu 1,6 g) wirkungslos war. Es enthält handelsübliche Vollmilchschokolade aber nur rund 50 bis 100 mg Phenylethylamin/100 g Tafel. Schokolade mit sehr hohem Kakaoanteil kommt auf 700 mg Phenylethylamin pro 100 g.

Danach besann man sich auf die Aminosäure **Tryptophan**. Aus ihr wird Gerüchten zufolge im Gehirn **Serotonin** gebildet, das beruhigend, ja einschläfernd wirkt. Dummerweise ist auch das falsch. Aus Tryptophan wird Tyramin gebildet, aus 5-Hydroxitryptophan dagegen Serotonin. Das 5-Hydroxitryptophan entsteht zwar aus Tryptophan, jedoch nur nach Bedarf. Zwar stimmt es, dass kohlenhydratreiche Nahrung die Wahrscheinlichkeit erhöht, dass Tryptophan bis ins Gehirn gelangt, doch dies ändert zum einen nicht die körpereigene Produktion von Serotonin. Zum anderen enthalten auch andere Nahrungsmittel diese Aminosäure, so z. B. Fleisch, und dies wird in größerer Menge als Schokolade konsumiert. 5-Hydroxitryptophan ist in der Tat ein wirksames Schlafmittel. Nur kommt das Endprodukt nicht in Schokolade vor. Serotonin, das sich auch in anderen Lebensmitteln (Tomaten, Bananen, Ananas, Avocados) befindet, kann nicht die Blut-Hirnschranke überwinden. Sämtliches Serotonin, welches das Gehirn benötigt, bildet es vor Ort. Damit sind auch die **Bananen** entzaubert, denen man auch aufgrund des enthaltenen Serotonins die Erzeugung von Glücksgefühlen zuschreibt. Bei Ananas, Avocados und Tomaten, die ebenfalls Serotonin enthalten, hat dies noch niemand postuliert.

Der letzte Stoff, der Glück verursachen könnte, ist **Theobromin**. Theobromin kommt in relativ hoher Menge im Kakao vor. Kakao enthält etwa 1 bis 2,5 Prozent Theobromin je nach Sorte und Verarbeitung. Es gehört wie das Coffein zur Gruppe der Xanthine und hat wie dieses eine anregende Wirkung, wirkt aber langfristiger und leicht stimmungsaufhellend. Als einziger Stoff könnte Theobromin in den im Kakaopulver vorkommenden Mengen tatsächlich wirksam sein. Allerdings müsste man dann pures Kakaopulver zu sich nehmen und da wurden Glücksgefühle nie beobachtet, sondern eher bei gesüßter Milchschokolade, bei der der Kakaoanteil bei 30 Prozent liegt.

Das leitet dazu über, wie heute Wissenschaftler die Wirkung von Schokolade erklären. Zum einen ist es der **Süßeindruck**. Untersuchungen zeigen, dass süße Lebensmittel das Belohnungszentrum im Gehirn aktivieren. Zum anderen erinnert uns der Sinneseindruck an angenehme Situationen, in denen man Schokolade gegessen hat. Deswegen macht uns Schokolade glücklich. Es liegt jedoch nicht an irgendwelchen Bestandteilen des Kakaos, sonst müsste reines Kakaopulver, das diese in viel höherer Konzentration als die Schokolade enthält (dort wird Zucker, Milchpulver und Kakaobutter, das reine Fett des Kakaos zugesetzt), viel stärker wirken. Das ist jedoch nicht der Fall.

Man sollte übrigens seine Haustiere nicht mit Schokolade füttern, da viele Tierarten nicht über ein Enzym zum Abbau von Theobromin verfügen. Beim Hund beträgt die tödliche Dosis 280 mg/kg Körpergewicht, bei der Katze nur 200 mg/kg. Allerdings mögen die meisten Katzen keine Schokolade. Für einen 9 kg schweren Hund könnten 100 g reines Kakaopulver tödlich sein, wenn dort viel Theobromin enthalten ist.

Macht Schokolade dick?

Nicht mehr als andere Lebensmittel. Gemessen an der Konsummenge ist Schokolade ein kleines Problem. Der Energiegehalt von Schokolade liegt je nach Zusammensetzung zwischen 2.200 und 2.500 kJ (520 – 600 kcal). Fast genauso viel Energie haben Butterkekse oder American Cookies (rund 2.300 kJ), Chips oder Erdnussflips (2.000 bis 2.400 kJ). Während viele aber eine halbe Packung Cookies oder Chips nebenher essen, wird man wohl kaum eine ganze Tafel Schokolade auf einmal essen.

Man sollte sich den ernährungsphysiologischen Wert von Schokolade genauer betrachten. Er wird durch den Kakaoanteil bestimmt. Kakao enthält:

- Die Mineralstoffe Kalium, Magnesium, Eisen, Zink, Mangan und Kupfer
- Die Vitamine B_2, Niacin und Biotin
- Ballaststoffe: mehr als Vollkornmehl (schwach entöltes Kakaopulver enthält 30,4 g Ballaststoffe pro 100 g)

Reines Kakaopulver ist daher sehr wertvoll, vor allem wenn es stark entölt ist (das Fett ist nicht ernährungsphysiologisch hochwertig). Leider sinkt der Gehalt an wertvollen Stoffen stark ab, wenn man vom Kakaopulver zu fertigen Produkten übergeht. **Schokoladengetränke** wie Nesquik bestehen zu einem Großteil (80 Prozent) aus Zucker.

Bei **Schokolade** werden Zucker und Milchpulver zugesetzt. Zucker wegen der Süße, Milchpulver um den Fettgehalt und damit den Schmelz zu erhalten. Damit sinkt der Anteil an wertvollen Inhaltsstoffen mit sinkendem Kakaogehalt. Der Energiegehalt bleibt dagegen gleich. Die folgende Tabelle informiert über die Unterschiede bei den wichtigsten Handelsklassen für Schokolade. Wie man sieht, nimmt vor allem der Anteil an Vitaminen und Spurenelementen mit zunehmendem Anteil an Zucker und Milchpulver ab. Reines Kakaopulver, wie es z. B. für Getränke eingesetzt wird, ist sehr reich an Spurenelementen und Vitaminen sowie an Ballaststoffen, zugleich ist es durch das entzogene Fett nicht so energiereich.

	Kakaopulver schwach entölt	Bitterschokolade	Halbbitterschokolade	Vollmilchschokolade	Weiße Schokolade	Tagesbedarf
Energie	1451 kJ	2348 kJ	2128 kJ	2240 kJ	2385 kJ	8.400 – 10.200 kJ
Fett	24,5 g	49,4 g	31 g	32 g	37 g	60 – 80 g
davon gesättigte Fettsäuren	13,8 g	31,6 g		19 g	19 g	20 – 27 g
Kohlenhydrate	10,8 g	21,5 g	52 g	56 g	52 g	280 – 340 g
davon Zucker	2,2 g	14,9 g	39 g	55 g	45 g	60 g
Eiweiß	10,8 g	9,1 g	5.7 g	6,1 g	7,4 g	60 – 80 g
Ballaststoffe	32,8 g	14 g	7,1 g	2,3 g	0,4 g	30 g
Eisen	12 mg	3,2 mg		2,3 mg		10 – 18 mg
Zink	4 mg	2 mg		1,1 mg		7 – 10 mg
Kupfer	4 mg	2 mg		0,8 mg		1 – 1,5 mg
Mangan	3 mg			0,26 mg		2 – 5 mg
Phosphat	650 mg	285 mg		240 mg		700 mg
Magnesium	400 mg	100 mg		85 mg		310 – 400 mg
Riboflavin	0,4 mg	0,13 mg		0,37 mg		1,2 – 1,4 mg
Niacin	2,7 mg	0,86 mg		0,46 mg		13 – 16 mg
Pantothensäure	1,1 mg	0,35 mg		0,9 mg		6 mg
Folsäure	0,04 mg	0,01 mg		0,01 mg		0,3 mg
Biotin	20 µg	5 µg		3 µg		30 – 60 µg
Kakaoanteil:	100 %	>60%, typisch 70 – 90%	>50%, typisch 60%	>25%, typisch 35%	>20% Kakaobutter, typisch 28%	

Die Eigenschaft von Schokolade, die ihren sensorischen Reiz ausmacht, ist das Fett. Es hat einen Schmelzpunkt von 28 °C. Damit ist Schokolade bei Zimmertemperatur fest, schmilzt aber auf der Hand und erst recht im Mund. Das erzeugt ein cremiges Mundgefühl, den **Schmelz**. Wichtig ist auch, dass die restlichen Kakaobestandteile fein zermahlen sind und vom Fett umhüllt werden. Dafür wird Schokolade sehr lange gerührt. Teure Schokolade unterscheidet sich vor allem durch das Rühren unter gelinder Wärme („**Conchieren**") über ein bis zwei Tage von billiger Schokolade, die man nur wenige Stunden conchiert. Dabei werden Aromastoffe gebildet. Aufgrund des günstigen Schmelzpunktes ist Kakaobutter in der kosmetischen Industrie ein sehr begehrter Rohstoff für Hautcremes oder Lippenstifte.

Ich persönlich habe mein Konsumverhalten auf dunklere Schokoladensorten, also vorwiegend Halbbitter- und Bitterschokolade umgestellt. Sie haben auch den Vorteil, dass der Kakaogeschmack nicht durch Zucker und Milch „verdünnt" ist. Reine Bitterschokolade mit rund 80 – 90 Prozent Kakao schmeckt so intensiv, dass man gar nicht so viel davon essen kann, da der Geschmack sehr rasch sättigt. Wer gerne Kakaogetränke trinkt, sollte stark entöltes Kakaopulver selbst mit Milch mischen und dann soviel Zucker (oder besser Süßstoff) zugeben, wie er braucht.

Ist brauner Zucker besser als weißer Zucker?

Bei der Zuckerherstellung gibt es zahlreiche Variationen der Technologie, die vom Ausgangsmaterial (Zuckerrohr oder Zuckerrüben) abhängen, und wie rein man den Zucker haben will. Je nachdem, wie Zucker hergestellt wird, ist er dann weiß oder noch hell- bis dunkelbraun gefärbt.

Zu unterscheiden ist zwischen nicht zentrifugiertem Zucker und zentrifugiertem Zucker. Der erstere, auch „**Primitivzucker**" genannt, wird nur aus Zuckerrohr hergestellt. Der Rohsaft wird dazu nur mit Gerbstoffen von Verunreinigungen befreit, über Feuer eingedickt. Es entsteht eine zähe Masse. Durch das hohe Erhitzen entstehen Karamellisierungsprodukte, die ihn rot bis braun färben. Dieser Zucker nennt sich je nach Herkunftsland Panela, Gula merah oder Gula jawa. Er kommt bei uns selten in den Handel. Er schmeckt deutlich nach Karamell und hat die Konsistenz von Hartkaramellen.

Wenn hierzulande von „braunem" oder „**rohem Zucke**r" gesprochen wird, dann ist meistens von zentrifugiertem, das heißt hoch gereinigtem Zucker die Rede, bei dem nur die letzten Reinigungsschritte weggelassen werden.

Dazu wird zuerst aus Zuckerrohr und Zuckerrüben der Zuckersaft extrahiert und geklärt. Danach werden dem Rohsaft Stoffe zugegeben, die alle Nichtzuckerbestandteile ausfällen. Das sind zum einen Substanzen, welche den pH-Wert absenken, damit Eiweiße denaturieren, wie auch Stoffe, die ausflocken und dabei andere, nicht vollständig gelöste Bestandteile wie Gerbstoffe miteinschließen. Nach der Neutralisierung erhält man Dünnsaft, der keinerlei feste Substanzen mehr enthält. Der Dünnsaft wird zuerst eingedickt. Aus ihm wird mehrmals – mit reinem Zucker als Impfkristallen – Zucker auskristallisiert. Die Kristalle werden gewaschen, um den äußeren Saft abzuwaschen, und anschließend wird jedes Mal das Waschwasser abzentrifugiert. Es gibt bis zu drei Stufen, welche den Reinheitsgrad ansteigen lassen. Das Ausgangsmaterial hat bei Rohrzucker einen Zuckeranteil von 80 bis 85 Prozent, bei Rübenzucker sind es 88 Prozent. Nach der ersten Reinigungsstufe liegt die Reinheit bei 92 Prozent und nach der Zweiten bei 99 bis 99,5 Prozent. Es entsteht nach der zweiten Reinigungsstufe die **Affinade**, die noch durch Farbstoffe leicht gefärbt ist. Wird dieser Zucker weiter gereinigt, so entsteht die **Raffinade** oder der **weiße Zucker** mit einem Reinheitsgrad von 99,9 Prozent. Die Affinade wird in der Lebensmittelindustrie verwendet, die Raffinade landet im Supermarktregal. Beide sind geschmacklos, wenn man vom reinen Süßgeschmack absieht.

Brauner Zucker ist eine Sammelbezeichnung für alle Zucker, die braun sind. Das kann zum einen Zucker sein, der nicht vollständig vom Muttersaft gereinigt ist, also z. B. nur eine Reinigungsstufe durchlief. Häufiger ist es jedoch normaler Zucker, der mit dem Saft nachträglich eingefärbt wurde. Unter **Farinzucker** versteht man nur diesen eingefärbten raffinierten Zucker. Verglichen mit dem Rohzucker enthält er noch weniger „Nichtzuckerbestandteile". **Rohzucker** ist dagegen eine Bezeichnung für Zucker aus einer früheren Reinigungsstufe (meist nur eine Wasch-/Zentrifugationsstufe). Er enthält kleine Mengen an Nichtzuckerbestandteilen.

Brauner Kandis entsteht aus einer Zuckerlösung, die solange erhitzt wird, bis sie sich braun färbt (Zuckerkulörbildung) und dann erneut auskristallisiert wird.

	Weißzucker	Rübenrohrzucker	Farinzucker	Vollrohrzucker
Zucker	99,8 Prozent	96 Prozent	98,8 Prozent	93 – 95 Prozent
Mineralstoffe	0,1 Prozent	0,9 Prozent	0,2 Prozent	0,8 – 2 Prozent
Wasser	0,1 Prozent	1,4 Prozent	0,7 Prozent	0,8 – 6 Prozent
Andere Stoffe	0 Prozent	1,5 Prozent	0,29 Prozent	0,3 – 1,2 Prozent

Viele glauben, brauner Zucker wäre gesünder. Doch schon bei der Rohzuckergewinnung wird die Zuckerlösung hoch erhitzt und Kalkmilch zugegeben. Dadurch wird das gesamte Eiweiß ausgefällt und alle Vitamine zerstört. Was dieser Zucker noch enthält, sind lösliche Farbstoffe, Karamell, lösliche sekundäre Pflanzenstoffe und Mineralien, vor allem Kalium.

Der einzige Zucker, der noch irgendwelche wertvollen Bestandteile enthält, ist ungeklärter **Vollrohrzucker**. Dieser entsteht, wenn der Zuckerrohrrohsaft eingedickt und nach dem obigen Verfahren auskristallisiert wird. Jedoch sollte man sich nicht darauf verlassen, da inzwischen zahlreiche Hersteller eine Klärung mit Kalkmilch betreiben, die Eiweiß und Vitamine entfernt. Dieser Zucker ist dann etwas heller, während der ungeklärte dunkelbraun, fast schwarz ist. Doch selbst in ungeklärtem Vollrohrzucker sind kaum Vitamine enthalten. Man müsste 1 – 3 kg Zucker pro Tag aufnehmen, um bei dem geringen Vitamingehalt seinen Tagesbedarf zu decken. Ähnlich sieht es bei den Mineralstoffen aus. Außer bei Kalium müsste man rund ein Kilogramm Zucker pro Tag verzehren, um den Tagesbedarf an Magnesium, Calcium oder Eisen zu decken. Im Prinzip liegt die gleiche Situation vor, wie wenn man helles Brot mit einem dunklen Farbstoff nachfärbt. Der Verbraucher meint, es wäre gesünder, es ändert jedoch nichts an dem Lebensmittel.

Wie gesund ist Olivenöl?

Wer Kochsendungen ansieht, bemerkt, dass Köche auf Olivenöl schwören, und es muss dann auch die beste Qualität sein. Das Letzte ist verständlich, denn das Besondere an Olivenöl ist sein ausgeprägter Eigengeschmack, der verloren geht, wenn man es erhitzt oder nachbehandelt, z. B. um unerwünschte Bestandteile zu entfernen. So ist die höchste Qualität kaltgepresstes Öl. Dafür müssen nicht nur die Oliven kalt gepresst sein (geringe Ausbeute), sondern es müssen auch Früchte ohne Beschädigung sein und die Oliven dürfen nicht überreif sein, sonst enthält das Olivenöl zu viele freie Fettsäuren (kratziger Geschmack) und andere Fettabbauprodukte, die seine Qualität mindern. Wenn dies nicht der Fall ist oder es heiß gepresst wird, um die Ausbeute zu erhöhen, bzw. es sogar **raffiniert** ist (darunter versteht man verschiedene Verfahrensschritte um unerwünschte Fettbegleitstoffe wie freie Fettsäuren, Emulgatoren, Wachse oder Farbstoffe zu entfernen), dann erhält man mindere Qualitäten, die kaum noch nach Olivenöl schmecken.

Doch darum geht es bei der Betrachtung wie gesund das Öl ist nicht, sondern um die ernährungsphysiologische Wirkung. Zwei Dinge sind dabei von Bedeutung:

- Die Fettsäurenzusammensetzung des Öls
- Der Gehalt an Vitaminen

Dabei gibt es eine Verbindung: Öle mit einem hohen Gehalt an essenziellen Fettsäuren enthalten auch meist viel Vitamin E, da dieses die Fettsäuren vor Oxidation schützt. Öle sind als Naturprodukte gewissen Schwankungen unterworfen, ich gebe hier die Analysen von Olivenöl mit drei anderen Ölen wieder:

	Olivenöl	Sonnenblumenöl	Sojaöl	Rapsöl
Palmitinsäure	11,5 Prozent	6,5 Prozent	10 Prozent	4 Prozent
Stearinsäure	2,5 Prozent	5 Prozent	5 Prozent	1,5 Prozent
Ölsäure	75,5 Prozent	23 Prozent	21 Prozent	63 Prozent
Linolsäure	7,5 Prozent	63 Prozent	53 Prozent	20 Prozent
Linolensäure	1,0 Prozent	<0,5 Prozent	8 Prozent	9 Prozent
Vitamin E	12 mg/100 g	55 mg/100 g	15 mg/100 g	15 mg/100 g

Die Zusammensetzung von Olivenöl stimmt in etwa mit der von Rapsöl überein (enthält anders als Rapsöl kaum Linolsäure), ähnelt aber nicht der von Soja- oder Sonnenblumenöl (aus diesen beiden Sorten besteht normalerweise das preiswerte Pflanzenöl). Ernährungsphysiologisch von Bedeutung sind die Fettsäuren, die der Körper nicht selbst produzieren kann und die er für den Aufbau körpereigener Bausteine benötigt. Diese werden als **essenzielle Fettsäuren** bezeichnet. Essenzielle Fettsäuren gibt es kaum in tierischen Fetten (Ausnahme: Fisch), aber in vielen Pflanzlichen. Es gibt aber Ausnahmen, und dazu gehört gerade das so beliebte Olivenöl. Die beiden essenziellen Fettsäuren in dieser Liste sind die Linolsäure und die Linolensäure. Die Letztere ist eine "Omega-3 (ω-3)-Fettsäure" (siehe S.153). Die Ölsäure, aus der Olivenöl vorwiegend besteht, ist nicht essenziell. Zwar wird die Ölsäure inzwischen etwas positiver gesehen, wenn es um die Erniedrigung des LDL-Cholesterinspiegels geht, da man dann nicht zu viel Linolsäure und mehr Linolensäure aufnehmen sollte, aber selbst unter diesem Aspekt ist Rapsöl dem Olivenöl überlegen.

Ernährungsphysiologisch betrachtet ist das Olivenöl nicht so wertvoll wie das Sonnenblumen- oder Sojaöl. Der Gehalt an essenziellen Fettsäuren ist niedrig, und Sonnenblumenöl weist zudem mehr Vitamin E auf. Olivenöl mag daher geschmacklich besser sein, aber nicht von der Zusammensetzung.

Was folgt für den täglichen Einsatz in der Küche? Überall dort, wo der Olivenölgeschmack nicht benötigt wird, also beim Braten und Kochen, sollte man Sonnenblumenöl oder Sojaöl einsetzen. Dafür kann man auf feste pflanzliche Fette (wie Palmkern oder Kokosfett: Handelsmarken Biskin / Palmin) verzichten, diese sind ernährungsphysiologisch noch ungünstiger. Für Salate oder andere Gerichte, die nicht erhitzt werden, kann man dann zum Olivenöl greifen. Wenn es auf den Geschmack ankommt, so ist **Walnussöl** eine Alternative. Es enthält 13,4 Prozent Linolensäure und hat ebenfalls einen ausgeprägten Eigengeschmack.

Ist Margarine gesünder als Butter?

Seit fünfzig Jahren tobt eine Auseinandersetzung zwischen der Milchindustrie und der Margarineindustrie. Beide Seiten preisen ihr Produkt als das ernährungsphysiologisch günstigere.

Butter ist eine Wasser-in-Fett Emulsion aus etwa 80 – 82 Prozent Fett, 0,5 – 2 Prozent Eiweiß, Mineralstoffen und 14 – 16 Prozent Wasser. Das Fett der Butter wurde früher nicht als ernährungsphysiologisch wertvoll eingestuft, denn es enthält kaum essenzielle Fettsäuren, dafür zahlreiche kurz- und mittelkettige Fettsäuren (ein kleiner Anteil ist in freier Form vorhanden und wichtig für das Aroma). Auch enthält es nur wenig Vitamin E. Dafür enthalten 100 g Butter rund 240 mg Cholesterin.

Margarine entstand als Butterersatzprodukt noch zu Zeiten von Napoleon Bonaparte. Gewünscht war vor allem die Fähigkeit, auch bei tiefen Temperaturen leicht streichbar zu sein. Das ist auch der Hauptvorteil von Margarine. Sie galt lange Zeit als minderwertiger Ersatz für Butter und musste nach dem Lebensmittelrecht mit Stärke versetzt werden, damit man diese leicht durch die Iod-Stärkereaktion nachweisen kann und keiner Margarine als Butter verkaufte.

Die Technologie der Margarineherstellung hat sich geändert, doch bestimmte Dinge sind gleich geblieben. Margarine ist eine Wasser-in-Fett-Emulsion wie bei Butter. Die Emulsion wird bei Butter durch das Milcheiweiß stabilisiert. Bei Margarine sind es zugesetzte **Emulgatoren**, früher Lecithin, heute auch Mono- und Diglyceride. Die pflanzlichen Fette sind im allgemeinen farblos, (Kokosfett) oder nur schwach gefärbt. Daher wird zur Färbung noch der orangene Farbstoff Beta-Carotin, eine Vorstufe des Vitamin A, zugesetzt. Wasser- und Energiegehalt von Butter und Margarine sind vergleichbar.

In jedem Falle enthält Margarine kein Cholesterin, da dieses nur in tierischem Fett vorkommt und nicht in pflanzlichen Fetten. Als Begleitstoffe können je nach Herkunft auch pflanzliche Sterine enthalten sein, die anders als das Cholesterin nicht das Risiko von Arteriosklerose erhöhen, sondern eher senken, da sie einen negativen Einfluss auf den Cholesterinspiegel haben. Im Normalfall ist der Gehalt an diesen **Phytosterinen** allerdings nicht sehr hoch.

Üblich ist auch das Vitaminisieren von Margarine mit Vitamin A und D. Vitamin E ist als natürlicher Begleitstoff der Öle enthalten.

Die Herstellung hat sich seit der Erfindung der Margarine vor rund 200 Jahren gravierend verändert. Zuerst war Margarine nur ein Gemisch von Ölen mit Wasser und einem Emulgator. Später wurden zur Herstellung hydrierte Pflanzenöle verwendet, da so der Bereich, in dem die Margarine streichfähig ist, größer ist. Nur durch Mischung von Ölen erhält man keine streichfähige Margarine. Unter dem **Hydrieren** versteht man die Anlagerung von Wasserstoff mittels einem Katalysator an die Doppelbindungen der Fettsäuren. Diese verursachen einen Knick in dem sonst linearen Fettsäuremolekül. Durch diesen "Knick" braucht das Molekül mehr Platz: Der Schmelzpunkt ist niedriger. Je weniger Doppelbindungen im Fett vorhanden sind, das heißt je weniger ungesättigte Fettsäuren, desto höher ist der Schmelzpunkt, aber auch um so weniger wertvoll ist das Fett.

Das für Margarine früher meist verwendete Palmkernöl und Kokosfett enthält kaum ungesättigte Fettsäuren, und durch die Hydrierung sind es noch weniger. Daher schnitt unter diesem Aspekt Margarine nicht viel besser als Butter ab. Was blieb, war ein höherer Vitamin-E-Gehalt. Der Vitamin-A-Gehalt entsprach lange Zeit dem von Butter, da es nicht erlaubt war, mehr Vitamine zuzusetzen als in Butter natürlicherweise vorhanden sind.

Die Butterindustrie hatte aber noch ein weiteres Argument gegen die Margarine. Bei der Herstellung von Margarine entstehen **trans-Fettsäuren** (siehe S.156). Bei der Hydrierung von Fett wechselt ein Teil der Fettsäuren von der „cis" in die trans-Konfiguration. Diese ist energetisch günstiger. Früher betrug der Anteil zwischen 10 – 40 Prozent der Fettmenge. Die Bedeutung der trans-Fettsäuren war lange Zeit umstritten. Fütterungsversuche an Ratten zeigten, dass sie genauso wie cis-Fettsäuren abgebaut wurden. Später entdeckte man, dass trans-Fettsäuren den Gehalt am LDL-Cholesterin steigern, da sie mit ihnen transportiert werden. Nun gelten sie als "schlecht", weil diese LDL-Fraktion als Risikofaktor und Mitverursacher von koronaren Herzkrankheiten gilt. Seitdem ist die Industrie nun bestrebt den Gehalt an trans-Fettsäuren zu senken, wobei bei dem Vergleich berücksichtigt werden muss, dass Milchfett natürlicherweise trans-Fettsäuren enthält. Durch Bakterien werden diese im Verdauungsapparat von Wiederkäuern gebildet. Etwa 3 – 5 Prozent des Milchfettes besteht aus trans-Fettsäuren.

So wurden von 1995 bis 2007 die Anteile an trans-Fettsäuren reduziert. Heute gibt es nur noch 1 – 2 Prozent trans-Fettsäuren in der Margarine. Diätmargarine darf keine trans-Fettsäuren enthalten. Erreicht wurde dies, indem das gesamte Fett gehärtet wurde (keine ungesättigten Fettsäuren) und dieses mit ungehärtetem Fett gemischt und umgeestert wurde. Das ist die letzte technologische Neuerung. Man erhält bei der

Mischung eines festen Fetts mit flüssigem Fett zwar eine streichfähige Margarine, aber der Temperaturbereich, in dem sie streichfähig ist, kann erhöht werden, wenn man Fettsäuren zwischen den Molekülen austauscht — Dies bezeichnet man als **Umestern**.

Nötig ist dies auch bei Margarine, die aus einem bestimmten Öl besteht und damit beworben wird. "Sonnenblumenmargarine" z. B. muss aus 97 Prozent Sonnenblumenöl bestehen (Entsprechendes gilt auch für andere Margarinesorten, bei denen die Ölsorte ausgelobt wird). Durch das Umestern ist es möglich, Margarine mit einem hohen Anteil an ungesättigten Fettsäuren herzustellen, z. B. aus Sonnenblumenöl — von den 64 Prozent mehrfach ungesättigten Fettsäuren sind in der Margarine noch 40 Prozent enthalten. Butter dagegen enthält nur 4 Prozent mehrfach ungesättigte Fettsäuren.

Dafür gerät nun das Cholesterin in der Butter in die Schusslinie. Aber auch hier ist die Welt nicht schwarz-weiß. Neben der allgemeinen Diskussion, wie gefährlich Cholesterin für den "normalen" Menschen ist, also ohne koronare Herzerkrankung, (siehe S.159) gibt es auch die Beobachtung, dass die kurz- und mittelkettigen Fettsäuren des Milchfetts den Cholesterinspiegel weitaus weniger stark ansteigen lassen, als erwartet. Cholesterin wird in Lipoproteinen transportiert, die reich an langkettigen gesättigten Fettsäuren sind. Fehlen diese im Fett, so scheint dies nicht in dem Maße zu geschehen wie bei anderen tierischen Fetten.

Dazu kommt, dass der Cholesteringehalt gemessen an der Verzehrmenge nicht sehr hoch ist — schließlich isst man nicht 100 g Butter pro Tag. Gemessen an der Verzehrmenge nimmt man relativ wenig Cholesterin über Butter auf — zumindest solange man nicht zum Kochen die Mengen verwendet, wie Lafer, Lichter & Co ("Erst schneiden wir das letzte Stückchen Fett vom Filet weg und dann braten wir es in einem halben Pfund Butter an ...").

Margarine enthält zudem **Glycidol-Fettsäureester**. Aus diesen könnte bei der Verdauung **Glycidol** entstehen, das die DNA alkylieren kann und daher im Verdacht steht, das Erbgut zu verändern und Krebs zu erzeugen. Es ist als potenziell krebserregend eingestuft. Da noch nicht geklärt ist, wie die Umwandlung erfolgt, geht man derzeit von einer vollständigen Umwandlung in Glycidol aus. Zumindest für Säuglingsnahrung hat sich das bundeseigene Institut für Risikobewertung (BfR) zu der Empfehlung durchgerungen, auf diesen Stoff zu achten. Glycidol-Fettsäureester entstehen bei der Raffination von Fetten, bei denen diese auf bis zu 265 °C erhitzt werden. Man findet sie daher in jedem raffinierten Speiseöl:

Öl	Gehalt an Glycidolfettsäureestern
Palmöl	2,9 mg/kg
Olivenöl	1,2 mg/kg
Sonnenblumenöl	0,8 mg/kg
Rapsöl	0,4 mg/kg
Distelöl	0,9 mg/kg
Sojaöl	1,4 mg/kg
Maiskeimöl	1,7 g/kg

Der Gehalt korrespondiert mit dem Gehalt an gesättigten Fettsäuren. Öle mit nennenswertem Gehalt an Linolensäure haben den niedrigsten Gehalt (hier z. B. Raps- und Sojaöl), das billige und ökologisch problematische Palmöl mit hohem Gehalt an gesättigten Fettsäuren den höchsten.

In der Summe ist Margarine nicht gesünder als Butter. Allerdings kann man das Risiko ungesunde Substanzen aufzunehmen minimieren, wenn man eine Diätmargarine, Sonnenblumenmargarine oder aus einem anderen hoch ungesättigten Öl hergestellte Sorte wählt. Unbestritten ist der praktische Vorteil, dass Margarine auch frisch vom Kühlschrank streichfähig ist und dies auch bei höheren Temperaturen bleibt. Sie kann auch außerhalb des Kühlschranks gelagert werden und verdirbt nicht so schnell.

Inzwischen gibt es Produkte, die beide Vorteile verbinden. So Butter, der Rapsöl zugemischt wurde (streichfähig bei Kühlschranktemperaturen) oder Margarine, der Butteraroma zugesetzt wurde.

Hilft Milch gegen Osteoporose?

Nein. Milch enthält zwar relativ viel Calcium (ein halber Liter deckt fast den gesamten Calciumbedarf), und Milchprodukte sind die wichtigste Calciumquelle in der Nahrung, doch hat dies nichts mit Osteoporose zu tun.

Milch bzw. Calcium aus anderen Nahrungsquellen hilft gegen Calciummangel, wenn die Knochen krankhaft entkalken. Sie werden dann biegsam und es kommt zu Verkrüppelungen wie krummer Rücken, O-Beinen etc. Dieses Krankheitsbild heißt beim Kind **Rachitis** und beim Erwachsenen **Osteomalazie**. Die Ursache kann bei genügender Calciumzufuhr in einem Vitamin-D-Mangel liegen, da das Vitamin D für die Einlagerung des Calcium in die Knochen verantwortlich ist. Das ist heute sehr selten, da zumindest im Sommer genügend Vitamin D aus Cholesterin (ja, dem bösen

Cholesterin!) in der Haut gebildet wird. Erst ab Oktober ist bei uns eine Zufuhr über die Nahrung nötig. Rachitis wurde bei Kindern als Krankheitsbild beschrieben, als diese in England durch die Kinderarbeit in Bergwerken kaum noch ans Tageslicht kamen.

Unter **Osteoporose** versteht man dagegen den altersbedingten Verlust an Knochensubstanz. Dabei wird nicht nur Calcium abgebaut, sondern auch die Eiweißmatrix, die bei der Osteomalazie erhalten bleibt und die einen Wiederaufbau des Knochens ermöglicht. Dies geht soweit, dass im hohen Alter die Knochen nur noch 20 Prozent ihres Gewichts wie mit 30 haben und sehr bruchempfindlich sind. Der Prozess beginnt mit 30 und beschleunigt sich im Alter. Er kann auch durch Calciumgaben nicht aufgehalten werden. Diese können nur verhindern, dass zu der „natürlichen" Entkalkung noch eine durch Calciummangel kommt.

Die wichtigste Calciumquelle sind Milch und Milchprodukte wie Joghurt, Käse oder Buttermilch. Daneben kommt der Mineralstoff in Hülsenfrüchten, Nüssen sowie einigen Gemüsen wie Endivien, Brokkoli, Fenchel und vor allem Grünkohl vor. In kleineren Mengen findet man Calcium auch in Vollkornbrot und Eiern.

Was bedeuten die Begriffe Pasteurisieren, Homogenisieren und Ultrahocherhitzen?

Wer Milch kauft, hat die Qual der Wahl — es gibt Vorzugsmilch, pasteurisierte Milch, ultrahocherhitzte, sterilisierte Milch und seit Neuestem auch noch die ESL-Milch.

Milch ist im Kuheuter weitgehend keimfrei, zumindest solange die Kuh gesund ist. Doch schon beim Melken kommt sie mit Bakterien in Kontakt, die sich in der Luft oder auf der Außenseite der Euter befinden. Milch ist für Bakterien und Pilze ein ideaIer Nährboden. Milch dient ja als Nahrung für das Kalb, bei dem die Verdauung noch nicht vollständig entwickelt ist. Daher ist sie so zusammengesetzt, dass sie leicht verdaulich ist. Das Fett ist in Tröpfchen emulgiert, das Eiweiß in löslicher Form in der Flüssigkeit verteilt, und dazu gibt es noch Lactose als einfachen Zucker. Kurzum: Alle drei Hauptnährstoffe liegen in einer Lösung vor. Es gibt keine Zellbarrieren und Schranken, wie sie z. B. Pflanzen mit der Schale aufweisen. Milch ist daher leicht verdaulich, nicht nur für uns, sondern auch für Bakterien und Pilze.

Rohmilch ist die Milch, die direkt vom Bauer verkauft wird. Wer dies kommerziell macht, muss seine Kühe besonders kontrollieren lassen, da ohne Pasteurisierung gewährleistet sein muss, dass die Milch keine Krankheitskeime enthält. Dieselbe Milch, wenn sie vom Handel angeboten wird, heißt dort "**Vorzugsmilch**". Wichtig ist, dass die Kühlkette sofort beim Melken beginnt und über die Kühlung bis zum Handel eingehalten wird. Beim Verkauf am selben oder nächsten Tag ist diese Milch im Kühlschrank dann noch 2 – 3 Tage haltbar. Ein Unterschied zwischen Rohmilch und Vorzugsmilch ist, dass Rohmilch höhere Schwankungen im Fettgehalt aufweist, da dieser von der Fütterung der Kuh abhängt, von der die Milch stammt. Vorzugsmilch darf nicht im Fettgehalt verändert werden und es dürfen keine Zusatzstoffe zugesetzt werden, aber durch das Mischen der Milch verschiedener Bauern gleichen sich die Unterschiede aus. Jede Milch, nicht nur Vorzugsmilch, wird direkt nach dem Melken gekühlt, um die Vermehrung von Keimen zu reduzieren. Molkereien holen heute in der Regel zweimal pro Tag die Milch bei den Bauern ab, um sie möglichst schnell zu verarbeiten.

Alle anderen Milchsorten sind auf die eine oder andere Weise hitzebehandelt. Es gibt dabei unterschiedliche Verfahren. Sie sind Sammelbezeichnungen für ein bestimmtes Ergebnis, sprich, dass die Keimzahl auf einen Grenzwert reduziert wurde und die gewünschte Haltbarkeit erreicht wird.

Beim **Pasteurisieren** entsteht die Milch, die im Handel als "**frische Milch**" verkauft wird. Es gibt zwei Verfahren. Das eine ist das Kurzzeiterhitzen. Die Milch wird auf 72 bis 75 °C erhitzt und diese Temperatur mindestens 15 s lang gehalten. Das Zweite ist das Hocherhitzen. Hier beträgt die Temperatur 85 °C. Diese Temperatur wird etwa 2 s lang gehalten. Beide Verfahren sollen die coliformen (genaueres: S.260) und pathogenen Keime mit Sicherheit abtöten und die Anzahl der anderen Bakterien reduzieren. Damit gewinnt man genügend Zeit, bis diese sich wieder soweit vermehrt haben, dass sie ein Niveau erreicht haben, ab dem die Milch verdorben ist. Beim Kurzzeiterhitzen beträgt die Reduktion 99,5 Prozent. Diese Temperatur verändert den Geschmack kaum. Beim Hocherhitzen sind es 99,9 Prozent. Es tritt beim Hocherhitzen noch kein Kochgeschmack auf, doch sind nun sensorische Abweichungen durch die teilweise Denaturierung des Eiweißes wahrnehmbar. Die Hocherhitzung ist bei Verkaufsmilch unüblich und wird eingesetzt, wenn die Milch weiterverarbeitet wird. Da nicht alle Bakterien abgetötet wurden und sich wieder vermehren (sie brauchen je nach Verfahren 8 – 10 Generationen, um wieder auf das Ausgangsniveau zu kommen), muss H-Milch wie Vorzugsmilch gekühlt werden. Sie ist dann etwa 5 – 7 Tage haltbar, wenn die Packung nicht geöffnet wird.

Die **Ultrahocherhitzung (UHT)** führt zur "**haltbaren Milch**" oder "**H-Milch**". Der Grundsatz ist der, dass einerseits die Bakterien vollständig abgetötet werden sollen, andererseits die Einwirkzeit möglichst kurz sein sollte, damit die Reaktionen zwischen den Milchbestandteilen sowie die Denaturierung des Eiweißes möglichst unterdrückt werden. Das heutige Verfahren der Ultrahocherhitzung besteht darin, die Milch über

Wärmeaustauscher möglichst schnell auf 136 bis 138 °C zu erhitzen. Diese Temperatur wird dann 5 – 8 Sekunden lang gehalten und dann wird die Milch sofort auf 20 Grad abgekühlt, damit die sensorischen Veränderungen möglichst klein sind. Danach ist die Milch steril und muss auch unter sterilen Bedingungen verpackt werden. UHT-Milch ist mindestens sechs Wochen haltbar und anders als die H-Milch ohne Kühlung, da sie keine lebenden Mikroorganismen mehr enthält. Nachdem es umfangreiche Tests auch unter widrigen Bedingungen gab (es wurden ganze Paletten mit Milch nach Afrika verschifft und nach Wochen wieder zurückgeholt), wie hoch die Mindesthaltbarkeit ist, wurde das Haltbarkeitsdatum in den letzten Jahrzehnten schrittweise erhöht, auch wenn der Prozess sich kaum geändert hat. Heute liegt das MHD (siehe S. 135) zwischen 3 und 6 Monaten. Diese lange Haltbarkeit ist nicht durch die Mikrobiologie begrenzt, sondern den Umstand, dass noch chemische Veränderungen stattfinden. Bei den Temperaturen der Ultrahocherhitzung kommt es zu Veränderungen wie Reaktionen zwischen dem Milchzucker und dem Eiweiß, der sogenannten Maillardreaktion, die sich in Geschmacksveränderungen niederschlagen.

Sterilmilch hat heute fast keine Marktbedeutung mehr. Anders als bei H-Milch wird nicht die Milch sterilisiert und dann verpackt, sondern die Milch wird erst in Flaschen abgefüllt und dann die Flaschen sterilisiert. So ist eine Kontamination durch die Verpackung ausgeschlossen. Es gibt zwei Verfahren: Erhitzt wird auf 107 bis 115 Grad Celsius über 20 bis 30 Minuten oder auf über 130 Grad Celsius bei 12 Minuten. Durch die lange Einwirkzeit weist Sterilmilch einen deutlichen Kochgeschmack auf. Die Reaktion zwischen Lactose und Eiweiß ist noch ausgeprägter und führt zur Braunfärbung der Milch. Die dabei entstehenden braunen Verbindungen sind die gleichen, welche auch beim Fleischanbraten entstehen, wenn man z. B. den Braten mit Mehl einstäubt. Sterilisieren ist für Milch unüblich, aber bei der Herstellung von Kaffeesahne und Kondensmilch noch gebräuchlich, da dort der veränderte Geschmack nicht so stört.

Das neueste Verfahren ist **ESL-Milch**, obwohl dies so auf keiner Verpackung steht, sondern meistens so etwas wie "länger frische Milch" oder "extra lange frisch". ESL steht für Extended Shelf Time — damit ist auch der Hauptsinn umschrieben: Der Handel soll die Milch länger verkaufen können. Es gibt verschiedene Verfahren. Zum einen ist es möglich, der normalen Pasteurisierung eine Mikrofiltration nachzuschalten. Die feinen Filter sollen Bakterien zurückhalten und so die Keimzahl weiter reduzieren. Danach muss die Milch wie H-Milch unter sterilen Bedingungen verpackt und weiterverarbeitet werden. Diese Milch ist nach dem Kauf mindestens 8 – 10 Tage lang gekühlt haltbar. Die zweite Möglichkeit ist es, die Milch zuerst auf 127 °C zu erhitzen, diese Temperatur 2 s lang zu halten und dann auf 90 Grad abzukühlen. Auch diese Temperatur wird über einige Sekunden gehalten und dann die Milch auf 7 Grad abgekühlt. In den Eigenschaften ist diese Milch zwischen pasteurisierter und ultrahocherhitzter Milch einzustufen, sowohl geschmacklich wie auch in der Haltbarkeit. Diese liegt bei 12 bis 20 Tagen. Von Verbraucherschützern wird kritisiert, dass man "frisch" als Adjektiv für eine hocherhitzte Milch nicht nehmen sollte. Das gilt zwar schon lange für pasteurisierte Milch, doch hat sich dort der Begriff eingebürgert. Vor allem steigern manche Hersteller dies ja noch, indem sie "extra frische" Milch anpreisen.

Egal, welche Milch verwendet wird: Nach dem Öffnen ist sie nur einige Tage haltbar und sollte im Kühlschrank aufbewahrt werden. Nun haben wieder Mikroorganismen die Möglichkeit sich zu vermehren. Zum Glück sind die häufigsten Mikroben, die sich in Milch ansiedeln und vermehren, die Milchsäurebakterien, die durch die Absenkung des pH-Werts andere Bakterien am Wachsen hindern. Unterschreitet der pH-Wert aber eine Grenze, so denaturieren die Eiweiße, fallen aus und die Milch wird flockig oder im Volksmund: "sauer". Wer eine Milch, die kurz vor diesem Punkt, aber noch flüssig ist, einem Temperaturschock oder Säureschock aussetzt, wie z. B. in heißen Kaffee gießt, wird feststellen, dass dieser doppelte Stress ebenfalls zu einer Ausfällung von Milcheiweiß führt. Milchsäurebakterien sind aber harmlose Gesellen, die natürlich in der Milch vorkommen und zur Herstellung zahlreicher Milchprodukte eingesetzt werden. Die saure Milch ist also nicht giftig.

Alle Verfahren verändern nicht den Gehalt an Eiweiß, Kohlenhydraten und Fett. Vitamine werden teilweise zerstört, doch sind die Verluste relativ gering. Er beträgt etwa 10 Prozent bei pasteurisierter Milch und 10 – 20 Prozent bei H-Milch.

Nichts mit der Wärmebehandlung der Milch zu tun hat das **Homogenisieren**. Das Fett in der Milch wird sich, wenn man nichts unternimmt, abscheiden und eine Rahmschicht auf der Oberfläche bilden. Dies liegt daran, dass in der frisch gemolkenen Milch die Fettkügelchen relativ groß sind (1 – 10 µm im Durchmesser, die meisten haben einen von 2 – 5 µm). Sie sind leichter als das Wasser, und wie Öl neigen sie dazu, aufzuschwimmen und sich zu größeren Tropfen zu vereinigen. Beim Homogenisieren wird die Milch mit hohem Druck (350 Bar) durch feine Düsen gepresst und gleichzeitig auf 50 bis 75 °C erwärmt, damit das Milchfett komplett schmilzt. Das führt zu sehr kleinen Fettkügelchen von weniger als 1 µm Durchmesser, an deren Oberfläche sich ein Teil der Milchproteine anlagert. Diese verhindern zum einen, dass die Tröpfchen sich wieder zu größeren Tropfen vereinigen können. Zum andern sind durch die schweren Eiweißmoleküle an der Außenseite die Fetttröpfchen nun nicht mehr leichter als die Flüssigkeit und schweben in der Milch. Bis auf Vorzugsmilch wird jede Milch homogenisiert.

Eine zweite Behandlung ist das Einstellen des Fettgehalts. Rohmilch und Vorzugsmilch sollten ihren natürlichen Fettgehalt behalten. Jede andere Milchsorte wird auf einen bestimmten Fettgehalt eingestellt. Dies geschieht, indem man in Zentrifugen zuerst das Fett weitgehend abtrennt (bis auf einen Rest von 0,3 bis 0,5 Prozent) und dann wieder Rahm zuführt, bis der deklarierte Fettgehalt erreicht ist. Das Milchfett ist ein begehrter Rohstoff, weil der Verbraucher vor allem Milchprodukte mit höherem Fettgehalt wie Butter, Sahne, Käse und Rahmjoghurt konsumiert. Für deren Herstellung wird der abgetrennte Rahm benötigt. Manche Kuhrassen erreichen höhere Milchfettgehalte als die im Handel üblichen Stufen, sodass deren Milch in jedem Falle teilentrahmt werden muss. Eingebürgert haben sich folgende Stufen:

- "**Landmilch**": 3,8 Prozent Fettgehalt. Landmilch ist kein normierter Begriff, der wie die anderen Begriffe für eine bestimmte Zusammensetzung steht. Der Fettgehalt ist daher handelsüblich, aber nicht wie bei Vollmilch verpflichtend.

- "**Vollmilch**": 3,5 Prozent Fettgehalt

- „**teilentrahmte Milch**": 1,5 bis 1,8 Prozent Fettgehalt

- "**entrahmte Milch**": 0,3 Prozent Fett — würde man darunter gehen, wäre die Milch nicht mehr weiß, weil die weiße Färbung von den Fettkügelchen kommt.

Was bedeutet eigentlich „probiotisch" und was ist „das Tolle" daran?

Probiotisch ist ein Kunstwort, bestehend aus den Silben „pro" („für") und biotisch „lebendig". Gemeint ist, dass ein Lebensmittel gesundheitsförderlich ist. Probiotische Lebensmittel gehören zu **Functional Food**, also Lebensmittel mit einem zusätzlichen Nutzen (für die Gesundheit) (siehe S. 112).

Probiotische Lebensmittel enthalten Mikroorganismen, die zumindest teilweise die Magen-Darmpassage überleben können. Die meisten Produkte setzen dazu besonders säuretolerante Milchsäurebakterien ein. Das Postulat der Hersteller ist, dass diese Mikroorganismen dann bis in den Dickdarm gelangen und sich dort vermehren. Versprochen wird, dass Probiotika die natürliche Bakterienzusammensetzung des Darms wieder ins Gleichgewicht bringen, Durchfallerkrankungen verhindern, sich positiv auf das Immunsystem auswirken und Dickdarmkrebs vorbeugen. Probiotika sollen das Wachstum von Milchsäurebakterien im Dickdarm fördern und dadurch positive gesundheitliche Wirkungen erzielen. Diese Postulate sind größtenteils wissenschaftlich nicht belegt. Als erwiesen gilt ihr positiver Einfluss bei Durchfällen (verkürzte Durchfalldauer bei Darminfektionen) und eine bessere Lactoseverwertung.

Doch diese Effekte kennt man auch von natürlichen Lebensmitteln wie Sauermilchprodukten. Belegt ist, dass nicht alle der rund 400 Bakterienarten, die sich im Darm tummeln, für uns nützlich sind. Als „nützlich" werden Mikroben angesehen, die nicht pathogen sind, keine toxischen Substanzen freisetzen und Stoffwechselprozesse positiv beeinflussen. Man kann die Darmflora durch die Ernährung beeinflussen. So verändert ballaststoffreiche Nahrung die Darmflora im guten Sinn, und die Bakterien erzeugen dann beim Abbau der Ballaststoffe positiv auf die Darmgesundheit wirkende Abbauprodukte. So wird vermutet, dass diese Flora vor Dickdarmkrebs schützt.

Verschiedene Experten halten die beschriebenen Effekte mehr für die Folge, dass Personen, die bisher keine Sauermilchprodukte (die ja selbst schon eine positive Wirkung haben) konsumierten, nun welche zu sich nehmen, weil es ja „gesund" ist. Die Menge der Bakterien, die im Darm ankommt, reicht zumindest nicht aus, um die Darmflora in nennenswerter Weise zu beeinflussen. Dies geschieht vielmehr durch die Nahrung: Gefördert wird die Kolonialisierung des Darms mit bestimmten probiotischen Keimen durch unverdauliche Kohlenhydrate wie Fructose- und Lactoseoligosaccharide, die den probiotischen Bakterienstämmen und der normalen Darmflora als Nahrung dienen. Derartig wirkende Oligosaccharide kommen in Pflanzen, z. B. Chicorée, Knoblauch, Spargel, Zwiebeln und in Milch / Joghurt vor. Die Bakterien fermentieren die Oligosaccharide und unverdauliche Stärke zu kurzkettigen Fettsäuren. Dadurch sinkt der pH-Wert, Das Milieu wird sauer und fördert wiederum das Wachstum der Bifidusbakterien. Auch eine insgesamt ballaststoffreichere Ernährung beeinflusst die Bakterienflora positiv und führt zu Verschiebungen in der Population der einzelnen Stämme. Auch so werden die als positiv eingestuften Bakterien gefördert.

Die EU überprüft seit 2006 alle Werbeversprechen, die im Zusammenhang mit gesundheitsbezogener Werbung gemacht werden. Sie hat dabei auch die Daten, welche die Hersteller der probiotischen Produkte vorlegten, geprüft und festgestellt, dass die Werbeaussagen nicht hinreichend wissenschaftlich belegt sind. Dies wird nun von den Herstellern umgangen. Zum einen mit Aussagen wie „Hilft, sich wohl zu fühlen" — ja, das tut der Konsum eines Schokoriegels auch, nur enthält der keine Probiotika, oder sie mischen Substanzen zu, für die noch Aussagen gemacht werden dürfen, wie z. B. Vitamin C – dann darf man wieder mit „Unterstützt das Immunsystem" werben.

Derzeit nutzen die Probiotika nur einem: Dem Hersteller, denn er muss nur seine normale Milchsäurekultur durch eine andere ersetzen und kann sie zum dreifachen Preis des normalen Joghurt verkaufen.

Was ist der Unterschied zwischen Kefir, Joghurt und Sauermilch?

Zuerst einmal beginnt alles mit Milch. Diese wird pasteurisiert, homogenisiert und auf den gewünschten Fettgehalt eingestellt (siehe S.80).

Dann teilen sich die Wege auf. **Sauermilch** entsteht durch bakterielle Fermentierung. Eingesetzt werden z. B. die Bakterienkulturen Streptococcus cremoris, Streptococcus lactis, Leuconostoc citrovorum. Sie vergären den Milchzucker zu Milchsäure. Die Milchsäure senkt den pH-Wert der Milch ab, das verhindert zum einen den Befall mit fremden Keimen, deswegen ist die Sauermilch länger haltbar. Die Säure fällt auch das Eiweiß aus. Je nach Kultur entsteht vorwiegend L(+)-Milchsäure oder D(-)-Milchsäure. Da der menschliche Körper nicht D(-)-Milchsäure abbauen kann, ist man bestrebt vor allem die **rechtsdrehende L(+)-Milchsäure** zu erzeugen. 80 – 90 Prozent der Milchsäure sollten rechtsdrehend sein. Ist zu viel **linksdrehende D(-)-Milchsäure** enthalten, so belastet dies die Regulation des körpereigenen Systems, um den pH-Wert im Blut konstant zu halten, und die Niere muss die Milchsäure ausscheiden. Die Präfixe D(+) bzw. L(-) geben an, dass es zwei Arten von Molekülen gibt, die sich chemisch identisch verhalten, aber unterschiedliche physiologische Wirkungen haben. Die Buchstaben D/L geben die genaue Position der Gruppen im Raum an. Es gibt genau zwei, die sich wie Bild und Spiegelbild verhalten (analog den Händen, bei der linke und rechte Hand nicht deckungsgleich sind). Die Angabe „+" oder „-" weist auf eine physikalische Eigenschaft dieser Moleküle hin: Sie drehen das Licht, wenn man die Reinsubstanz in Kristallen unter dem Mikroskop beobachtet, entweder nach links (-) oder rechts (+). Auch hier gilt: Dreht die L-Form das Licht nach links, so dreht die D-Form es nach rechts – und umgekehrt.

Milchsäure entsteht bei allen Fermentationen durch säurebildende Bakterien und ist daher in Joghurt oder Käse vorhanden. Je nachdem, wie man die Fermentierung steuert und welche Bakterienkulturen eingesetzt werden, entstehen noch Kohlendioxid (ergibt ein schaumiges Getränk / Speise oder Löcher im Käse), Ethanol und Essigsäure. Üblich ist ein Milchsäuregehalt von 0,8 bis 1,0 Prozent. Da bei der Spaltung des Milchzuckers in Glucose und Galactose zwei Zucker entstehen, die süßer als Lactose sind, sind manchmal die fermentierten Produkte süßer als Milch, obwohl der Gehalt an Zucker geringer ist, sofern die Gärung an diesem Punkt gestoppt wird, wie bei Sauermilch. Übersteigt der Fettgehalt 10 Prozent, so spricht man nicht mehr von Sauermilch, sondern von **Sauerrahm** oder saurer Sahne.

Joghurt entsteht in ähnlicher Weise. Anders als bei Sauermilch sind dort verschiedene Fettgehaltsstufen üblich. Zugesetzt wird Streptococcus thermophilus oder Thermobacterium bulgaricum. Bei den „probiotischen" Produkten werden säuretolerante Milchsäurebakterien (Streptococcus) oder Bifidusbakterien zusätzlich zugesetzt. Zur Fermentierung wird der Joghurt auf 42 bis 45 Grad erhitzt, da diese Kulturen wärmeliebend sind. Dabei flockt das Eiweiß durch die Milchsäure aus. Bei **Fruchtjoghurt** wird dem Joghurt nach der Fermentierung eine Mischung aus Früchten, Zucker, Verdickungsmitteln und Aroma zugesetzt. Fruchtjoghurt wird in jedem Falle pasteurisiert, weil sonst der Zucker in der Fruchtmischung auch vergärt werden würde. Je nach Prozessführung enthält Joghurt zwischen 0,6 und 1,2 Prozent Milchsäure. Wie viel Säure enthalten ist, kann man an den Bezeichnungen erkennen, so wird ein mit „mild" gekennzeichneter Joghurt weniger Milchsäure enthalten.

Kefir stammt ursprünglich aus Turkmenistan und unterscheidet sich von den anderen Milchprodukten, da nicht ein Bakterium die Gärung durchführt, sondern der Kefirpilz, der eine Gemeinschaft von Hefen und Bakterien umhüllt. Diese Gemeinschaft wächst und bildet blumenkohlförmige Kefirknollen aus. Aufgrund der Mikrobengemeinschaft entstehen zahlreiche Abbauprodukte und Geschmacksstoffe, unter anderem durch die Hefegärung viel Kohlendioxid und Alkohol (etwa 0,5%). Kefir enthält Hefen (z. B. Saccharomyces kefir, Torula kefir) und lactatbildende Mikroorganismen (z. B. Lactobacillus caucasicus, Leuconostoc, Streptococcus).

Verwandt mit Kefir ist **Kumy**. In Zentralasien, der Ursprungsregion, wurde es durch Fermentation von Stuten- oder Ziegenmilch mit Kumyskulturen erzeugt. Hierzulande wird es aus Kuhmilch hergestellt. Wie Kefir ist Kumys eine Mischkultur aus Hefen und Milchsäure bildenden Bakterien. Ein Unterschied zu Kefir ist der wesentlich höhere Alkoholgehalt von 3 Prozent im Produkt.

Buttermilch entsteht bei der Butterung, also der Herstellung von Butter. Entweder wird der Rahm mit säurebildenden Bakterien wie Streptococcus cremoris, Streptococcus lactis, Streptococcus diacetylactis, Betacoccus cremoris versetzt und dann fermentiert, oder die Butter wird ohne Säuerung hergestellt (**Sauerrahm-** oder **Süßrahmbutter**). Wenn das Fett bei der Butterung abgetrennt wird, so verbleibt die Buttermilch. Sie enthält kaum noch Fett, jedoch fast die gesamten Mineralstoffe, Lactose und den Großteil des Eiweißes. Zulässig ist das Strecken mit Magermilch oder Wasser. Wenn die Buttermilch aus Süßrahmbutterung stammt, dann werden ihr Milchsäurekulturen zur Geschmacksbildung zugesetzt.

Die verschiedenen Geschmacksstoffe entstehen durch die unterschiedlichen Bakterienkulturen, aber auch die Prozessführung, also bei welchen Temperaturen die Reifung erfolgt.

Alle fermentierten Produkte enthalten weniger Lactose als die Milch. Zum Teil wurde sie abgebaut zu Milchsäure, zum Teil wurde sie in die Einzelzucker aufgespalten. Das ist wichtig für Personen mit einer Lactoseintoleranz (siehe S.176). Sie haben kein Problem, wenn die Lactose gespalten oder zu Milchsäure abgebaut ist. Daher werden fermentierte Milchprodukte wesentlich besser vertragen als Milch.

Wie entstehen die einzelnen Käse?

Fast alle Käse werden durch Mikroorganismen erzeugt, wenn man von wenigen Ausnahmen wie Frischkäse oder Quark absieht. Durch verschiedene Kulturen entstehen die unterschiedlichen Käsesorten, die sich dann noch in der Reifezeit unterscheiden.

Die Basis für Käse ist der Käsebruch. Er entsteht, wenn man das Eiweiß der Milch durch Säure oder Enzyme ausfällt. Nur dieser Bruch wird weiterverarbeitet. Die Restflüssigkeit, die je nach Art der Ausfällung noch Eiweiß, Milchzucker und Mineralstoffe enthält, wird getrocknet und als **Molke** als billige Zutat in zahlreichen Lebensmitteln verwendet. Den Fettgehalt des Käses stellt man durch den Rahmanteil der Milch ein.

Schon bei der Ausgangsbasis Milch gibt es Unterschiede. Jeder Käse, der in einer Molkerei produziert wird, entsteht aus pasteurisierter Milch. Bei handwerklich erzeugtem Käse wird Rohmilch verwendet, und diese Käse gelten als geschmacklich besser. Untersuchungen in der Schweiz ergaben, dass schädliche Keime auch bei der Verwendung von Rohmilch keine Chance zur Vermehrung haben: Die Rohmilch kommt in Holzzuber, die an ihrer Oberfläche mit einem Bakterienrasen besiedelt sind. Diese Bakterien wandern innerhalb von Minuten in die Milch und vermehren sich dort so stark, dass sie alle anderen Bakterien verdrängen. Da es sich anders als bei den Starterkulturen der Molkereien nicht um eine homogene Startkultur handelt, sondern eine Gemeinschaft von Bakterien, wirkt sich dies natürlich auf den Geschmack aus.

Zurück zum Käsebruch. Es gibt zwei Möglichkeiten, das Eiweiß zum Gerinnen zu bringen. Das eine ist durch Milchsäuregärung. Es passiert das Gleiche wie bei der Joghurtherstellung: Eine Starterkultur wird zugesetzt, die bei der Fermentation entstehende Milchsäure senkt den pH-Wert ab, und das Milcheiweiß gerinnt. Man erhält mit diesem Verfahren **Sauermilchkäse** wie Harzer, Münster, Handkäse oder Kochkäse. Der entstehende Käsebruch ist vor der Reifung normaler **Quark**. Sauermilchkäse kann man auch durch Zugabe von Säure ohne Bakterienkultur herstellen. Üblich ist die Zugabe von Zitronensäure oder Essigsäure. Die zweite Möglichkeit ist es, ein Enzymgemisch, das Lab, zuzusetzen. Früher stammte es vor allem aus Kälbermagen, heute wird eines der Enzyme, das Chymosin, auch von gentechnisch veränderten Bakterien hergestellt. Gentechnisch gewonnenes Chymosin ist für die Herstellung von Bio-Lebensmitteln in Europa verboten. Für Vegetarierkäse können pflanzliche Enzyme, z. B. aus Labkräutern oder Papayas, eingesetzt werden. In Deutschland ist deren Einsatz aber verboten. Hierzulande wird für vegetarische Käse Chymosin aus Bakterienkulturen verwendet.

Das Labferment enthält Enzyme, die ein Protein der Milch, das Casein, spalten. Es gerinnt und schließt dabei die anderen Proteine, aber auch das Calcium mit ein. Anders als bei der Sauermilchherstellung sinkt der pH-Wert des Käses nicht ab, weshalb man auch von Süßmilchgerinnung und **Süßmilchkäse** spricht.

Beide Käsefraktionen unterscheiden sich in einem Detail: Bei der Sauermilchgerinnung wird, wenn der Käsebruch von der eingeschlossenen Flüssigkeit befreit wird, mit der Flüssigkeit das Calcium der Milch abgetrennt. Im sauren Milieu kann das Casein das Calcium nicht mehr binden. Dies ist beim Süßmilchkäse nicht so.

Aus dem frischen Käsebruch kann man dann **Frischkäse** herstellen. Er wird dann noch meistens mit Sahne angereichert, um ein geschmeidiges Gefüge zu erreichen. Die meisten Frischkäsesorten werden durch Sauermilchgerinnung hergestellt.

Für **Hartkäse** muss der Wassergehalt des Bruchs gesenkt werden. Dazu wird der Käsebruch mit „Käseharfen", feinen Rechen, mehrfach zerkleinert. Es passiert das Gleiche, wie wenn Sie mit dem Löffel Joghurt durchrühren. Der Käsebruch besteht aus einem lockeren Eiweißgeflecht, das viel Wasser einschließt. Durch das mechanische Behandeln wird es zerstört. Nur das Wasser, das fest an das Eiweiß gebunden wird, bleibt im Bruch, der Rest bildet die Molke.

Nach dem Filtrieren wird der Käsebruch in eine Form gebracht, meistens in der Form noch ausgepresst, um weiteres Wasser zu entfernen. Heute ist die Ultrafiltration des Bruchs üblich, bei dem die Molke durch sehr feine Siebe filtriert wird. Dies erhöht die Käsemasse um 12 bis 18% und senkt die Kosten, die für die Beseitigung der Molke entstehen. Wird sie ins Abwassernetz eingeleitet, so sind hohe Gebühren fällig, da sie reich an abbaubaren Stoffen ist, und sonst findet man nur wenige Abnehmer, auch wenn inzwischen „**Molkenerzeugnisse**" als Füllstoffe bei vielen Produkten wie Desserts, Schokolade und Eis schon gang und gäbe sind. Diese Molkenerzeugnisse können auch eingesetzt werden, um Zusatzstoffe wie Schaum- oder Gelbilder zu ersetzen.

Der nun feste Käse wird in eine Salzlake getaucht. Das Salz macht ihn fester (weitere Flüssigkeit tritt aus), hemmt schädliche Bakterien, fördert den Geschmack und beeinflusst die Rindenreifung. Die Dauer ist unterschiedlich. Camembert wird nur eine

Stunde in der Salzlake gelassen, Emmentaler ruht 4 – 5 Tage in der Lake. Nun werden die eigentlichen Bakterienkulturen zugegeben, entweder durch Impfung oder durch Einreiben der Rinde. Die Reifung verläuft bei unterschiedlichen Temperaturen zwischen 3 °C (Cheddar) und 35 °C (Butterkäse) über wenige Tage bis mehrere Monate, jedoch immer bei hoher Luftfeuchtigkeit. Im Allgemeinen gilt, dass je länger ein Käse reift, um so härter wird er, um so weniger Wasser enthält er, und um so mehr Aromen bildet er. Von vielen Käsesorten gibt es mehrere Variationen wie „jung", „mittelalt" und „alt". Die Aromen entstehen dadurch, dass Bakterien und Pilze das Fett und Eiweiß abbauen. Beim Eiweißabbau entstehen biogene Amine, die sehr geruchsintensiv sind, aber auch pseudoallergische Reaktionen auslösen können. Ebenso sind freie Fettsäuren geruchsintensiv, und bei ihrem Abbau entstehen zahlreiche Aromastoffe. Auch die anfangs aus Lactose gebildete Milchsäure wird abgebaut. Länger gereifter Käse ist weitgehend lactosefrei.

Die Rinde wird dann bei zahlreichen Käsen vor dem Verkauf behandelt, entweder gewachst oder sogar mit Antibiotika behandelt, wie **Natamycin**, das die Ansiedlung von Fremdkeimen verhindern soll, denn nur über die Rinde können sie den Käse befallen. Hartkäse ist allerdings so fest, dass selbst wenn er im Kühlschrank verschimmelt, es reicht, die Rinde großzügig zu entfernen, da das Mycel nicht sehr tief eindringen kann. Im Inneren können sich fremde Mikroorganismen durch die eigene Bakterienflora nicht vermehren. Alle verwendeten Kulturen sind für den Menschen ungefährlich, das gilt auch für Schimmelpilze, die z. B. für die Herstellung von Roquefort, Brie, Gorgonzola oder Camembert eingesetzt werden. Im Gegenteil: Die Bakterien bilden Vitamine, wie das Vitamin B_{12}. Das ist vor allem für Vegetarier von Bedeutung.

Was bedeutet die Abkürzung „i. Tr." bei Käse?

Für viele Käsesorten sind bestimmte Fettgehaltsstufen vorgeschrieben, so wird man keinen Emmentaler mit 30 Prozent Fett, also Dreiviertelfettstufe, erhalten.

Eingeteilt wird Käse heute nach vielen Kriterien. Gesetzlich festgelegt sind Fettgehaltsstufe und Wassergehalt für bestimmte Handelsklassen. Bei dem Fettgehalt bezieht sich dieser auf die **Trockenmasse**, und dies wird mit „i. Tr." auf der Verpackung angegeben. Dies sind die in Deutschland üblichen:

Fettgehaltsstufen	Fett(gehalt) i. Tr. (in Trockenmasse)
Magerstufe	weniger als 10 Prozent
Viertelfettstufe	mindestens 10 Prozent
Halbfettstufe	mindestens 20 Prozent
Dreiviertelfettstufe	mindestens 30 Prozent
Fettstufe	mindestens 40 Prozent
Vollfettstufe	mindestens 45 Prozent
Rahmstufe	mindestens 50 Prozent
Doppelrahmstufe	mindestens 60 Prozent bis höchstens 87 Prozent

Für den Verbraucher verwirrend ist, dass der Fettgehalt auf die Trockenmasse bezogen ist. Diese erhält man, wenn man das Produkt in einem Ofen trocknet, bis das ganze Wasser verdampft ist. 45 Prozent Fett in der Trockenmasse bei Schnittkäse wie Emmentaler, Gouda, Edamer oder Tilsiter klingen nach viel, aber Käse enthält immer Wasser, und so enthält Emmentaler im Produkt nur 30 Prozent Fett. Ganz überraschend ist das vor allem bei den beiden letzten Stufen: Rahmstufe und Doppelrahmstufe findet man nur bei Frischkäse, doch enthalten diese so viel Wasser, dass sie trotz des hohen Fettgehalts in der Trockenmasse pro 100 g weniger Energie als Schnittkäse aufweisen. Vollmilch hat übrigens einen Fettgehalt von 29 Prozent i. Tr. Sie enthält nur 3,5 Prozent Fett, aber 87,7 Prozent Wasser, weshalb die Angabe des Fettgehalts der Trockenmasse keinen Aufschluss über den Energiegehalt zulässt, wenn man nicht weiß, wie viel Wasser der Käse enthält.

Würde man das System auf andere Lebensmittel ausdehnen, so würden diese auch viel Fett enthalten: Schweinefilet 29 Prozent Fett, Erdnüsse 50 Prozent, Frankfurter Würstchen 59 Prozent und Schokolade 55 Prozent Fett. Wesentlich ist aber, wie viel Energie beziehungsweise Fett eine Portion enthält. Je höher der Wassergehalt ist, desto weniger Fett (absolut) enthält der Käse. Die Angabe ist bedeutsam, weil der Geschmack sich mit dem Fettgehalt verändert. Ein Käse mit viel Fett schmeckt milder, weil das Fett die gebildeten Aromen, die in Reinform sehr aufdringlich sein können, erträglich macht. So entstehen bei der Käsereifung Abbauprodukte aus Fettsäuren, die isoliert nach Veilchen riechen oder kratzig schmecken, sowie Eiweißabbauprodukte, die auch den Geruch von verdorbenem Fleisch und Fisch prägen. Bei Käse nehmen wir diese durch die Verbindung mit Fett aber positiv wahr. Bei manchen Käsesorten wie Limburger und Romadur ist der Geruch daher nicht sehr appetitlich, durch den Fettgehalt schmecken diese Käse aber deutlich milder als man vermutet.

Bei einem Fettgehalt von weniger als 32,5 Prozent in der Trockenmasse kann ein Käse als „leicht/lite/light" bezeichnet werden. Das gilt nicht für Quark und Schichtkäse. Hier liegt die Grenze wegen des hohen Wassergehaltes bei 12,5 Prozent.

Beim **Wassergehalt** gibt es folgende Kategorien, allerdings bezogen auf die fettfreie Masse, nicht den absoluten Wassergehalt.

- Extra hart: < 51 Prozent
- Hart: 49–56 Prozent
- Semihart: 54–63 Prozent
- Halbfest: 61–69 Prozent
- Weich: > 67 Prozent

Schmelzkäse entsteht dadurch, dass Käse mit Schmelzsalzen aufgeschmolzen wird. Normaler Käse wird beim Erstarren hart. Die Schmelzsalze (Phosphate und/oder Zitronensäure) verhindern dies, der Käse bleibt zähflüssig und zieht Fäden. Zugesetzt werden etwa 2 – 3 Prozent Schmelzsalze. Phosphate sind wegen der insgesamt zu hohen Phosphataufnahme als kritisch zu sehen, beeinflussen aber weniger den Geschmack als die Zitronensäure.

Schließt Käse den Magen?

Angeblich soll der Genuss von Käse am Schluss einer Mahlzeit die Verdauung fördern. Das kann man sehr unterschiedlich auslegen. Die einen dahin gehend, dass er stark sättigt, die anderen, dass er den Verdauungsprozess erleichtert, den Magen „schließt".

Käse ist sehr protein- und fettreich. So sättigt er gewiss. Allerdings kann man diese Sättigung auch erreichen, wenn man etwas anderes ist, dass genauso viel Energie enthält. 100 g Hartkäse haben so viel Energie wie 200 g gebratenes Rindersteak. Das sättigt sicher noch besser.

Käse ist auch nicht förderlich für die Verdauung. Im Gegenteil, er zählt zu den Lebensmitteln, die die Magensäureausschüttung ankurbeln. Das ist sicher das Gegenteil vom „Magen Schließen", denn die Magensäure kann hochschwappen und Sodbrennen verursachen. Durch den Fettanteil bleibt er lange im Magen, wenn man dies als Verschließen interpretiert, so mag es gelten, allerdings nur, wenn der Rest der Mahlzeit diese Eigenschaft nicht hat. Im Normalfall wird Käse aber nach einer reichlichen Hauptmahlzeit und nicht nach dem Genuss eines Salates gegessen. Dann hat er keine zusätzliche Wirkung auf die Verdauung.

Käse ist gesund, daran besteht kein Zweifel. Er ist riech an Protein und Calcium. Die Bakterien, die bei der Reifung zum Einsatz kommen, haben ihn noch dazu mit Vitaminen angereichert, die in der Milch in nicht so großer Menge vorkommen und sie haben die Laktose abgebaut. Doch es gibt keine besonderen Wirkungen eines isolierten Käsegenusses. Genauso gut kann man auch Gerichte mit Käse essen wie Käsespätzle, Auflauf oder Pizza.

Woraus besteht Analogkäse?

Der Analogkäse oder Kunstkäse ist in den letzten Jahren in den Medien breitgetreten worden. Er ist das bekannteste **Lebensmittelimitat**. Es gibt auch künstlichen Schinken und künstliche Garnelen. Je teurer eine Zutat ist, desto verlockender ist es, sie zu imitieren. Kunstkäse besteht aus Wasser, Milch-, Soja- oder Bakterieneiweiß und Pflanzenölen wie Palmöl. Teilweise wird auch Stärke verwendet. Weitere Zutaten sind Emulgatoren, Aroma- und Farbstoffe, Salz und Geschmacksverstärker, um Geschmack und Aussehen an Vorbilder wie Parmesan, Emmentaler, Mozzarella, Feta oder Camembert anzunähern. Der Analogkäse hat mit dem Trend zu mehr veganen Produkten in den letzten Jahren übrigens eine Renaissance erlebt. Da viele sich vegetarisch ernähren wollen, aber geprägt sind von den Lebensmitteln, die sie kennen, gibt es Lebensmittelimitate wie vegetarische Schnitzel oder Wurst, die so aussehen wie die Originale, aber gänzlich anders schmecken. Der Analogkäse, den es früher nur im Großhandel gab, wird nun als „vegetarischer Käse" im Supermarkt verkauft – und kostet erheblich mehr als echter Käse.

Kochschinkenimitat ist eine eingefärbte und aromatisierte Gelmasse aus Stärke und Wasser. Dies hat die Methode abgelöst, bei der Fleischabfälle mit einem Enzym an der Oberfläche behandelt wurden. Es löste die Oberflächenstruktur auf, und man konnte dann die Fleischstücke in eine Form pressen und erhitzen – nach dem Abkühlen bleiben die Fleischstücke verbunden und Nähte sind nicht erkennbar. Immerhin bestand der so erzeugte „Schinken" noch aus Fleisch. Nach der gleichen Methode kann man auch Braten oder anderes Fleisch herstellen. Es wird dann als **„Formfleisch"** gekennzeichnet. Auffällig ist dies nur bei Fleischstücken, die inhomogen sind. Dagegen ist die Gelmasse leicht geschmacklich und im Aussehen (strukturlos) leicht von echtem Schinken zu unterscheiden.

„Surimi" ist ein Lebensmittelimitat mit einem eigenen Namen. Dies ist Fisch, der nicht vermarktet werden kann oder Krill. Er wird von Gräten und Haut befreit und mehrmals gewaschen, bis man eine geschmacksfreie Masse erhält. Diese wird mit Eiweiß, Stärke, Öl, Zucker, Salz, Geschmacksverstärkern und dem Feuchthaltemittel Sorbit unter Zuhilfenahme von Wärme verfestigt und je nach Verwendungszweck aromatisiert und gefärbt. Wird das Produkt als „Surimi" angeboten, ist es mit Krebsaroma versetzt und außen mit Paprikaextrakt oder Farbstoff rotorange oder pink eingefärbt. Surimi soll Garnelen oder andere Krebstiere ersetzen. Es wird so geformt und eingefärbt, dass es aussieht wie eine Garnele. Während Riesengarnelen sehr teuer sind, ist Surimi billig. Daher muss „Surimi" bei der Verkehrsbezeichnung angegeben werden, wenn der Anteil im Produkt mindestens 20 Prozent beträgt.

Das Gefährliche an diesen Imitaten ist nicht, dass die Produkte giftig oder ungenießbar wären. Es ist schlicht und einfach eine Täuschung des Käufers. Vor der Einführung der Zwangsdeklaration von „Surimi" enthielten sieben von zehn Garnelenprodukten Surimi. Bei Analogkäse wird der Anteil in der Gastronomie auf 20 bis 30% geschätzt. Bei Kunstschinken ist es noch nicht so viel, weil er geschmacklich noch sehr auffällig ist. Während die meisten Verbraucher kein Problem haben, frischen Analogkäse, Imitatschinken und Surimi von den echten Produkten zu unterscheiden, ist das meistens nicht mehr der Fall, wenn dieselbe Zutat auf einer Pizza oder in einem Brot steckt und aufgebacken wurde. Das ist auch der Grund, warum Sie Analogkäse kaum im Supermarkt finden werden, er aber in Restaurants oder Bäckereien (Käsestangen) gang und gäbe ist. Dass dies geht, hängt damit zusammen, dass die normalen Zutaten auf Pizzen und anderen Produkten, an die der Verbraucher gewöhnt ist, meistens relativ geschmacklos sind. Sie müssen nur mal den Käse auf der Pizza vor dem Backen probieren und Sie wissen, was ich meine. Solange das Wichtigste der Preis ist und sich die wichtigste Eigenschaft des Käses darauf beschränkt, dass er fettig ist und Fäden zieht, man aber kein Aroma erwartet, solange wird der Siegeszug des Kunstkäses nicht aufzuhalten sein.

Neu ist die Tendenz, teure Inhaltsstoffe durch billige zu ersetzen, nicht. Schon vor zwanzig Jahren steckte in **Trüffelleberwurst** sehr oft nicht echte Trüffel, sondern die zwanzigmal billigere Sommertrüffel, manchmal auch nur eine braun eingefärbte Masse aus Wasser und einem Verdickungsmittel.

Wenn die Nachfrage recht groß ist, dann werden auch althergebrachte Rezepturen verändert. So bestand **Mozzarella** ursprünglich aus Büffelmilch. Als er überregional populär wurde, begann man ihn aus Kuhmilch herzustellen und dies ist bis heute so. Vor 50 Jahren hätte man den Kuhmilch-Mozzarella wohl noch als Imitat angesehen.

Heute genießt der echte Mozzarella den Schutz einer geschützten geografischen Ursprungsbezeichnung (siehe S.323), genauso wie Parmesan. Das ist erkennbar an dem Kürzel DOP für Denominazione d'Origine Protetta. Der „echte" DOP Mozzarella ist aus Büffelmilch und darf nur aus Kampanien kommen und muss nach dem althergebrachten Rezept hergestellt werden. Ohne den Zusatz DOP kann es auch Mozzarella aus Kuhmilch sein. Ähnliches gilt für den **Feta**, der aus Griechenland kommen muss. Weicht ein Produkt vom Ursprungsrezept ab, dann darf auch die Produktbezeichnung nicht verwendet werden. Dann steht auf dem Etikett „Feta Art" oder „Balkankäse". So warb Kraft lange Zeit für das Fertiggericht Mirácoli, dort wäre **Parmesan** verwendet worden. Da dies nicht der Fall war, hat nun der Hersteller den Käse „Pamesello" getauft. Andere Hersteller sind ehrlicher und sprechen nur von „geriebenem Hartkäse".

Ist weißes Fleisch gesünder als Rotes?

Manche Autoren unterscheiden zwischen „weißem" und „rotem" Fleisch. Weißes Fleisch stammt von Geflügel, also Hühnern, Puten, Gänsen und Enten. Rotes Fleisch ist das von Säugetieren, also Rind- und Kalbsfleisch, Schweine-, Schaf- und Ziegenfleisch. Dieser Begriff, der eigentlich von Köchen stammt und sich auf Unterschiede in der Zubereitung bezieht, hat inzwischen auch bei Ernährungsexperten Einzug gehalten. Es wird behauptet, dass rotes Fleisch ungesund wäre, Weißes dagegen empfehlenswert. Geflügelfleisch enthält in der Regel weniger Fett und weniger Cholesterin, auch wenn beim Letzteren die Unterschiede von Tierart zu Tierart sehr ausgeprägt sind. So enthält das relativ fette Schweinefleisch weniger Cholesterin als mageres Rindfleisch oder Hirschfleisch und in etwa genauso viel wie das magere Hühnerfleisch. Dafür enthält rotes Fleisch mehr Eisen.

Grund für den Farbunterschied ist der höhere Gehalt am Muskelfarbstoff **Myoglobin**. Genau dieser soll nach einer amerikanischen Studie für ein erhöhtes Dickdarmkrebsrisiko verantwortlich sein. Nach einer anderen Studie soll der Verzehr von „rotem Fleisch" das Risiko für Diabetes Typ II erhöhen, also dem Typ, der nicht angeboren ist.

So stieg das Diabetesrisiko nach der zweiten Studie um 19 Prozent an, wenn die Personen täglich 100 g „rotes Fleisch" konsumierten. Es stieg auf 51 Prozent, wenn zusätzlich 50 g Wurst konsumiert wurden. Die erste Studie kam bei der Untersuchung des Sterberisikos zu ähnlichen Ergebnissen: So erhöhten Männer, die **täglich** knapp 250 Gramm rotes Fleisch genossen, ihr Krebstodrisiko um 22 Prozent und ihr Herztodrisiko um 27 Prozent – im Vergleich zu jenen Studienteilnehmern, die nicht mehr als 150 Gramm rotes Fleisch **pro Woche** zu sich nahmen. Bei Frauen stieg die Gefahr eines Krebstods bei 250 Gramm rotem Fleisch pro Tag um 20 Prozent und die eines tödlichen Infarkts oder Schlaganfalls sogar um 50 Prozent. Bei Personen, die viel "weißes Fleisch" aßen, wurde der gegenteilige Effekt festgestellt. Daraus wurde eine Empfehlung für eine Maximalmenge von 300 g „rotem Fleisch" pro Woche abgeleitet. Diese Menge schließt auch Wurst mit ein. Das bedeutet: nicht mehr als 40 g Rinder- oder Schweinefleisch / Wurst pro Tag.

Beide Studien haben jedoch einen grundlegenden Makel: Sie versuchen, die Unterschiede in der Sterblichkeit oder dem Auftreten von Krankheiten auf einen einzigen Faktor zu reduzieren. Das grundsätzliche Problem beider Studien ist, wie Daten erhoben wurden. Personen gaben in Befragungen ihre Ernährungsgewohnheiten an, und es wurde untersucht, woran sie starben oder welche Krankheiten sie bekamen. Auch wenn viele Personen und ein langer Zeitraum betrachtet wurden, und damit ein Fehler vieler Studien (die Verwendung einer zu kleinen Probandenmenge oder ein zu kurzer Zeitraum, um statistisch abgesicherte Daten zu erhalten) vermieden wurde, hat die Studie Mängel. Ernährungswissenschaftler wissen, dass Befragungen der Verzehrgewohnheiten oft fehlerbehaftet sind. Personen neigen dazu, die Mengen verzehrter Lebensmittel falsch einzuschätzen. Butter und gekochtes Gemüse wird oft zu wenig angegeben, Steaks und Zucker werden meist zu hoch angegeben. Damit gibt es schon einen systematischen Fehler in der Datenbasis.

Der grundlegende Fehler ist aber die Reduktion der Ernährung auf einen Faktor. Sinnvoller ist es vielmehr, „rotes Fleisch" als einen Indikator zu sehen. Personen, die viel Fleisch und viel Wurst essen, nehmen über die Wurst auch viel Fett zu sich. Das Fleisch wird ja auch nicht alleine gegessen. Es gibt ja noch Beilagen: Pommes frites, Bratkartoffeln, eine gute Soße. Man könnte auch sagen: Man wird unter dieser Gruppe mehr **Genussmenschen** finden und mehr Personen, die relativ viel Energie zu sich nehmen. Auf der anderen Seite findet man bei der Gruppe, die "weißes Fleisch" isst, sicher mehr **Ernährungsbewusste**. Geflügelprodukte gab es zu Beginn der Studie, die sich über fast zwei Jahrzehnte hinzog, kaum zu kaufen. Wer also sich schon damals bewusst für „Weißes Fleisch" entschied und in Kauf nahm, nach Geflügelwurst suchen zu müssen, der ist ein ernährungsbewusster Mensch. Es ist anzunehmen, dass er sich allgemein gesünder ernährt. Zudem ist die Gesamtaufnahme an Fleisch in dieser Gruppe viel geringer, wie die Zahlen zeigten. Wer sich die Studie genauer ansieht, findet, das keine Daten über das Körpergewicht erhoben wurden, oder den BMI (siehe S.220) und wie er sich veränderte. Es handelte sich um die Auswertung von Fragebögen, ohne die Vorgeschichte und Krankheitshistorie der Personen zu berücksichtigen. Doch natürlich ist dies essenziell, um den Hauptrisikofaktor Übergewicht oder zu reichhaltige Ernährung erkennen zu können. Genauso wenig wurde untersucht, ob die Probanden andere Dinge zu sich nahmen, die das Dickdarmkrebsrisiko senken, wie z. B. ballaststoffreiche Kost.

Die DGE unterscheidet nicht so stark zwischen den beiden Fleischsorten, aber manche Diäten verbieten rotes Fleisch, während das Weiße erlaubt sein soll. Vor allem in den USA ist diese Vorstellung weit verbreitet, zahlreiche Autoren und die Lebensmittelindustrie pushen weißes Fleisch. Die Food and Drug Administration (FDA), welche die US-Empfehlungen erarbeitet, folgt nicht dieser Vorstellung.

Die WHO, die zahlreiche 300 Studien ausgewertet hat, hat rotes Fleisch als „potenziell krebserregend" eingestuft. Das bedeutet, dass nach Studienlage ein hoher Konsum das Risiko für Dickdarmkrebs leicht erhöht ist. Dafür wird das **Eisen** verantwortlich gemacht das im Myoglobin vorhanden ist. Es soll die Bildung krebserregender Stoffe im Darm fördern. Da Eisen aber auch ein essenzielles Spurenelement ist, bedeutet das nicht, dass man auf Fleisch verzichten sollte, sondern eher den Konsum reduzieren. Er beträgt derzeit im Durchschnitt in Deutschland 1,2 kg pro Person und Woche. Nach Ansicht der Gesundheitsorganisationen wären 300 bis 600 g pro Woche ausreichend. Das Risiko ist allerdings gering und bei weißem Fleisch, das auch Myoglobin enthält nur nicht in so großen Mengen scheint es nicht gegeben zu sein.

Ist wildes Fleisch (Hirsch, Reh, Hase) gesünder als Zuchtfleisch (Rind, Schwein)?

Nicht unbedingt. Fangen wir zuerst einmal mit der Schadstoffbelastung an. Während man bei Zuchttieren die Zusammensetzung des Futters kontrollieren kann, nehmen Wildtiere über ihre Nahrung **Umweltkontaminanten** auf. Wildpilze enthalten relativ viel Cadmium, und daher auch das Fleisch von Wildschweinen, die diese fressen. Wildschweinfleisch ist in Teilen Bayerns aus demselben Grund noch 27 Jahre nach Tschernobyl so stark mit radioaktivem Cäsium belastet, dass es nicht in den Handel kommen darf. Cäsium-137 hat eine Halbwertszeit von 30 Jahren, das bedeutet, bis heute hat die Radioaktivität noch nicht auf die Hälfte abgenommen, das ist erst 2016 der Fall. Dasselbe gilt für das bei der Explosion des Atommeilers gebildete Strontium-90 mit einer Halbwertszeit von über 28 Jahren, doch wird dieses nicht so stark von Pflanzen angereichert.

Die Situation ist regional unterschiedlich. Die Belastung ist im Durchschnitt nicht höher als bei Fischen, auf die dasselbe zutrifft. So haben Fische in Durchschnitt den gleichen Gehalt an Dioxinen wie Wildschweine. Im Allgemeinen ist die Belastung durch Reduktion der Umweltbelastung niedriger als vor einigen Jahrzehnten mit leicht abnehmender Tendenz. Die Hauptbelastung bei Wildfleisch ist heute das Blei, das durch die Tötung (Bleischrot) ins Tier kommt. In Spuren findet man durch die Bleilegierungen auch Arsen in Wildfleisch.

Kommen wir zu der Zusammensetzung des Wildfleisches. Es enthält mehr Muskelgewebe, weniger Fett und weniger Bindegewebe als Fleisch von Zuchttieren. Das ergibt sich zwanglos daraus, dass sich die Tiere mehr bewegen und weniger gehaltvolles Futter verzehren. Hier der Vergleich einiger Wildarten mit den Zuchtformen:

Pro 100 g	Hase (Wildtier)	Kaninchen (Zuchttier)
Energie	461 kJ	642 kJ
Protein	21,6 g	20,8 g
Fett	3,0 g	7,6 g
Eisen	2,4 mg	3,5 mg
Vitamin B_1	0,09 g	0,11 mg
Vitamin B_2	0,06 mg	0,065 mg
Niacin	8 mg	8,6 mg
Pantothensäure	0,8 mg	
Vitamin B_6	0,3 mg	0,3 mg
Vitamin B_{12}	1 µg	10 µg
Cholesterin	65 mg	70 mg
Purine	105 mg	95 mg

Die Unterschiede zwischen Wildhase und Zuchtkaninchen sind recht klein. Der Fettgehalt ist zwar absolut doppelt so hoch, doch da der Unterschied sich auf 3,0 g Fett beim Hasen bezieht, ist dies nicht relevant. Dafür enthält das Kaninchenfleisch mehr Eisen und Vitamin B_{12}. Hasenfleisch enthält mehr Cholesterin. Das verwundert den Laien, der doch Cholesterin mit Fett verbindet. Doch da Cholesterin Bestandteil aller Zellmembranen ist, findet man es auch in magerem Fleisch, ja dort in größerer Menge, denn wenn eine Fettzelle voller Fett ist, hat sie im Verhältnis zum Volumen eine kleinere Oberfläche als die Muskelzellen, und das Cholesterin steckt in den Zellmembranen. Was Wildfleisch in größerer Menge enthält als das Fleisch von Zuchttieren sind **Purine**. Purine sind Abbauprodukte der RNA, DNA, aber auch Substanzen des Zellstoffwechsels. Aufgrund des höheren Muskelfleischanteils mit höherer Aktivität ist Wildfleisch reich an Purinen. Das ist wichtig für Personen, die an Gicht leiden, da diese Purine meiden müssen.

Pro 100 g	Wildschwein (Durchschnitt)	Schweinefleisch (Bug, Schulter)
Energie	461 kJ	681 kJ
Protein	19,5 g	20,4 g
Fett	3,4 g	8,8 g
Mineralstoffe	2,4 mg	1,0 mg

Auch beim Wildschwein sind die Unterschiede zum Schweinefleisch klein, wenn man es mit nicht zu fettem Schweinefleisch vergleicht. Dasselbe gilt beim Hirschfleisch und Rindfleisch, bei dem erneut der hohe Cholesteringehalt des Hirsches auffällig ist.

Pro 100 g	Hirsch	Rind (Spareripps)
Energie	476 kJ	650 kJ
Protein	20,6 g	20,8 g
Fett	3,3 g	7,8 g
Vitamin B_2	0,25 mg	0,15 mg
Cholesterin	110 mg	60 mg
Purine	110 mg	120 mg

Kalbfleisch ist sogar energieärmer als Rehfleisch, da die Tiere jünger geschlachtet werden als Rehe und noch nicht so viel Fett bilden konnten, das zeigt sich auch beim Cholesterin- und Puringehalt.

Pro 100 g	Rehrücken	Kalb (Kotelett)
Energie	518 kJ	454 kJ
Protein	22,4 g	20,9 g
Fett	3,6 g	2,6 g
Vitamin B_2	0,25 mg	0,26 mg
Cholesterin	110 mg	70 mg
Purine	105 mg	150 mg

Berücksichtigt man, dass man zum Anbraten auch noch Fett benötigt, so ist Wildfleisch nicht signifikant energieärmer und gesünder als das Fleisch von Zuchttieren, zumindest wenn man ähnliche Stücke nimmt. Es ist also mehr eine Geschmacksfrage, die ja auch dazu führt, dass andere exotische Fleischsorten wie Straußenfleisch, Alligatorfleisch oder Känguru in Restaurants auftauchen. Jede Tierart hat einen charakteristischen Eigengeschmack, und das ist der wichtigste Unterschied.

Was ist Separatorenfleisch?

Ein Thema, das alle paar Jahre von den Medien erneut aufgegriffen wird, ist Separatorenfleisch. Vom Fleisch, das ein Tier liefert, sitzt einiges fest an den Knochen. Bei Gelenken ist es durch die Sehnen relativ viel, an glatten Knochen relativ wenig.

Separatorenfleisch ist solches Fleisch, das früher durch feuchte Hitze oder mechanische Bearbeitung (Abschaben) abgetrennt wurde. Heute üblich ist die Druckluftbehandlung. Die Knochen werden zuerst grob zerkleinert und dann in großen Kesseln gegen ein Sieb gepresst. Druckluft drückt das Fleisch durch das Sieb und trennt es so vom Knochen. Wird der Druck zu hoch eingestellt, dann brechen die Knochen und Knochenreste/Knorpel geraten mit ins Fleisch. Aus Rindern darf seit dem BSE-Skandal kein Separatorenfleisch mehr hergestellt werden.

Die lebensmittelchemische Beurteilung ist schwierig, weil die Qualität sehr stark von eingesetztem Material, Bearbeitungsmethode und Bedingungen abhängt. Separatorenfleisch unterscheidet sich bei schonender Gewinnung nicht sehr von dem normalen Muskelfleisch. Ansonsten verrät der hohe Calciumgehalt den Knochenanteil. Auch Sehnen kommen heute (anders als früher) kaum noch in Separatorenfleisch vor. Histologisch kann die Größe der Muskelfasern ein Hinweis sein. Auch der Gehalt an Knochen- und Knorpelpartikeln erlaubt einen Rückschluss. Doch selbst das bundeseigene Institut für Risikobewertung kommt zu dem Schluss, dass es keine Methode gibt, die einen sicheren Nachweis über den Ursprung führen kann. Durch die Untersuchung des Fleisches in einer Untersuchungsanstalt ist bei sauberer Prozessführung also Seperatorenfleisch nicht von Normalem zu unterscheiden. In der Regel reicht es nur zu einem Verdacht, dem dann bei einer Betriebskontrolle nachgegangen wird. Als Verbraucher hat man noch weniger Chancen es zu entdecken. Hersteller, die es verwenden, preisen es als preiswerten Ersatz an.

Separatorenfleisch ist eine pastöse Masse, noch feiner als Hackfleisch. Das ist bedingt durch die kleine Maschenweite von 3 mm. Es kann überall dort eingesetzt werden, wo Fleisch sowieso sehr stark zerkleinert wird, z. B. in Wurst, aber auch Formfleischprodukten. In Letzteren fällt es aber auf, da keinerlei Muskelfaserstruktur wahrnehmbar ist. Verboten ist der Zusatz zu Hackfleisch.

Solches Fleisch gilt als minderwertig aufgrund der Gewinnung, weniger aufgrund der Zusammensetzung. Früher war es wegen der viel gröberen Methoden auch von der Zusammensetzung minderwertig, enthielt Knorpel und Knochenreste und vor allem Sehnen, die das Fleisch zäh machten. Knochen und Knorpel kann man sensorisch als Fremdkörper wahrnehmen.

Verwendet wird solches Fleisch normalerweise in industriell hergestellter Brüh- und Kochwurst einfacher Qualität. Es wird auch zur Gewinnung von Brühen eingesetzt. Eine Untersuchung zeigte, dass vor allem Gaststätten zu Ersatzschinken greifen, der Separatorenfleisch enthält. Da dieser verarbeitet wird, ist der sensorische Unterschied (fehlende Faserstruktur) oft schwer zu erkennen. Die Verwendung ist nach der Gesetzgebung zu deklarieren in der Form „Separatorenfleisch" mit der Angabe der Spezies, aus der es gewonnen wird (z. B. „Separatorenfleisch vom Huhn"). Fehlt diese Angabe, so ist dies ein Gesetzesverstoß. Das Hauptproblem ist, dass die Produkte ordnungsgemäß gekennzeichnet werden, dann in der Gastronomie verwendet werden und dort erfolgt keine Deklaration. Im freien Handel findet man sie selten, da Verbraucher sie ablehnen.

Welcher Bratgrad für Fleisch (blutig, medium, durch) ist der gesündeste?

Aus ernährungsphysiologischer Sicht ist es relativ einfach: Beim Braten wird das Fleisch denaturiert, und es ist leichter verdaulich. Die beste Zubereitungsart ist also „durch". Solange man sich nicht nur von Fleisch ernährt, macht dies aber nicht so viel aus. Der Preis ist, dass durch das Erhitzen das Fleisch einen Teil der Vitamine verliert, aber das ist beim kurz angebratenen Fleisch nicht so wichtig, da die Verluste gering sind, auch wenn man es durchbrät. Gesundheitsschädliche Substanzen können beim Anbraten in der Pfanne (nicht über offenem Feuer) nicht entstehen. So gesehen ist es reine Geschmackssache. Durchgebratenes Fleisch hat noch den Vorteil, dass Keime sicher abgetötet werden. Das sollte bei nicht überlagertem Fleisch aber nur eine Rolle bei Hackfleisch spielen. Bei Schweinefleisch bestand früher noch die Gefahr des Trichinenbefalls. Das Risiko hat sich durch die Fleischbeschau inzwischen auf nahezu Null reduziert. Nur bei 4 Hausschweinen und 92 Wildschweinen wurden 2008/9 Trichinen festgestellt – und dies bei über 456 Millionen Untersuchungen.

Es gibt aber Personen, die meinen, der Mensch hätte sich über Jahrtausende an gekochte Nahrung angepasst. Fossilienfunde zeigen, dass das Auftauchen von Werkzeugen, die dazu dienten, Tiere zu erlegen und nicht nur Kadaver zu zerlegen, praktisch zeitgleich mit dem Einsatz des Feuers zusammenfiel. So gesehen spricht viel dafür, dass wir uns an gebratenes Fleisch gewöhnt haben – und den meisten schmeckt es auch gebraten besser.

Wieso muss Fleisch abhängen?

Nach der Schlachtung laufen biochemische Vorgänge ab, die ihre Zeit brauchen. Direkt nach der Schlachtung kann man aus Fleisch Wurst machen, aber es ist nicht geeignet, um es zu braten.

Unmittelbar nach dem Tod des Tieres ist der Muskel weich, schlaff und trocken, er kann reversibel gedehnt werden. Dann setzt die **Totenstarre** ein, der Muskel wird hart und feucht und kann nur unter Kraftaufwand gedehnt werden. Dann ist die

Verformung irreversibel. Nach einiger Zeit löst sich die Totenstarre und der Muskel kann erneut gedehnt werden, allerdings irreversibel. Das Fleisch ist zart geworden.

Betrachten wir uns die Vorgänge einmal genauer. Mit dem Tod des Tieres bleibt die Sauerstoffversorgung aus. Die Zellen arbeiten aber noch weiter und bauen vorhandene Nährstoffe, vor allem das im Muskel enthaltene Glykogen, ein Kohlehydratspeicher, ohne Sauerstoffzufuhr ab. Es passiert das Gleiche, wie wenn man einen Muskel beim Training überlastet: Es bildet sich **„Muskelkater"**, weil beim Abbau ohne Sauerstoff (anaerob) Milchsäure entsteht, die den pH-Wert absinken lässt. Dadurch wird der Muskel hart und feucht. Sein Wasserbindungsvermögen sinkt ab. Die Totenstarre bildet sich unterschiedlich schnell aus: beim Huhn in 2 – 4 Stunden, beim Schwein in 8 – 14 Stunden und beim Rind in 10 – 24 Stunden.

Die Totenstarre löst sich nach einiger Zeit (beim Rind erst nach 2 – 3 Tagen), und es schließt sich eine Reifungsphase an, bei der es zahlreiche Veränderungen gibt. Der pH-Wert steigt wieder an. Das Wasserbindungsvermögen nimmt etwas zu und der Saftaustritt beim Erhitzen wird geringer. Noch aktive Enzyme bauen teilweise Kollagenfasern ab und bilden durch Abbauprodukte Aromastoffe. Durch den Abbau des Kollagens wird das Fleisch weicher.

Diese Reifephase, bis das Fleisch zart und zum Braten geeignet ist, dauert unterschiedlich lang: bei Kühlschranktemperaturen bei Geflügel 36 Stunden, beim Schwein 60 Stunden, beim Kalb 7 Tage und beim Rind 14 Tage. Die lange Dauer führt beim Rind dazu, dass das Fleisch dann an der Oberfläche schon unappetitlich aussehen kann (braun, dunkel, teilweise auch grünlich verfärbt), doch dies ist kein Qualitätsnachteil. Unbeeinflusst ist von diesen Vorgängen das Bindegewebe außerhalb des Muskels. Es gibt Metzgereien, die lassen das Fleisch unter hoher Luftfeuchtigkeit bei kühlen Temperaturen noch länger reifen, bis es von Pilzen besiedelt wird. Die Enzyme im Mycel spalten dann auch das Kollagen des Bindegewebes. Wenn die oberste, verschimmelte Schicht, abgetrennt wird, ist dieses „dry aged" genannte Fleisch normal genießbar.

Stimmt es, dass die Fleischqualität leidet, wenn das Tier beim Schlachten gestresst war?

Ja, das hat mit den Vorgängen bei der Schlachtung zu tun. In der letzten Frage wurde schon beantwortet, was nach der Schlachtung passiert. Wenn nun die Tiere vor der Schlachtung gestresst sind, dann bewirkt dies einen gesteigerten Stoffwechsel im Muskel, bei dem schon Glykogen abgebaut wird. Wird nun das Tier geschlachtet, so sinkt durch diese Vorgänge der pH-Wert viel stärker als normal, die Körpertemperatur fällt nicht, sondern steigt durch den angekurbelten Stoffwechsel sogar leicht an. Als

Folge denaturieren Proteine im Fleisch. Lösliche Proteine fallen aus und reflektieren das Licht, weshalb das Fleisch blasser aussieht. Die Zellmembranen werden geschädigt, Wasser tritt aus und das Fleisch verliert an Struktur. Aufgrund dieser Vorgänge wird dieses Fleisch dann **PSE-Fleisch** genannt (von Pale, Soft, Exsudative – bleich, weich, Wasser abgebend). Beim Braten verliert PSE-Fleisch sehr viel Wasser, wird sehr zäh und schrumpft zusammen. Betroffen ist vor allem Schweinefleisch.

Eine Variation desselben Vorganges ist **DFD-Fleisch**. Es entsteht ebenfalls durch Stress vor dem Schlachten. Zum DFD-Fleisch kann es kommen, wenn der Stress etwas länger zurückliegt, z. B. schon vor und während des Transports erfolgte. DFD-Fleisch kann auch gleichzeitig mit dem PSE-Fleisch beim selben Tier vorkommen, wenn der Muskel eine höhere Stoffwechselaktivität hat. Dann findet man in diesem DFD-Fleisch und bei weniger stark beanspruchten Muskeln PSE-Fleisch. Beim DFD-Fleisch begann schon lange vor der Schlachtung der Abbau des Glykogens, einem Kohlenhydrat, das als Energiespeicher im Muskel vorkommt. Als Folge steht nach der Schlachtung kaum noch Glykogen für die anaeroben Prozesse zur Verfügung. Der pH-Wert sinkt während der Totenstarre nur wenig ab. Die Muskelfasern binden viel Wasser, quellen auf und erscheinen dadurch dunkel. Daher bezeichnet man das Fleisch als DFD-Fleisch (dark, firm, dry: dunkel, fest, trocken). Es bleibt praktisch die Totenstarre eingefroren. Wegen des hohen pH-Werts ist DFD-Fleisch für Wurstwaren nicht geeignet.

PSE-Fleisch findet man nicht bei Rindern. Dort enthält das Muskelfleisch mehr Fett. Der Fettabbau liefert auch Energie, sodass der Abbau von Glykogen und anderen Substanzen langsamer verläuft. Daher hält bei Rindern die Totenstarre länger an. DFD-Fleisch kommt dagegen häufiger bei Rindern vor. Da Rindfleisch sehr lange reifen soll und dabei auch von Mikroorganismen besiedelt werden kann, ist dies natürlich sehr unerwünscht, denn DFD-Fleisch ist mikrobiell anfälliger. Beim Schwein kommen PSE-Fleisch und DFD-Fleisch vor, jedoch ist das PSE-Fleisch der häufigere Fehler. Vermeiden kann man beide Fehler, indem man die Tiere möglichst wenig vor der Schlachtung Stress aussetzt und den Tierkörper nach der Schlachtung schnell abkühlt.

Verbraucht die Verdauung von Fleisch mehr Energie, als es enthält?

Nein, aber holen wir weiter aus. Von der Energie der Nahrung können wir nur einen Teil nutzen. Zuerst einmal nehmen wir nicht die gesamte Nahrung auf. Etwa 1 – 9 Prozent wird nicht im Dünndarm resorbiert und dient den Darmbakterien als Nahrung. Wie viel es ist, hängt von zwei Faktoren ab. Zum einen, wie verdaulich das Essen ist. Im Normalfall ist die Nahrung hochverdaulich. Ausnahmen sind schwer aufschließbare Sehnen oder unverdauliche Stärke, die entsteht, wenn man Stärke mehrfach erhitzt.

Der wichtigere Punkt ist, wie gut die Nahrung resorbiert werden kann. Eine Ernährung mit sehr vielen Ballaststoffen bewirkt, dass diese die Resorption eines Teils der Nährstoffe behindern und zudem die Darmpassagezeit verkürzen. So steht auch weniger Zeit für die Nahrungsaufnahme zur Verfügung. Etwa ein Zehntel der Energie, die in der Nahrung steckt, braucht das Verdauungssystem, um die Nahrung aufzuschließen und aufzunehmen. Das merkt man daran, dass man nach einem üppigen Essen träge ist, bei hoher Aktivität ist auch die freigesetzte Wärme zu spüren.

Gelangen die Nährstoffe in die Blutbahn, so zeigt sich, dass die nutzbare Energie ebenfalls unterschiedlich hoch ist. Es gibt einen Verlust an Energie, der abhängig von dem Nährstoff ist. Er beträgt:

- 3 – 4 Prozent bei Fett
- 5 – 9 Prozent bei Kohlenhydraten
- 16 – 20 Prozent bei Eiweiß
- 22 Prozent bei Alkohol

Dieser Verlust, der früher als „spezifisch dynamische Wirkung", heute als postpranidale Thermogenese bezeichnet wird, hat seine Ursache in den Ab- und Umbauprozessen (siehe S.243).

Zuletzt hat Eiweiß noch einen geringeren physiologischen Brennwert, als der Wert, der ermittelt wird, wenn man es in einem Kalorimeter verbrennt und die enthaltene Energie in Form von Wärme bestimmt. Doch dieser wird bei der Energieangabe schon berücksichtigt. Die Ursache liegt darin, dass der Körper beim Abbau Harnstoff bildet. Harnstoff enthält noch Energie.

Vergleicht man Eiweiß nun mit den anderen Nahrungsbestandteilen, so wirkt sich nur die höhere postprandiale Thermogenese aus. Doch der Unterschied beträgt maximal 15 Prozent. Es ist also nicht so, dass die Verdauung von Eiweiß mehr Energie benötigt, als sie liefert, sonst wären Völker, die vornehmlich Jäger sind, schon längst ausgestorben. Im Gegenteil Fleisch ist sogar sehr leicht verdaulich und gut verwertbar.

Sind Würste ungesund?

Nun ja, das kommt darauf an, wie man die Sache sieht. Zuerst einmal ein kleiner Exkurs in die Herstellung von Wurst. Nach der Herstellung unterscheidet man Brühwürste, Kochwürste und Rohwürste.

Rohwürste werden hergestellt, indem man Muskelfleisch und Speck getrennt zerkleinert, dann mischt, Gewürze und Salz hinzu gibt, in Därme abfüllt und dann reifen lässt. Rohwürste werden durch Mikroorganismen verändert, die sich früher von alleine ansiedelten, heute zugegeben werden, um eine gleichbleibende Qualität zu erhalten und die Ansiedlung von pathogenen Organismen zu verhindern. Vor allem Milchsäurebakterien bewirken die Reifung. Dazu wird zuerst die Temperatur über einige Stunden hoch gehalten (20 bis 26 °C) und dann abgesenkt auf 10 – 15 °C. Je nach Qualität dauert die Reifungsphase zwischen zwei und acht Wochen, bei Edelsalami bis drei Monate. Dabei verliert die Wurst Wasser. Üblich ist daher die Angabe auf der Verpackung, aus wie viel Fleisch die Wurst hergestellt wurde, da sie in dieser Zeit 20 bis 40 Prozent des Gewichts verliert. Im Allgemeinen gilt: Je länger die Reifungsphase dauert, desto aromatischer ist die Wurst, desto mehr Wasser hat sie verloren und desto härter ist sie. Die Rohwurst ist haltbar durch die Absenkung des pH-Wertes und den Wasserverlust. Die Konzentration an Salz und anderen Stoffen ist so hoch, dass Bakterien nicht mehr wachsen können. Rohwürste sind z. B. Salami, Cervelatwurst, Landjäger, Plockwurst etc. Der weiße Überzug ist bei edlen Sorten eine Schimmelpilzkultur. Bei billigen Salamis wird die weiße Farbe durch Eintauchen in Kalkmilch erzeugt. Üblich ist bei der Zugabe von Starterkulturen auch die Zugabe von Zucker. Vom Zucker ernähren sich die Bakterien, sie vermehren sich daher schnell und verhindern so die Ansiedelung von unerwünschten Bakterien. Früher waren Rohwürste eine Quelle für die Vergiftung mit Botulin, das von dem Bakterium Clostridium Botulinum erzeugt wird. Es wurde zuerst aus Wurst (lateinisch botulus) isoliert.

Bei **Kochwurst** werden ebenfalls Muskelfleisch und Speck zerkleinert, allerdings in der Regel viel feiner. Dazu werden Kutter eingesetzt. Kutter sind große Schüsseln mit schnell rotierenden Messern. Sie können Fleisch bis zu einer sämigen Masse zerkleinern. Das Fleisch wird gefroren zugegeben, weil sich die Messer durch das Schneiden erwärmen und die Bindungsfähigkeit des Fleisches bei tiefen Temperaturen am besten ist. Die Bezeichnung „Kochwürste" beruht darauf, dass das eingesetzte Fleisch ganz oder teilweise gekocht ist. Nach dem Abfüllen der Masse in Dosen, Kunst- oder Naturdärme wird die ganze Mischung nochmals bei 75 bis 85 °C für 60 bis 90 Minuten gebrüht. Typische Kochwürste sind Leberwurst, Teewurst, Blutwurst. Sie haben oft eine pastöse Struktur.

Die meisten Wurstsorten sind **Brühwürste**. Der Unterschied zur Kochwurst ist, dass nur rohes Fleisch zugesetzt wird, das sehr viel Wasser binden muss, das in Form von Eis zugegeben wird. Ansonsten sind die Verarbeitungsschritte identisch. Wird bei Würsten eine Mischung aus grobem und feinem Material gewünscht (z. B. Schinken in der Schinkenwurst), so wird zuerst die Grundmasse fein zerkleinert und dann die grob zerkleinerten Zutaten hinzugemischt. Den Namen haben die Brühwürste von der abschließenden Brühung bei 75 °C über 30 Minuten. Diese kann für Bratwürste auch unterbleiben. Diese sind dann roh. Verpackte Brühwürste werden ein zweites Mal in der Verpackung erhitzt dann auf 90 °C um Mikroorganismen abzutöten, die sich nach dem Brühen beim Verpacken ansiedeln konnten. Darunter leidet der Geschmack und die Wurst kann Wasser verlieren.

Von der Zusammensetzung her ist Wurst nicht gesundheitsschädlicher als fettes Fleisch, wenn man vom zugesetzten Salz absieht. Natürlich ist der Energiegehalt durch den zugesetzten Speck höher. Weswegen Wurst immer wieder in den Medien auftaucht, sind einige Zusatzstoffe. Fast alle Würste werden mit **Nitritpökelsalz** hergestellt. Nitritpökelsalz ist Salz mit einem gesetzlich festgelegten Gehalt an **Nitrit**. Maximal 0,5 Prozent Nitrit darf im Salz enthalten sein. Nitrit bewirkt eine dauerhafte Veränderung des Muskelfarbstoffs Myoglobin. Wird dieser erhitzt, so oxidiert das Eisen im Myoglobin. Die Farbe des Fleisches verändert sich von rot auf grau-braun. Jeder kennt das vom Braten oder dem Steak. Wenn es „Medium" ist, so ist es innen noch rosa und außen grau-braun. Daher gibt es graue (grobe) und rosafarbene (feine) Leberwurst. Bei der Ersten wurde das Myoglobin oxidiert, bei Letzterer bindet ein Abbauprodukt des Nitrits an den Farbstoff, und dieser behält dann seine Farbe, auch wenn das Fleisch erhitzt wird. Um das Nitrit in die Wurst einzubringen, wird Nitritpökelsalz zugesetzt.

Warum Nitrit nun so in Verruf gekommen ist, ist die Tatsache, dass wenn Säure und freie Amine vorhanden sind, Nitrit zu den krebserregenden Nitrosaminen reagieren kann. Freie Amine entstehen bei Rohwürsten durch den mikrobiellen Abbau des Fleischs. Sie können auch durch andere Lebensmittel zur Wurst kommen wie z. B. durch Käse, wo sie bei der Reifung in großer Menge entstehen. Kommt dann noch Säure dazu und wird das Lebensmittel erhitzt, so können sich Nitrosamine bilden. So gesehen ist **Toast Hawaii** kein Snack, der zu empfehlen ist (Ananas: Säure, Käse: biogene Amine, Schinken: Nitritpökelsalz). Die Nitritbildung kann auch im Körper vorkommen. Daher ist man bestrebt, die Nitritaufnahme zu reduzieren. Der Gesetzgeber hat daher für Salz einen Maximalgehalt an Nitrit festgelegt. Da man Salz schwer überdosieren kann, ohne dass der Geschmack leidet, ist dies keine schlechte Lösung. Trotzdem wäre Nitrit, würde man erst heute eine Zulassung als Zusatzstoff beantragen, wohl chancenlos, dass diese erfolgt. Nitrit genießt wie andere traditionelle Stoffe einen Bestandschutz: sprich, die Verwendung von Nitritpökelsalz ist erheblich älter als unser Lebensmittelrecht.

Nitrit hat auch andere positive Wirkungen. Höhere Dosen (50 mg/kg) erzeugen den charakteristischen Pökelgeschmack, und ab 100 mg/kg verhindert es bei Rohwürsten den Befall mit Bakterien, vor allem Chlostridium Botulinum, einem Bakterium, das ein tödliches Toxin („Botox", inzwischen auch zur Behandlung von Falten eingesetzt) produziert. Für die Umrötung reichen dagegen 5 – 20 mg Nitrit pro Kilogramm Fleischware. Eine „sanftere" Methode ist bei Rohwürsten der Einsatz von Nitraten und einem Umrötungshilfsmittel wie Ascorbinsäure. Das Umrötungshilfsmittel reduziert das Nitrat zu Nitrit. Darüber hinaus tun dies auch die Bakterien. Dies geschieht langsam, und so wird eine zu hohe Konzentration an Nitrit vermieden. Weiterhin verhindert die Ascorbinsäure die Bildung von Nitrosaminen bei der Erhitzung, da sie zuerst mit dem Nitrit reagiert. Sehr hohe Gehalte an Nitrit weisen Rohwürste, gepökelte Fleischwaren wie Kassler, roher oder gekochter Schinken auf. Man sollte die Gefahr aber nicht überbewerten, denn schon im Mund wird aus Nitrat, das der Körper aus anderen Quellen aufnimmt, durch Bakterien und Enzyme Nitrit gebildet. Nach einer US-Untersuchung stammen 67,5 Prozent des aufgenommenen Nitrits aus dem Speichel und nur 30,7 Prozent aus Fleischwaren.

Der zweite Stoff, der in Verruf gekommen ist, sind **Phosphate**. Auch Phosphate sind älter als unser Lebensmittelrecht und haben daher einen „Bestandsschutz". Phosphate braucht man nur bei Brühwurst. Charakteristisch für Brühwurst ist, dass das Fleisch viel Wasser bindet. Dadurch haben die Würste eine weiche, elastische Beschaffenheit. Würde man wie früher das Fleisch sofort nach der Schlachtung verarbeiten, bevor die Totenstarre eintritt, so hätte es noch das natürliche Wasserbindungsvermögen. Dann würde man keine Phosphate benötigen. Das Wasserbindungsvermögen verliert es zum Teil, wenn das Fleisch reift. Die Aufnahme von Wasser durch das Muskelfleisch ist ein komplexer Vorgang, der von der Temperatur, dem pH-Wert, aber auch der Anwesenheit von Salzen abhängt. Hier schlägt nun die Stunde der Phosphate: Sie verändern die Ladung der Proteine, und die Proteine binden dadurch mehr Wasser. Gleichzeitig überführen Phosphate das Fleisch in einen Solzustand. Damit ist es besser verarbeitbar.

Die Kritik an dem Zusatz von Phosphaten ist die, dass dadurch das teure Fleisch durch billiges Wasser gestreckt werden kann. Mancher Hersteller lobt das dann aus, wie „mit 20 Prozent weniger Energie". Zum anderen wird von manchen Ernährungswissenschaftlern der Phosphatkonsum kritisch beurteilt. Ohne Zusatz von Phosphaten kommt in den Lebensmitteln genauso viel Phosphat wie Calcium vor. Aus beiden Stoffen bildet der Körper Calciumphosphat, die Gerüstsubstanz der Knochen. Zugesetzte Phosphate findet man nicht nur in Wurst, sondern auch in Colagetränken, bestimmten Milchprodukten (auch dort Beeinflussung des Quellvermögens der Milchproteine) und in Schmelzkäse. Durch die Verwendung von Phosphaten als Zusatzstoffe wird in der Praxis erheblich mehr Phosphat als Calcium aufgenommen. Die DGE empfiehlt maximal doppelt so viel Phosphat wie Calcium aufzunehmen. Es wurde untersucht, ob die erhöhte Aufnahme nicht schädlich ist. Bei einer Aufnahme von 1,5 bis 2,5 g Phosphat pro Tag wurde eine Verringerung des Blutcalciumspiegels beobachtet. Es kommt aber nicht zu einer Störung des Calcium-Phosphatgleichgewichts oder der Entkalkung der Knochen. Ohne Phosphatzusatz enthalten Lebensmittel etwa 0,8 g Phosphat. Aufgrund der Problematik muss Wurst, die Phosphate enthält, mit „enthält Phosphat" gekennzeichnet werden. Ähnlich wie Phosphate wirken auch andere Stoffe wie Zitronensäure und ihre Salze. Sie müssen deklariert werden als Säuerungsmittel, Säureregulator oder Stabilisator. Die Industrie verweist darauf, dass sie diese Stoffe braucht, auch weil bei Brühwürsten durch die zweite Erhitzung sonst das Fleisch Wasser abgeben würden. Man findet sie aber auch in Kochschinken und dieser wird bei der Verpackung nicht höher erhitzt als wie bei der Herstellung. Man kann so aber aus 100 g Schweinefleisch 105 g Schinken herstellen, während sonst Schinken 20 Prozent des Wassers verliert, man erhöht die Ausbeute also so um 25 Prozent.

Wer nun aber nicht exzessiv nur gepökelte Fleischwaren und Brühwurst mit viel Phosphat, Schmelzkäse und Cola zu sich nimmt, für den besteht keine Gefahr. Phosphate in der Wurst kann man leicht meiden, weil sie nicht zwingend verwendet werden müssen. Bei guter Kontrolle der Verarbeitungstemperatur und der Fleischqualität kann man Wurst ohne Phosphate herstellen. Sie ist dann vielleicht nicht so weich und geschmeidig, aber dafür bezahlt man auch das Fleisch und nicht das Wasser.

Die WHO hat sich des Themas angenommen und warnt generell vor verarbeitetem Fleisch. Nach der Auswertung von über 300 Studien zu dem Thema erhöht der tägliche Konsum einer Portion Wurst (50 g) pro Tag das Dickdarmrisiko um 18 Prozent. Das ist schon signifikant, anders die Sachlage beim roten Fleisch. Der höhere Prozentsatz wird auf verschiedene Ursachen zurückgeführt. Zum Einen bestimmte Zubereitungsarten wie das Räuchern, Rösten und Anbraten. Dabei entstehen krebserregende Substanzen wie PAK, Acrolein und Nitrosamine. Zum anderen die Zusätze wie Nitrit. Nach der WHO steigern 100 g rotes Fleisch und 50 g Wurst das Dickdarmrisiko um 17 bzw. 18 Prozent. Während der Zusammenhang des Dickdarmkrebsrisikos bei rotem Fleisch wahrscheinlich ist, ist er bei verarbeitetem Fleisch deutlich.

So stufte die WHO verarbeitetes Fleisch in die Gruppe der Substanzen ein, die beim Menschen mit hoher Wahrscheinlichkeit Krebs verursachen können – zu Risiken wie Alkohol, Rauchen und Luftverschmutzung. Doch selbst die WHO warnt vor Übertreibungen. So sind nicht alle Gefahren dieser Gruppe gleich hoch. So schätzt die WHO, dass rotes Fleisch für 50.000 zusätzliche Krebstote pro Jahr und Wurst für 20.000 verantwortlich ist – aber weltweit. Bei 7 Milliarden Menschen ist das einer auf 140.000 bzw. 350.000 Einwohner pro Jahr, also ein eher geringes Risiko. Das Risiko durch

Alkohol und Tabak (nur für Krebs) ist als Vergleich deutlich größer und soll für 1 Million und 600.000 Tote pro Jahr verantwortlich sein. Empfohlen wird wegen dem hohen ernährungsphysiologischen Wert des Fleisches von der DGE ein Konsum von 300 bis 600 g pro Woche. Der Durchschnittskonsum von Fleisch und Fleischprodukten beträgt derzeit 1200 g pro Woche.

Worin unterscheidet sich Industrieware von Wurst vom Metzger?

Im Idealfall sollten die Produkte gleich sein. In der Praxis ist dem nicht so. So setzt die Industrie viel mehr der erlaubten Zusatzstoffe ein, wie die erlaubten Farbstoffe, Glutamate oder – bei mariniertem Fleisch sehr beliebt – „Flüssigwürzen". Das ist nicht einfach eine Marinade, die auf das Fleisch gestrichen wird, vielmehr spritzt man die „Flüssigwürze" mit feinen Nadeln in das Fleisch. Der positive Nebeneffekt: Das Fleisch nimmt Wasser auf und wiegt so mehr. Je nach Fleischart kann man so das Gewicht um bis zu 12,5 Prozent erhöhen. Wasser kann auch direkt injiziert werden. Deklariert wird es nicht immer. Beliebt bei Fleisch sind auch Formfleischstücke. Dazu werden kleinere Fleischreste mit einem Enzym behandelt. Es löst die Fleischfasern an der Oberfläche auf und verbindet diese. Das resultierende Fleisch ist dann genauso fest wie Bratenfleisch, es verrät sich nur durch die unterschiedliche Faserrichtung der Fleischstücke. Derartiges Formfleisch wird meistens in verarbeiteten Produkten verkauft, wie Schinken, dünn geschnittener Braten etc. Formfleisch muss eigentlich deklariert werden, doch wird dies oft nicht gemacht, genauso wenig wie der Zusatz von Fremdwasser. Optimieren kann man den Wasserzusatz, indem die „Flüssigwürze" noch Phosphate enthält. Sie verändern das Wasserbindungsvermögen des Fleisches. Es nimmt mehr Wasser auf. Beim Anbraten verliert es dann das Wasser wieder und wiegt deutlich weniger als ein Fleisch ohne Wasserzusatz.

Auch bei den Zutaten kann man schummeln. So kann man Wurst aus fettarmen Fleisch und Speck herstellen, aber auch fettreichem Fleisch. Der Unterschied liegt im Bindegewebsanteil. Das Bindegewebe kommt im Muskelfleisch kaum vor, dagegen z. B. im Bauchfleisch, das fettreich ist. Es ist zäher und nicht biologisch hochwertig. Der maximale Anteil ist durch das Lebensmittelbuch geregelt, doch die Werte sind hoch und erlauben einen relativ großzügigen Einsatz des billigen Schweinebauches.

Ein Metzger kann diese Techniken einsetzen, doch die meisten arbeiten noch handwirklich mit eigenen Gewürzmischungen und hochwertigem Fleisch ohne Zusatzstoffe, mit Ausnahme von Nitrit, ohne das es bei Wurst auch aus Geschmacksgründen oft nicht geht.

Sind angekohlte Bratwürste / Steaks krebserregend?

Wird Fleisch, aber auch Gemüse, auf dem Grill zubereitet, so unterscheidet sich dies in einigen Punkten von der Zubereitung im Backofen und der Pfanne. Für den Laien ist es das Gravierendste, dass die Temperatur schwer zu kontrollieren ist und das Grillgut leicht zu dunkel wird, oder sogar angekohlt.

Es gibt drei krebserregende Substanzen, die beim Grillen entstehen können. Dies sind Benzo-a-pyren und andere **p**olyzyklische **a**romatische **K**ohlenwasserstoffe (PAK), Acrolein und Acrylamid.

PAK – verschiedene Verbindungen, die alle krebserregend sind, entstehen bei Verbrennungen, wenn die Temperatur zu niedrig ist oder es zu wenig Sauerstoff gibt. Dann können sich Abbauprodukte zu PAK verbinden, die über den Rauch auf die Bratwürste gelangen. Forciert wird die Bildung, wenn vom Bratgut etwas in die Kohle tropft, da dann Fett zersetzt wird und sich PAK bilden können. Die Temperaturen auf der Bratwurst selbst sind zu gering, als dass dort PAK entstehen können. Der Gehalt an PAK hängt nicht vom Bräunungsgrad des Bratguts ab, als vielmehr davon, wie viel Rauch es ausgesetzt war.

Acrolein ist ein Fettabbauprodukt. Es entsteht, wenn Fett in die Glut tropft. Das Fett wird aufgespalten, und dabei entsteht Acrolein. Acrolein ist flüchtig. Bevor es verbrennt, steigt es auf. Acrolein hat einen stechenden Geruch. Auch Acrolein nimmt man über den Dampf, der von der Glut aufsteigt, auf, es wird nicht im Grillgut selbst gebildet.

Der jüngste als krebserregend eingestufte Stoff ist **Acrylamid**, das erst vor zehn Jahren in Lebensmitteln gefunden wurde. Es bildet sich aus Kohlehydraten bei über 180 °C und trockener Hitze. Es kann beim Grillen von Gemüse und vor allem Kartoffeln entstehen, allerdings müssen diese dann sehr hohen Temperaturen ausgesetzt werden, was eigentlich nur bei direktem Kontakt (nicht eingewickelt in Folie und in der Mitte des Grills) möglich ist. In Fleisch kann es nicht entstehen.

Wie kann man die Bildung dieser Substanzen vermeiden? Nun, natürlich durch Grillarten, in denen die Verbrennung sauberer ist (Gasgrill) oder es gar keine Flamme gibt (Elektrogrill). Wenn man mit Kohle oder Holzkohle grillen will, so sollte man möglichst indirekt grillen, also so, dass kein Saft in die Flamme geraten kann und auch das Grillgut nicht dem Rauch ausgesetzt ist. Zumindest Gemüse kann man in Alufolie grillen, das ist am sichersten. Wenn man direkt grillt, sollten die Kohlen sehr heiß sein, also das

Feuer schon eine Weile brennen, da vor allem am Anfang die PAK emittiert werden. Sie können natürlich immer noch aus tropfenden Flüssigkeiten gebildet werden.

Wenn man einige Vorsichtsmaßnahmen beachtet, z. B. dass die Kohle gut durchgeglüht sein muss, wenn frische Kohle dazu kommt, man das Grillgut wegnimmt und wartet, bis auch diese die alte Temperatur erreicht hat, dann ist die Belastung minimal. Die Belastung geht nicht von der Kohle aus, die aus fast reinem Kohlenstoff besteht. Gar keine Sorgen muss man sich um das tropfende Fett machen, wenn man nicht Holzkohle, sondern Holz, Papier, Karton oder andere organische Materialien verbrennt. Dann entstehen bei der Verbrennung so viele PAK, dass das bisschen tropfende Fett nun wirklich keinen Unterschied mehr macht.

Die Verbindungen kommen auch in anderen Lebensmitteln vor: PAK sind als Verbrennungsprodukte ubiquitär verbreitet und reichern sich im Fett von Tieren an, so findet man sie auch in Fisch und Fleisch. Sie entstehen auch beim Räuchern. Hier wurde die Belastung aber in den letzten Jahrzehnten deutlich gesenkt. Acrylamid kommt vor allem in hocherhitzten Kartoffelprodukten wie Pommes frites und Chips vor. Acrolein kann entstehen, wenn Frittierfett zu lange erhitzt oder zu oft benutzt wird.

Ist Leber stark mit Schwermetallen belastet?

Die Leber ist das zentrale Stoffwechselorgan unseres Körpers. Zahlreiche Auf- und Abbauvorgänge erfolgen nur in der Leber. Aufgrund dessen haben die Leberzellen eine reiche Enzymausstattung. Da Vitamine und Spurenelemente oft als Coenzyme oder Cofaktoren wichtig sind, ist Leber daher reich an Vitaminen und Spurenelementen. Weiterhin liegt bei einigen Vitaminen der zentrale Speicher in der Leber.

100 g Leber decken so den Tagesbedarf an Kupfer, Selen, Pantothensäure und Niacin, sowie etwa 50 Prozent des Tagesbedarfs an Eisen, Zink, Vitamin B_6, C, Folsäure und 10 Prozent des Tagesbedarfs an Iod, Fluor, Vitamin B_1. Bei den Vitaminen Biotin, A, D, B_{12} und B_2 liegt die Bedarfsdeckung bei über 100 Prozent. Beim Vitamin B_{12} wären schon 5 g Leber ausreichend, um den ganzen Tagesbedarf zu decken.

Rinderleber			
Energie	462 kJ (114 kcal)	Wasser:	69,9 g
Eiweiß	19,7 g	Fett	3,1 g
Kohlenhydrate	1,7 g	Mineralstoffe	1,4 g
Eisen	7,1 mg	Vitamin B_1	0,3 mg
Kupfer	3,6 mg	Vitamin B_2	2,88 mg
Zink	5,1 mg	Vitamin B_6	0,71 mg
Fluorid	0,13 mg	Niacin	15 mg
Iodid	14 µg	Pantothensäure	7,3 mg
Selen	35 µg	Folsäure	0,22 mg
Vitamin A	15 mg	Vitamin B_{12}	65 µg
Vitamin D	2 mg	Biotin	0,1 mg
		Vitamin C	30 mg

Durch die zentrale Funktion als Stoffwechselorgan lagert die Leber leider auch Schwermetalle ab und war früher relativ stark belastet:

Mittelwerte in mg/kg	Blei	Cadmium	Quecksilber
Rindfleisch (1990)	0,045	0,010	0,002
Rinderleber (1990 / 2006)	0.458 / 0,035	0,123 / 0,053	0,021 / n.n
Kalbsleber (2006)	0,037	0,025	n.n
Schweinefleisch (1990)	0,037	0,010	0,005
Schweineleber (1990 / 2006)	0,110 / 0,014	0,100 / 0,034	0,047 / n.n
Wurstwaren (1990)	0,078	0,018	0,010
WHO Empfehlung	0,429	0,057 – 0,071	0,043

n.n.: nicht nachweisbar

Tiere nehmen Schadstoffe über das Futter auf, die Belastung repräsentiert daher sowohl die individuelle Belastung des Futters wie auch der Umwelt. Sehr drastisch ist die Reduktion des Quecksilbergehaltes. **Quecksilber** wurde früher als Saatbeizmittel verwendet. Nach dem Verbot für diesen Zweck war es bei den letzten Untersuchungen nicht mehr nachweisbar.

Hauptquelle für **Blei** war früher der Straßenverkehr, da Tetraethylenblei als Antiklopfmittel Benzin zugesetzt wurde. Es fand sich daher auf praktisch allen Futterpflanzen. Mit dem Verbot dieses Zusatzes ist die Belastung stark zurückgegangen. **Cadmium** stammt zum einen aus Farben, daher wurden cadmiumhaltige Anstriche für

Ställe verboten, und zum Zweiten aus Abgasen. Cadmium ist ein Begleitelement des Schwefels und findet sich daher auch in fossilen Brennstoffen wie Kohle und Erdöl. Hier brachten Rauchgasentschwefelungsanlagen eine Reduktion der Cadmiumbelastung, jedoch weitaus weniger als bei Blei und Quecksilber, da Motoren und Heizungen keine Entschwefelungsanlage haben. In der Summe unterschreiten heute viele Proben von purer Leber die Rückstände, die vor 20 Jahren noch in Fleisch und verarbeiteter Wurst gefunden wurden.

Die Belastung steigt mit zunehmendem Alter der Tiere an, die Leber akkumuliert die Giftstoffe über das Leben. Deshalb darf Leber von Rindern, die über 24 Monate alt sind, nicht mehr in den Verkehr gebracht werden. Trotz der gesunkenen Belastung hat sich nichts an der offiziellen Empfehlung geändert: Gegen den einmaligen Konsum von Leber pro Woche spricht nichts. Bei einem zu hohen Leberkonsum kann man sich auch eine Vitamin-A-Vergiftung einfangen. Bekannt ist, dass der dauerhafte Konsum von 12 mg Vitamin A über acht Jahre zu einer Vitamin-A-Vergiftung führt – das entspricht lediglich 80 g Leber pro Tag. Die Leber von Wildtieren ist erheblich höher belastet, vor allem weil Wildschweine Wildpilze verzehren, die Schwermetalle akkumulieren und schon die Pilze die Grenzwerte regelmäßig überschreiten.

Bei **Leberwurst** liegt je nach Qualitätsstufe der Leberanteil zwischen 10 und 30%. Entsprechend mehr darf man pro Woche konsumieren. **Kalbsleberwurst** wird übrigens aus Kalbfleisch und Schweineleber hergestellt. Mit Kalbsleber wäre sie bitter und sehr teuer.

Was ist „Functional Food"?

Unter dieser Bezeichnung versteht man Lebensmittel, die einen "Zusatznutzen" hinsichtlich Gesundheit und "Fitness" versprechen. Sie sehen schon an den Anführungszeichen: Diese Definition ist so weit gefasst, dass man sehr viele Nahrungsmittel als „Functional Food" bezeichnen kann.

Dahinter steckt zuerst einmal eine hohe Verdienstspanne. Eines dieser neuen Lebensmittel bringt dem Hersteller annähernd viermal so viel Gewinn wie ein Normales ein. Aber das geht nicht ohne den Käufer. Der Verbraucher ist durch die Werbung und Medien irritiert. "Achten Sie auf das Cholesterin", "Calcium für die Knochen", "Viel Obst und Gemüse essen, wegen der Ballaststoffe", "Vitamine schützen vor Krebs". Die Liste der Empfehlungen ist lang, und nicht jeder kann oder will sich dran halten. Nun kommt ein Hersteller und bietet den so gesunden Wirkstoff aus Möhren in Schokoriegeln an — würden Sie da nicht zugreifen? Beispiele für solche Produkte sind Eiweißbrote, die beim Abnehmen helfen sollen und Sojaschrot enthalten oder

Lebensmittel, die reich an Omega-3-Fettsäuren sind, entweder durch Zusatz von pflanzlichen Stoffen, die diese enthalten (Leinsamen, Walnüsse, Raps oder Öle daraus) oder durch Fütterung von Tieren mit diesen Produkten.

Daher kann man einen probiotischen Joghurt — er unterscheidet sich von einem normalen Joghurt nur durch die Milchsäurekultur — für mehrere Euro verkaufen, während ein normaler Joghurt (siehe S.85) 20 – 50 Cent kostet. Nur weil der Käufer bereit ist, diese Summen zu zahlen, sind solche Produkte auf dem Markt.

Gerade bei den prominentesten Vertretern fehlt der wissenschaftliche Nachweis, dass diese Nahrungsmittel gesünder als normale Nahrungsmittel sind. Natürlich ist Joghurt gesund. Einen positiven Effekt auf die Verdauung hat Joghurt durch die Milchsäure genauso wie Sauerkraut. Probiotika bringen aber nach unabhängigen Studien keinen Zusatznutzen. Die Anzahl der Bakterien, die im Dünndarm ankommt, ist zu gering um die Darmflora zu beeinflussen. Das Eiweißbrot ist es zwar reicher an Eiweiß, aber durch das Sojaschrot auch reicher an Fett, was die Energiebilanz wieder ausgleicht. Bei den Omega-3-reichen Lebensmitteln enthalten diese vor allem die ALA (siehe S.153), welche nicht direkt bei der KHK-Vorbeugung hilft.

Es gibt dann die Gruppe der „angereicherten" Lebensmittel. Sie enthalten einen natürlichen Stoff in Konzentrationen, die sehr viel höher sind als in den Lebensmitteln, in denen er normalerweise vorkommt. Niemand hat sich Gedanken gemacht, wie es auf den Körper wirkt, wenn er Stoffe über Jahre in größeren Mengen aufnimmt, die er in der Nahrung nur in kleinen Mengen findet. Da gibt es inzwischen einige Produkte: Algenextrakte, die gegen alles helfen sollen und die man sonst nie in größerer Menge verzehren würde, Tomatenextrakte oder nur das in Tomaten enthaltene **Lycopin**, weil es ein Wirkstoff gegen Krebs sein soll, **Taurin** in Energy Drinks, weil es im Körper als Neurotransmitter vermutet wird.

Bei diesen Stoffen fehlt nicht nur eine Untersuchung, wie die Stoffe über längere Zeit im Körper wirken, sondern generell der Wirkungsnachweis. Nur weil Taurin im Gehirn zu finden ist, muss es nicht die Stimmung erhellen. Ja, es fehlt sogar der Nachweis, dass von der Nahrung aufgenommenes Taurin sich überhaupt in Ihrem Gehirn wiederfindet. Zahlreiche Neurotransmitter finden sich auch in der Nahrung, so das Cholin, das Molekül, das zwischen den meisten Nervenzellen vermittelt. Wenn man durch Cholin aus der Nahrung besser denken könnte, würden bestimmt viele nur noch Eigelb essen, das zu 1.7 Prozent aus Cholin besteht...

Die Hersteller bleiben Nachweise der Wirkung schuldig. Denn anders als bei Arzneimitteln müssen sie keine Untersuchungen über Wirkungen, Nebenwirkungen oder Gefahren anstellen. In den USA werden auch pharmakologisch wirksame Pflanzen Lebensmitteln zugesetzt, wie Echinacea (Sonnenhut) oder Johanniskraut. Diese sind auch in verschreibungspflichtigen Medikamenten enthalten. Selbst wenn dies bei uns nicht zulässig ist, so findet man oft in solch angereicherten Lebensmitteln erheblich mehr des Wirkstoffs als in der Nahrung vorhanden ist.

Es ist auch nicht so, dass diese Zusätze für jeden gesund sind. Nehmen wir die **Phytosterine**, deren Wirkung relativ gut gesichert ist. Sie können in der Tat den LDL-Cholesterinspiegel (siehe S. 159) um 5 bis 15% senken. Die Aufnahme der dazu nötigen Menge ist jedoch mit Pflanzen nicht erreichbar. Sie senken aber auch die Aufnahme von fettlöslichen Vitaminen, besonders der Vitamine A+E, und bei bestimmten Personen haben sie negative Wirkungen auf die Gefäßgesundheit. Diese Veranlagung ist genetisch begründet. Das zeigt, dass man nicht einfach eine so angereicherte Margarine kritiklos konsumieren sollte, sondern nur wenn man wirklich ein Arterioskleroserisiko hat, und man muss dann auch kontrollieren, ob man nicht zu denen gehört, bei denen die Phytosterine mehr schaden als sie nützen. Diese Phytosterine findet man z. B. in der Diätmargarine Becel.

Erst 2006 fing die EU an, diesen Markt zu regeln. Es trat eine neue Verordnung in Kraft, nach der alle Werbeaussagen, die mit gesundheitlichen Wirkungen zu tun haben, überprüft werden müssen (**Health-Claims-Verordnung**, HCV). 2012 erschien dann die erste genehmigte Liste. Juristen hatten die vielen eingegebenen Werbeslogans auf 1.600 wesentliche Aussagen eingegrenzt. Nur 222 waren wissenschaftlich so weit abgesichert, dass sie genehmigt wurden. Prominente Opfer waren die Werbeaussagen für probiotische Produkte mit "aktiven" Milchsäurekulturen und die Wirkung von Vitamin C gegen Krebs und Erkältungen.

Es gibt keinen Grund Lebensmittel zu kaufen, die angereichert sind mit Vitaminen oder Mineralstoffen. Doch sie sind noch harmlos. Wenn aber Stoffe zugesetzt werden, die entweder in der normalen Nahrung nicht in so großer Menge vorkommen und gegenüber dieser stark angereichert sind, dann wäre ich vorsichtig, erst recht, wenn es sich um pharmakologisch wirksame Pflanzenauszüge handelt, die bei uns bisher zumindest in Nahrungsergänzungspräparaten erlaubt sind.

Bringen Light-Produkte für die Ernährung etwas?

Eine Frage, die sich wohl jeder schon einmal gestellt hat, ist, ob sogenannte "Light-Produkte" denn beim Abnehmen / Gewicht halten helfen, oder ob sie sogar den gegenteiligen Effekt haben, also noch mehr Hunger verursachen. Zumindest für die Werbung gibt es eine gesetzliche Grundlage. Seit 1.7.2007 gilt die EU-Verordnung 1924/2006. Diese regelt die Anforderungen an Produkte, die mit bestimmten Begriffen werben, die auf eine Reduzierung des Nährstoffgehaltes oder Energiegehaltes hindeuten. Für Produkte, bei denen der Energiegehalt gegenüber vergleichbaren Produkten reduziert sein soll, sind folgende Begriffe und Definitionen einzuhalten:

Begriff	Definition
„energiearm"	Weniger als 40 kcal (160 kJ) pro 100 g Bei Getränken weniger als 20 kcal (80 kJ)
„energiereduziert"	Energiegehalt um 30 Prozent gegenüber einem vergleichbaren konventionellen Lebensmittel reduziert.
„energiefrei"	Weniger als 4 kcal (17 kJ) pro 100 g Lebensmittel
„fettarm"	Weniger als 3 g Fett/100 g Lebensmittel. Bei flüssigen Lebensmitteln gilt ein Grenzwert von 1,5 g Fett/100 ml. Teilentrahmte Milch darf allerdings bis zu 1,8 g Fett/100 ml aufweisen.
„fettfrei" / „ohne Fett"	Weniger als 0,5 g Fett/100 g.
„zuckerarm"	Weniger als 5 g Zucker/100 g bzw. bei Flüssigkeiten weniger als 2,5 g/100 ml
„zuckerfrei"	Weniger als 0,5 g Zucker/100 g
„ohne Zuckerzusatz"	Kein Zusatz von Zucker, Mono- und Disacchariden oder süßenden Lebensmitteln. Enthält das Produkt von Natur aus Zucker so muss die Angabe durch den Hinweis „Enthält von Natur aus Zucker" ergänzt werden.
„leicht" oder „reduziert an"	Es ist angegeben, welcher Nährstoff reduziert ist und dieser muss um mindestens 30 Prozent gegenüber einem konventionellen Produkt verringert sein.
„von Natur aus" oder „Natürlich"	Diese Angabe ist zu ergänzen, wenn das Lebensmittel ohne zusätzliche Maßnahmen die Bedingungen erfüllt.

Damit gibt es zumindest einen gesetzlichen Rahmen, wenn mit Energiereduktion geworben wird. Kritisiert wurde, dass die Anforderungen für Lightprodukte leicht erreicht werden können, und trotzdem noch eine Irreführung möglich ist. So können Fruchtsäfte leicht mit dem Hinweis „ohne Zuckerzusatz" werben, denn es ist durch den hohen natürlichen Zuckergehalt kein Zusatz erforderlich (und auch bei den meisten Säften verboten). Da nützt auch die Angabe „enthält von Natur aus Zucker" nicht viel. Immerhin geht die EU-Verordnung weiter als die damalige deutsche Gesetzgebung, nach der ein Hersteller mit „ohne Zuckerzusatz" werben konnte, wenn er anstatt Zucker süßende Sirupe verwandte, wie Glucose-Fructosesirup.

Das Hauptproblem bleiben die Angaben mit „leicht", „light" oder „reduziert". Es gibt zwei Möglichkeiten, ohne drastische Energiereduzierung damit zu werben. Das eine ist, womit man sich vergleicht. Es gibt zahlreiche Lebensmittel, bei denen es größere Unterschiede im Energiegehalt gibt. Bei Wurst ist z. B. die Rezeptur in den letzten Jahrzehnten deutlich fettärmer geworden. Vergleicht man sein Produkt mit einer älteren Rezeptur, dann kann schon eine normale Wurst ohne Problem fett- oder energiereduziert sein. Auch bei Eis ist es leicht möglich, sich mit einem Produkt mit hohem Sahnegehalt oder viel Zucker zu vergleichen. Zudem wird Eis immer luftiger aufgeschlagen. Da bei Eis die Angabe volumenbezogen ist, ist es leicht, bei gleichem Energiegehalt einfach durch Unterschlagen von mehr Luft die Angabe pro Milliliter zu reduzieren. Niemand verkauft Luft so teuer wie Speiseeishersteller. Üblich ist heute, dass 50 Prozent des Volumens von portionierbarem Eis aus Luft bestehen. Bei selbstgemachtem oder handwerklich hergestelltem Eis sind es nur 20 Prozent.

Die zweite Möglichkeit liegt darin, dass es möglich ist, mit „leicht" zu werben, wenn ein Nährstoff reduziert wird, der nur unwesentlich zum Gesamtenergiegehalt beiträgt. Ein gutes Beispiel ist Fruchtjoghurt. Zahlreiche Hersteller werben hier mit Produkten, die "leicht" sind, „30 Prozent weniger Fett" enthalten, oder sogar „fettfrei" sind. Die Irreführung liegt darin, dass bei normalem Fruchtjoghurt durch den Zucker in der Fruchtmischung Kohlenhydrate den größten Anteil an der Gesamtenergie aufweisen:

Alle Angaben pro 100 g	Normaler Fruchtjoghurt	„leichter" Fruchtjoghurt mit 0,2 Prozent Fett
Kohlenhydrate:	13,5 – 15,5 g	13,9 – 16 g
Fett:	2,6 – 3,1 g	0,2 g
Eiweiß:	2,9 – 3,9 g	3,0 – 4,0 g
Energiegehalt:	391 – 420 kJ	298 – 352 kJ
Energiereduktion:	keine	17 – 24 Prozent
Fettreduktion:	Keine	93 Prozent

Bei normaler Milch macht das Fett tatsächlich fast 50 Prozent der Energie aus. Für Fruchtjoghurt werden 10 g Zucker pro 100 g zugesetzt. Selbst wenn das Fett extrem reduziert wird (der Hersteller könnte sogar mit der Angabe „fettfrei" werben), so nimmt die Energie nur um 17 bis 24 Prozent ab. Hinsichtlich der Energiereduktion ist dieses Produkt also nicht „leicht", obwohl der Fettgehalt um über 90 Prozent reduziert wurde.

Die Angabe ist eigentlich nur dann nicht irreführend, wenn ein Lebensmittel nur einen der drei Hauptnährstoffe in hoher Menge enthält, die anderen beiden aber keine Rolle spielen. Solche Produkte sind z. B. Butter (besteht zu 82 Prozent aus Fett) oder Konfitüre (60 Prozent Zucker, der Rest vornehmlich Wasser).

Bei allen anderen Produkten ist es deutlich schwieriger. So sind „leichte" Kartoffelchips oder Erdnussflips, bei denen der Fettanteil um 30 Prozent reduziert wurde, durchaus nicht energiearm. Kartoffelchips bestehen zu 30 Prozent aus Fett und 46 Prozent aus Kohlenhydraten. Sie sind nicht nur wegen des Fettgehalts so energiereich, sondern auch, weil beim Frittieren die Kartoffeln fast das gesamte Wasser verloren haben, also der Kohlenhydratanteil stark angestiegen ist. Da bei der Reduktion des Fettanteils der relative Kohlenhydratgehalt weiter ansteigt, enthalten „Light" Chips immer noch fast 2.000 kJ – gegenüber konventionellen Chips, die einen Energiegehalt von 2.300 kJ aufweisen, ist das Produkt also nur wenig energiereduziert. Als extremes Beispiel habe ich hier einmal „light" und normale Erdnussflips gegenübergestellt:

	Normale Erdnussflips	Fettreduzierte Erdnussflips
Energie	2.060 kJ (492 kcal)	1.895 kJ (474 kcal)
Eiweiß:	13,0 g	14,0 g
Kohlenhydrate:	54,0 g	59,0 g
Fett:	24,0 g	16,8 g (30 Prozent weniger)
Energiereduktion:	Keine	8 Prozent

Bei energiereduzierten Erdnussflips wird nur das außen anhaftende Fett vor dem Verpacken entfernt. Der Anteil an Fett, der ins Innere eindringt, bleibt. Bei den Erdnussflips sind es gerade mal 7 Prozent des Gewichts. Der Rest des Fetts steckte schon vorher in den Erdnüssen, die einen natürlichen Fettgehalt von etwa 48 – 50 Prozent aufweisen. So führt eine Reduktion des Fettgehalts um 30 Prozent nicht zu einer drastischen Energiereduktion, zumal dann der Gehalt an Eiweiß und Kohlenhydraten höher sein muss – es ist nicht möglich, das Fett durch Wasser zu ersetzen. Als Preis für die Energiereduktion von 8 Prozent schmecken die Flips nicht mehr so gut.

Davon unabhängig muss einem natürlich ein Produkt auch schmecken. Meine persönliche Erfahrung ist, dass es hier oft Defizite gibt. **Fettreduzierte Butter** verliert nicht nur an Geschmack, sondern auch an sensorischen Eigenschaften. Das weiche, angenehme Gefühl auf der Zunge fehlt. Wurst mit nur geringem Fettanteil schmeckt „sandig", weil Fett die Eiweißteilchen umhüllt. Doch lässt sich dies nicht verallgemeinern. Ein Fruchtjoghurt, der mit Süßstoff anstatt Zucker hergestellt wurde, schmeckt genauso gut wie normaler Joghurt. Bei zuckerreduzierter Marmelade ist eine maßvolle Reduktion des Zuckergehaltes sensorisch ebenfalls nicht auffällig.

Besonders wichtig ist eine Besonderheit bei zuckerreduzierten Produkten. Es ist in manchen Fällen möglich, den Zucker durch Süßstoffe mit hoher Süßkraft zu ersetzen. Das ist möglich in Getränken, wo „light" dann auch wirklich zuckerfrei und gleichbedeutend mit einer drastischen Energiereduktion steht. In vielen Produkten, in denen Zucker aber Bestandteil der Rezeptur ist, weil er "Masse" darstellt, ist das nicht möglich. Viele Kleingebäcke würden steinhart werden, wenn man Zucker durch Süßstoff ersetzt. Wer einmal Schokolade mit hohem Kakaoanteil gekauft hat, weiß, dass diese erheblich härter ist als Vollmilchschokolade, bei der Zucker zugesetzt wurde, und zahlreiche Schokoriegel können ohne Zucker in der Masse nicht auskommen. Dasselbe gilt natürlich für Bonbons, die praktisch zu 90 – 99 Prozent aus Zucker bestehen.

In all diesen Produkten kann nicht einfach der Zucker ersatzlos gestrichen werden. Wenn diese Produkte mit „zuckerfrei" oder „light" werben, dann wurde Haushaltszucker durch Zuckeraustauschstoffe ersetzt. Nach dem Lebensmittelrecht werden unter „Zucker" nur Mono- und Disaccharide verstanden. Da Zuckeralkohole ebenfalls süß schmecken, ermöglicht diese Definition es einfach, Saccharose durch Maltitsirup oder Sorbit zu ersetzen (siehe S.193). Da deren Süßkraft geringer als beim normalen Zucker ist, wird dies ausgeglichen durch einen Zusatz eines synthetischen Süßstoffs. Das Produkt ist dann aber energetisch gleichwertig mit einem mit Zucker hergestellten, ja es gibt sogar Fälle, wo es energiereicher ist. Das kann vorkommen, weil die meisten Zuckeralkohole eine geringere Süßkraft als Zucker aufweisen.

Bleibt die Frage, ob man mit Light-Produkten Energie einsparen kann oder einfach mehr davon isst. Wird weniger Fett gegessen, so sinkt auch das Sättigungsgefühl ab. Die meisten Experten meinen daher, dass fettreduzierte Nahrungsmittel nur dazu führen, dass man mehr davon isst, auch weil viele meinen, sie dürften dies aufgrund der Energiereduktion. Anders sieht es bei Zucker aus. Zucker wird rasch aufgenommen und sättigt in isolierter Form kaum, sodass ein Ersetzen durch Süßstoffe durchaus sinnvoll sein kann.

Genaue Untersuchungen zu diesem Tatbestand gibt es nicht. Doch eines ist klar: Der Energiebedarf des Körpers ist gegeben. Wenn die Energie in der Nahrung nicht ausreicht, bekommen wir Hunger. Wer Probleme mit seinem Gewicht hat, der sollte eher auf Lebensmittel zurückgreifen, die von sich aus energiearm sind, aber gut sättigen. Eine leichte Energiereduktion macht hochverarbeitete Lebensmittel (und darum handelt es sich bei den Light-Produkten in der Regel) nicht automatisch gesünder.

Besser ist es, stark sättigende Produkte mit wenig Energie, wie Obst und Gemüse oder Pellkartoffeln zu essen, anstatt „Light"-Snacks.

Was ist der Unterschied zwischen grünem, weißem, schwarzem und rotem Pfeffer?

Grüner, weißer und schwarzer Pfeffer stammen von der Pfefferpflanze Piper nigrum, eine tropische Schlingpflanze. Die Pfefferpflanze bildet eine Frucht. Sie ist botanisch gesehen eine Steinfrucht, bildet aber keinen festen Stein aus. Sie besteht innen aus einem kleinen Embryo in einer Höhle, dem Keimling aus dem eine neue Pfefferpflanze wird, umhüllt von dem weißen, sehr festen inneren Fruchtfleisch und einem lockeren, durch eine Samenschale getrennten äußeren Fruchtfleisch. Dieses ist erst grün, dann rot. Ist es rot, ist die Frucht reif.

Erntet man die Frucht grün, so erhält man den **grünen Pfeffer**. Da die äußere Fruchtschale leicht verderblich ist, wird er entweder in Salzlake eingelegt und so vor Fäulnis geschützt oder er wird sehr schnell bei niedrigen Temperaturen getrocknet, am besten gefriergetrocknet, um das Wasser zu entziehen, sonst würde die Schale anfangen zu faulen.

Der **schwarze Pfeffer** ist die gleiche Frucht, nur langsam getrocknet. Dabei färbt sich die äußere Fruchtschale durch Fermentation braun bis schwarz, schrumpft zusammen und bildet die typische runzelige Form des schwarzen Pfefferkorns.

Wird die reife Frucht geerntet, so wird die äußere Fruchtschale durch das Einweichen in Wasser und mechanische Bearbeitung abgetrennt. Man bekommt den inneren, festen Teil, der vorwiegend aus Stärke besteht und von der harten Samenschale umschlossen ist, das ist der **weiße Pfeffer**.

Der scharfe Geschmack des Pfeffers stammt vom **Piperin**, einem Alkaloid, das sich vorwiegend im inneren Teil der Frucht befindet, also dem Teil, das man als weißen Pfeffer bezeichnet. Die Schärfe des Pfeffers nimmt daher vom Grünen über den Schwarzen zum Weißen zu. Grünen Pfeffer kann man daher als Ganzes verzehren und findet man als Pfefferkörner in Würsten oder auf Steaks. Auf ganze weiße Pfefferkörner würde niemand beißen wollen. Etherische Öle sind für den Geschmack jenseits der Schärfe, also das typische Pfefferaroma, verantwortlich. Diese findet man im weißen Pfeffer zu 2,5 Prozent, im Schwarzen und Grünen aber zu 4,8 Prozent. Das bedeutet, der weiße Pfeffer ist schärfer, aber weniger aromatisch. Im etherischen Öl findet man Inhaltsstoffe, die man auch aus anderen Pflanzen kennt, so Limonen das auch in Pomeranzen, Kümmel und Zitrusfrüchten vorkommt, Safrol, das dem Safran seine

Geschmacksnote gibt. Pfeffer erhöht die Magensekretion, macht daher Speisen besser verdaulich und steigert den Appetit. Dies wird dafür verantwortlich gemacht, dass in heißen Ländern die Speisen oft viel schärfer als bei uns sind.

Der **rote Pfeffer** ist dagegen gar kein „echter" Pfeffer. Es handelt sich dabei um fein gemahlene Paprikafrüchte. Die schärften Paprikafrüchte werden auch als Chilis bezeichnet und nichts anderes ist roter Pfeffer: fein gemahlene Chilis somit vergleichbar scharfem Paprikapulver. Hier ist das Alkaloid **Capsaicin** für die Schärfe verantwortlich. Chilis können mehr Capsaicin enthalten als Pfeffer Piperin, daher ist roter Pfeffer noch schärfer als weißer Pfeffer. Dafür ist der Gehalt an aromagebenden Ölen geringer, das bedeutet, der rote Pfeffer hat eine noch ausgeprägtere Schärfe mit weniger anderen Geschmacksnoten. Piperin und Capsaicin reizen beide die Wärmerezeptoren. Das merkt man nicht nur, wenn man etwas isst und es auf der Zunge und in der Mundhöhle brennt, das nutzt man auch für Wärmepflaster aus. Diese enthalten Capsaicin. Es stimuliert die Wärmerezeptoren der Haut. Als Folge werden Schmerzreize von der Region gedämpft. Unterstützt wird dies noch vom Pflaster selbst, das dafür sorgt, dass Wärme von der Haut weniger stark abgegeben wird und im Gewebe verbleibt.

Da Piperin und Capsaicin beide fettlöslich sind, hilft bei zu scharfem Essen nicht das Trinken von Wasser. Vielmehr kann man die Alkaloide durch fettreiche Lebensmittel von der Mundhöhle lösen oder durch mechanisches Abreiben z. B., indem man ein Stück Brot gut durchkaut.

Warum ist Safran so teuer?

Früher waren alle Gewürze teuer. In der Antike und im Mittelalter war es ein Statussymbol, sich Gewürze leisten zu können und Rezepte aus dieser Zeit setzen Gewürze in sehr großer Menge ein, verglichen mit dem heutigen Essen. Man gab damit an, dass man sich dies leisten konnte, auch wenn der Geschmack darunter litt.

Gewürze waren damals so teuer, weil sie über Land transportiert wurden. Die meisten Gewürze wie Pfeffer, Ingwer oder Gewürznelken stammen aus tropischen Regionen aus dem asiatischen Raum. Bis sie in Europa angekommen waren, passierten sie viele Länder und überall kassierte man Zölle oder andere Abgaben. Dazu kam das Risiko, das Karawanen überfallen und ausgeraubt wurden. Christoph Columbus zog aus, einen Seeweg nach Indien zu finden, um dort direkt die Gewürze einzukaufen. Der Gewinn durch den weggefallenen Zwischenhandel wäre dann bei der spanischen Krone geblieben. Den Seeweg nach Indien fanden die Portugiesen. Europäische Mächte begannen damit, nicht nur Gewürze in größeren Mengen per Schiff zu transportieren, sondern professionalisierten den Anbau, indem sie Plantagen anlegten. Später kam noch der Anbau in Süd- und Mittelamerika hinzu, was den Transportweg drastisch verkürzte.

So sind heute Gewürze sehr billig geworden. Doch es gibt eine Ausnahme und das ist der Safran. Safran sind die Blütennarben einer **Krokusart**, die im Herbst violett blüht. Jede Pflanze hat nur drei fadenförmige Blütennarben. Diese werden von Hand gezupft und getrocknet. Obwohl man Safran in Monokultur anbaut, ist er teuer geblieben, weil diese Fäden sehr leicht sind, und man 600.000 bis 800.000 Safranfäden aus 150.000 bis 200.000 Blüten braucht, um ein Kilogramm Safran herzustellen. Das entspricht einer Fläche von rund 10.000 m² die abzuernten ist. Selbst geschulte Pflücker schaffen nicht mehr als 60 bis 80 g pro Tag. Die Weltjahresproduktion beträgt daher nur 200 t von denen über 90 Prozent aus dem Iran stammen. Da der Krokus zudem nur einmal im Jahr für wenige Wochen blüht, bleibt so Safran ein teueres Gewürz. Ein Kilogramm kostet rund 3000 Euro.

Safran enthält den wasserlöslichen Farbstoff **Crocetin**, der in kleinsten Mengen Lebensmittel leuchtend gelb-orange färbt, daneben zahlreiche Bitterstoffe, die bei den Mengen, die man Lebensmitteln zusetzt, aber nicht geschmacklich in Erscheinung treten.

Ein billiger Ersatz für Safran ist oft **Gelbwurz**pulver, das den Farbstoff **Kurkumin** enthält. Allerdings geht die Farbe von Kurkumin mehr ins Gelbe, während Crocetin einen mehr orangen Farbton hat. Zudem hat Kurkumin einen deutlichen Eigengeschmack und färbt nicht so intensiv. Gelbwurz ist die Basis von Currypulver. Sie gibt diesem die gelbe Farbe und auch einen Teil des Aromas.

Ein weiterer preiswerter Ersatz, dessen Farbton auch mehr ins orangene geht, ist **Paprikapulver**. Wegen der Schärfe sollte man aber nur edelsüßen Paprika einsetzen und sparsam dosieren.

Fragen zu Zusatzstoffen

Was sind Zusatzstoffe denn genau?

Zusatzstoffe gehören zu den kontrovers diskutierten Lebensmittelbestandteilen. Es gibt sowohl die Meinung, dass sie völlig unnötig seien, weil man ja früher (angeblich) auch ohne sie auskam, wie auch die, dass industrielle Lebensmittelproduktion gar nicht mehr ohne Zusatzstoffe geht. Der Begriff des Zusatzstoffes ist recht jung. Die erste Fassung der Zulassungsverordnung (welcher Stoff wo eingesetzt werden darf) stammt von 1977. Allerdings ist dem nicht so, dass es früher keine Zusatzstoffe gab. Nur wurden sie nicht so genannt.

Ein **Zusatzstoff** ist ein Stoff, der nur wegen seiner technologischen Eigenschaften dem Lebensmittel zugesetzt wird. Das grenzt ihn von einer **Zutat** ab. Die technologischen Eigenschaften hat man aber auch schon vor Erfindung des Begriffes verbessert, nur setzte man dazu Lebensmittel ein. So wurde und wird Eigelb, das den Emulgator **Lecithin** enthält, zum Emulgieren eingesetzt (Mayonnaise, Speiseeis), genauso sind Johannisbrotkernmehl und Guarkernmehl heute Zusatzstoffe, jedoch wurden sie schon früher als Verdickungsmittel eingesetzt. Die Zutaten von **Backpulver** sind heute Zusatzstoffe, aber Backpulver gibt es schon seit 1856.

Unbestritten ist, dass bestimmte industriell hergestellte Produkte Zusatzstoffe erfordern, weil es Unterschiede in der Herstellung zum handwerklichen Vorgehen gibt oder die Produkte im Handel viel länger haltbar sein müssen. Das kann den Einsatz von Stabilisatoren, Antioxidantien oder Konservierungsstoffen nötig machen. Von Produkten, die nur wenig Ähnlichkeit mit einem handwerklich hergestellten Produkt haben, wie einer Tütensuppe, mal ganz zu schweigen.

Müssen alle Zusatzstoffe deklariert werden?

Nein, es gibt zwei wichtige Ausnahmen. Nicht angegeben werden müssen Zusatzstoffe, die bei der Herstellung zugesetzt werden, aber im Produkt keine technologische Wirkung mehr haben oder entfernt werden.

Das betrifft zwei Verfahrensweisen. Das eine sind Zusatzstoffe, die zugesetzt werden, aber im fertigen Produkt nicht mehr nachweisbar sind, weil sie wieder entfernt wurden oder durch eine chemische Reaktion abgebaut werden. Ein Beispiel für die erste Gruppe sind Mittel um Trübungen zu beseitigen. Apfelsaft kann mit **Gelatine** behandelt werden, um Trübungen auszufällen, bei Wein wird **Blutlaugensalz** genutzt, um Trübstoffe zu binden. Mit dem Ausfiltrieren der Trübungen wird der zugesetzte Stoff abgetrennt.

Das Zweite sind Stoffe, die sich im Lebensmittel umsetzen und abgebaut werden. In Fertigbackmischungen findet man **Diacetylweinsäureester**. Sie sind notwendig, damit der Teig während der Verarbeitung auf einer Straße knetbar bleibt und nicht an den Maschinen klebt. Beim Backen zersetzen sie sich in ihre Bestandteile Weinsäure und Essigsäure. Fruchtsaft wird durch **Dimethyldicarbonat** sterilisiert. Es zerfällt im Fruchtsaft in Methanol und Kohlendioxid. Dabei alkyliert es die DNA und tötet so Bakterien und Pilze ab. Da Plastikflaschen, anders als Glasflaschen, nicht mehr hoch erhitzt werden können, wird dieser Stoff heute als Kaltentkeimungsmittel von Säften eingesetzt. Als noch der Saft in Glasflaschen abgefüllt wurde, war er nicht nötig, da heiß eingefüllt wurde.

Weiterhin gilt dieser Passus für Zusatzstoffe, die durch eine Lebensmittelzutat hineinkommen, aber im Lebensmittel keine Funktion mehr haben. Das sind z. B. Konservierungsstoffe in einem Aromakonzentrat. Sie sind nötig um die Aromen zu schützen, aber die Konzentration reicht nicht aus, um das ganze Lebensmittel zu konservieren. Sofern Zusatzstoffe aber in einer Lebensmittelzutat deklariert werden müssen, muss der Zusatzstoff auch im fertigen Produkt angegeben werden.

Manche Verbraucher und Medien sehen diese Einschränkung der Deklarationspflicht als eine versuchte Täuschung, doch diese Regelung hat einen Grund: Jede Vorschrift muss ja auch überprüft werden können. Wenn nun alle Zusatzstoffe deklariert werden müssen, aber wie im Beispiel von Dimethyldicarbonat, dieses innerhalb von vier Stunden zerfällt, welchen Sinn soll dies machen? Der Stoff befindet sich nicht mehr im Saft, die Untersuchungsbehörden können dies nur indirekt über den Methanolgehalt nachkontrollieren und der Verbraucher ist verunsichert, obwohl es keinen Grund gibt.

Geduldet werden Restmengen, die als unwirksame Rückstände verbleiben. Das ist der Fall, wenn Gelatine oder andere Stoffe zugesetzt werden, um Trübungen auszufällen. Dann muss man etwas mehr zusetzen, als Trübungen vorhanden sind. Es kann auch beim Abbau ein Rest verbleiben.

Ausgenommen von dieser Regelung ist der Zusatz, wenn der Stoff dazu bestimmt ist, sich zu verändern, also dies seine technologische Funktion ist. Die bekannteste Stoffklasse sind **Antioxidationsmittel**. Sie verhindern, dass Lebensmittel durch den Luftsauerstoff negativ verändert werden, es also zu Farb- oder Aromaveränderungen kommt. Bei der Verarbeitung von Kartoffeln zu Püree ist z. B. der Zusatz von Antioxidantien notwendig. Eventuell ist im fertigen Produkt dann kein Antioxidationsmittel mehr nachweisbar. Trotzdem muss der Zusatz deklariert werden, denn die Aufgabe des Antioxidationsmittels ist es ja, das Produkt vor Verfärbungen zu schützen. Würde man die Deklaration weglassen, so könnte das eine Irreführung sein, da eventuell ein anderer Hersteller darauf verzichtet und sein Produkt dann nicht so schön aussieht (so z. B. bei Trockenobst, das es mit Sulfit behandelt wurde und ohne Sulfitzusatz).

Was hat es mit den E-Nummern auf sich?

Zusatzstoffe fallen unter das EU-Recht, das bedeutet, nicht Deutschland entscheidet über die Zulassung, die erlaubten Konzentrationen und Anwendungsgebiete, sondern die Europäische Union. Dies war schon immer so. Die EU begann als Wirtschaftsgemeinschaft und daher wurden schon immer Dinge geregelt, die wichtig für den Warenaustausch waren. Der Grundgedanke ist der, dass ein Produkt, das in einem EU-Mitgliedsstaat legal auf den Markt gebracht wird, auch in allen anderen Mitgliedstaaten vertrieben werden darf. Man hat sich entschlossen, um Probleme mit der Schreibweise in verschiedenen Sprachen zu vermeiden, als alternative Bezeichnung für Zusatzstoffe eine E-Nummer anzugeben, wobei das „E" für edible, also essbar steht. Im Laufe der Zeit wurden die nationalen Befugnisse immer weiter beschnitten. 1996 wurden die nationalen Gesetze harmonisiert, also Anwendungsgebiete und Höchstmengen angeglichen. Seit 2008 gelten die EU-Verordnungen direkt, dass bedeutet, sie müssen nicht noch in nationales Recht umgesetzt werden.

Derzeit (2015) gibt es E-Nummern bis zur Nummer 1200, aber nur 316 zugelassene Stoffe. Das liegt daran, dass der Bereich in Blöcken aufgeteilt ist. Zwischen E100 und E199 liegen z. B. die Farbstoffe. Von den 100 Nummern sind aber nur 33 vergeben.

Die Zahl der zugelassenen Stoffe wächst, aber langsam. Seit 2009 sind nur acht hinzugekommen. Nicht jeder Stoff ist für jedes Lebensmittel zugelassen, einige sogar nur für eines oder zwei. Ebenso variiert die Einsatzmenge. Sie wird nach der Untersuchung der Unbedenklichkeit (S. 167) auf die technologisch notwendige Menge festgesetzt.

Die EU prüft von der Industrie gewünschte, neue Zusatzstoffe, hat aber inzwischen viele alte Zusatzstoffe toxikologisch überprüft. Viele Stoffe, die älter als die Gesetzgebung oder natürlichen Ursprungs sind, wurden bei der Erstfassung der Gesetze nicht oder nur unzureichend toxikologisch überprüft.

Sind alle Zusatzstoffe „künstlich"?

Das kommt darauf an, wie man "künstlich" definiert. Nur bei Aromen gibt es noch die Einteilung in „natürlich", „naturidentisch" und „synthetisch". Das beschreibt recht gut, woher die Zusatzstoffe kommen. Ich würde die Unterscheidung „aus natürlichen Bestandteilen" und „in der Natur nicht vorkommend" machen, weil dies eher für viele Verbraucher wesentlich ist.

Zusatzstoffe können **natürlichen Ursprungs** sein, das heißt aus Lebensmitteln, aber auch aus Abfallprodukten (Vanillearoma aus Reiskleie) oder anderen Naturstoffen (die berühmten Erdbeeraromen aus Sägespänen) extrahiert sein. **Lecithin**, ein verbreiteter Emulgator, wird z. B. aus Sojabohnen gewonnen. Lecithin fällt an, wenn das Öl von Emulgatoren befreit wird, um ein klares Öl zu erreichen.

Naturidentisch bedeutet: Die chemische Struktur, also der Stoff selbst, ist die gleiche wie bei einem natürlichen Stoff, er wird aber, weil dies preiswerter ist, durch eine chemische Synthese erzeugt. Das gilt vor allem für Stoffe mit einer einfachen Molekülstruktur. So kommen **Propionsäure** und **Sorbinsäure** in Käse (Propionsäure) oder Vogelbeeren (Sorbinsäure) vor, aber die Substanzen sind so einfach aufgebaut, dass sie synthetisiert werden. Die Einteilung in „synthetisch" und „natürlich" ist heute veraltet, weil die Biotechnologie es ermöglicht, natürliche Moleküle zu modifizieren oder Zusatzstoffe aus billigen Rohstoffen zu erzeugen. So wird aus der Melasse, die bei der Zuckerherstellung anfällt, **Zitronensäure** produziert. Teilweise gibt es Kombinationen beider Verfahren. So wird heute Vitamin C (**Ascorbinsäure**) hergestellt, indem Bakterien Glucose abbauen, und das entstandene Produkt dann in einem letzten Schritt chemisch verändert wird. Für den Körper ist nicht relevant, wie ein Stoff gebildet wurde, also z. B. Ascorbinsäure aus Lebensmitteln (z. B. Zitrusfrüchten) gewonnen, synthetisch gebildet oder (davon stammt heute der Großteil) mit gentechnisch veränderten Mikroorganismen gebildet wird. Sofern (und dies ist aufgrund der gesetzlichen Vorschriften gegeben) ein Produkt gereinigt wurde, dass es keine Verunreinigungen aus der Produktion oder Gewinnung enthält, gibt es auch keine Gefahr durch toxische Bestandteile.

Nur wenige Zusatzstoffe sind **synthetisch** in dem Sinne, dass sie in der Natur nicht vorkommen. Das gilt z. B. für viele Süßstoffe (**Saccharin**, **Cyclamat**, **Aspartam**, **Acesulfam-K**) wie auch einige Antioxidantien (**BHA**: Butylhydroxyanisol, **BHT**: Butylhydroxytoluol).

Die meisten Zusatzstoffe liegen zwischen diesen beiden Extremen. Es sind Abbauprodukte von Naturstoffen, die z. B. bei der Verdauung temporär entstehen können, aber nicht direkt in der Natur gefunden werden. Oder es sind Stoffe, die es in der Natur nicht gibt, aber die bei der Verdauung wieder in natürliche Stoffe abgebaut werden, weil natürliche Stoffe miteinander kombiniert werden, und der Körper diese Bindungen spalten kann.

Ein Großteil der **Emulgatoren** fällt in diese Kategorie. So kann man Fettmoleküle in ihre Bestandteile (drei Fettsäuren und Glycerin) spalten und dies nur teilweise tun. Dann sind noch eine oder zwei Fettsäuren mit dem Glycerin verbunden. Die Abbauprodukte liegen in den Eigenschaften zwischen dem Fett (wasserunlöslich) und den Abbauprodukten Glycerin und Fettsäuren (wasserlöslich). Sie werden als Emulgatoren, also Phasenvermittler eingesetzt. Andere Emulgatoren entstehen, indem man natürliche Moleküle neu verknüpft. So kann man die Abbauprodukte der Fettspaltung mit Zucker zu Molekülen umsetzen, die es in der Natur nicht gibt (eine Fettsäure verbunden mit Zucker), der Körper spaltet die Bindung aber genauso wie bei Fett und baut dann den Zucker und die Fettsäure im Stoffwechsel ab. So werden einige Dickungsmittel gebildet, indem Stärke modifiziert oder in einer Art vernetzt wird, wie sie in der Natur nicht vorkommt.

Gibt es Zusatzstoffe, die aus tierischen Lebensmitteln gewonnen werden?

Diese Frage bekomme ich als Lebensmittelchemiker von Vegetariern sehr häufig gestellt, und sie ist sehr schwer zu beantworten. Klar ist dies nur bei Gelatine, die aus Knochen gewonnen wird. Gelatine ist reines Kollagen, Bindegewebseiweiß, das sehr hohe Mengen an Wasser binden kann. Allerdings hat Gelatine keine E-Nummer und wird als Lebensmittel, nicht als Zusatzstoff betrachtet.

Bei dem Großteil der Stoffe, die nicht synthetisch sind und aus Naturstoffen isoliert oder modifiziert sind, ist es schwer zu sagen, woher sie kommen, zumindest wenn es mehrere Quellen gibt. Das gilt vor allem für Zusatzstoffe, die aus Ölen oder Fetten gewonnen werden können. Stoffe, die aus Stärke gebildet werden, können nur von Pflanzen stammen und bei Eiweiß als Ausgangsstoff (z. B. für Geschmacksverstärker) sind tierische Nahrungsmittel meist zu teuer. Das führt zum Beispiel dazu, dass in Fleischbrühwürfeln der Gehalt an Rindfleischextrakt im Laufe der Jahrzehnte laufend gesenkt wurde. Heute enthält fertige Fleischbrühe in Form von Brühwürfeln oder gekörnter Brühe noch 0,335 g Fleischextrakt pro Liter Brühe. Ein Teelöffel Fleischextrakt würde also für über 10 l Suppe ausreichen. Es sind nur noch 2 Prozent Fleischextrakt enthalten. Der Grund ist relativ einfach: Fleischextrakt ist eine teure Zutat. Das gilt sehr oft für tierische Nahrungsmittel und daher auch für die Gewinnung von Zusatzstoffen.

Doch kann man dies nicht verallgemeinern. Wenn die Rohstoffe billig sind, dann wird man auch tierische Zusatzstoffe einsetzen. Zum Beispiel ist Rindertalg als Fett recht unattraktiv. Der Schmelzpunkt ist hoch, es ist sehr fest. Ob dann Emulgatoren aus pflanzlichen Ölen oder Schlachtabfällen gewonnen werden, hängt dann vor allem von den Marktpreisen ab.

Kann man Produkte ohne Zusatzstoffe herstellen?

Ja, aber nicht alle. Prominent ist die Firma Frosta, die dies auch öffentlichkeitswirksam herausstellt. **Frosta** stellt tiefgefrorene Fertiggerichte her, die man in der Pfanne dann nur noch aufwärmen und etwas nachkochen muss. Diese Gerichte enthalten keine Soße, die beim Tiefgefrieren an Konsistenz verliert, farbliche Veränderungen durch Oxidationen können verhindert werden, indem die Nahrungsmittel vorher genügend hoch erhitzt werden. In der Tat war die Herausforderung bei Frosta auch nicht der Verzicht auf Zusatzstoffe, sondern der Verzicht auf Aromen. Man musste mehr hochwertige Zutaten einsetzen, was die Produkte um 15 Prozent verteuerte.

Neben den Produkten, die praktisch nicht ohne Zusatzstoffe hergestellt werden können, vor allem hoch verarbeitete und konzentrierte Produkte wie Püree, Fertigsoße und Suppen, gibt es viele, die man zumindest teilweise ohne Zusatzstoffe herstellen könnte, aber nur wenige Hersteller tun es. So kann man Kekse und Gebäck fast ohne Zusatzstoffe herstellen. Eis benötigt keine Emulgatoren, wenn man Eigelb einsetzt, und auch nur ein Dickungsmittel und nicht deren drei oder vier wie in vielen heutigen Sorten. Doch dies ist die Ausnahme, zumal es dann schon Beeinträchtigungen in der Sensorik gibt. Ich habe schon Eiscreme ohne Dickungsmittel gekauft, doch diese ist dann beim Auftauen flüssig wie Milch, und angetaute Eiscreme (alleine durch den Transport) ist steinhart geworden. Sie enthält weniger Luft, weil die Dickungsmittel auch die Luft im Eis stabilisieren.

Die Hersteller verweisen oft auf die „**Verbrauchererwartung**". Sie haben damit nicht ganz unrecht. Heute muss alles perfekt sein. Obst und Gemüse werden vom Supermarkt schon bei den kleinsten Fehlern aussortiert, und dasselbe gilt auch für Fertigwaren. Antioxidantien verhindern Verfärbungen, Stabilisatoren die Trennung von Phasen, Konservierungsmittel stellen sicher, dass eine bestimmte Haltbarkeit in jedem Fall erreicht wird. Oft ist vieles durch eine aufwendigere Technologie erreichbar, so die Verhinderung von Verfärbungen durch Verpackung mit Schutzgas und schonende Verarbeitung. Ähnliches gilt für die Haltbarkeit. Doch der Verbraucher erwartet, dass die

Lebensmittel auch nach dem Öffnen diese Eigenschaften haben, also sich auch dann nicht verfärben, und das ist dann ohne Zusatzstoffe schwer machbar.

Wer auf Zusatzstoffe verzichten will, sollte sich **Bio-Lebensmittel** ansehen. Eigentlich steht „Bio" ja vor allem für eine nachhaltige Landwirtschaft, mit der man Umweltschonung, tiergerechte Haltung etc. verbindet. Doch wenn man von un- oder wenig verarbeiteten Lebensmitteln wie Frischgemüse, Obst, Fleisch weggeht zu verarbeiteten Lebensmitteln wie Brot, Wurst, Eis, Nudeln, Keksen, dann stellt man fest, dass hier "Bio" auch eine andere Bedeutung haben kann. Es geht zwar immer noch darum, dass die Zutaten rein biologisch sind, doch sehr oft hat „Bio" hier auch die Bedeutung von „handwerklich", „traditionell". Für Biolebensmittel sind nur wenige der über 300 Zusatzstoffe zugelassen, darunter keine synthetischen oder durch Modifikation von Naturstoffen erzeugte Zusatzstoffe.

Ein Biobrot besteht dann nur aus Mehl, Sauerteig, Hefe, Salz und zwei Kornsorten. Ein normales Brot enthält noch zahlreiche andere Inhaltsstoffe von Emulgatoren über Weizenkleber, bis hin zu färbenden Extrakten. Ein von mir getestetes Bio-Eis bestand aus Milch, Sahne, Eigelb, Vanille und einem Dickungsmittel. Bei anderen Eissorten sind es oft vier Dickungsmittel, und Milch wird durch Magermilchpulver, Molkereiprodukte und Pflanzenfett ersetzt, zudem wird oft mit β-Carotin nachgefärbt. Bio-Kekse enthielten viel Vollkornmehl und waren fast so ballaststoffreich wie Weizenmischbrot. Bio-Nudeln wurden nur aus Vollkornmehl hergestellt. Allerdings ist das nicht generalisierbar. Ein von mir untersuchtes Bio-Beerenmüsli enthielt nur 1,8 Prozent Beeren, dafür aber Cornflakes und Weizenpops, also hoch verarbeitete Lebensmittel.

Womit man auch rechnen sollte, ist, dass es etwas anders schmeckt. Die Kekse waren z. B. für meinen Geschmack zu hart, und etwas weniger Vollkorn wäre vielleicht besser gewesen. Das Vanilleeis war fester als die Industrieware, da Stabilisatoren für untergeschlagene Luft fehlten und ausgekratzte Vanille schmeckt anders als Vanilleextrakt, da sie sich nicht so im Eis verteilt.

Doch tendenziell hat man die Chance, etwas gesündere oder zumindest hochwertigere Lebensmittel unter dem Etikett „Bio" zu bekommen. Das liegt daran, dass nur 5 Prozent Nicht-Bio-Bestandteile nach der EU-Ökoverordnung erlaubt sind. Weiterhin sind nur wenige Zusatzstoffe für Biolebensmittel zugelassen. Daher müssen sich Hersteller wieder auf bewährte, alte Herstellungsweisen besinnen. Von den über 300 Zusatzstoffen sind nur für Bio-Lebensmittel nach der EU-Ökoverordnung folgende zugelassen:

Für Biolebensmittel EU-weit zugelassene Zusatzstoffe
Farbstoffe (E100-E199)
E 153 Pflanzenkohle, E 160b Annatto, Bixin, Norbixin, E 170 Calciumcarbonat
Konservierungsstoffe (E200-E299)
E 220 Schwefeldioxid, E 224 Kaliummetabisulfit, E 250 Natriumnitrit, E 252 Kaliumnitrat, E 270 Milchsäure, E 290 Kohlendioxid, E 296 Apfelsäure
Antioxidantien (E300-E320)
E 300 Ascorbinsäure, E 301 Natriumascorbat, E 306 Tocopherolhaltige Extrakte natürlichen Ursprungs
Emulgatoren
E 322 Lecithine
Synergisten, organische Säuren
E 330 Citronensäure E 331 Natriumcitrat E 333 Calciumcitrate E 334 Weinsäure E 335 Natriumtartrate E 336 Kaliumtartrate E 341 Monocalciumphosphat
Dickungsmittel
E 400 Alginsäure E 401 Natriumalginat E 402 Kaliumalginat E 406 Agar-Agar E 407 Carrageen E 410 Johannisbrotkernmehl E 412 Guarkernmehl E 414 Gummi arabicum E 415 Xanthan E 416 Karayagummi E 440 Pektin E 464 Hydroxypropylmethylcellulose
Feuchthaltemittel

E 422 Glycerin
Backtriebmittel
E 500 Natriumcarbonate
E 501 Kaliumcarbonate
E 503 Ammoniumcarbonate
E 504 Magnesiumcarbonate
Füllstoffe
E 551 Siliciumdioxid
E 553b Talkum
Packgase
E 938 Argon
E 939 Helium
E 941 Stickstoff
E 948 Sauerstoff

Die folgenden Stoffe sind in Bio-Lebensmitteln als **Hilfsstoffe** für die Verarbeitung zugelassen:

- E 513 Schwefelsäure
- E 553b Natriumhexacyanoferrat
- E 901 Bienenwachs
- E 903 Carnaubawachs

Wenn man sich die Liste genau ansieht, dann sind die zugelassenen Stoffe oft natürlichen Ursprungs. So sind alle Dickungsmittel Pflanzenmehle oder Algenextrakte. Die zweite Gruppe sind Stoffe, die nicht aus dem Pflanzenreich stammen, aber traditionell sind. Das sind z. B. Carbonate, die auch Bestandteil von Backpulver oder Hirschhornsalz sind. Dass traditionell aber nicht gleichzusetzen mit unbedenklich ist, zeigt die Gruppe der **Sulfite**: Zum Schwefeln von Wein und Trockenfrüchten seit der Antike verwendet, braucht man so hohe Mengen, dass sie in den zugelassenen Mengen bei empfindlichen Personen schon Kopfschmerzen auslösen können. Nitrite als Umrötungshilfsmittel würden heute wohl keine Zulassung bekommen. Immerhin sind die Phosphate, mit denen das Wasserbindungsvermögen von Wurst erhöht wird, für Biolebensmittel nicht zugelassen. Es fallen auch die meisten Farbstoffe weg, selbst natürliche wie Zuckerkulör und Beetenrot, analog die meisten Emulgatoren.

Kurzum: Wer nur wenige Zusatzstoffe in seiner Nahrung haben will, ohne jedes Etikett studieren zu wollen, sollte sich Bioprodukte ansehen.

Wird also kein Missbrauch mit Zusatzstoffen betrieben?

Wenn es nach dem Gesetzgeber geht, dann sollten Zusatzstoffe verwendet werden, um negative Folgen technologischer Prozesse abzufangen, und sie sollten nur in Mengen zugesetzt werden, in denen sie technologisch nötig sind.

Wir haben heute eine Lebensmittelindustrie, die Produkte „designt", genauso wie dies bei anderen Industrieprodukten der Fall ist, dabei werden Kosten reduziert. Zusatzstoffe können verwendet werden, um teure Zutaten durch preiswerte zu ersetzen. In Eis stabilisieren Verdickungsmittel und Stabilisatoren die Luft, die untergeschlagen wird. Da Eis nach Volumen verkauft wird, steigt so der Gewinn. Das cremige Gefühl von Fett auf der Zunge kann durch Dickungsmittel und fettarme Milch nachgebildet werden. Farbstoffe suggerieren einen höheren Gehalt an wertgebenden Stoffen. Geschmacksverstärker ersetzen Aroma aus teuren Substanzen.

Die Schuld dafür schieben sich die Beteiligten gegenseitig zu: der Verbraucher dem Hersteller, der so produziert, die Hersteller dem Handel, der die Margen drückt und immer niedrigere Preise verlangt und der Handel dem Verbraucher, der nur nach Preis einkauft. Dabei haben auch noch alle recht! Da der Verbraucher dauernd billigere Produkte haben will, übt er über den Handel einen Preisdruck auf die Hersteller aus. Der Preisdruck führt zu immer preiswerteren Produkten, indem teure Zutaten durch billigere ersetzt werden und Zutaten durch Zusatzstoffe.

Ein einfacher Test: je länger ein Zutatenverzeichnis ist, desto mehr Zusatzstoffe findet man in der Regel in dem Lebensmittel.

Wie kann ich erkennen, ob ein Lebensmittel qualitativ hochwertig produziert wurde?

Nun, in vielen Fällen gar nicht, das trifft für die meisten Lebensmittel zu, die keine Kennzeichnung haben. Das sind alle unverpackten Lebensmittel. Ob jemand ein Brot nur mit Hefe, Mehl, Wasser und Salz hergestellt hat oder mit einer Fertigmischung, ist schwer feststellbar. Eher ist dies sogar noch an Backfehlern feststellbar, da diese bei den Mischungen selten vorkommen, deswegen werden sie eingesetzt.

Bei verpackten Lebensmitteln mit einer Kennzeichnungspflicht ist es begrenzt möglich, die Qualität festzustellen. Seit 2005 muss bei wertgebenden Bestandteilen oder ausgelobten Bestandteilen deren Menge angegeben werden (siehe S.315). Das ermöglicht es zumindest Produkte zu vergleichen, also bei Eis z. B., wie viel Milch oder Sahne enthalten ist.

Bei Produkten, die man von der Küche her kennt, und die nicht zu stark verarbeitet sind (also nicht wie Suppe bis zum Pulver getrocknet), kann man auch die Zutatenverzeichnisse durchsehen und nach Substanzen suchen, die ungewöhnlich sind. Üblich ist es, Milch durch die Kombination von entrahmter Milch und reinem Fett zu ersetzen, noch billiger ist allerdings der Einsatz von Molke und Molkeprodukten, die bei der Käseherstellung anfallen. Dies ist ein Beispiel, wie teure Bestandteile durch preiswertere ersetzt werden. Dann findet man im Zutatenverzeichnis anstatt Milch nur „Milcherzeugnis" oder „Molkenprodukt".

Die Markenhersteller vergeben die Möglichkeit, Standards zu setzen. Dass immer mehr Zusatzstoffe eingesetzt werden, hat ja einen Grund. Nirgendwo in Europa sind Lebensmittel so preiswert wie bei uns. Teilweise muss man in den Nachbarländern das Doppelte für Lebensmittel bezahlen. „Geiz ist geil" - auch bei Lebensmitteln. Erstaunlicherweise gibt es eine Nische in der allgemeinen Vorliebe der Deutschen für Billiges: Premiumprodukte. Ein widersprüchliches Kaufverhalten ist, dass man fast überall auf den Preis achtet, aber für bestimmte Produkte ein Vielfaches auf den Tisch legt. Das führt dann dazu, dass man beim Salat auf jeden Cent achtet und ihn mit 10 Jahre altem Balsamicoessig und nativem Olivenöl anmacht. Dann kostet das Dressing mehr als der Salat. Oder man spart beim Schweinefleisch und kauft beim Discounter, denn Bio ist ja zu teuer. Für argentinische Rindersteaks zahlt man ein Vielfaches dessen, was deutsche Bioware kostet. Aber trotz dieses Paradoxons ist es so, dass der Durchschnittsverbraucher kaum bereit ist, die preisliche Mitte zwischen „Billig" und teurer Spezialität zu kaufen.

Wenn ein Hersteller allerdings eine Marke hat und sich diese auch gut bezahlen lässt, dann sollte sich diese Ware auch von den preiswerten No-Name-Waren oder den Handelsmarken der Discounter unterscheiden. Das ist oft nicht gegeben. Zahlreiche Markenhersteller fertigen auch die Handelsmarken, und zwar nach derselben Rezeptur. Die Unterschiede liegen dann nur in der Sortimentsbreite. So bekommt man von Pfanni allerlei Knödel mit verschiedenen Geschmacksrichtungen und weiteren Zutaten wie Räucherspeck, während für ALDI und LIDL nur Basisprodukte wie Kartoffelknödel und Semmelknödel produziert werden. Wer eine Tütensuppe von Maggi oder Knorr kauft, der findet in einem Liter fertiger Suppe genau 0,67 g Fleischextrakt, die eigentlich wertgebende Zutat – der Mindestgehalt wurde in den letzten Jahrzehnten von den Herstellern laufend abgesenkt. In der No-Name-Suppe ist es genau dieselbe Menge.

Wenn der Unterschied zwischen Marke und Handelsmarke nur noch der Preis und die betriebene Werbung ist, aber das Produkt sich nicht mehr unterscheidet, dann hat auch der Verbraucher keine Möglichkeit mehr, auf die Marke auszuweichen, wenn er weniger Zusatzstoffe aufnehmen will oder eine bessere Qualität erwerben will.

Den einzigen Rat, den man heute geben kann, ist auf das Biosiegel zu achten (siehe S.330), denn für Biolebensmittel sind nur etwa ein Zehntel der Zusatzstoffe zugelassen, zahlreiche Wirkstoffgruppen fehlen komplett. Einen Überblick finden Sie auf S.128. Aber auch Biolebensmittel sind nicht frei von Geschmacksverstärkern und färbenden Zutaten, damit sie besser aussehen und man an teuren Zutaten sparen kann.

Machen Süßstoffe dick oder krank?

Süßstoffe erscheinen als die Lösung beim Abnehmen. Per Definition haben sie mindestens die zehnfache Süßkraft von Zucker. Daher kann man mit ihnen den Energiegehalt eines Lebensmittels teilweise enorm reduzieren. Es gibt eine Reihe von Mythen über Süßstoffe. Wie viele Ernährungsmythen haben sie eine lange Lebensdauer. Die Älteste: Süßstoffe verursachen Krebs!

Nun ist in der Tat seit 1969 der Süßstoff **Natriumcyclamat** in den USA verboten, er blieb dagegen bei uns zugelassen (er ist unter anderem Hauptbestandteil der Süßstofftabletten und wird eingesetzt, wenn die Süße hitzebeständig sein muss). Tierversuche in den USA zeigten, dass er Blasenkrebs verursachte, was natürlich auch in Europa zur Überprüfung von Cyclamat führte. Nur konnte man bei uns nichts feststellen, auch nicht im Tierversuch unter denselben Bedingungen. Wiederholungen der Tests in den USA seitens der FDA (Food and Drug Administration) konnten das Ergebnis ebenfalls nicht wiederholen. Es zeigte sich später, dass es nicht am Cyclamat lag, sondern einer Verunreinigung aus dem Herstellungsverfahren. Bei einem von einem US-Hersteller eingesetzten Verfahren entsteht als Nebenprodukt 2-Cyclo-hexen-1-on, welches in kleinen Mengen in den Tabletten vorhanden war und krebserregend ist. Nachdem die Hersteller das europäische Verfahren adaptiert hatten und die FDA mehrere Studien durchgeführt hatte, wurde Cyclamat 1984 wieder als unbedenklich eingestuft. Der Empfehlung der FDA zur erneuten Zulassung folgte der Gesetzgeber aber nicht.

Saccharin wurde 1977 in den USA ebenfalls kurzzeitig verboten. Wegen der Kritik an der Durchführung der Studie wurde das Verbot aber sehr schnell wieder aufgehoben. Es zeigte sich, dass Saccharin keine Tumore auslöst, aber die Bildung fördert, wenn andere krebserregende Substanzen anwesend sind. Dafür benötigt man sehr hohe Dosen. Bei den Dosen, die üblicherweise in Lebensmitteln vorhanden sind, besteht diese Gefahr nicht.

Cyclamat und Saccharin sind zwei sehr alte Süßstoffe (Entdeckung 1878 und 1937). Sie wurden erst nach Einführung des Lebensmittelrechts genauer untersucht. Die neueren Süßstoffe durchliefen (mit Ausnahme von Aspartam) ein Zulassungsverfahren, bei dem auch die Gesundheitsgefahren untersucht wurden. Sie gelten als unbedenklich.

2009 wurde die Überprüfung von **Aspartam** nachgeholt. Der Süßstoff besteht aus zwei Aminosäuren und Methanol, also natürlichen Stoffen oder Substanzen, die in freier Form in den Mengen, die man aufnimmt, harmlos sind. Auch hier ergaben sich keine Hinweise auf Krebs. Der Grund für die Überprüfung war kein konkreter Verdacht, sondern dass die EU-Kommission meint, jeder Zusatzstoff müsste überprüft werden, auch wenn er (fast) natürlich ist. Als Aspartam zugelassen wurde, wurden nur verschiedene Studien ausgewertet, aber nicht wie bei anderen Zusatzstoffen ein formelles Untersuchungsverfahren gestartet.

In der Diskussion ist auch, ob Süßstoffe nun wirklich Energie (Kalorien) sparen. Süßstoffe sind Bestandteil von Masthilfsmitteln bei der Schweinezucht. Auf gut deutsch: Schweineferkel nehmen schneller zu, wenn Süßstoffe im Futter enthalten sind. Dies wurde relativ kritiklos auf den Menschen übertragen. Es wurde auf die Ähnlichkeit des Schweins in zahlreichen biologischen Parametern verwiesen und postuliert, dass Süßstoffe dem Körper signalisieren, dass nun Zucker kommt. Da dies nicht der Fall ist, würde der Insulinspiegel schwanken, was zu Heißhunger führt.

Die Wahrheit ist jedoch eine andere. Zum einen wurde der postulierte Mechanismus nicht entdeckt. **Süßstoffe verändern den Insulinspiegel nicht**. Er steigt nicht vorsorglich an, weil Zucker erwartet wird und er sinkt nicht ab, wenn es dann Süßstoffe gibt. Der Körper reagiert nicht auf den Süßeindruck, sondern nur auf tatsächlich im Blut vorhandene Glucose. Das wurde in zahlreichen Experimenten nachgewiesen. Der zweite Einwand ist die Unkenntnis der Ferkel und ihrer Bedürfnisse. Die Milch von Sauen ist wie jede Muttermilch süß, und wenn das nun anschließende Mastfutter genauso süß ist, dann essen die Ferkel es lieber, weil es sie an die Muttermilch erinnert. Süßstoffe werden einfach deswegen eingesetzt, weil dies billiger ist, als Zucker zuzusetzen. Aber: Wichtig ist der Süßgeschmack. Nicht süßes Futter wird von den Ferkeln weniger konsumiert. Sind die Ferkel größer, so essen sie auch ungesüßtes Futter, und die nun eingesetzten Futtermittel enthalten folgerichtig auch keine Süßstoffe mehr. Denselben Effekt kennt man auch von Kleinkindern, die einen ungesüßten Brei weitaus weniger gerne essen als einen gesüßten.

Andere Argumente, die angeführt werden, sind z. B. die Tatsache, dass in den USA immer mehr Süßstoffe eingesetzt wurden, aber der Anteil der Dicken stetig anstieg. Nur steigt er in den USA auch dann an, wenn Süßstoffe ein negatives Image haben und der Konsum zurückgeht. In den USA haben bisher alle Versuche mit propagierten Ernährungsformen („Low-Carb", „Low-Fat"), den Anstieg der Dicken zu begrenzen, keinerlei Erfolg, ganz einfach, weil die Übergewichtigen sich nicht daran halten.

Es gibt beim Menschen bisher **keinen Nachweis, dass Süßstoffe dick machen**. Zahlreiche Untersuchungen konnten bisher nicht nachweisen, dass man durch Süßstoffe mehr isst. Die offiziellen Empfehlungen der DGE sind die, dass man mit Süßstoffen eine Diät unterstützen kann.

Was ist der Unterschied zwischen Mindesthaltbarkeitsdatum und Verbrauchsdatum?

Wer einmal die Angaben auf den Verpackungen durchliest, wird feststellen, dass sich dort oft ein Haltbarkeitsdatum befindet. Meistens ist es das Mindesthaltbarkeitsdatum, manchmal auch ein Verbrauchsdatum.

Die gesetzliche Grundlage für beide Angaben ist die Lebensmittelkennzeichnungsverordnung, kurz LMKV. Sie gilt für alle **verpackten Lebensmittel** und regelt, wie diese gekennzeichnet werden müssen, also was für Angaben auf die Packung kommen. Der LMKV verdanken wir auch die Zutatenliste oder die Verkehrsbezeichnung, also eine Umschreibung des Lebensmittels, wenn dieses einen Fantasienamen hat.

Das **Mindesthaltbarkeitsdatum** muss auf die meisten Lebensmittelverpackungen drauf. Ausnahmen sind:

- Lebensmittel, für die ein Verbrauchsdatum vorgeschrieben ist.

- Lebensmittel, die sehr lange haltbar sind, wie Kaugummis, Zucker und Zuckerwaren.

- Lebensmittel, die frisch oder bald verzehrt werden, wie Obst und Gemüse, Brötchen

- Zahlreiche alkoholische Lebensmittel, da sie ab 15 Prozent Alkohol nicht mehr verderben.

Alle anderen verpackten Lebensmittel müssen mit dem Mindesthaltbarkeitsdatum (**MHD**) gekennzeichnet werden, also nicht nur Lebensmittel, die nur einige Tage lange haltbar sind, sondern auch Produkte, die Monate oder Jahre haltbar sind, wie Konservendosen, Kekse oder Reis. Je länger ein Nahrungsmittel haltbar ist, desto weniger Angaben sind nötig. Wenn ein Lebensmittel über drei Monate haltbar ist, kann der Tag weggelassen werden und bei über 18 Monaten auch der Monat. Von dieser Möglichkeit machen die Unternehmen jedoch wenig Gebrauch: im Gegenteil: Sie drucken meist eine kombinierte Loskennzeichnung mit Datum und Uhrzeit drauf, damit das Lebensmittel nachverfolgbar ist. Da steht dann schon mal auf einer im Dezember 2011 gekauften Konservendose "mindestens haltbar bis zum 21.7.2014 um 12:39". Folgern wir dann daraus, dass sie am 21.7.2014 um 12:40 verdorben ist?

Klarer wird die Funktion des MHD, wenn man zu dem zweiten Datum übergeht, dem **Verbrauchsdatum**. Auch dieses ist in der LMKV geregelt. Dort steht recht deutlich, worum es sich handelt: "Bei in mikrobiologischer Hinsicht sehr leicht verderblichen Lebensmitteln, die nach kurzer Zeit eine unmittelbare Gefahr für die menschliche Gesundheit darstellen könnten, ist anstelle des Mindesthaltbarkeitsdatums das Verbrauchsdatum anzugeben". Das ist eigentlich das, was die meisten Verbraucher mit dem Mindesthaltbarkeitsdatum verbinden: Bis zu dieser Zeit kann ich das Lebensmittel genießen, darüber hinaus sollte ich die Finger davon lassen. Verbrauchsdaten sind selten länger als einige Tage, denn die Lebensmittel, die damit gekennzeichnet werden, sind leicht verderblich. Beispiele sind Hackfleisch, Hühnerfleisch, roher oder geräucherter Fisch, Vorzugsmilch (unbehandelte Milch). Es handelt sich um Lebensmittel, bei denen sich leicht eine Flora ansiedelt, die gefährlich ist, auch wenn das Lebensmittel sich geschmacklich nicht verändert, oder die diese schon von Anfang an enthält. Die Bakterien vermehren sich auch bei Kühlung, und nach einigen Tagen sind so viele vorhanden, dass der Genuss nicht mehr ratsam ist. Das Verbrauchsdatum (zu erkennen an dem Text "**zu verbrauchen bis**") ist eine harte Grenze. Danach macht man keine Experimente und wirft das Ganze weg, auch wenn das Essen noch gut erscheint. Salmonellen z. B. produzieren keine geruchsbildenden Stoffe, können aber im harmlosesten Fall heftigen Durchfall verursachen, und bei einem pathogenen Stamm kann die Gesundheit ernsthaft gefährdet sein (siehe S.260).

Lebensmittel, die über das Verbrauchsdatum sind, dürfen auch nicht mehr verkauft werden. Üblicherweise sind diese Lebensmittel auch nur in der Kühltheke zu finden. Wären sie gefroren oder ohne Kühlung haltbar, so hätten sie ein MHD.

Anders sieht es bei dem MHD aus. Es heißt eben, dass bis dahin das Lebensmittel **mindestens** haltbar ist. Es ist wirklich eine Art Garantie: Bis dahin gibt es keinerlei Geschmacksveränderungen und keinen Verderb (zumindest wenn die Lagerbedingungen eingehalten werden und das Behältnis verschlossen bleibt, siehe unten). Aber es kann durchaus länger haltbar sein, und zwar um so länger, je höher das MHD ist. Auch das ist eine Analogie zu einer Garantie bei technischen Geräten, da werfen Sie den Fernseher nach Ablauf der zweijährigen Garantie auch nicht auf den Müll.

Wichtig ist das MHD für den Handel, da dieser die Lebensmittel aussortiert, wenn das MHD erreicht wird. Manche Händler machen dies recht rigoros und sondern alles aus, andere senken den Preis. Das erfolgt, weil viele Verbraucher Waren nicht mehr kaufen, wenn das MHD erreicht oder überschritten ist und vermuten, der Handel würde seinen Sorgfaltspflichten nicht nachkommen, weil er sie noch immer verkauft. Dem ist nicht so: Lebensmittel, bei denen das MHD überschritten ist, dürfen weiterhin verkauft werden. Der Handel tut es trotzdem in der Regel nicht, weil sich nun die Beweislast umkehrt. Anders ausgedrückt: Das MHD ist vom Hersteller eine Art Garantie, dass bei ordnungsgemäßer Lagerung und Einhaltung der Kühlkette das Lebensmittel bis dahin haltbar und mikrobiologisch einwandfrei ist und es keine Veränderung durch chemische oder physikalische Prozesse gibt. Danach ist es wie bei der Garantie, wenn Sie ein technisches Gerät kaufen: Sie müssen nun beweisen, dass das Lebensmittel noch in Ordnung ist, bzw. in diesem Falle der Handel.

Das MHD ist in der Regel so gestaltet, dass es einen größeren Sicherheitsspielraum als das Verbrauchsdatum beinhaltet. So steht ein MHD z. B. auf pasteurisierter Milch, bei der alle pathogenen Keime abgetötet wurden (aber die harmlosen Milchsäurebakterien können die Pasteurisierung überleben), während ein Verbrauchsdatum auf Vorzugsmilch steht, welche die ganze Bakterienflora beinhaltet. So kann bei Überschreiten des MHD die Milch sauer werden, aber die Gefahr, dass sich Keime ausbreiten, die Gifte bilden, ist sehr gering.

Das bedeutet, dass man Lebensmittel, deren Preis vom Handel wegen Überschreiten des MHD heruntergesetzt wurde, durchaus kaufen kann. Auch muss man Lebensmittel, bei denen das MHD überschritten ist, nicht wegwerfen. Es ist eigentlich ganz einfach: probieren und sehen, ob es geschmacklich verändert ist, ungewöhnlich riecht, verfärbt ist oder die Konsistenz verändert. Ist dies nicht der Fall, so kann man es noch essen.

Was beide Daten aber nicht sind, ist eine Garantie nach dem Motto „Verstand abschalten". Sie gelten nur für den Fall, dass Kühlketten eingehalten werden und Behältnisse unbeschädigt sind. Wenn die Ware aus irgendeinem Grund beim Handel z. B. längere Zeit nicht gekühlt wurde, dann verdirbt das Lebensmittel schneller. Wenn also etwas auffällig ist, obwohl MHD oder Verbrauchsdatum noch nicht erreicht wurde, dann sollte man es wegwerfen.

Beide Daten gelten nur, wenn die angegebenen Lagerbedingungen eingehalten werden. Alle Verpackungen mit Verbrauchsdatum müssen gekühlt werden. Beim Verbrauchsdatum muss der Verbraucher auch gewährleisten, dass die Kühlkette erhalten bleibt, das gilt auch für den Transport nach Hause. Selbstverständlich gelten beide Angaben nur für nicht geöffnete Verpackungen. Danach sollte man das Lebensmittel je nach Beschaffenheit schnell verbrauchen. Lebensmittel, die kaum Wasser enthalten, wie z. B. Nudeln, Kekse etc., sind auch angebrochen lange haltbar. Lebensmittel mit dem MHD sollten eine geringfügige Erwärmung, wie sie unter normalen Umständen beim Einkauf vorkommt, überstehen, dafür gibt es genügend Reserven bei der Festlegung des Datums. Das gilt aber nur für „normale Umstände", also nicht das Liegenlassen über Stunden in einem im Sommer aufgeheizten Auto.

Wie schon erwähnt, darf der Handel Lebensmittel über dem MHD verkaufen, während er Lebensmittel über dem Verbrauchsdatum entsorgen muss (er darf sie auch nicht mehr verschenken). Allerdings hat das neben der lebensmittelrechtlichen noch eine zivilrechtliche Seite. Nach dem Lebensmittelrecht ist ein **Lebensmittel über dem MHD** noch verkehrsfähig, zivilrechtlich liegt jedoch ein Mangel vor, da die Lagerdauer beim Verbraucher nun begrenzt ist. Es gibt zu dieser Problematik einige Urteile. In der Summe besagen sie, dass Lebensmittel über dem MHD als solche zu kennzeichnen sind, oder auf andere Weise auf den Mangel hingewiesen werden muss. Nur den Preis zu senken reicht nicht. Erfolgt dies nicht, so kann der Laden verklagt werden, die Ware zu entfernen. So musste eine Kette über 10.000 Packungen Kaffee (also bestimmt keine Ware, die nach Überschreitung des MHD sofort ungenießbar ist) aus den Regalen nehmen, nachdem sich Käufer bei einer Verbraucherschutzorganisation beschwerten und diese gegen diese Praxis klagte.

Was bedeutet die Angabe „Ohne den Zusatzstoff Geschmacksverstärker"?

Nun genau dieses, nämlich dass kein Zusatzstoff zugesetzt wurde, aber leider eben nicht mehr als das. Kleiner Exkurs: während man in den Achtzigerjahren meist damit geworben hat, dass Lebensmittel lecker sind, versucht heute die Industrie sie als „gesund" darzustellen und dabei die Abwesenheit bestimmter Zutaten hervorzuheben, wie eben zum Beispiel der beim Verbraucher so ungeliebten Zusatzstoffe. Das führt dann zu einigen Kuriositäten. So wird ein Fruchtjoghurt mit „ohne Süßstoffe" beworben. Sie sind in normalem Fruchtjoghurt aber auch nicht enthalten. Dafür enthält er Zucker, der bedenklicher als der Süßstoff ist.

Eine besondere Art der Täuschung ist es, ein Lebensmittel **ohne Zusatz von Farbstoffen und Geschmacksverstärkern zu bewerben**. In Wirklichkeit werden dann Zutaten zugesetzt, die genau diese Aufgabe haben. Auf die Geschmacksverstärker gehe ich hier ein, auf die Farbstoffe in der nächsten Frage. Als Geschmacksverstärker vor allem für herzhafte und Fleischaromen wirken **Glutaminsäure**, Guanylsalze und

Ribonukleotide. Diese Substanzen sind als Zusatzstoffe zugelassen. **Hefeextrakt** besteht aus einer Mischung von Aminosäuren (enthält die Glutaminsäure), Ribonukleotiden und Guanylsalzen (Bausteine des Erbguts). Hefeextrakt wirkt also genauso wie der Zusatz von Zusatzstoffen, nur muss man etwas mehr zusetzen. Findet man also in der Zutatenliste Hefeextrakt (und wenn es sich nicht gerade um Backwaren handelt, wird diese Zutat nicht benötigt), so wurde dieser als Geschmacksverstärker zugesetzt. Dies erfolgt so bei Fertigsuppen und Soßen, aber auch bei Snacks wie Chips.

Seltener ist der Zusatz von **Vanillin**, das neben dem Eigengeschmack nach Vanille auch die Süße von Lebensmitteln hervorhebt. Möglich wäre auch der Ersatz des Geschmacksverstärkers **Maltol**, der Fruchtaromen hervorhebt durch Karamell oder Malz, wo er natürlicherweise vorkommt.

Sind Lebensmittel „ohne Farbstoffe" auch frei von Farbstoffen?

Das ist dieselbe Masche wie bei den Geschmacksverstärkern, nur in Grün: Anstatt Farbstoffen werden färbende Lebensmittel zugesetzt. Es haben zahlreiche Lebensmittel eine intensive Eigenfarbe. Wenn man Extrakte aus diesen zusetzt, dann bewirkt dies das Gleiche wie der Zusatz von Farbstoffen. Populär ist es, Extrakte aus Karotten einzusetzen (enthalten orangene Farbstoffe) oder aus Roter Beete (je nach Säuregrad rote bis violette Farbstoffe). Gelbe, orangene, rote, braune und violette Farbstoffe kann man aus Nahrungsmitteln extrahieren.

Besonders perfide ist, dass so Verbote umgangen werden. Der Zusatz von Farbstoffen ist nicht bei allen Lebensmitteln erlaubt. So ist er verboten, wenn der Farbstoffzusatz den Verbraucher täuschen könnte, also die Eigenfarbe des Lebensmittels ein Hinweis auf einen wertvollen Bestandteil ist. Das populärste Beispiel ist die **Färbung von Brot**. Bei Brot ist der Zusatz von Farbstoffen verboten. Jeder weiß, dass je heller das Brot ist, um so höher ausgemahlene Mehle enthält es und um so weniger Vollkornbestandteile: Der Mehlkörper ist fast weiß, die Schale dunkel gefärbt. Daher wird heute Brot im großen Stil färbende Zusätze zugesetzt, wie Runkelrübenextrakt, Karamell, Malzextrakt, Röstmalz. Sie sind manchmal mit etwas Erfahrung erkennbar. Zum einen ist nur das Mehl fein ausgemahlen. Die Schale ist es nicht. Vollkornbrot hat daher keine gleichmäßige Farbe, sondern sieht gesprenkelt aus. Zudem geht der Farbton von gefärbtem Brot mehr ins Gelblich-orangefarbene, während dunkles Mehl mehr ins Braungraue geht. Wird nur wenig eingefärbt, also nicht übertrieben, dann hilft aber nur der Blick ins Zutatenverzeichnis.

Aus Milcheiweiß, das man auch aus Molke herstellen kann, kann man Stabilisatoren, Emulgatoren, Schaumbildner (Milchschaum!) oder Gelbildner, also Verdickungsmittel gewinnen. Auch hier steht im Zutatenverzeichnis dann nur „**Milcheiweißprodukt**" oder Ähnliches.

Wenn man es übertreibt, werden die Behörden allerdings aktiv. So machte „Mühlenhof" Fernsehwerbung mit Jörg Pilawa, in der gesagt wurde, die Wurst enthalte keine Geschmacksverstärker, Farbstoffe, Lactose und Gluten. Insbesondere die letzten drei sind bei Produkten dieser Firma gar nicht zugelassen. Das war also Werbung mit einer Selbstverständlichkeit (natürlich ist Wurst glutenfrei, denn Gluten ist keine Zutat für Wurst). Die Werbung darf in dieser Form nicht mehr erfolgen.

Neben dem Ersetzen von Zusatzstoffen durch Lebensmittel kann man auch umetikettieren. Einige Zusatzstoffe kann man je nach Einsatzzweck in unterschiedliche Klassen einordnen. So kann man Zitronensäure als Säuerungsmittel ansehen, schließlich senkt sie den pH-Wert ab. Es ist aber auch ein Komplexmittel, denn sie bindet Metallionen, ein Schmelzsalz, da Zitronensäure das Ziehen von Fäden verhindert, und da sie den pH-Wert absenkt, kann sie unter Umständen einen Konservierungsstoff ersetzen. Da Konservierungsstoffe einen besonders schlechten Leumund haben, stuft man die Zitronensäure dann als Säuerungsmittel ein. Sie ist bei niedrigen Konzentrationen auch nicht konservierend, aber oft reicht alleine die Hemmwirkung durch einen niedrigen pH-Wert schon aus, um eine genügend lange Haltbarkeit zu erreichen.

Derzeit ist so etwas noch die Ausnahme, doch ist zu befürchten, dass dies zunimmt. Schließlich finden sich unter den zugelassenen Zusatzstoffen auch die Vitamine C und E. Sie sind Antioxidantien. Sie werden verbraucht, um ein Produkt vor oxidativen Veränderungen zu schützen. Daher dürfen sie nicht als Vitamine deklariert werden, da sie nicht mehr als Vitamine wirksam sind. Doch niemand hält den Hersteller ab, mehr Vitamin C und E zuzusetzen als benötigt wird und die verbleibende Menge als Vitamine zu deklarieren – schon ist eine Deklaration wie „Antioxidationsmittel Ascorbinsäure" oder „Antioxidationsmittel E306" hinfällig.

Ich habe gehört, Zusatzstoff XY sei gesundheitsschädlich. Trotzdem ist er weiter zugelassen, wie kann das sein?

Zum einen müssen wir alte Zusatzstoffe von neuen unterscheiden. Wir haben seit knapp 40 Jahren den Begriff der Zusatzstoffe. Doch schon vorher waren Stoffe als Zusatz zu Lebensmitteln erlaubt. Viele von diesen würden heute keine Zulassung erhalten, ganz einfach weil die toxische Wirkung viel zu nahe bei der Konzentration ist, die man in Lebensmitteln einsetzt. Das gilt für Stoffe wie Nitrit und Sulfite, aber auch für Zucker und Salz, die beide als Konservierungsstoffe eingesetzt werden. Einen Sicherheitsfaktor von 100, wie er bei den anderen Zusatzstoffen üblich ist, gibt es bei diesen nicht. Würde man Zucker nur so niedrig dosieren, dass sein ADI-Wert (S. 167) erreicht ist, wären Lebensmittel nicht mehr süß. Nicht einmal Obst wäre noch erlaubt.

Bei den neueren Zusatzstoffen wurde ein toxikologisches Zulassungsverfahren durchlaufen, bei denen Grenzwerte (siehe S.167) festgelegt wurden. Trotzdem gibt es immer wieder Nachrichten über Giftwirkungen. Doch selten wird nachgefragt, wie diese Ergebnisse entstanden. Zum einen ist es normal, dass jeder Stoff giftig ist, wenn man ihn in hoher Menge aufnimmt. Eine Aufgabe der Zulassung ist es ja gerade, die Aufnahmemenge zu bestimmen, die keine Effekte bewirkt. Füttert man darüber hinaus, dann treten logischerweise Giftwirkungen auf. Doch das ist keine Besonderheit, alles ist in großer Menge giftig, selbst Trinkwasser.

Das Zweite ist die Übertragbarkeit. Es gab in der Vergangenheit einige Vorkommnisse, wo man zuerst einmal Verbote aussprach, dann sich die Situation ansah und den Stoff erneut zuließ. Ein Beispiel ist die **Propionsäure**. Diese natürliche Säure kommt im Milchfett vor, und sie entsteht bei der Verdauung. Sie wurde früher zur Brotkonservierung genutzt. Dann beobachtete man bei sehr hohen Dosen bei Ratten Veränderungen des Vormagens, die Ähnlichkeiten mit Tumoren hatten. Daraufhin gab es ein Verbot. Bei der Untersuchung zeigte sich, dass diese Wucherungen keine Tumore waren, sondern Reaktionen auf den sehr hohen Säuregrad des Futters, das zu bis zu 5 Prozent aus Propionsäure bestand. Darüber hinaus hat der Mensch keinen Vormagen und würde freiwillig so saure Nahrung nicht essen (das Essen ist so sauer wie Essig). Daraufhin wurde die Propionsäure wieder zugelassen.

Der Sicherheitsfaktor von 100 hat auch die Aufgabe die Konzentration soweit abzusenken, dass man eine höhere Empfindlichkeit des Menschen gegenüber dem Tier abfangen kann, denn „Menschenversuche", das ist klar, sind nicht möglich. Wir wissen, dass verschiedene Arten unterschiedlich auf Gifte reagieren. 2,37,8 TCDD, das berühmte **Sevesodioxin**, tötet z. B. bei einer Aufnahme von 1 µg/kg Körpergewicht Mäuse, doch erst bei 1000 µg/kg den gleichen Prozentsatz an Goldhamstern. So scheint bei TCDD die Maus das empfindlichere Tier zu sein. Beim Muschelgift Saxitoxin ist es gerade umgekehrt: 2 µg/kg töten Hamster, 263 µg/kg Mäuse.

Nur selten wissen wir, warum Stoffe so unterschiedlich giftig für verschiedene Arten sind. So schädigt **Glutamat** im Tierversuch tatsächlich den Hypothalamus, wenn man Tiere untersucht, bei denen es die Blut-Gehirn-Schranke passieren kann. Doch das ist nicht beim Menschen gegeben. Analog „bewies" 1908 der russische Arzt Alexander Ignatowski, dass **Cholesterin** Arteriosklerose verursacht – bei Kaninchen, die nur mit Innereien und Ei gefüttert wurden. Dass diese Ernährung gar nichts mit der natürlichen Ernährung von Pflanzenfressern zu tun hat, darauf achtete damals keiner. Doch heute sollte man es tun und die Ergebnisse hinterfragen.

Was man daraus schließt, hängt davon ab, welche Einstellung Sie haben. Wenn Sie die Grundeinstellung haben, dass die Behörden industriefreundlich sind und selbst Stoffe zulassen, wenn sie gesundheitsschädlich sind, dann finden Sie genügend Bücher für diese These. Wenn Sie die Einstellung haben, dass die Behörden primär ihre Arbeit machen und sorgfältig prüfen, dann finden Sie noch viel mehr Beweise für diesen Ansatz. Auffällig ist, dass alle bekannten Kritiker, die Giftwirkungen von Zusatzstoffen oder Verfahren publikumswirksam verbreiten, nicht aus dem Bereich Ernährungslehre / Lebensmittelchemie / Medizin kommen, sondern Journalismus oder Politologie studiert haben, also echte „Fachleute" sind.

Bedeutet dies, dass alle Zusatzstoffe harmlos für jedermann sind?

Nein, und das ist kein Widerspruch zur allgemeinen Unbedenklichkeit. Genauso wie bei Lebensmitteln gibt es auch bei Zusatzstoffen Unverträglichkeiten, genauer: pseudoallergische Überempfindlichkeiten (siehe S.171). Es gibt bei der Zulassung eine Abwägung des Nutzens und des Schadens. Bekannt ist, dass etwa jeder Tausendste bis Zehntausendste allergisch auf **Azofarbstoffe** reagiert. Bei den Konservierungsstoffen ist es ein noch größerer Teil, doch alle rund 300 zugelassenen Zusatzstoffe zusammen sollen selbst bei den „optimistischsten" Schätzungen nur bei 0,23 Prozent der Bevölkerung pseudoallergische Reaktionen verursachen. Demgegenüber gibt es gegen Nahrungsmittel zehn bis zwanzigmal mehr Allergien. Nur wenn das allergene Potenzial eines Zusatzstoffs sehr hoch ist, kommt es zu einem Verbot.

Was ist der Unterschied zwischen den einzelnen Aromen?

Das Lebensmittelrecht unterscheidet zwischen natürlichem Aroma, naturidentischem Aroma und künstlichem Aroma. Diese Einteilung ist alt und heute nicht mehr praktikabel. **Künstliches Aroma** sind Aromastoffe, die nicht in der Natur vorkommen, also vom Menschen erzeugt wurden. Deren Zahl ist klein, da es das Bestreben ist, das natürliche Aroma möglichst so nachzubauen, dass der Verbraucher es nicht als "künstlich" empfindet. Ein Beispiel für einen künstlichen Aromastoff ist das **Ethylvanillin**. Es hat einen ähnlichen Geruch wie das Vanillin, ein Aroma der Vanille, ist jedoch zwei bis viermal intensiver und preiswerter herzustellen. Daher wird es auch in Cola, Süßspeisen und Backwaren anstatt Vanille eingesetzt.

Das **naturidentische Aroma** liegt vor, wenn ein natürlicher Aromastoff synthetisch hergestellt wird. Dies ist, wenn es eine Synthesemöglichkeit gibt, oft billiger. Naturidentische Aromen werden eingesetzt, wenn das Aroma eines Lebensmittels durch wenige "**Charakter Impact Components**", also wenige Substanzen geprägt wird. Dann können andere Aromastoffe weggelassen werden, und trotzdem erkennt der Konsument das Aroma. Beispiele sind z. B. das Vanillin (Vanillearoma), niedere Ester, die nach Ananas, Birne, Banane, Erdbeere, Orange und anderen Früchten riechen, Benzaldehyd, der nach Mandeln riecht oder Zimtsäure, die nach Zimt riecht.

Heute dominieren „**natürliche Aromen**", nur werden diese selten aus den Nahrungsmitteln gewonnen, nach denen sie riechen sollen. In Holz findet man aromatische Verbindungen, die man auch als Aromakomponenten in Lebensmitteln findet. Das Barriquearoma, das Wein oder Schnaps durch langes Lagern in Eichenfässern erhält, beruht auf den Gerbstoffen im Eichenholz, und die Lagerung über Jahre kann man sich sparen, wenn man Eichenholzspäne extrahiert und den Extrakt zugibt.

Zahlreiche Aromastoffe werden heute mikrobiologisch erzeugt. Schimmelpilze erzeugen beim Abbau von Substraten Aromen. Darauf beruht das Aroma von Gorgonzola, Brie, Camembert oder anderen Schimmelkäsen. Man kann so auch gezielt Aromen bilden. Nimmt man den richtigen Stamm, wählt eine geeignete Nahrungsquelle und Bedingung im Fermenter aus, so kann man auf diese Weise zahlreiche Aromen gewinnen. Das Beispiel wird gerne von den Medien aufgegriffen, und soll wohl im Kopf des Verbrauchers das Bild von verschimmelten Lebensmitteln erzeugen, die man als Aromen untermischt. Was zugesetzt wird, ist eine hoch gereinigte Aromakomponente als Pulver oder Flüssigkeit. Das unterscheidet diese nicht von Gelatine, die man in einem nicht gerade appetitanregenden Verfahren aus Knochen und Sehnen gewinnt. Auch hier ist das Endprodukt ein hoch gereinigtes Protein (in diesem Falle das Kollagen). Wünschenswert wäre sicher, dass man nur Extrakte aus natürlichen Lebensmitteln einsetzt. Doch geht dies schon wegen der Menge von Lebensmitteln, für die man Aromen braucht, nicht. Darüber hinaus wäre es sehr teuer. Würde man z. B. aus Erdbeeren Erdbeeraroma extrahieren, so kann man den Rest der Erdbeeren ohne Aroma nur noch entsorgen.

Da oft das Aroma zusammengesetzt wird aus verschiedenen Aromastoffen, findet man kaum noch die Unterscheidung nach natürlichem, naturidentischem oder künstlichem Aroma, sondern nur die profane Angabe „Aroma".

Darf man den Joghurtdeckel ablecken (Konservierungsstoffe)?

Ja, denn sie sind in Joghurt weder zulässig noch nötig. Im Allgemeinen ist die Verwendung von Konservierungsstoffen in den letzten Jahrzehnten zurückgegangen. Das hat verschiedene Gründe. Zum einen gehören Konservierungsstoffe zu den beim Verbraucher unbeliebtesten Zusatzstoffen. Bei vielen schwingt im Unterbewusstsein mit, dass damit Lebensmittel „geschönt" werden sollen, also Lebensmittel, die nicht mehr lange haltbar sind, sollen so noch länger verkauft werden können. Das ist bei der industriellen Herstellung in der Regel nicht der Fall. (Schwarze Schafe wie beim Gammelfleischskandal gibt es überall. Dort wurden aber keine Konservierungsstoffe eingesetzt, sondern das Fleisch durcherhitzt, sodass man keine geruchlichen Veränderungen bemerkte).

Auch die Industrie verzichtet lieber auf Konservierungsstoffe, weil keiner von ihnen unproblematisch ist. Die meisten sind geschmacklich auffällig. Der Verzicht ist inzwischen auch möglich, da die Herstellung steriler als vor wenigen Jahrzehnten ist. Es wird die Kontamination mit Mikroorganismen bei der Herstellung verhindert und dann das Produkt unter Schutzgasatmosphäre verpackt. Das erlaubt es, auf Konservierungsstoffe zu verzichten. Man kann sogar so empfindliche Lebensmittel wie Apfelsaft ohne Kaltentkeimungsmittel in PTE-Flaschen abfüllen, wenn die Abfüllanlage und Produktion steril ist. Dies ist teurer, was im Land der billigen Lebensmittel leider nicht honoriert wird.

Selbst wenn, dann sind die eingesetzten Mengen an Konservierungsstoffen zu gering, um für den Menschen irgendwelche Auswirkungen zu haben. Sie reichern sich auch nicht an bestimmten Stellen wie dem Deckel an, sondern sind gleichmäßig in der Masse verteilt, sonst wären sie ja nicht im Lebensmittel wirksam.

Es gibt aber zwei Konservierungsstoffe, die sollte man nicht verzehren. Das sind Stoffe, die auf die Rinde von Käse und Zitrusfrüchten aufgebracht werden, um den Schimmelbefall zu verhindern. Bei Käse ist es so, dass durch die Mikroorganismen, die für die Reifung eingebracht werden, das Innere geschützt ist. Wenn er Wasser verliert, wird er auch so fest, dass Pilze von außen kaum eindringen können. Sie können sich jedoch auf der Rinde ansiedeln, und da Käse über Wochen reift, sich dort vermehren. Auf der Rinde darf das **Antimykotikum Natamycin** eingesetzt werden. Es wirkt gegen Pilze, nicht jedoch gegen Bakterien, beeinflusst also nicht die Mikroorganismen, welche die natürliche Bakterienflora bilden. Es darf maximal 5 mm tief in die Rinde eindringen. Da Natamycin auch als Antimykotikum für die Behandlung von Pilzinfektionen der Haut und des Darms (Candida-Pilz) eingesetzt wird, sollte man die Rinde abtrennen, um Resistenzen vorzubeugen.

Der zweite Konservierungsstoff, der nicht dazu bestimmt ist, mitverzehrt zu werden, ist **Thiabendazol**. Thiabendazol wird bei Zitrusfrüchten (Zitronen, Limonen, Limetten, Orangen) auf die Schale aufgetragen, um den Befall mit Schimmelpilzen zu verhindern. Nur werden Sie Thiabendazol (anders als Natamycin) nicht deklariert finden. Seit 1998 ist Thiabendazol kein Zusatzstoff mehr, sondern als Fungizid eingestuft. Das bedeutet, dass nun die Verwendung nicht mehr deklariert werden muss. Es hat sich aber beim Einsatz nichts geändert. Nach wie vor wird Thiabendazol mit Wachsen auf die Schale aufgebracht.

Da sich der Einsatz von Thiabendazol inzwischen herumgesprochen hat, ist die Nachfrage nach unbehandelten Zitronen und Limetten deutlich angestiegen, da die Schale für verschiedene Gebäcke, Getränke oder Desserts benötigt wird. Untersuchungen der Lebensmittelüberwachung zeigen, dass es viele Früchte mit deutlichen Rückständen gibt. Es wird Thiabendazol zwar nicht nach der Ernte eingebracht, aber während die Frucht noch reift. Der Effekt ist der gleiche. Es wandert in die Schale und wirkt dort als Fungizid. Sicher vor dieser Praxis kann man eigentlich nur sein, wenn man Früchte aus biologisch/ökologischem Anbau kauft.

Zurück zur Frage: Der Fragesteller hatte eigentlich die Mutmaßung, da in Joghurt keine Konservierungsstoffe zugelassen sind, die Hersteller diese auf den Deckel aufbringen. Das ist weder zulässig noch sinnvoll. Joghurt ist durch die Bakterien selbst geschützt: Die eingebrachten Milchsäurebakterien haben sich vermehrt und den pH-Wert abgesenkt, sodass andere Mikroben sich nicht vermehren können. Selbst wenn Konservierungsstoffe auf dem Deckel wären, dann würden sie nur die Oberfläche schützen, denn der Inhalt ist ja schnittfest und wird nicht mehr durchgerührt. Auch die Klebstoffe und der Deckel müssen, da sie mit dem Lebensmittel in Berührung kommen, so verarbeitet sein, dass keine Stoffe auf den Joghurt übergehen.

Was bedeutet „unter Schutzgasatmosphäre" verpackt?

Nun, wie der Name schon andeutet, soll die Atmosphäre das Lebensmittel schützen. Deswegen sind einige Gase als Zusatzstoffe zugelassen. Man muss nach dem Einsatzzweck zwei Schutzatmosphären unterscheiden. Das eine ist der **Schutz vor Oxidation**, also einem chemischen Prozess, bei dem der in der Luft enthaltene Sauerstoff mit dem Lebensmittel reagiert. In diesem Falle wird die Luft meistens durch reinen Stickstoff ersetzt. Dies wird vor allem gemacht, wenn das Lebensmittel eine große Oberfläche aufweist, empfindliche Aromastoffe enthält, oder es zu Verfärbungen durch Oxidation kommen kann (man kennt das von angeschnittenen Äpfeln). So wird Kartoffelpüree unter einer Schutzgasatmosphäre verpackt, um ein Braunwerden des sprühgetrockneten Pulvers zu vermeiden. Auch bei Chips oder Erdnussflips wird die Luft durch reinen Stickstoff ersetzt. In diesen Produkten sind die ungesättigten Fettsäuren oxidationsempfindlich.

Sind in dem Lebensmittel noch Bakterien aktiv, so besteht die Schutzgasatmosphäre oft aus einem Gemisch von Stickstoff, Kohlendioxid und wenig Sauerstoff. Das Kohlendioxid hemmt anaerobe Bakterien, die sich sonst vermehren könnten (**anaerobe Bakterien** mögen keinen Sauerstoff und vermehren sich in einer reinen Stickstoffatmosphäre). Der fehlende Sauerstoff bewirkt, dass auch **aerobe Bakterien**, also Bakterien, die Sauerstoff nutzen, um Nahrungsbestandteile abzubauen, sich nicht vermehren können. So wird Käse unter einer Atmosphäre mit reduziertem Sauerstoff und erhöhtem Kohlendioxidgehalt verpackt. In Käse ist durch den Reifeprozess eine reiche Bakterienflora aktiv. Man möchte die Reifung damit zum Zeitpunkt der Verpackung stoppen.

Bei verpacktem Fleisch besteht die Schutzgasatmosphäre aus 80 Prozent Sauerstoff und 20 Prozent Kohlendioxid. Die Atmosphäre enthält also viermal so viel Sauerstoff wie die normale Luft, die 20 Prozent Sauerstoff enthält. Das klingt zunächst nicht nach einer guten Wahl. Doch der hohe Kohlendioxidgehalt wirkt auf Mikroorganismen genauso hemmend wie auf uns. Das gilt für aerobe wie anaerobe Organismen. Der hohe Sauerstoffanteil hat einen anderen Zweck: Sauerstoff wird nicht nur vom Blut transportiert, sondern auch im Muskel gebunden, damit er dort zur Verbrennung zur Verfügung steht. Muskeln enthalten den Farbstoff **Myoglobin**, der mit dem Blutfarbstoff Hämoglobin verwandt ist. Durch Sauerstoff wird das rote **Oxymyoglobin** gebildet. Fleisch verliert langsam nach der Schlachtung den Sauerstoff, was die Farbe ins dunkelrot-braune verändert. Mit einem Gehalt von 80 Prozent Sauerstoff in der Atmosphäre unterbleibt dies, es kann sogar dazu kommen, dass aus Myoglobin wieder Oxymyoglobin gebildet wird. Als Folge ist das Fleisch rot, auch wenn es schon Tage alt ist. Die normale Farbe ist nur dort zu sehen, wo der Sauerstoff nicht hinkam, z. B. an der Unterseite, die auf dem Vlies ruhte.

Kritisiert wird an dieser Praxis, dass diese Atmosphäre nicht nur die Haltbarkeit verlängert (wie dies eine reine Kohlendioxidatmosphäre tun würde), sondern auch eine Frische suggeriert, die in Wirklichkeit nicht gegeben ist. Weiterhin finden durch den Sauerstoff die schon beschriebenen Fettoxidationen statt. Das verursacht Aromafehler. Der Sauerstoff bewirkt zudem, dass zwei -SH Gruppen der Aminosäure Cystein zu einer Schwefelbrücke (-S-S-) verbunden werden. Das daraus gebildete Cystin verknüpft Eiweißketten und ist für eine erhöhte Zähigkeit des Fleisches verantwortlich.

Schutzgasatmosphären zählen nicht als Zusatzstoffe im Sinne der Lebensmittelkennzeichnungsverordnung, auch wenn die Packgase als Zusatzstoffe zugelassen sind. Daher muss das Verpacken unter dieser Atmosphäre nicht gekennzeichnet werden, aber es erfolgte laut einer Untersuchung der Kontrollämter bei über 80 Prozent der luftdicht verpackten Produkte.

Fragen zur Gesundheit und übergreifenden Themen

In diesem Kapitel dreht es sich um Fragen zu ernährungsbedingten Krankheiten oder toxischen Inhaltsstoffen / Rückständen.

Wofür braucht menschliche Organismus Eiweiße, Fette und Kohlenhydrate?

Was Eiweiß, Fett und Kohlenhydrate von Vitaminen und Mineralstoffen, aber auch anderen Stoffen unterscheidet, ist, dass sie die einzigen Stoffe sind, die wir zur Energiegewinnung nutzen.

Eiweiß ist für uns primär Baustoff. Alle Zellen bestehen zu einem großen Teil aus Eiweiß, auch wenn man in den Zellmembranen noch Fett findet, um das Innere vom Äußeren abzugrenzen und Kohlenhydrate in kleinen Mengen als Bestandteil von Enzymen, der DNA oder Schleimstoffen vorkommen.

Nehmen wir mehr Eiweiß zu uns, als wir benötigen, so verbrennt unser Körper es zu Energie. Nach der heutigen Lehrmeinung sollte man nur so viel Eiweiß zu sich nehmen, wie man als Baustoff benötigt. In der Praxis essen wir etwa 50 Prozent mehr.

Fett ist zum einen Energieträger, enthält aber auch essenzielle Fettsäuren, aus denen Hormone und Zellwände gebildet werden. Je nach Lehrmeinung muss man nur 5 bis 12 g dieser essenziellen Fettsäuren pro Tag zu sich nehmen, sodass der Körper nicht viel Fett benötigt. Der Körper nutzt Fett als Baustoff, so bestehen die Zellmembranen aus einer Mischung von Fett und Eiweiß und wirken so als halbdurchlässige Membran (die Fettmoleküle verhindern, dass wasserlösliche Stoffe die Wand passieren können und die Eiweiße öffnen Kanäle für den selektiven Transport der gewünschten Moleküle). Er verwendet Fett in reiner Form, um den Körper zu polstern (das Unterhautfettgewebe isoliert und schützt uns) und nutzt es als Energiereserve. Das Depotfett kann der Körper aber auch aus Kohlenhydraten und Eiweiß bilden.

Kohlenhydrate machen den größten Teil unserer Nahrung aus. Der Körper hat aber nur einen sehr kleinen Vorrat an Kohlenhydraten. In kleinen Mengen findet man es in jeder Zelle, aber in purer Form beträgt der gesamte Vorrat an Kohlenhydraten nur wenige Hundert Gramm. Die eine Hälfte davon steckt in der Leber, der Rest verteilt in der Muskulatur. Es ist der Energievorrat, den wir anzapfen können, wenn die im Blut zirkulierende Glucose nicht mehr zur Deckung des Energiebedarfs ausreicht (z. B. bei sportlicher Betätigung).

Kohlenhydrate sind daher für uns als Energielieferanten wichtig. Kohlenhydrate enthalten keine essenziellen Bestandteile. Trotzdem ist eine kohlenhydratarme Diät nicht zu empfehlen. Das Gehirn und einige andere Organe benötigen Glucose. Glucose entsteht beim Abbau aus Zucker und Stärke. Wenn zu wenige Kohlenhydrate in der Nahrung vorhanden sind, dann beschreitet der Körper einen Alternativweg, der sonst nur beim Hungerstoffwechsel vorkommt. Die Nahrung sollte daher mindestens 20 Prozent der Energie in Form von Kohlenhydraten enthalten.

Stimmt es, dass der Mensch lediglich acht verschiedene Aminosäuren, Vitamine und Spurenelemente braucht, um sich ohne Mangelerscheinungen zu ernähren?

Ein wichtiger Begriff in der Ernährung ist **„essenziell"**. Darunter werden alle Nahrungsbestandteile verstanden, die von außen zugeführt werden müssen. Dies sind Stoffe, die der Körper nicht selbst bilden kann und die nicht durch andere substituiert werden können. So sind alle Vitamine essenziell, aber nicht Kohlenhydrate, weil Kohlenhydrate nur für den Energiestoffwechsel benötigt werden und vom Körper aus Eiweiß und Fett erzeugt werden können.

Wie oben erläutert kann der Körper vollständig auf Kohlenhydrate verzichten. Er gerät dann zwar dauerhaft in einen Hungerstoffwechsel, was von Ernährungsberatern als kritisch angesehen wird, aber nach heutigem Stand sind Kohlenhydrate nur Energieträger und durch Eiweiß und Fett zu ersetzen.

Fett kann der Körper ebenfalls selbst bilden, doch benötigt er Fettsäuren mit einer bestimmten chemischen Struktur, um daraus Lipide für die Zellmembranen und Hormone zu bilden, das sind Fettsäuren mit mindestens zwei Doppelbindungen im Molekül. Man spricht daher auch von **mehrfach ungesättigten Fettsäuren**. Dabei muss die erste Doppelbindung an einer bestimmten Position liegen. Etwa 5 bis 12 g/Tag benötigt man von den **Omega-6-Fettsäuren** (ω-6-Fettsäuren). Die erste Doppelbindung liegt hier zwischen dem 6-ten und 7-ten Kohlenstoffatom. Aus diesen Fettsäuren werden Zellmembranen gebildet und eine Reihe von Hormonen. Erheblich weniger benötigt der Körper von der zweiten Gruppe, bei denen die erste Doppelbindung zwischen dem 3-ten und 4-ten Kohlenstoffatom liegt. Dies ist die **Omega-3-Familie** (ω-3-Fettsäuren). Aus ihr werden nur Hormone und bestimmte Lipoproteine (Verbindungen aus Eiweiß und Fett) gebildet. Da aus ihr gebildete Produkte einen günstigen Einfluss auf die Entwicklung von Arteriosklerose haben (bzw. diese verhindern), wird empfohlen, möglichst viele ω-3 Fettsäuren aufzunehmen. Hier beträgt der Bedarf wahrscheinlich nur rund 1 g pro Tag.

Eiweiß besteht aus einzelnen Aminosäuren. Es gibt in der Natur rund 100 **Aminosäuren**. Die meisten davon sind exotischer Natur und kommen nur in bestimmten Lebensmitteln vor. 20 kommen in fast allen Nahrungsmitteln vor. Der Körper kann Aminosäuren zum Teil ineinander umwandeln, benötigt aber acht als Basis für diese Umwandlung, weil sie chemische Gruppen enthalten, die der Körper nicht aufbauen kann. Man bezeichnet diese daher als **essenzielle Aminosäuren**. Der menschliche Körper hat im Laufe der Evolution verlernt, diese Aminosäuren zu bilden, weil sie reichlich in der Nahrung vorkommen.

Das „Verlernen" der Eigensynthese, weil ein Stoff in der Nahrung vorkommt, wird auch zum Teil für die Vitamine angeführt. Zumindest Vitamin C ist nur für den Menschen und wenige Tiere, wie z. B. Meerschweinchen, ein Vitamin. Alle anderen Organismen können es selbst bilden. Beim Vitamin D wird das Vitamin nur in unseren Breiten im Winter benötigt, da es durch Licht aus dem Cholesterin in der Haut gebildet wird. Wäre der Mensch in Afrika geblieben und nicht auf die Idee gekommen, Kleidung zu tragen, dann wäre auch Vitamin D nicht essenziell. Bei Vitamin K wird diskutiert, ob es ein Vitamin ist, da es von den Darmbakterien produziert wird und man den Bedarf zu einem großen Teil durch deren Produktion deckt.

Die restlichen Vitamine (Thiamin (B_1), Riboflavin (B_2), Niacin (B_3), Folsäure (B_9), Pantothensäure (B_5), Pyridoxin (B_6), Cobalamin (B_{12}), Biotin (H), Retinol (A), Tocopherol (E)) sind essenziell.

In der Diskussion ist, ob nicht zahlreiche andere Stoffe, die man unter der Bezeichnung sekundäre Pflanzeninhaltsstoffe (siehe S.57) zusammenfasst, essenziell sind. Der Unterschied zu den bekannten Vitaminen ist, dass bei Vitaminen Mangelsymptome auftreten können, wenn sie in der Nahrung fehlen. Nach derzeitigem Stand ist es so, dass die Gesamtheit dieser pflanzlichen Inhaltsstoffe einen positiven Effekt auf zahlreiche Vorgänge hat, aber man kann dies nicht an einem bestimmten Stoff festmachen. Sie gelten noch nicht als essenziell, und Mangelsymptome sind auch keine bekannt.

Bei den Mineralstoffen benötigt der Körper die Elemente Kalium, Natrium, Calcium, Magnesium, Chlor und das Anion Phosphat zum Aufbau von Knochen, aber auch um den Druck in Körperflüssigkeiten und Zellen zu regeln und Magensäure zu bilden. Diese Elemente kommen daher in größeren Mengen im Körper vor. Der Bedarf dieser **„Mengenelemente"** beträgt einige hundert Milligramm bis mehrere Gramm pro Tag. Viele andere Elemente werden nur in kleinen Mengen für spezifische Funktionen benötigt, so **Iod** um Hormone zu bilden, die den Grundumsatz steuern, **Eisen** als Bestandteil des Blutfarbstoffs Hämoglobin um Sauerstoff zu transportieren, die Elemente

Zink, Molybdän, Chrom, Kupfer, Mangan als Bestandteil von Enzymen und **Selen** als Bestandteil von (seltenen) Aminosäuren. Alle anderen Elemente scheinen neutral zu sein oder toxisch zu wirken. Grenzwertig ist **Fluor**. Es scheint nicht essenziell zu sein, doch kleine Mengen scheinen positive Wirkungen zu haben wie den Zahnschmelz zu härten. Allerdings wirken schon etwas höhere Dosen toxisch.

Wie hoch ist der Bedarf an essenziellen Stoffen?

Bei Fett, Kohlenhydraten und Eiweiß gibt es einen Minimalbedarf und eine Empfehlung der DGE (deutsche Gesellschaft für Ernährung). Der Minimalbedarf ist fix und bezieht sich auf das Körpergewicht, während die Empfehlung eine Verteilung der Energie auf die drei Hauptnährstoffe ist. Bei Protein entspricht die Empfehlung dem Minimalbedarf plus Sicherheitszuschlägen. Bei Fett würde bei der typischen Verteilung der Fettsäuren in der Nahrung der Minimalbedarf rund 15 Prozent der Energie entsprechen. Bei Kohlenhydraten entsprechen die rund 120 g, die das Gehirn und einige Organe für ihren Stoffwechsel benötigen, rund 20 – 25 Prozent der Energie, abhängig vom Energieumsatz.

Stoff	Minimalbedarf	Empfehlung
Eiweiß:	0,63 g/kg Körpergewicht	9 – 12 Prozent der Energie
Fett:	2,5 % der Energie als Omega-6-Fettsäuren 0,5 % der Energie als Omega-3-Fettsäuren	30 Prozent der Energie
Kohlenhydrate:	120 g	55 Prozent der Energie
Wasser:	1,5 l (Nahrung, Getränke)	2,5 l

Bei Vitaminen gibt es einige, deren Bedarf durch ihre Aufgabe als Coenzyme vom Energieumsatz abhängig ist, daher wird für diese ein Wert pro MJ (1000 kJ / 240 kcal) Gesamtenergiebedarf angegeben. Frauen mit einer Bürotätigkeit haben in etwa einen Gesamtumsatz von 8 – 9 MJ, Männer einen von 10 – 11 MJ.

Vitamin	Tagesbedarf Männer	Tagesbedarf Frauen
Vitamin A (Retinol)	1,0 mg/Tag	0,8 mg/Tag
Vitamin D (Calciferol)	0,5 µg/MJ	0,6 µg/MJ
Vitamin E (Tocopherol)	14 mg/Tag	12 mg/Tag
Vitamin K	70 µg/Tag	60 µg/Tag
Vitamin B_1 (Thiamin)	1,2 mg/Tag	1,0 mg/Tag
Vitamin B_2 (Riboflavin)	1,4 mg/Tag	1,2 mg/Tag

Vitamin	Tagesbedarf Männer	Tagesbedarf Frauen
Vitamin B_6 (Pyridoxin)	1,5 mg/Tag	1,2 mg/Tag
Vitamin B_{12} (Cobalamin)	0,29 µg/MJ (3 µg/Tag)	0,38 µg/MJ
Pantothensäure (Vitamin B_9)	6 mg/Tag	6 mg/Tag
Folsäure	0,3 mg/Tag	0,3 mg/Tag (Schwangere: 0,4)
Niacin (Nicotinamid)	16 mg/Tag	13 mg/Tag
Vitamin C (Ascorbinsäure)	10 mg/MJ	13 mg/MJ
Vitamin H (Biotin)	30 – 60 µg/Tag	30 – 60 µg/Tag

Bei den Mineralstoffen ist der genaue Bedarf an Selen, Mangan, Molybdän, Kupfer und Chrom noch nicht exakt bestimmt. Daher gibt es bei diesen Elementen einen Schätzwert. Diese Elemente sind noch nicht so gut untersucht wie andere Mineralstoffe.

Mineralstoff	Männer	Frauen
Natrium	550 mg	550 mg
Kalium	2.000 mg	2.000 mg
Calcium	1.000 mg	1.000 mg
Magnesium	400 mg	310 mg
Phosphat	700 mg	700 mg
Chlorid	830 mg	830 mg
Eisen	10 mg	15 mg
Zink	10 mg	7 mg
Selen	30 – 70 µg	30 – 70 µg
Iod	200 µg	150 µg
Fluor	3,8 mg	3,1 mg
Chrom	30 – 100 µg	30 – 100 µg
Molybdän	50 – 100 µg	50 – 100 µg
Mangan	2 – 5 mg	2 – 5 mg
Kupfer	1 – 1,5 mg	1 – 1,5 mg

Was sind Omega-3-Fettsäuren?

Fettsäuren, die Bausteine des Fetts, bestehen aus einer Kohlenstoffkette mit einer Säuregruppe an einem Ende. Sie können eine oder mehrere Doppelbindungen im Molekül aufweisen, dann nennt man sie „ungesättigt" oder keine Doppelbindung, dann spricht man von „**gesättigten Fettsäuren**".

Angegeben wird die Position und Anzahl der Doppelbindungen. Die Bezeichnung „Omega" gibt an, dass die Benennung vom Ende der Fettsäure aus erfolgt, also nicht von der Säuregruppe aus. Omega (ω) ist der letzte Buchstabe des griechischen Alphabets, da vom Ende aus gezählt wird. Das bei Chemikern übliche System, von der reaktiven Gruppe, der Säuregruppe aus zu zählen, wird in der Ernährungswissenschaft kaum verwendet.

Es gibt zwei Familien von essenziellen (lebensnotwendigen) Fettsäuren, die ω-6 und die ω-3-Familie (gesprochen: „Omega sechs" bzw. „Omega drei"). Zu jeder gehören mehrere „Familienmitglieder", also Fettsäuren. Physiologisch wichtig ist, dass der Körper vor der sechsten Position vom Ende aus keine Doppelbindung erzeugen kann, daher sind beide Familien essenziell, aber die Omega-9-Familie ist es nicht (die Fettsäuren der ω-9-Gruppe kann der Körper aus denen der ω-6 und ω-3-Gruppe erzeugen). Ebenso kann der Körper nicht eine ω-6-Fettsäure in eine ω-3-Fettsäure umwandeln.

Die bekannteste Omega-9-Fettsäure ist die **Ölsäure**, die reichlich im Olivenöl vorkommt. Die wichtigste Omega-6-Fettsäure ist die **Linolsäure**. Sie kommt in zahlreichen pflanzlichen Ölen in großer Menge vor, so in Sonnenblumen-, Soja und Distelöl. Selten in unserer Nahrung sind ω-3-Fettsäuren. Die bekannteste ist die **Alpha-Linolensäure** (**ALA**). Sie kommt in Leinsamen vor, aber auch in Walnüssen, einigen Ölen wie Rapsöl und in kleiner Menge in Gemüse. ALA findet man nur in Pflanzen.

Auch Fische enthalten Omega-3-Fettsäuren, aber nicht die ALA. In Fischen kommen die Eicosapentaensäure (**EPA**) und die Docosahexaensäure (**DHA**) vor, die wirksamer bei der Vorbeugung von koronaren Herzkrankheiten als die Alpha-Linolensäure sind. Sie wirken direkt. Aus der ALA wird dagegen erst die EPA gebildet. Doch dies geschieht nur ineffektiv: Aus 1 g ALA wird weniger als 0,1 g EPA (der Wert ist geschlechtsspezifisch und kann bei Männern bei nur 0,05 g liegen) gebildet. Das bedeutet auch: Es ist nicht möglich, den Gehalt an Omega-3-Fettsäuren von Fischen und Pflanzen zu vergleichen.

Die wichtigste Quelle für EPA und DHA ist fettreicher Seefisch aus kalten Gewässern. Er nimmt die Öle aus dem Plankton auf, das in arktischen Gewässern reich an diesen Fettsäuren ist. Sowohl Flussfische (Karpfen, Forellen) wie Warmwasser-Seefische (Scholle, Seelachs, Schellfisch) enthalten daher keine ω-3-Fettsäuren.

Sowohl Omega-3 wie Omega-6-Fettsäuren sind essenziell. Allerdings haben sie unterschiedliche Funktionen für den Organismus. Aus beiden werden Hormone gebildet, jedoch unterschiedliche. Daher sind die beiden Familien nicht austauschbar.

Lange Zeit wurde die Meinung vertreten, dass Omega-3-Fettsäuren den Blutcholesterinspiegel senken. Neuere Untersuchungen zeigen jedoch, dass es keinen Zusammenhang gibt. Sie haben aber einen positiven Einfluss auf die Entzündung, aus der die Arteriosklerose entsteht. Aus ihnen werden Substanzen gebildet, die entzündungshemmend wirken. Diese Botenstoffe sollen das Herzinfarktrisiko und die Neigung der Blutblättchen zur Aggregation senken. Eine Entzündung der Blutgefäße ist mit ursächlich für das Auftreten koronarer Herzkrankheiten (KHK) wie Herzinfarkt. Hormone, die aus Omega-3-Fettsäuren gebildet werden, weiten die Blutgefäße, senken so den Blutdruck und das Risiko von Ablagerungen an den Gefäßwänden. Sie sollen auch andere Krankheiten, die mit Entzündungen einhergehen, positiv beeinflussen, so Morbus Crohn, Gelenkrheuma und die Schuppenflechte.

Neueren Untersuchungen zufolge lagert sich DHA in die Zellmembran von Nervenzellen ein und erhöht deren Fluidität. Die Abnahme dieser ist ein Phänomen, das begleitend zur Entstehung des Alzheimer verursachenden Amyloid-Vorläufer-Proteins auftritt. Derzeit wird untersucht, ob DHA Alzheimer und Demenz in einem frühen Stadium verzögern können oder ob sie sogar präventiv wirken.

Die Omega-6-Fettsäuren kommen erheblich häufiger im Körper und der Nahrung vor. Sie sind Bestandteil der Zellmembranen und dadurch auch leicht oxidativ angreifbar. Zudem aktivieren sie ein Protein, das bei der Bildung der Arteriosklerose beteiligt ist. Radikale, die aus der ω-6-Fettsäure Linolsäure entstehen können, stehen im Verdacht sowohl Arteriosklerose wie auch Krebsentstehung zu begünstigen, da sie Vorläufer für Verbindungen sind, die für Oxidationen von Fett verantwortlich sind, die auch in den Plaques ablaufen (siehe S.160). Sie werden daher heute nicht mehr so positiv gesehen wie vor einigen Jahrzehnten, auch weil sie die Umwandlung der ALA in die für die Herzprävention wichtige Eicosapentaensäure EPA behindern. Aus Omega-6-Fettsäuren werden entzündungsfördernde Botenstoffe gebildet. Diese sind bei Arteriosklerose kontraindiziert, aber für eine normale Immunantwort notwendig. Sie haben positive

Wirkungen bei rheumatischen Erkrankungen, der Behandlung von Neurodermitis und sind nötig für die Bildung von Gewebshormonen.

Die aus Fettsäuren der ω-3-Gruppe gebildeten Prostagladine erhöhen die Fließfähigkeit des Blutes, senken den Blutdruck und verhindern eine Oxidation des Cholesterins. Zum Teil tun dies auch die Fettsäuren der ω-6-Gruppe. Jedoch scheinen DHA und EPA insgesamt effektiver die Risikofaktoren für Arteriosklerose zu bekämpfen.

Die DGE empfiehlt die Zufuhr von 1 – 1,5 g ALA. Dies ist bei der Wahl des geeigneten Salatöls ohne Probleme erreichbar. Für DHA und EPA wird von der DGE eine Zufuhr von 0,25 g pro Tag empfohlen. Die deutsche und amerikanische Herzgesellschaft empfehlen 0,3 g DHA/EPA bei Normalpersonen und 1 g DHA/EPA bei einem schon eingetretenen Herzinfarkt. Der letzte Wert ist eigentlich nur mit regelmäßigem Fettfischkonsum oder Fischölkapseln zu erreichen. Die durchschnittliche Zufuhr an DHA/EPA liegt bei 0,2 g pro Tag bei Personen, die Fisch essen und nur 0,06 g bei Personen, die auf Fisch verzichten.

Empfohlen wird die Zufuhr von Pflanzenölen mit hohem Omega-3-Gehalt (Raps-, Soja-, Weizenkeim-, Walnuss- und Leinöl), weniger Ölen mit hohem ω-6-Gehalt wie Sonnenblumen- oder Distelöl, dazu regelmäßig fetter Seefisch. Da dieser aber auch reich an Schwermetallen ist, ist dies nicht unumstritten, zudem sind die Bestände zu einem großen Teil überfischt. Am ehesten kann man noch eine Empfehlung für Lachs, Hering und Sardinen aussprechen. Da die Omega-3-Fettsäuren so positiv besetzt sind, gibt es auch zahlreiche Produkte, die mit diesen Fettsäuren angereichert sind. Dies geschieht entweder durch den Zusatz von Ölen ins Produkt (Brot/Margarine) oder durch Fütterung der Tiere mit Algen- oder Fischmehl (Eier). Auch hier gilt natürlich, dass wichtig ist, welche Fettsäure enthalten ist. Wird Pflanzenöl zugesetzt, so ist das Produkt angereichert mit der nicht so effektiv wirkenden ALA. Hier die Lebensmittel mit dem höchsten Gehalt an Omega-3-Fettsäuren:

Tierische Lebensmittel (DHA / EPA)	Gehalt an ω-3-Fettsäuren	Pflanzliche Lebensmittel (ALA)	Gehalt an ω-3-Fettsäuren
Hering, Makrele roh	4,0 g/100 g	Walnüsse	7,5 g/100 g
Bismarckhering verzehrfertig	1,2 g/100 g	Walnussöl	12,7 g/100 g
Makrele, gekocht geräuchert	1,0 g/100 g	Sojaöl	7,7 g/100 g
Sardine in Tomatensoße	1,4 g/100 g	Rapsöl	7,8 g/100 g
Sardellen in Öl	1,7 g/100 g	Weizenkeimöl	9,1 g/100 g
Atlantischer Lachs, ge-	1,8 g/100 g	Leinsamen	16,7/100 g

Tierische Lebensmittel (DHA / EPA)	Gehalt an ω-3-Fettsäuren	Pflanzliche Lebensmittel (ALA)	Gehalt an ω-3-Fettsäuren
räuchert			
Schillerlocke	5,7 g/100 g	Leinöl	54,2 g/100 g
Thunfisch in Öl	0,7 g/100 g	Zum Vergleich: Butter	1 g/100 g

Was sind Trans-Fettsäuren und sind sie schädlich?

Die ungesättigten Fettsäuren haben mindestens zwei nebeneinanderstehende Kohlenstoffatome, die nicht vollständig mit Wasserstoffatomen gesättigt sind. Sie bilden eine Doppelbindung zwischen den beiden Atomen. Dies bewirkt in der Struktur, dass die Fettsäuren an dieser Stelle nicht gerade sind, sondern einen „Knick" aufweisen. Diese **„cis"** genannte Orientierung kommt bei allen natürlichen Fettsäuren vor.

Eine zweite mögliche Orientierung weist keinen Knick auf, die Moleküle benötigen so weniger Platz. Diese „trans" genannte Orientierung ist energetisch günstiger. Werden flüssige Pflanzenöle mit ungesättigten Fettsäuren gehärtet, d.h. die Doppelbindungen reduziert, so entstehen als Nebenprodukte diese **trans-Fettsäuren**. Dies geschieht, wenn Öle mit Wasserstoff und Katalysatoren hoch erhitzt werden. Solche gehärteten Öle benötigt man für Frittierfette, aber auch Margarine (siehe S.75).

Trans-Fettsäuren erhöhen die Konzentration des LDL-Cholesterins und senken die des HDL-Cholesterins (siehe S.159). Weiterhin beeinflussen sie den Gehalt an Triglyceriden im Blut und steigern die Konzentration eines Fetttransportproteins. Nach derzeitigem Erkenntnisstand steigern sie das Risiko, an koronaren Herzkrankheiten (Herzinfarkt) oder Hyperlipoproteinämien (Arteriosklerose) zu erkranken. Dagegen gibt es keinerlei Hinweise, dass Trans-Fettsäuren irgendwelche positive Wirkungen haben. Immerhin werden sie vom Körper genauso wie cis-Fettsäuren abgebaut. Deswegen sollte der Gehalt an trans-Fettsäuren in der Nahrung möglichst gering sein. Von 1986 bis 1996 hat die Industrie den Gehalt von trans-Fettsäuren in Margarine von 8,5 auf 1,5 Prozent gesenkt. **Diätmargarine** sollte nach den gesetzlichen Vorschriften frei von trans-Fettsäuren sein. Sie finden sich aber nach wie vor in großer Menge in Chips, Pommes frites, Backwaren oder anderen mit aufbereitetem Fett hergestellten Produkten. Für diese gelten keine Begrenzungen des Gehalts an trans-Fettsäuren. Sie sind heute die Hauptquelle für diesen unerwünschten Stoff. Durchschnittlich werden 0,9 Prozent der Energie in Form von trans-Fettsäuren aufgenommen. Das ist nur wenig unter dem empfohlenen Grenzwert von 1 Prozent der Nahrungsenergie.

Warum sind gesättigte Fettsäuren zu meiden?

Man weiß seit Langem, dass die Zusammensetzung der Nahrungsfette Auswirkungen auf den LDL-Cholesterinspiegel hat. Das liegt daran, dass LDL und HDL nicht nur Cholesterin transportieren, sondern auch Fett. Gesättigte langkettige Fettsäuren werden zusammen mit dem Cholesterin transportiert, und daher steigt der LDL-Spiegel an, wenn man ein Fett mit vielen gesättigten Fettsäuren zu sich nimmt. Solche Fette sind z. B. Palmkernöl, Kakaobutter und vor allem tierische Fette. Aufgrund dessen sollte maximal ein Drittel des Fetts aus gesättigten Fettsäuren bestehen. In der Praxis liegt der Anteil bei 47 Prozent. Es gibt aber eine Ausnahme: Kurzkettige gesättigte Fettsäuren, wie sie in der Milch und Milchprodukten (Käse, Butter, Sahne etc.) vorkommen, scheinen sich positiv auf den Cholesterinspiegel auszuwirken, da sie die Cholesterinaufnahme im Darm reduzieren.

Wie schädlich ist zu viel Cholesterin?

Rund um das Thema Cholesterin habe ich einige Fragen bekommen, die eigentlich alle zusammengehören. Die Obige ist sehr schwer in einem Satz zu beantworten, doch ich denke, wenn wir das Phänomen Cholesterin in einigen Teilfragen behandelt haben, dann wird das deutlicher.

Cholesterin ist ein **Fettbegleitstoff**. Er gehört zur Gruppe der **Sterine**, wie dies auch an dem Namen erkennbar ist. Der Körper bildet selbst Cholesterin. Den Namen bekam er von der Galle (vom griechischen „chole" = Galle), weil er zuerst in Gallensteinen gefunden wurde. Wissenschaftler verwenden inzwischen auch in Deutschland mehr und mehr den international üblichen Begriff „Cholesterol", da es sich chemisch um einen Alkohol handelt (Endung -ol).

Cholesterin ist, anders als viele vermuten, ein lebensnotwendiger Stoff. Aus Cholesterin bestehen die Zellmembranen der Nervenzellen. Es findet sich auch (in kleinerer Menge) in anderen Zellmembranen als fettliebender Teil. Cholesterin ist eine Vorstufe für das Vitamin D, einige Hormone (Testosteron und Östrogene) und Gallensäuren, die zur Verdauung benötigt werden. Die Leber bildet Cholesterin. Sie kann es dann ins Blut oder direkt in die Galle abgeben.

In der Nahrung kommt Cholesterin nur in tierischen Nahrungsmitteln vor. Pflanzen bilden chemisch ähnliche Sterine, die als **Phytosterine** bezeichnet werden.

Wie ist das Verhältnis zwischen Cholesterin aus der Nahrung und dem selbst produzierten?

Die Gesamtmenge an Cholesterin im menschlichen Körper beträgt 140 g. Der Körper produziert 1.000 bis 1.500 mg Cholesterin pro Tag. Auch dieser Wert ist individuell stark unterschiedlich und hängt auch mit der Aufnahme von Cholesterin aus der Nahrung zusammen. Der Gehalt in der Nahrung ist unterschiedlich, je nachdem wie sich die Personen ernähren. Sehr strenge Diäten, die tierische Nahrungsmittel weitgehend meiden, enthalten rund 200 mg Cholesterin/Tag. Typisch ist eher ein Gehalt von 750 mg in der Nahrung. Durch radioaktiv markiertes Cholesterin konnte gezeigt werden, dass nur etwa 10 – 25 Prozent des Cholesterins, das im Blut zu finden ist, aus der Nahrung stammt, der Rest wird vom Körper gebildet.

Wie kommt es dazu, dass nur so wenig Cholesterin aus der Nahrung aufgenommen wird?

Cholesterin durchläuft im Körper einen Kreislauf. Jeden Tag werden 2 g Cholesterin mit der Galle ausgeschüttet und rund 1,6 g (Nahrungscholesterin und Gallencholesterin) wieder im Darm aufgenommen. Die mittlere Resorptionsrate beträgt 55 Prozent, unterliegt jedoch starken Schwankungen. Sie sinkt ab, wenn viel Cholesterin im Blut vorhanden ist, und steigt an, wenn zu wenig Cholesterin vorhanden ist.

Wie viel Cholesterin aufgenommen wird, hängt von zahlreichen Faktoren ab. So binden **Ballaststoffe** Cholesterin. Sie haben auch noch einen zweiten Effekt. Die **Gallensäuren**, die der Körper für die Fettverdauung benötigt, werden von den Ballaststoffen gebunden. Sie müssen aus Cholesterin neu gebildet werden, was dessen Menge reduziert. Gleichzeitig kann Cholesterin nur zusammen mit den Gallensäuren aufgenommen werden. Werden diese also gebunden, so sinkt die Cholesterinaufnahme.

Die schon erwähnten Phytosterine werden aufgrund ihrer chemischen Ähnlichkeit zum Cholesterin wie dieses aufgenommen. Sind sie in großer Menge vorhanden, so sinkt die Aufnahme von Cholesterin, da beide Substanzen um den Transport konkurrieren. Aufgrund des Kreislaufs des Cholesterins (Leber → Galle → Darm → Blut → Leber) und der hohen Eigenproduktion sind cholesterinarme Diäten nicht so wirksam, wie man sich das erhofft. Selbst eine radikale Reduktion des Nahrungscholesterins kann den Cholesterinspiegel nur wenig absenken. Zudem wird bei wenig Nahrungscholesterin im Darm die Resorptionsrate erhöht und damit der „Mangel" an Cholesterin wieder ausgeglichen.

Was hat es mit den Begriffen LDL und HDL auf sich?

Fett, aber auch fettlösliche Stoffe, wie Cholesterin, können nicht wie wasserlösliche Substanzen einfach ins Blut abgegeben werden. Sie lösen sich nicht in der Flüssigkeit auf. Sie müssen speziell transportiert werden. Das ist vergleichbar mit dem Sauerstoff- und Kohlendioxidtransport, der ja auch von den roten Blutkörperchen bewerkstelligt wird. Der wesentliche Unterschied ist, dass es nicht ein Transportvehikel gibt, sondern vier. Für das Cholesterin sind zwei Transportvehikel wichtig. Das eine ist das **LDL**. (Low Density Lipoprotein = Lipoprotein mit niedriger Dichte). LDL transportiert das im Darm aufgenommene Cholesterin, aber auch endogen gebildetes Cholesterin und die bei der Verdauung aufgenommenen Fette zu den Körperzellen. Dort dockt es an einen Rezeptor an und wird von den Zellen aufgenommen. Cholesterin, das von der Leber abgebaut oder verstoffwechselt werden soll, wird von dem **HDL** (High Density Lipoprotein) transportiert. Es entzieht Cholesterin dem Kreislauf. HDL wird auch gebildet, wenn Fettgewebe einen hohen Stoffwechsel aufweist, der Spiegel ist daher bei starker körperlicher Aktivität erhöht.

Im beim Gesunden gibt es eine Regelung, die verhindert, dass zu viel LDL im Blut zirkuliert. Auch können die Zellen mehr Rezeptoren bilden, um LDL schneller aufzunehmen. Spezielle Diäten, die weitestgehend frei von Kohlenhydraten sind und 2.000 anstatt der üblichen 800 mg Cholesterin/Tag enthielten, führten in Versuchen zu einem Anstieg der Cholesterinkonzentration auf 260 mg/dl, dann ist die körpereigene Regulation überfordert und der Körper resorbiert weniger Cholesterin aus dem Darm.

Warum ist denn das LDL nun so gefährlich?

Ein großer Anteil der Bevölkerung, etwa 20 – 25 Prozent, hat durch erbliche Faktoren einen zu hohen Blutcholesterinspiegel, genauer gesagt, einen zu hohen LDL-Spiegel, also eine zu hohe Konzentration an LDL im Blut. Dies ist eine eigene Krankheit. Sie gehört zu den **Hyperlipoproteinämien**. Dieses lateinische Fremdwort steht für eine Krankheit (Anämie) die durch zu viel (hyper) einer Stoffklasse von Fett-Protein-gemischen (Lipoprotein) entsteht. In diesem Falle ist die LDL-Fraktion erhöht.

Die Ursachen sind vielfältig. Es können zu wenige LDL-Rezeptoren gebildet werden, dann nehmen die Zellen zu wenig LDL aus dem Blut auf. Oder der Rezeptor hat eine verminderte Aktivität oder es wird zu wenig HDL oder zu viel LDL gebildet. Bei vielen Betroffenen liegen genetische Ursachen vor, da oftmals in einer Familie mehrere Mitglieder von der Krankheit betroffen sind.

Die Konzentration des LDL gilt als ein Risikofaktor für **Arteriosklerose** oder koronare Herzerkrankungen. Dabei lagert sich eine dünne Lipidschicht auf der Zelloberfläche der Blutgefäße (Plaques genannt) an, die anwachsen kann und bis zur Verstopfung des Gefäßes führt. Besonders betroffen sind die Herzkranzgefäße, weil durch sie viel Blut hindurchgeschleust wird. Verstopfen sie, so gibt es einen **Herzinfarkt**. Man spricht dann von **koronaren Herzkrankheiten** (KHK). Das Krankheitsbild ist mittlerweile recht gut verstanden. Früher nahm man an, die Blutgefäße würden wie Wasserleitungen „verkalken", daher auch die umgangssprachliche Bezeichnung „Arterienverkalkung", nur dass es Fettablagerungen sind. In den letzten Jahrzehnten wurde die Ursache genauer aufgeklärt. Es handelt sich um die Folgen einer chronischen Entzündung der Arterien. Zuerst wird die äußere Zellwand von Blutgefäßen durch Verletzungen oder Entzündungen geschädigt. Nun können Fettpartikel ins Innere der Gefäßwand gelangen. Das alarmiert das Immunsystem. Weiße Blutkörperchen und Fresszellen stürzen sich auf die Fettzellen und bilden einen Pfropfen an der entzündeten Stelle, der dann mit Fasern überzogen wird, um ihn abzuschließen. Ist dies geschehen, so ist dies kein Problem, das Blut kann weiterhin vorbeiströmen und später wird der Pfropfen wieder abgebaut. Problematisch ist es, wenn die Fasern nicht vollständig abdichten, dann sickert Blut hinein, kann gerinnen und die Arterie verstopfen, was bei den Herzkranzgefäßen zu einem Infarkt führen kann.

Auch in den Blutgefäßen, die das Gehirn versorgen, kann dies vorkommen (**Schlaganfall**). Dasselbe kann auch bei anderen Gefäßen passieren, dort ist es eine **periphere Verschlusskrankheit**, die jedoch anders als bei den Herzkranzgefäßen nicht lebensbedrohlich ist. Auf Arteriosklerose geht nach Untersuchungen jeder zweite Todesfall in den Industrieländern zurück.

Anders als vor einigen Jahrzehnten weiß man heute, dass an der Entstehung der Krankheit viele Faktoren verantwortlich sind. Die Plaques alleine sind nicht das Problem. So spielen Entzündungen eine Rolle. Bei manchen Betroffenen sind die Gefäße chronisch entzündet, bei anderen ist eine erhöhte Entzündungsneigung gegeben. Was geklärt ist, ist welche Rolle die LDL bei dem Krankheitsbild haben, wenn es zu einer Entzündung kommt.

Der hohe LDL-Spiegel ist nicht die Ursache für die Erkrankung, aber ohne das LDL wäre die Gefahr, dass die Entzündungen zu einem Verschluss führen, geringer. Nach neueren Forschungen scheint auch das LDL-Cholesterin an sich harmlos zu sein. Stattdessen rücken heute Oxidationsprodukte des Cholesterins in den Blickpunkt der Forschung. Diese Oxidationen werden durch freie Radikale verursacht.

Es gibt weitere Risikofaktoren wie Stress (löst vermehrt Entzündungen aus, belastet das Immunsystem, führt zu einer Freisetzung von Fett ins Blut durch das Cortisol), Rauchen (erhöht den Fibrinogengehalt), Diabetes (viel mehr und kleinere LDL-Partikel), Bewegungsmangel (verringerte HDL Konzentration) oder Bluthochdruck (erleichtert das Eindringen von LDL-Partikeln und verzögert die Gefäßheilung).

Da ein Fünftel bis ein Viertel der Bevölkerung Störungen des LDL/HDL-Transportmechanismus aufweisen, raten viele Ärzte heute auf den LDL-Spiegel zu achten, vor allem wenn noch ein anderer der oben genannten Risikofaktoren vorliegt.

Wie kann ich den LDL-Spiegel senken?

Von Ärzten empfohlen wird eine cholesterinarme Diät. Die Reduktion des Cholesterins in der Nahrung ist dabei nicht so wirksam, wie man denkt. Das ergibt sich daraus, dass der Körper selbst Cholesterin bildet. Beim Gesunden, das wurde gezeigt, wird ein Spiegel von etwa 210 mg/dl Gesamtcholesterin aufrechterhalten, egal ob die Personen 200 oder 800 mg Cholesterin pro Tag zu sich nahmen. Allerdings ist bei Personen mit einer Hyperlipoproteinämie die Regelung gestört. Eine Senkung der Cholesterinaufnahme senkt dann in der Tat den Blutcholesterinspiegel, nur eben aufgrund der endogenen Produktion nicht sehr drastisch. Nach Untersuchungen hat nur bei 25 – 30 Prozent der Patienten eine Diät den erhofften Effekt einer Senkung des LDL-Spiegels.

Ziel ist es, die Konzentration des LDL, das Cholesterin zu den Zellen transportiert, (dem „bösen" Lipoprotein) zu senken und die des HDL, das Cholesterin zum Abbau in die Leber transportiert, (dem „guten" Lipoprotein) zu steigern. Das HDL ist auch beteiligt bei dem Abtransport von Cholesterin aus den Plaques und wirkt so Arteriosklerose entgegen. Als Richtwert gilt heute ein Wert von 200 mg Gesamtcholesterin/dl Blut, davon maximal 160 mg als LDL. Cholesterin findet sich aber in kleiner Menge auch in anderen Transportproteinen, sodass der Gesamtcholesteringehalt höher als die Summe von LDL und HDL ist. Der Teiler LDL/HDL sollte maximal 3,5 betragen oder kleiner sein. Der LDL-Spiegel hängt nicht nur von der Cholesterinmenge in der Nahrung ab, sondern auch von anderen Nahrungsbestandteilen.

Richtwerte sind aber nur so gut wie die Gremien, die sie verabschieden. Lässt man die Ärzte, die Herzinfarkte vermeiden wollen, Richtwerte festlegen, so erhält man folgende Tabelle:

Risikogruppe	LDL-Konzentration	Cholesterin gesamt (ohne HDL)
Sehr hoch	< 70 mg/100 ml	< 100 mg/100 ml
Hoch	< 100 mg/100 ml	< 130 mg/100 ml
mittel	< 130 mg/100 ml	< 160 mg/100 ml
niedrig	< 160 mg/100 ml	< 190 mg/100 ml

In die niedrige Risikogruppe kommt man schon mit 0 – 1 Risikofaktoren. 0 heißt jeder, und wer als Mann älter als 45 (als Frau älter als 55) ist, hat schon einen Risikofaktor.

Da für den Durchschnitt der Bevölkerung folgende Cholesterinwerte genannt werden und diese mit dem Alter ansteigen, hat nach dieser Einstufung praktisch jeder der über 40-jährigen einen LDL-Cholesterinspiegel, der medikamentös therapiert werden muss.

Alter	Gesamtcholesterin
<20	170
20 – 30	200
30 – 40	220
> 40	240

Bestimmt man die Schwankungen dieser Werte, so bekommt man folgendes Bild:

Bevölkerung zwischen 35 und 65	Durchschnitt	68 Prozent liegen zwischen
LDL-Cholesterinspiegel	168	125 — 211
HDL-Cholesterinspiegel	37	26 — 48
Gesamtcholesterinspiegel	236	190 — 282

Das bedeutet, dass mehr als ein Drittel der Bevölkerung einen therapiebedürftigen Cholesterinspiegel hat, ein Prozentsatz, der mit steigendem Alter rapide ansteigt.

Will man durch die Ernährung Einfluss auf den LDL-Spiegel nehmen, so geschieht dies primär durch die Wahl des Fettes. Pflanzliche Fette enthalten kein Cholesterin. Zudem konkurrieren Cholesterin und mehrfach ungesättigte Fettsäuren um den Transport im Blut. So können **mehrfach ungesättigte Fettsäuren** den Blutcholesterinspiegel senken. Sie senken aber die HDL-, wie auch die LDL-Konzentration. Das ist ein Manko. Weiterhin sind die am häufigsten vorkommenden ungesättigten Fettsäuren der Omega-6-Reihe auch Vorläufer für Verbindungen, die für Oxidationen von Fett verantwortlich sind, die in den Plaques ablaufen. Daher sprechen sich neuere Empfehlungen mehr für einen erhöhten Gehalt an einfach ungesättigten Fettsäuren aus, wie der Ölsäure, die z. B. in Olivenöl reichlich vorkommt. Sie verändert weder den LDL- noch den HDL-Spiegel. Kurzkettige Fettsäuren, wie sie im Milchfett vorkommen, senken den LDL-Spiegel. Das Gleiche gilt für die Omega-3-Fettsäuren. Umgekehrt steigern **gesättigte Fettsäuren**, die vor allem in tierischem Fett, aber auch in manchen pflanzlichen Ölen vorkommen (Palmkernöl, Kokosfett), die LDL-Konzentration.

Einige **Ballaststoffe** werden im Dickdarm von Bakterien zu kurzkettigen Fettsäuren abgebaut. Diese senken den LDL-Spiegel. Ballaststoffe binden Cholesterin, wie auch die aus Cholesterin gebildeten Gallensäuren. Sie entziehen so Cholesterin dem Kreislauf. Besonders wirksam ist Lignin, das aber sehr selten in unserer Nahrung vorkommt und Pektin, das man reichlich in Obst findet.

Pflanzen enthalten zudem Fettbegleitstoffe, die ähnlich wie Cholesterin aufgebaut sind. Diese **Phytosterine** werden wie Cholesterin transportiert. Enthält die Nahrung zahlreiche Phytosterine, so muss zwangsläufig der Anteil des Cholesterins sinken. Pflanzliche Öle enthalten etwa 1 – 2 Prozent Phytosterine, sie finden sich aber auch in grünem Gemüse. Der Effekt der Cholesterinsenkung ist bei hohen Dosen gesichert, und entsprechende Produkte, wie die Margarine Becel sind auf dem Markt. Doch um die 5 – 10 Prozent Senkung zu erreichen, die damit möglich sind, wurden Becel so viele Phytosterine zugesetzt, wie in 4 kg Brokkoli enthalten sind.

Nimmt man alle Empfehlungen zusammen, so ist die optimale Diät bei zu hohem LDL-Spiegel eine ballaststoffreiche Ernährung (wegen der Ballaststoffe und der in Gemüse enthaltenen Omega-3-Fettsäuren) mit vornehmlich pflanzlichem Fett (wegen der Phytosterine und der einfach ungesättigten Fettsäuren). Da Cholesterin nur in tierischem Fett enthalten ist, ist diese Ernährung zugleich auch cholesterinarm.

Es gibt noch zahlreiche andere Faktoren, die in irgendeiner Weise auf den LDL-Spiegel wirken, so Antioxidantien (senken ihn), Kaffee (ungefilterter Kaffee steigert ihn, Filterkaffee ist ohne Einfluss) und sogar Mineralstoffe.

Enthalten Eier besonders viel Cholesterin?

Cholesterin findet sich nur in tierischem Fett. Besonders viel Cholesterin enthalten Eier (400 mg/Ei), übrigens nur im Eidotter, Innereien, vor allem Gehirn (2.000 mg/100 g) sowie Schalen- und Krustentiere. Hier eine kleine Übersicht:

Lebensmittel	mg/100 g	Lebensmittel	mg/100 g
Eier (1 Ei: 300 – 400 mg nach Größe)	604	Butter	240
Milch, Joghurt	11	Hering	85
Schlagsahne	109	Kabeljau	30
Emmentaler, Edamer	92	Aal geräuchert	165
Camembert	71	Garnelen	138
Frischkäse	109	Miesmuscheln	150
Ziegenkäse	36	Austern	260
Quark 40 Prozent	37	Kalbsfleisch, Filet	70
Fetakäse	45	Kalbsfleisch, Schnitzel	90
Schweinefleisch: Kotelett, Hals, Kamm	70	Rindfleisch, Filet	90
Hase	70	Reh, Hirsch	110
Schweinerückenspeck	120	Rindfleisch, Roastbeef	120
Frankfurter Würstchen	65	Fleischwurst, Leberwurst, Salami	85
Weißwurst	110	Bratwurst	100
Gehirn	2000	Lunge, Herz	350

Es wird deutlich, dass der Cholesteringehalt nicht mit dem Fettgehalt korreliert, so enthält Schweinefleisch nicht mehr Cholesterin als das magere Rindfleisch, und auch Käse ist gemessen an seinem Fettgehalt relativ cholesterinarm. Auch Geflügelfleisch ist nicht cholesterinärmer als das Fleisch von Säugetieren. Innereien sind wegen der Bedeutung von Cholesterin für die Zellmembranen sehr cholesterinreich. Sinnvoller ist daher eher auf die Cholesterinmenge relativ zum Energiegehalt zu achten. So enthält Butter zwar relativ viel Cholesterin (240 mg/100 g), aber gemessen am Energiegehalt ist es relativ wenig. In jedem Falle ragen aber die Eier heraus. Sie haben bei wenig Energie einen hohen Cholesteringehalt. Nach den offiziellen Ernährungsempfehlungen sollte man daher nur ein bis zweimal in der Woche Eier essen.

Ich habe einen erhöhten Cholesterinspiegel, muss ich nun dauernd Diät halten?

Neuere Untersuchungen zeigen, dass es bei Menschen ohne Vorerkrankung (Krankheiten an Herz-/Kreislaufsystem, Arteriosklerose) keinerlei Zusammenhang zwischen Cholesterinaufnahme und Neigung zu diesen Krankheiten gibt. Eine Hyperlipoproteinämie ist ein Risikofaktor für Arteriosklerose, aber nicht jeder, der eine hat, bekommt Arteriosklerose. Ist eine Vorerkrankung gegeben, oder gibt es andere ernährungsbedingte Krankheiten oder Risikofaktoren (Diabetes, Übergewicht, Bluthochdruck,

Rauchen, Stress, Bewegungsmangel), so sollte der LDL-Cholesterinspiegel nach derzeitiger Lehrmeinung gesenkt werden.

Als deutlich erhöht und Schwelle, ab der man von einem Risikofaktor spricht, gelten heute 260 mg/dl. Der von Ärzten empfohlene Normwert von 200 mg/dl ist heute umstritten, weil ein großer Teil der Bevölkerung (je nach Schätzung 50 bis 80 Prozent) ihn überschreitet und dies praktisch bedeuten würde, dass jeder auf eine cholesterinarme Diät gesetzt werden müsste, was offensichtlich unsinnig ist. In England ist man anderer Meinung. Dort wurde der Wert, ab dem man von einem „Risikofaktor" spricht, schon immer bei 260 mg/dl angesetzt. In den USA gilt ein Wert von 200 mg/dl als erwünscht, bis 240 mg/l werden als „kontrollbedürftig" eingestuft und ab 240 mg/dl spricht man dort von einem hohen Risiko.

Immerhin überschreitet nach DGE-Empfehlungen noch ein Drittel der Erwachsenen einen Wert von 250 mg/dl. Die Situation muss jedoch genau betrachtet werden, denn nur bei der Hälfte der Betroffenen ist der LDL-Spiegel erhöht und der LDL/HDL Quotient hoch. Die andere Hälfte weist einen nur gering erhöhten LDL-Spiegel auf, und Cholesterin befindet sich im HDL und anderen Transportverbindungen. Die Empfehlungen der DGE vertreten nach wie vor den Standpunkt, dass ein Gesamtcholesterinspiegel von <200 mg/dl wünschenswert ist, und einer mit 200 bis 250 mg schon „kontrollbedürftig" sei. Um dies zu erreichen, sollten nicht mehr als 300 mg Cholesterin mit der Nahrung pro Tag aufgenommen werden. Das ist nur mit einer Diät erreichbar in der weitestgehend auf Fleisch und Eier verzichtet wird.

Die Realität sieht dagegen so aus, dass die meisten von uns zwischen 500 und 750 mg Cholesterin täglich aufnehmen und daher 80 Prozent der Bevölkerung einen „kontrollbedürftigen" Spiegel haben. Die Pharmazeutische Zeitung, Zentralblatt des deutschen Apothekerverbands, hält dagegen einen Gesamtgehalt von <250 mg/dl für normal. Dies reduziert immerhin die Anzahl der „potenziellen Kranken" von 80 auf 40 Prozent der Gesamtbevölkerung.

Vor allem Übergewichtige haben durch das aktive Fettgewebe einen erhöhten LDL-Spiegel. Da dort auch andere Risikofaktoren vorliegen, wie niedriger HDL-Spiegel durch geringe sportliche Betätigung und hoher Bluthochdruck, ist die beste Maßnahme **abzunehmen**. Nach einer Studie konnten Teilnehmer, die ihr Gewicht um 10 Prozent senkten, ihren LDL-Spiegel um 30 Prozent verringern – so viel ist mit einer Ernährungsumstellung kaum erreichbar. Ähnlich positive Wirkungen erreicht man durch **mehr Bewegung**. Das steigert den HDL-Spiegel und reduziert den Stress, der auch ein Risikofaktor für Arteriosklerose ist. Sport verringert auch die Entzündungsbildung an den Herzkrankgefäßen. Sport und Gewichtsabnahme haben sich in Untersuchungen als viel wirksamer als eine cholesterinarme Diät erwiesen.

Bei Risikogruppen oder Patienten mit Vorerkrankungen, also Personen, die schon Arteriosklerose haben bzw. einen Herzinfarkt hatten, wird heute eine Reduktion des Gesamtcholesterins im Blut je nach Anzahl der Risikofaktoren auf 160, 130 mg/dl bzw. 100 mg/dl angestrebt. Diese Werte sind nur mit Medikamenten zu erreichen. Die Regulation der Bildung lässt keine Senkung weit unter 200 mg/dl zu.

Doch auch an der medikamentösen Therapie gibt es Kritik. Zum einen ergaben Untersuchungen der früheren Studien deutliche Mängel in der Durchführung. Langzeitstudien konnten nicht nachweisen, dass bei Personen, die medikamentös ihren Cholesterinspiegel drastisch senkten, die Lebenserwartung anstieg. Die Leute starben dann nur an anderen Krankheiten. Zahlreiche Kritiker werfen auch eine starke Verflechtung mit den Interessen der Pharmaindustrie vor. In den USA sind Cholesterinsenker die umsatzstärksten Medikamente. Auch bei uns wird damit viel Geld verdient. Die positive Wirkung der Statine, der verbreitetsten Medikamentengruppe, beruht nach verschiedenen Untersuchungen wahrscheinlich nicht primär auf der Senkung des Cholesterinspiegels, sondern anderer Effekte.

Sollte man als Gesunder auf seinen Cholesterinspiegel achten?

Wie schon geschrieben, wurde in den letzten Jahren umgedacht. Bei der medikamentösen Therapie ist die Faktenlage eindeutig. Wer keine Vorerkrankung hat und präventiv seinen Cholesterinspiegel senkt, der hat mehr Nachteile als Vorteile. Man rechnet bei dieser Personengruppe damit, dass man bei 100 Patienten einen bis zwei Todesfälle durch Herzinfarkt verhindert. Demgegenüber werden bis zu fünf Personen schwerwiegende Krankheiten wie Diabetes erhalten, und bis zu 30 unter leichteren Nebenwirkungen wir Brustschmerzen leiden. Der Nutzen ist also nicht gegeben.

Schwerer tun sich Ernährungswissenschaftler, ihre alten Empfehlungen zu revidieren. Wahrscheinlich geschieht das aus der Überlegung heraus „wenn man den Cholesterinspiegel senkt und dies durch eine Diät erreicht, dann kann das ja nichts Schlechtes sein". Sie verweisen auch darauf, dass eine cholesterinarme Diät (arm an Eiern und Fleisch) auch gesund sei. Doch natürlich wirkt sich auch aus, wenn man etwas gerne essen würde, aber nicht darf. Ob dieser psychologische Effekt nicht mehr schadet als der vermeintliche Nutzen eines niedrigeren Cholesterinspiegels, der ja wie oben geschrieben beim Gesunden minimal ist? So wird es noch einige Zeit dauern, bis auch bei uns die offiziellen Empfehlungen an den aktuellen Stand der Wissenschaft angepasst werden.

Wie werden Grenzwerte für Zusatzstoffe festlegt?

Die Festlegung von Grenzwerten geschieht immer noch im **Tierversuch**. Tiere werden ihr Leben lang mit dem zu untersuchenden Stoff gefüttert. Ihre Ausscheidungen werden untersucht, das Blut ebenfalls, und sie werden seziert. Dabei wird die niedrigste Konzentration ermittelt, welche die Versuchstiere (vorwiegend Ratten) über ihr Leben lang vertrugen, ohne dass es irgendeinen (positiven oder negativen) Befund gab. Dieser Wert ist der **NOEL-Wert**: No Effect Level). Angegeben wird die Menge des gefütterten Stoffs bezogen auf ein Kilogramm Körpergewicht und pro Tag Aufnahme.

Es schließen sich dann weitere spezialisierte Untersuchungen an. Sie prüfen, ob der Stoff nicht krebserregend ist, fruchtschädigend oder mutagen. Sie können unabhängig vom NOEL-Wert zu einer Nichtzulassung führen.

Aus dem NOEL-Wert wird dann der **ADI-Wert** abgeleitet. ADI steht für Acceptable Daily Intake, also erlaubte tägliche Aufnahmemenge. Dies ist die Gesamtmenge, die eine Person von diesem Stoff pro Tag aufnehmen darf. Der ADI-Wert wird errechnet, indem man den NOEL-Wert durch einen Sicherheitsfaktor teilt. Der Sicherheitsfaktor beträgt meist 100, er kann aber auch 10 oder 1000 betragen. Der Sicherheitsfaktor soll verschiedene Dinge abfedern, z. B. dass der Mensch empfindlicher als das Tier reagiert oder Personen sehr viel eines bestimmten Nahrungsmittels, das den Zusatzstoff enthält, aufnehmen.

Daraus wird dann die Menge bestimmt, die man einem Lebensmittel zusetzen darf. Dazu wird der ADI-Wert mit 60 kg multipliziert (Referenz ist eine Frau mit 60 kg Gewicht) und diese Menge auf die Lebensmittel verteilt, denen der Stoff zugesetzt werden darf. Eine Unsicherheit ist, wie oft diese Nahrungsmittel verzehrt werden, da man Daten darüber nur bei wenigen Produkten hat. Was ist die durchschnittliche Verzehrmenge von Pizza oder Speiseeis? Auch deswegen gibt es den hohen Sicherheitsfaktor. Eine Rolle spielt auch, ob der Zusatzstoff allgemein zugelassen ist oder nur für bestimmte Lebensmittel. So sind Konservierungsstoffe nur für wenige Lebensmittel zugelassen. In diesem Fall ist mit einer kleineren Aufnahmemenge zu rechnen. Die zugesetzte Menge pro Produkt darf daher höher sein. Es wird versucht abzuschätzen, wie viel von dem Lebensmittel verzehrt wird und anhand dessen die maximale Konzentration festgelegt. Hier als Beispiel die von **Sulfit**, einem Antioxidationsmittel:

Produkt	Zulässige Konzentration an Sulfit
Traubensaft	10 mg/l
Jungwein	50 mg/l
Wein, weniger als 5g/l Restzucker	150 mg/l Weißwein, 200 mg/l Rotwein
Wein, mehr als 5 g/l Restzucker	200 mg/l Weißwein, 250 mg/l Rotwein
Pommes Frites	100 mg/kg
Kartoffelgerichte, Marmelade	50 mg/kg
Meerrettich, Trockenfrüchte	2000 mg/kg

Für Meerrettich ist nicht nur mehr Sulfit erlaubt, weil er oxidationsempfindlicher als z. B. Wein ist, sondern man viel weniger Meerrettich, als beispielsweise Marmelade konsumiert. Der ADI-Wert von Sulfit liegt bei 0,7 mg/kg. Man erreicht ihn mit 21 g Trockenfrüchten oder 0,42 l Traubensaft (bei einer 60 kg schweren Person).

Allerdings wird dieses Verfahren nur bei neuen Zusatzstoffen durchlaufen. Zahlreiche Stoffe, die seit jeher zugesetzt werden, haben nicht diese Sicherheitsspielräume. Würde man für das Sulfit, Nitritpökelsalz (zur Erhaltung der roten Farbe von Wurst) oder Salz (Geschmacksträger, Konservierungsstoff) die ADI-Werte bestimmen, so dürfte man so wenig zusetzen, dass die Stoffe nicht mehr technologisch wirksam wären. Sie haben daher einen **Bestandsschutz**. Beim Sulfit ist es so, dass einzelne Dosen von Sulfit von 400 bis 1000 mg von den meisten vertragen werden. Regelmäßiger Konsum von 250 mg/Tag soll Brechreiz verursachen. Der ADI-Wert liegt darunter, doch nicht um den Faktor 100. Vor allem scheinen 5 – 10 Prozent aller Personen schon auf Mengen von 5 – 10 mg Sulfit mit pseudoallergischen Symptomen wie gerötete Haut, Juckreiz und Schnupfen zu reagieren. Ein Zusatzstoff, der bei einem so großen Teil der Bevölkerung allergische Reaktionen verursacht, würde heutzutage nicht zugelassen werden.

Wie werden Grenzwerte bei Rückständen festgelegt?

Bei **Rückständen** ist die Maxime, sie zu minimieren, also Grenzwerte festzulegen, die möglichst noch viel niedriger als der ADI-Wert sind. Bei vom Menschen zugesetzten Stoffen wie Pestiziden orientiert man sich an den Werten, die verbleiben, wenn man die Wartefristen und Einsatzmengen bei der Anwendung einhält. Das bisherige Verfahren ist in der Kritik, weil sich in den letzten Jahrzehnten viel geändert hat. Wurden früher einige wenige Mittel eingesetzt, so sind es heute bis zu zwanzig. Auch wenn bei jedem die Rückstände unter dem Grenzwert bleiben, so ist die Gesamtbelastung deutlich höher als früher. Experten plädieren daher für einen Summengrenzwert, zumal jedes Mittel nur einzeln toxikologisch untersucht wurde, nicht aber die Wechselwirkungen, die durch mehrere Stoffe entstehen können.

Bei **Umweltkontaminanten**, die man nicht vermeiden kann, werden die Höchstmengen so festgelegt, dass die Proben mit den höchsten Werten über dem Grenzwert sind. Üblicherweise orientiert man sich an den 10 Prozent der Befunde mit den höchsten Werten. Das bedeutet: 90 Prozent der Proben sind verkehrsfähig. Sinkt die Belastung, so wird der Grenzwert gesenkt. Je nachdem, wie ein Lebensmittel belastet ist, sind Grenzwerte unterschiedlich hoch. Das führt dann dazu, dass Eier und Hühner beim Fund von PCB vernichtet wurden, weil der Richtwert für Eier überschritten ist, aber wenn es Fische wären, dann wären sie verkehrsfähig, weil der Richtwert für Eier 20 ng/kg beträgt, bei Fisch dagegen je nach Art bei 100 – 300 ng/kg liegt.

Wie der Name "**Richtwert**" schon andeutet, ist es ein Richtwert, ab der die Nahrungsmittel nicht mehr verkehrsfähig sind. Die Richtwerte werden regelmäßig angepasst, so sank die Belastung mit DDT, PCB und Blei in den letzten Jahrzehnten stetig und dem folgten die Richtwerte.

Dass die Richtwerte je nach Lebensmittel unterschiedlich hoch sind, liegt daran, dass Lebensmittel unterschiedlich belastet sind. Dies hängt mit der Exposition zusammen. So war früher Gemüse mit Blei belastet. Es stammte von den Abgasen der Ottomotoren, die verbleites Benzin einsetzten. Als dieses Additiv verboten wurde, gingen die Belastungen zurück. Fettlösliche Rückstände reichern sich in der Nahrungskette an. Primär belastet sind Organismen, die in einer belasteten Umwelt aufwachsen und die Stoffe aufnehmen und anreichern. Das sind Fische, Muscheln, Wildtiere. Zuchttiere, die mit Futtermitteln aufgezogen werden, sind deutlich niedriger belastet.

Dies gilt auch für das Trinkwasser. Hier reagieren Verbraucher besonders sensibel. Die Grenzwerte liegen viel niedriger als in Nahrungsmitteln. Extrem sind die Unterschiede bei **Nitrat**. Gemüse nimmt Nitrat auf und bildet daraus Eiweiß. Nitrat ist wichtig für das Pflanzenwachstum. Daher ist Nitrat in organischem Dünger und Mineralstoffdünger enthalten. Einige Pflanzen akkumulieren Nitrat, vor allem wenn sie unter künstlicher Beleuchtung oder im Winter aufgezogen werden. So liegen die Richtwerte für Gemüse bei 2.000 bis 4.500 mg/kg, während er bei Trinkwasser bei 50 mg/kg liegt. Fast zwei Drittel der Nitratbelastung stammt daher aus Gemüse und erreicht die Hälfte des WHO-Grenzwertes. Daher fehlte es nicht an Kritik, dass die Grenzwerte zu hoch seien. Sie könnten durch eine Verringerung des Düngereintrags gesenkt werden, doch das bedeutet auch geringere Ernten.

Nur Richtwerte, aber keine Grenzwerte, gibt es bei **krebserregenden Substanzen**. Zusatzstoffe, die krebserregend sind (oder im Verdacht stehen) wird die Zulassung zeitweise oder dauerhaft entzogen. Bei Rückständen gilt das Gebot der Minimierung der Belastung. Dasselbe gilt auch bei einigen Verfahren, die krebserregende Stoffe produzieren können, wie dem Räuchern: Hier ist vorgeschrieben, welches Holz zu benutzen ist, sowie die Verfahrensführung, um die Bildung von krebserregenden PAK zu verringern. Würde man heute ein solches Verfahren erfinden – es würde keine Zulassung erhalten. Das besondere bei krebserregenden Rückständen ist, dass keine Minimaldosis angebbar ist. Prinzipiell kann ein Molekül schon einen Schaden in einer Zelle verursachen, die dann zur Krebszelle entartet. Nur ist dies äußerst unwahrscheinlich. Man orientiert sich bei erst bei der Verarbeitung entstehenden Substanzen an den technischen Verfahren. Richtwerte werden so niedrig angesetzt, wie es mit den modernsten Technologien möglich ist, damit sich diese Methode rasch durchsetzt. Bei in der Umwelt vorkommenden Cancerogenen wie Pilzgiften (Mykotoxine) wird als Grenzwert ein Wert festgelegt, bei dem das zusätzliche Krebsrisiko so gering ist, dass es in dem allgemeinen Risiko untergeht.

Wenn dies nicht möglich ist, dann wird empfohlen, die Lebensmittel nicht zu verzehren, bzw. sie sind nicht handelsfähig. Das kam z. B. durch die Anreicherung von Cäsium-137 in Pilzen nach Tschernobyl vor, und das Strontium-90 bewirkt, dass in einigen Gebieten Bayerns Wildfleisch noch immer nicht verzehrt werden sollte. Zumindest darf es nicht gehandelt werden, also z. B. nicht an Gastwirtschaften oder Verbraucher abgegeben werden.

Was bedeutet nun eine Grenzwertüberschreitung?

Nun, wenn es sich um einen "nur" giftigen Stoff handelt, dann ist durch den Sicherheitsspielraum bzw. bei Rückständen durch niedrigere Grenzwerte dafür gesorgt, dass selbst bei einer Überschreitung der Grenzwerte von dem Lebensmittel keine Gefahr ausgeht. Natürlich ist das Lebensmittel dann nicht mehr verkehrsfähig und muss vernichtet werden, was dann regelmäßig Medien aufgreifen und beim Verbraucher den Eindruck hinterlässt, er wäre gerade noch dem sicheren Tod entkommen.

Komplizierter ist es bei krebserregenden Stoffen. Da es hier keine minimal toxische Dosis gibt, bedeutet dies konkret, dass die Gefahr Krebs zu bekommen ansteigt. Doch auch dies interpretieren viele falsch. Selbst wenn diese sich z. B. verdoppelt, dann ist dies ohne Belang, wenn die Wahrscheinlichkeit vorher sehr klein war, und das ist der Fall, denn niemand würde einen Richtwert für krebserregende Substanzen wie Dioxine festsetzen, der so hoch ist, dass man dann mit einem signifikanten Anstieg der Tumorbildung rechnen müsste.

Was ist der Unterschied zwischen Nahrungsmittelallergien und Unverträglichkeiten?

Wenn ein Nahrungsmittel nicht vertragen wird, dann gibt es verschiedene Ursachen, die Sie in diesem Bild finden:

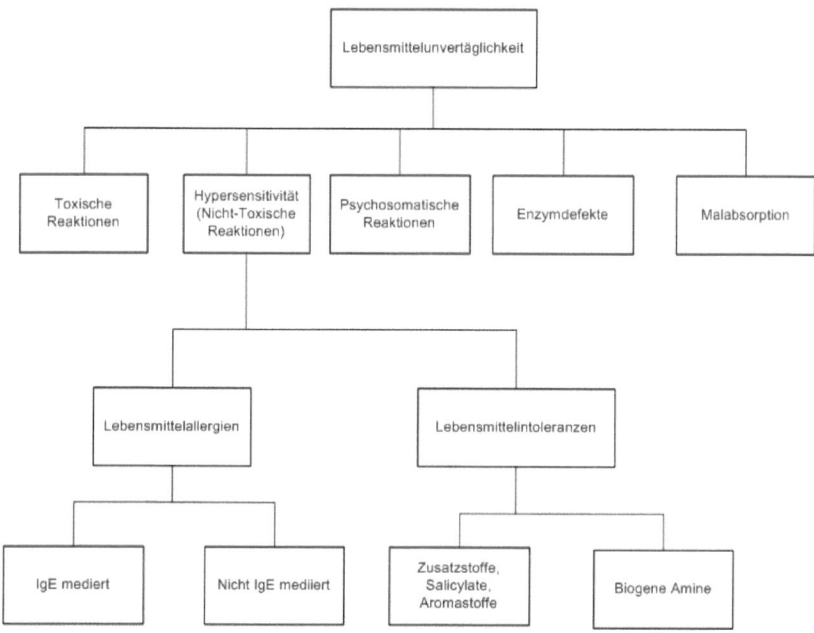

Abbildung 1: Einteilung der Nahrungsmittelunverträglichkeiten nach der DGE Arbeitsgruppe "Diätetik in der Allergologie"

Lebensmittelunverträglichkeit ist der Überbegriff über alle negativen Reaktionen des Körpers auf Lebensmittel. Dazu gehören auch toxische Wirkungen, wie sie sich beim Genuss von Pilzen einstellen.

Unter der **Malabsorption** wird verstanden, dass die Nahrung nur unvollständig aufgenommen wird. Dies kann beim Gesunden bei einer chronischen Magen-Darm-Entzündung vorliegen oder bei Enzymdefekten. Die häufigste Form ist die Lactoseintoleranz. Dazu gehört auch die Zöliakie. Dabei handelt es sich um eine Autoimmunerkrankung. Zu diesen beiden Krankheiten weiter unten mehr.

Sehr selten sind **Enzymdefekte**, bei denen also nicht wie bei der Lactoseintoleranz die Menge eines Enzyms verringert ist, sondern es komplett ausfällt. Die Folgen sind dann sehr viel gravierender, weil bestimmte Nahrungsbestandteile dann gar nicht abgebaut werden können und toxisch wirken. Eine seltene, aber gravierende Form ist z. B. die **Phenylketonurie**, bei der die Aminosäure Phenylalanin nicht abgebaut werden kann. Die Betroffenen müssen diese Aminosäure zeitlebens weitgehend meiden, weil sonst toxische Abbauprodukte Hirnschädigungen verursachen. Anders als bei der Malabsorption wird bei der Phenylketonurie die Aminosäure Phenylalanin ohne Probleme aufgenommen. Es gibt also nicht die bei anderen Unverträglichkeiten bekannten Magen-Darmprobleme. Im Körper wird aber aus ihr ein giftiges Stoffwechselprodukt gebildet. Bis man die Ursache erkannte und eine phenylalaninarme Diät entwickelte, starben die Betroffenen meist schon im Kindesalter.

Psychosomatische Reaktionen stellen sich ein, wenn man das Lebensmittel zwar physiologisch verträgt, aber es Abneigung oder Ekel dagegen gibt. Man sollte sich als Mitteleuropäer nur mal vorstellen, was passieren würde, wenn Sie bei einem Restaurantbesuch in China erfahren, dass der gerade so leckere Braten eine Katze oder ein Hund war ...

Die häufigsten Unverträglichkeiten sind **Hypersensitivitäten**. Hier wird ein Nahrungsmittel prinzipiell vertragen, jedoch macht die Menge Probleme. Dies kann man noch feiner unterteilen. Lebensmittelallergien sind, wie der Name schon sagt, Allergien gegen Lebensmittel. Dabei reagiert der Körper auf Eiweiße in der Nahrung mit einer überschießenden Immunantwort. Noch in der Diskussion sind die Reaktionen auf biogene Amine. Manche ordnen sie den Pseudoallergien zu, andere sehen dabei einen Enzymdefekt, bei dem es zu wenig des Enzyms gibt, das biogene Amine abbaut (siehe unten).

Die klassische **Allergie** verläuft nach folgendem Schema ab: Nach einem Erstkontakt reagiert der Körper auf die Nahrungsbestandteile mit einer immunologischen Abwehrreaktion, wie gegen echte Gefahren wie z. B. Bakterien oder Viren. Bei allen Folgereaktionen werden Antikörper (sogenannte Immunglobuline, am häufigsten das Immunglobulin E (**IgE**) ausgeschüttet, und der Körper reagiert auf die Fremdsubstanz bis hin zum anaphylaktischen Schock.

Im Allgemeinen ist es so, dass **Allergien gegen Grundnahrungsmittel** verzögert verlaufen, also nicht sofort beim Kontakt in der Mundhöhle oder Hals, sondern erst im Magen und Darm das Immunsystem reagiert. Als Folge sind die Symptome diffus, wie Bauchbeschwerden, Magenschleimhautentzündung und Koliken.

Gegen Gewürze, aber auch Erdnüsse, dominieren vor allem **Kontaktallergien**. Hier reicht schon eine kleinere Menge für eine spontane Reaktion aus. Es kommt zu Hautrötungen, Anschwellen der Haut/Schleimhaut um die Kontaktstelle bis zur Beeinträchtigung der Luftzufuhr, in extremen Fällen sogar zum Kreislaufversagen. Nahrungsmittelallergien sollen für ein Drittel der tödlich verlaufenden allergischen Schocks verantwortlich sein.

Unter **pseudoallergischen Reaktionen** versteht man alle anderen hypersensitiven Reaktionen. Die Symptome ähneln einer Allergie und werden von Laien zu den Allergien gezählt. Es gibt aber eine Reihe von Unterschieden. Zum einen gibt es keine Immunantwort, es wird also kein IgE ausgeschüttet. Weiterhin kommt es zur Reaktion schon beim Erstkontakt. Auch sind die Symptome konzentrationsabhängig. Bei einer Allergie reicht bereits eine kleine Menge für eine überschießende Reaktion, bei Pseudoallergien werden die Symptome um so stärker, je mehr man von dem Stoff aufnimmt. Es gibt die gleichen Beschwerden wie bei Nahrungsmittelallergien. Da dabei Histamin, ein biogenes Amin, ausgeschüttet wird, sind die Symptome die Gleichen wie bei der Aufnahme großer Mengen an biogenen Aminen. Pseudoallergische Reaktionen sind bekannt gegen Salicylate, wie das Schmerzmittel Acetylsalicylsäure (Aspirin), aber auch einige Konservierungsstoffe mit dieser chemischen Struktur. Seltener sind Pseudoallergien gegen die Farbstoffe der Tatrazingruppe. Am häufigsten sind Pseudoallergien gegen Aromastoffe, dazu gehören auch die natürlich in Lebensmittel vorkommenden.

Biogene Amine sind Abbauprodukte von Eiweiß. Sie kommen natürlicherweise in Lebensmitteln vor und sind teilweise Geschmacksträger. In größerer Menge können sie aber Verursacher vielfältiger Beschwerden sein. Bei vielen Personen ist das Enzymsystem zum Abbau von biogenen Aminen schlecht ausgeprägt, und wenn dann noch Alkohol dazu kommt, der beim Abbau mit den Aminen konkurriert, können sich diese ansammeln. Viele biogene Amine sind pharmakologisch wirksam. So bewirkt Histamin eine Erhöhung der Kapillarpermeabilität und dadurch Senkung des Blutdrucks. Ähnlich wirkt Serotonin in größeren Dosen, während kleine Dosen offenbar beruhigend wirken. Tyramin und andere biogene Amine sollen Migräne verursachen. Typische Symptome einer Vergiftung durch biogene Amine sind Atembeschwerden, Hitzeanfälle, Kopfschmerzen, Hautausschläge. Bei einer pseudoallergischen Reaktion kommt dann noch Durchfall dazu.

Wie häufig sind die einzelnen Lebensmittelunverträglichkeiten?

Bei Befragungen geben 20 bis 40 Prozent der Personen an, eine Lebensmittelallergie zu haben. Untersuchungen zeigen, dass es in Wirklichkeit 2 bis 3 Prozent der

Erwachsenen, aber 3 bis 7 Prozent der Kinder betroffen sind. Allerdings haben tatsächlich 20 Prozent der Bevölkerung die genetische Veranlagung für eine Allergie. Das erklärt zum Teil auch, warum die Zahl der Allergien in den letzten Jahren ansteigt. Die Ursachen scheinen vielfältig zu sein. So wird der erhöhte Konsum exotischer oder nicht heimischer Lebensmittel, wie Erdnüsse, Soja und Kiwis, aber auch Gewürze verantwortlich gemacht, außerdem auch die Luftbelastung. Durch diese nehmen Pollenallergien zu. Allergien gegen Pollen entstehen durch Schadstoffe wie z. B. Feinstaub, die sich auf den Pollen ablagern. Zahlreiche Pollen haben Eiweiße, die denen in der Nahrung ähneln. Sie lösen dann auch eine Nahrungmittelsallergie aus. Dies wird als **Kreuzallergie** bezeichnet. So kommt es nicht nur zum Anstieg der Pollenallergien, sondern auch der Nahrungsmittelallergien. Mit zunehmendem Alter sind immer weniger Menschen betroffen, auch bessert sich die Symptomatik. Weiterhin sind Kinder vor allem gegen Kuhmilch und Hühnereier empfindlich, bei Erwachsenen dominieren dagegen Allergien gegen Gemüse und Obst.

Seltener sind Pseudoallergien. Je nach Untersuchung sollen zwischen 0,01 und 0,23 Prozent der Bevölkerung Allergien gegen Zusatzstoffe, vor allem Salicylate haben. Wesentlich häufiger sind Pseudoallergien gegen Aromastoffe, wobei die Allergie sich nicht auf zugesetzte Aromastoffe beschränkt, sondern sich auch gegen natürliche Aromastoffe in Tomaten oder Paprika richtet. Insgesamt soll 1 Prozent der Bevölkerung unter Pseudoallergien leiden.

Etwa 1 Prozent der Bevölkerung soll eine Histaminintoleranz aufweisen. Viel häufiger sind Malabsorptionen. 10 bis 15 Prozent der deutschen Bevölkerung haben eine Lactoseintoleranz, 0,2 Prozent leiden unter Zöliakie.

Wenn man eine Allergie hat, was kann man tun?

Die Allergie wird von Proteinen ausgelöst. Manche Proteine sind weniger gefährlich, wenn sie erhitzt sind, so einige Eiweiße, die in Soja vorkommen. Bei Eiern besteht oft die Allergie nur gegen das Eiklar. Dann gibt es eine Möglichkeit, erhitzte Lebensmittel oder das Eigelb zu konsumieren.

Das ist jedoch die Ausnahme. Die meisten **Allergene** (allergieauslösende Proteine) sind hitzestabil. Dann kann man nur das Nahrungsmittel komplett meiden. Seit 2005 müssen auf verpackten Lebensmittel Warnhinweise gegen die zwölf häufigsten Allergene angebracht werden, auch wenn diese nur in Spuren vorkommen oder durch Querkontamination (durch nicht vollständig gereinigte Behälter oder Flugstaub bei der Herstellung) in Nahrungsmitteln vorkommen, aber nicht Bestandteil der Rezeptur sind. Wenn die Allergie (vor allem für Kinder) lebensbedrohend ist, weil eine extrem starke

Immunantwort resultiert, dann kann man unter ärztlicher Aufsicht desensibilisieren, wie dies auch bei Pollen erfolgt, also den Körper immer höheren Dosen des Allergens aussetzen.

Bei Säuglingen scheint es wichtig zu sein, sie möglichst lange selbst zu stillen. Dabei erhalten die Kinder mit der Muttermilch nicht nur Immunglobuline, die ihr eigenes Immunsystem prägen, sondern auch an ihre Bedürfnisse angepasste Milch. Kuhmilch ist eiweißreicher und hat eine andere Zusammensetzung als Frauenmilch. Dies kann eine Ursache für die bei Kindern häufig beobachtete Allergie gegen Kuhmilch sein.

Um was handelt es sich bei der Zöliakie?

Zöliakie oder **einheimische Sprue** gehört zur Gruppe der Malabsorptionen. Es handelt sich um eine chronische Entzündung der Darmschleimhaut. Sie wird durch **Gluten**, eine Eiweißfraktion des Getreides ausgelöst.

Das Gluten selbst ist nicht giftig, es handelt sich um eine Autoimmunkrankheit, bei dem sich das Immunsystem gegen körpereigenes Gewebe richtet. Kommen die Darmzotten mit **Gliadin**, einem Protein, das in Gluten enthalten ist, in Kontakt, so kommt es durch die Immunantwort zu einer Entzündung der Darmschleimhaut, die bis zur Zerstörung der Darmzotten gehen kann.

Bei Kindern kann die Krankheit vorkommen, wenn nach dem sechsten Monat Getreidebrei zugefüttert wird. Es kommt zu einem gewölbten Bauch, übel riechender Diarrhö, Wachstumsstörungen. Bei Erwachsenen tritt die Krankheit seltener auf. Dann dominieren unspezifische Symptome, wie Bauchschmerzen, Verstopfung. Durch die Zerstörung der äußeren Zellschicht des Dünndarms kommt es zu Wachstumsstörungen, Osteoporose und Eisenmangelanämie, da nun wichtige Nährstoffe nicht in ausreichender Menge aufgenommen werden.

Da die Krankheit familiär gehäuft vorkommt, scheint sie genetisch vererbt zu sein. Sie ist in verschiedenen Teilen der Welt unterschiedlich häufig. Chinesen, Japaner, Afrikaner leiden kaum unter ihr. In den USA ist sie selten. In Nordeuropa ist sie häufiger als in Südeuropa. In Deutschland sind je nach Schätzung 0,2 bis 0,5 Prozent der Bevölkerung betroffen. Die Betroffenen müssen glutenhaltige Lebensmittel lebenslang meiden.

Gluten ist das Klebereiweiß des Mehlkörpers. Es ist für die Backeigenschaften des Teigs mitverantwortlich und gibt ihm Geschmeidigkeit, Elastizität und Wasserbindungsvermögen. Verschiedene Getreidearten enthalten unterschiedlich viel Gluten. Brotgetreide enthält relativ viel Gluten, daher müssen die Betroffenen Weizen, Dinkel (Grünkern), Roggen und Gerste meiden. Das gilt für alle Produkte, die aus Mehl hergestellt werden, wie z. B. Brot, Kekse, Nudeln. Erlaubt sind dagegen Hirse, Mais, Reis, Amaranth, Sojabohnen und Buchweizen. Diese Getreidearten enthalten kaum Gliadin, bzw. das vorhandene hat eine andere Struktur und verursacht keine Immunantwort. Reine Stärke wie Weizenstärke enthält kein Gluten und ist ebenfalls erlaubt.

Was hat es mit der Lactoseintoleranz auf sich?

Zuerst einmal: Was ist Lactose? **Lactose** oder Milchzucker ist ein Zucker, der aus zwei Elementarzuckern aufgebaut ist, in diesem Falle einem Molekül Glucose (Traubenzucker) und einem Molekül Galactose (Schleimzucker). Die Lactose ist nach dem Rohr- / Rübenzucker das zweithäufigste **Disaccharid** (Zuckermolekül aus zwei Einzelzuckern) in der Nahrung. Milchzucker kommt ausschließlich in Milch vor, in der Lactose das einzige Kohlenhydrat ist. Bei Kuhmilch sind es rund 4,7 Prozent. Frauenmilch enthält 7,0 Prozent. Die Milch der Säugetiere, die wir konsumieren, hat einen Lactosegehalt zwischen 2,8 und 7,4 Prozent (Extreme: Rentier und Esel), wenn man sich auf die häufigsten Milchsorten von Ziege, Schaf und Kuh beschränkt, sind zwischen 4,3 bis 4,8 Prozent Milchzucker in der Milch.

Der Erwachsene ist nicht auf viel Lactose in der Nahrung eingestellt. Säuglinge verfügen über eine sehr aktive **Lactase**, das ist das Enzym, dass die Lactose in ihre beiden Bestandteile Galactose und Glucose spaltet. Nur diese Einzelbausteine kann der Körper aufnehmen. Das Enzym sitzt in der Darmschleimhaut und wird in den Darminhalt abgegeben. In der Frauenmilch gibt es viel Lactose, nach der Geburt enthält sie 5,3 Prozent. Der Gehalt nimmt dann sogar noch auf 7,0 Prozent zu. Beim Erwachsenen nimmt die Lactase an Aktivität ab, sprich der Körper produziert weniger davon. Das ist, wenn wir die Ernährung betrachten, wie sie bis vor 10.000 Jahren vorherrschte, auch sinnvoll: Erwachsene ernährten sich damals nur von Fleisch, gesammelten Früchten und Wildgemüse. Es trifft auch auf die frühen Agrarkulturen zu, die dann Fleisch durch Getreideprodukte ersetzten. Die Folge: Wenn unser Körper Nahrungsmittel mit viel Lactose aufnimmt, wie Milch oder bestimmte Milchprodukte, dann gelangt viel Lactose in den Dickdarm, nur ein Teil wird im Dünndarm gespalten und resorbiert.

Die nicht aufgenommene Lactose dient dann den Darmbakterien im Dickdarm als Nahrung. Die Mikroben freuen sich darüber, denn normalerweise kommen im Dickdarm nur die Bestandteile an, die unser Körper schwer abbauen kann wie Sehnen, unabbaubare Stärke oder Ballaststoffe. Anders als Ballaststoffe ist die Lactose gut abbaubar. Die Darmbakterien vergären den Zucker und erzeugen dabei Gas, was zu

Blähungen und Bauchschmerzen führt. Weiterhin bindet die Laktose Wasser, was zu einem dünnflüssigen Stuhl und Durchfall führt.

Die Lactoseintoleranz hat nun verschiedene Gesichtspunkte. Der Erste ist, dass selbst bei Gesunden Lactose nur langsam gespalten wird. Das bedeutet, dass selbst bei Personen, die im Allgemeinen Lactose gut vertragen, es zu Problemen kommen kann, wenn die Nahrung sehr viel davon enthält. Daher wird purer Milchzucker auch als mildes Abführmittel eingesetzt.

Viel wichtiger ist, dass in Teilen der Bevölkerung die Lactase nach dem Säuglingsalter ihre Aktivität stark absenkt und Betroffene nur geringe Mengen an Lactose aufnehmen können. Auch scheint die Lactoseunverträglichkeit eine Sekundärfolge bei anderen Darmerkrankungen zu sein.

Diese Nahrungsmittelunverträglichkeit ist die am besten untersuchte. Das Gen auf dem Chromosom 1 wurde ermittelt und Untersuchungen an Skelettresten in ganz Mitteleuropa zeigten, dass die Häufigkeit der **Lactosetoleranz** (eigentlich ein Gendefekt) innerhalb von nur 40 Generationen von 5 Prozent auf 90 Prozent der Bevölkerung anstieg. Dies wird mit der zunehmenden Nutzung von Rindern und Milch als Nahrungsquelle in Beziehung gebracht. Wer Milch vertrug, hatte einen Selektionsvorteil, denn er konnte eine zusätzliche Nahrungsquelle nutzen und hatte größere Chancen Nachkommen in die Welt zu setzen, die ebenfalls über diesen Selektionsvorteil verfügten.

Noch heute ist es so, dass es sehr große geografische Unterschiede gibt:

Land	Lactoseinterolanzanteil an der Bevölkerung
Schweden	3 Prozent
USA, Angloamerikaner	6 Prozent
Deutschland	10 – 20 Prozent
Schweiz	17 Prozent
England	20 – 30 Prozent
Frankreich	40 Prozent
USA, Afroamerikaner	73 Prozent
Japan	fast 100 Prozent

Der ursprüngliche Ursprung des Gendefektes in Europa konnte im norddeutschen Raum rund um Hamburg-Lübeck ausgemacht werden, innerhalb von Europa nimmt die Lactosetoleranz ab, wenn man sich geografisch von dieser Region entfernt. Die

Mutation trat jedoch an vielen Orten auf. So haben Afrikaner und Asiaten aufgrund einer Ernährungsweise, die nur wenige Milchprodukte beinhaltet, fast keine Lactosetoleranz, sie ist bei einzelnen Gruppen jedoch ausgeprägter. Die viehhaltenden Völker wie Massai oder Inder und Kühe als Milchquelle nutzen (und sie sogar als "heilig" ansehen), haben eine höhere Toleranz.

Es ist auch so, dass Lactoseintolerante immer noch über etwas Lactase verfügen. 12 g Lactose, das ist in etwa die Menge, die in einem Glas Milch steckt, werden in der Regel gut vertragen. Dasselbe gilt für Sauermilchprodukte. Joghurt oder Kefir enthalten fast genauso viel Lactose wie Milch, doch sind die Mengen, die man isst, kleiner. Fast lactosefrei sind gereifte Käse. Die Lactose dient den Bakterien, welche die Reifung durchführen, als Nahrung. Das gilt für alle Schnittkäse wie Gouda, Emmentaler oder Tilsiter, aber auch Weichkäse wie Camembert, Brie oder Gorgonzola.

Problematisch ist, das heute Milchzucker als Trägerstoff für Zusatzstoffe und Aromen wie auch als geschmacks- und wenig süßender Füllstoff inzwischen vielen Lebensmitteln zugesetzt wird. Lactose ist zwar ein Zucker, doch ist sie kaum süß. Die Süßkraft beträgt nur 10 – 20 Prozent des Haushaltszuckers. Milchzucker bindet viel Wasser, er wird daher als billiger Stoff zugesetzt, um eine cremige Konsistenz zu erreichen, so bei Cremes, Eis, Joghurt. Schokolade wird er zugesetzt, um Milchpulver einzusparen. Seit es fettreduzierte Produkte gibt, findet man ihn auch in diesen, weil man so das Fett reduzieren kann, ohne dass sich Konsistenz und Volumen des Lebensmittels ändern. Lactose fällt bei der Butterung und Käseherstellung als Abfallprodukt an, da er als wasserlöslicher Zucker nur teilweise im Bruch verbleibt. Leider gilt Milchzucker trotz dieser Verwendung nicht als Zusatzstoff, sondern als Zutat. Auch gibt es keinen Warnhinweis, wie dies bei echten Lebensmittelallergien der Fall ist (z. B. gegen Nüsse, Äpfel oder Soja). Bei diesen sind entsprechende Warnhinweise Pflicht. Das ist um so bedenklicher, weil Milchzucker sich inzwischen in vielen Lebensmitteln findet, die ohne Milch hergestellt werden, bei denen man also keinen Milchzucker vermutet, wie z. B. Wurst.

Für Lactoseintolerante gibt es immer mehr lactosefreie Produkte. Dafür wird der Milch, bevor sie verarbeitet wird, das Enzym Lactase zugesetzt. Es spaltet die Lactose in die beiden Einzelzucker. Die Milch ist süßer, da Lactose eine geringere Süßkraft hat als die entstehenden Zucker Glucose und Galactose. Mit dem Enzym Lactase, das man heute schon im Supermarkt erwerben kann, können Betroffene auch selbst die Lactose in ihre Bestandteile spalten.

Gibt es ähnliche Unverträglichkeiten auch gegen andere Zucker?

Nun, ein Enzymdefekt ist nur bei Lactose bekannt. Doch es gibt Unterschiede in den Resorptionsgeschwindigkeiten der Zucker. Aufgenommen werden nur die drei **Elementarzucker**: Die **Glucose** als Baustein von Stärke, Rohr- und Rübenzucker, Milchzucker, aber auch in isolierter Form in Früchten vorkommend, die **Galactose** als Baustein des Milchzuckers und die **Fructose**, die sowohl in Früchten vorkommt, wie auch Bestandteil des Haushaltszuckers ist. In den Darmzellen werden zum Teil die Disaccharide gespalten. Schon hier gibt es ein Aktivitätsgefälle, so ist die Lactase auch bei Gesunden viel weniger aktiv als die Maltase, das Enzym, das Maltose (das Disaccharid, das beim Stärkeabbau übrig bleibt) spaltet. Daher wirkt Milchzucker auch beim Gesunden als Abführmittel, wenn man große Mengen aufnimmt.

Galactose und **Glucose** sind dem Körper so wichtig, dass er sie unter Energieverbrauch durch einen Transportmechanismus aktiv in die Darmzellen transportiert. Beide werden daher gleich schnell und bevorzugt transportiert.

Fructose wird durch einen anderen Mechanismus transportiert. Dieser ist weniger energieaufwendig als der aktive Transport. Die Geschwindigkeit erreicht daher nur 70 Prozent der Glucose. Trotzdem kann der Darm bis zu 30 – 50 g Fructose pro Stunde aufnehmen.

Heute werden in zahlreichen Lebensmitteln **Zuckeraustauschstoffe** eingesetzt, das sind Zucker, die nur selten in der Natur vorkommen oder Zuckeralkohole, das sind chemisch mit den Zuckern verwandte Moleküle. Alle sind süß. Sehr beliebt in der Lebensmittelindustrie sind Zuckeralkohole, zum einen, weil sie nicht als Zucker gelten und der Hersteller so mit einem „zuckerreduzierten" oder „zuckerfreien" Lebensmittel werben kann. Zum anderen werden sie von den Bakterien in der Mundhöhle nicht verstoffwechselt, und Süßigkeiten sind daher nicht oder nur wenig kariogen.

Die Zuckeraustauschstoffe werden passiv transportiert, das bedeutet, die Resorptionsgeschwindigkeit ist noch kleiner als bei der Fructose. Größere Mengen (30 – 50 g je nach Zuckeralkohol) werden nicht mehr vollständig im Dünndarm resorbiert. Es passiert das Gleiche wie bei der Aufnahme von zu viel Milchzucker: Die Darmbakterien freuen sich über das Festmahl. Sie vergären die Zucker, und man bekommt Durchfall. Mit Bonbons oder Kaugummis kommt man nicht auf diese Verzehrmengen, doch Zuckeralkohole findet man inzwischen auch in „zuckerfreien" Getreideriegeln, und da enthalten zwei dieser kleinen Getreideriegel schon 30 g Zuckeralkohole.

Bekannt ist, dass viele Personen unter einer **Fructoseintoleranz** leiden. Bei ihnen ist das Transportprotein, das die erleichterte Diffusion bewirkt, inaktiv oder nur wenig aktiv. Als Folge wird Fructose nur schlecht vertragen, und sie gelangt in den Dünndarm – mit den bekannten Folgen (Reizdarm, Durchfall, Blähungen). Derselbe Personenkreis verträgt aber Haushaltszucker, obwohl dieser zu 50 Prozent aus Fructose besteht. Das liegt daran, dass die Enzyme für die Aufnahme in der Darmmukosazelle gekoppelt sind. Die Aufnahme von Glucose erhöht so die Fructoseaufnahme.

Fructose ist inzwischen in Verruf geraten. Da dieser Zucker unabhängig von der Glucose verstoffwechselt wird, galt er über Jahrzehnte hinweg als Zuckerersatzstoff für Diabetiker. Untersuchungen bei Ratten ergaben, dass Fructose noch negativer als Glucose das Sättigungsgefühl beeinflusst. Ratten, die soviel Fructose zu sich nehmen konnten, wie sie wollten, wurden dicker als eine zweite Gruppe, die so viel Glucose essen konnte, wie sie wollte. Zudem gab es bei den Ratten typische ernährungsabhängige Krankheiten wie Gicht, Fettleber, Bluthochdruck und eine Insulinresistenz.

Gefunden wurde beim Menschen, dass Fructose die Plasmakonzentration von Triglyceriden und LDL-Cholesterin erhöht. Beide Parameter begünstigen die Entstehung von Arteriosklerose und erhöhen das kardiovaskuläre Risiko. Beobachtet wurden bei Diabetikern auch nichtkrankhafte Fetteinlagerungen in die Leber, die nach Reduktion der Fructoseaufnahme wieder verschwanden. Inwieweit Fructose an der Entstehung der nicht alkoholbedingten Fettleber beteiligt ist, ist noch nicht geklärt. Man stellte fest, dass die Hormone Leptin, Insulin und Ghrelin, welche die Nahrungsaufnahme regulieren, auf Fructose anders ansprechen als auf andere Kohlenhydrate wie Haushaltszucker. Deshalb soll die Sättigungsregulation geringer sein, und dies führt zu einer erhöhten Aufnahme.

So wurde 2010 die Diätverordnung überarbeitet und Fructose als Zuckerersatzstoff für Diabetikerlebensmittel ersatzlos gestrichen, da inzwischen auch das BfR (Bundesinstitut für Risikobewertung) der Meinung ist, dass Fructose im Verdacht steht, krank zu machen. Es gibt daher keine Diätlebensmittel mit Fructose mehr zu kaufen.

Was versteht man unter dem China-Restaurant-Syndrom?

Es ist der populäre Ausdruck für die **Histaminintoleranz**. Histamin, das bekannteste und häufigste biogene Amin, entsteht in kleinen Mengen im Körper, ist aber auch in Nahrungsmitteln enthalten. Von unseren Nahrungsmitteln sind dies gereifter Käse (Emmentaler, Camembert etc.), Dauerwürste wie Salami, Rotwein, Tomaten und Schokolade. Erheblich höhere Mengen findet man in der asiatischen Küche in fermentierten Soßen und Nahrungsmitteln. Daher wurde die Krankheit nach dem häufigsten Ort der allergischen Sofortreaktion, dem China-Restaurant benannt. Früher hieß die gleiche Krankheit noch **Fischvergiftung**, da biogene Amine in großer Menge entstehen, wenn der Fisch verdirbt. Dank Kühlkette ist das heute nicht mehr der Fall. Der typische Fischgeruch wird von Aminen verursacht. Es kommt bei der allergischen Reaktion zu Kopfschmerzen, Atembeschwerden, Herzjagen, Kreislaufbeschwerden, Magen- und Darmbeschwerden (Schmerzen, Koliken, Durchfall) und Hautrötungen verbunden mit Juckreiz. Die Symptome treten nach etwa 45 Minuten auf und halten bis zu 12 Stunden an. Verstärkt werden die Symptome durch Alkohol, da sowohl das Enzym zum Entgiften des Histamins (die Diaminooxydase) wie auch zum Entgiften von Alkohol (Alkoholdehydrogenase) um ein und dasselbe Coenzym konkurrieren. Der Abbau des Alkohols hat Vorrang, daher wird der Histaminabbau gestoppt und seine Giftwirkung hält länger an. Das ist auch der Grund, warum Rotwein bei den histaminreichen Nahrungsmitteln aufgeführt wird, obwohl er sehr wenig Histamin enthält. Der Alkohol sorgt aber dafür, dass die Konzentration im Blut sehr lange hoch bleibt.

Ursprünglich stand derselbe Begriff für einen anderen „Täter". Als einem Arzt in den sechziger Jahren des letzten Jahrhunderts in einem Chinarestaurant schlecht wurde, grenzte er in aufwendigen Selbstversuchen die Zahl der Lebensmittel auf drei ein. Bei einigen Probanden die diese aßen stellten sich auch allergische Symptome ein. In der Zutatenliste aller dieser Lebensmittel fand sich Glutaminsäure, die bald nach ihrer Entdeckung in großen Mengen industriell hergestellt wurde und in vielen chinesischen Gerichten als billiger Geschmacksverstärker zugesetzt wurde. Wie viele andere „Erkenntnisse" wurde so ein Ernährungsirrtum geboren. Es dauerte Jahrzehnte, bis man durch Studien an vielen Teilnehmern diesen entkräften konnte. Allerdings hat die Glutaminsäure bzw. Ihre Salze die Glutamate bis heute einen schlechten Ruf behalten, denn als Geschmacksverstärker wird sie nach wie vor vielen Lebensmitteln zugesetzt und Geschmacksverstärker haben einen schlechten Ruf.

Gibt es im Körper Schlacken und wie werde ich diese los?

Are Waerland (1876 – 1955) ist der Erfinder der „Schlacke", die sich seiner Ansicht nach im Körper bildet, wenn man die Nahrungsmittel in verarbeiteter Form isst. Man sollte seiner Ansicht nach das Essen so genießen, wie die Natur es anbietet. Schlacken sollten sich vor allem bei zu hoher Proteinzufuhr bilden. Die Vorstellung von Schlacken und dass man diese vermeiden müsste, ist die Grundlage einiger Diäten oder Ernährungsformen. Dieses Bild stammt aus einer Zeit, als man noch nichts über die biochemischen Vorgänge im Körper wusste. Wenn es etwas gibt, das im Sinne einer Schlacke wie bei einem Hochofen anfällt, also einem Produkt, das man nicht abbauen kann und ausscheiden muss, so ist es der beim Abbau von Eiweiß entstehende Harnstoff. Dieser ist jedoch wasserlöslich. Probleme kann es nur geben, wenn man zu wenig trinkt. Vögel und Reptilien bilden beim Abbau von Eiweiß Harnsäure, die anders als Harnstoff kaum wasserlöslich ist und daher wirklich als weiße, feste Substanz ausgeschieden wird.

Anders als von Waerland postuliert gelangt aber selbst bei reichhaltiger Eiweißzufuhr keine „Schlacke" in den Dickdarm. Im Magen denaturiert die Salzsäure die Struktur der Proteine. Dazu werden Enzyme, wie das Pepsin, ausgeschüttet, um die Eiweiße zu spalten. Im Dünndarm wird dann Bauchspeichelsekret zugegeben, welches durch die enthaltenen Proteasen (eiweißspaltende Enzyme) Proteine in Aminosäuren oder kleine Bruchstücke von wenigen Aminosäuren Länge spaltet. Diese werden dann im Dünndarm vollständig resorbiert.

Vertreter, die eine rein vegetarische Ernährung propagieren, postulieren trotzdem, dass bei proteinreicher Ernährung Eiweiß in den Dickdarm geraten kann und dort anfängt zu faulen. Das kann vorkommen, jedoch nicht wegen einer zu reichlichen Eiweißernährung, sondern bei einer Darmerkrankung oder gestörten Darmflora. Im Normalfall wird Eiweiß auch bei großen Mengen vollständig aufgenommen. Es gibt schließlich Völker, die als Jäger fast keine pflanzliche Kost essen. Proteine bilden auch keine Nieren- und Gallensteine, wie dies manche Autoren behaupten. Gallensteine bestehen aus Cholesterin, Gallensäuren und Pigmenten, Nierensteine aus Calciumsalzen, wasserunlöslichen Substanzen wie der Oxalsäure.

Trotzdem kann man mit dem Begriff der Schlacke auch heute noch gut verdienen. So gibt es das Buch **„Die wundersame Leber- und Gallenblasenreinigung"** von Andreas Moritz. Er verspricht, dass man nach einer kurzen Fastenperiode durch den Genuss von Olivenöl, Grapefruitsaft und Bittersalz seine Gallen- und Lebersteine los wird. Auch dies sollen Schlacken sein, nur haben sie sich eben im Körper gebildet. Und in der Tat finden sich dann in den Ausscheidungen kleine gelbe Steinchen, sogar recht viele, so viele, wie die Gallenblase oder Leber sie niemals aufnehmen könnte. Nur sind diese „Gallensteine" doch sehr seltsam: Sie sind sehr weich, lassen sich problemlos schneiden, ohne zu zersplittern, und verfärben sich nach kurzer Zeit ins Dunkelbraune, Schwarze.

Das Rätsel löst sich, wenn man Grundkenntnisse in Chemie hat und die Physiologie des Körpers kennt. Das Bittersalz ist chemisch Magnesiumsulfat. Sulfate haben eine stark abführende Wirkung und werden daher auch vor Fastenkuren eingenommen, um den Darm zu entleeren. Das Bittersalz bewirkt daher eine schnellere Darmpassage. Zur „Kur" gehören noch 100 ml Olivenöl, die auf einmal getrunken werden müssen. Diese große Fettmenge kann in der verkürzten Passagezeit nicht aufgenommen werden. Was passiert, ist eine chemische Reaktion zwischen den Fettsäuren, die durch die Verdauungsenzyme aus dem Fett entstehen und dem Magnesium aus dem Magnesiumsulfat. Was entsteht ist Seife, nur mit Magnesium als Kation anstatt mit Natrium wie in normaler Haushaltsseife. Eingeschlossen in die Seifenkörner wird noch, was sonst noch so im Darm schwimmt, vor allem Abbauprodukte von eisenhaltigen Farbstoffen, die dann an der Luft nachoxidieren und so von einer ockergelben Farbe ins Dunkelbraune wechseln. Die steinförmige Struktur bekommen sie von der Darmperistaltik, die den Inhalt bewegt. Genauso wie sie im Schnee einen schönen Schneeball durch Rollen im Schnee bekommen, sammelt so ein kleiner Anfangsstein umliegende Seifenmoleküle auf und wächst zu einem kugeligen Seifensteinchen heran. Wie andere Seifen sind die Steine dann leicht schneidbar und weich. Kurzum: Die Gallen- und Lebersteine sind erst durch die aufgenommenen Ingredienzien entstanden. Immerhin gehört zu dieser Masche einiges an Fachwissen, denn wählt man das falsche Öl, z. B. eines mit hochungesättigten Fettsäuren, so entstehen Schmierseifen, die man nicht mehr als Gallensteine ausgeben kann. Wenn diese Kur gesundheitsförderlich ist, dann vor allem durch den Glauben an sie und die vorher vorgeschriebene Fastenzeit, denn sonst verbindet sich die Seife mit dem Darminhalt und ist nicht aufzufinden.

Aber auch andere Dinge sollten hellhörig machen: Moritz verspricht ja die Befreiung von Leber- und Gallensteinen. Die Leber hat keinen Zugang zum Darm, wie also sollten die Steine von der Leber in den Darm gelangen? Bei der Galle gibt es die Verbindung über die Gallenblase. Doch gerade diese wird ja von den Gallensteinen blockiert, dadurch gibt es ja die Schmerzen. Lebersteine hat noch kein Arzt in der Leber gefunden, die gibt es nur im Buch von Moritz.

Was wirklich hilft, ist eine Fastenkur einzulegen, denn das Erste, was man bei einer akuten durch Gallensteine verursachten Gallenkolik tun sollte, ist Nahrungskarenz. Offensichtlich sind Patienten eher dazu bereit, wenn sie wundersame Steinchen finden, als wenn der Arzt dies rät. Die Wahrheit ist leider oft profaner, und man braucht kein ganzes Buch über sie zu schreiben: Es gibt keine Schlacken und daher auch keinen Grund solche Kuren durchzuführen. Sonst wären alle Inuit längst ausgestorben, denn ihre Ernährung besteht fast nur aus Fleisch.

Dies gilt auch für andere fragwürdige Konzepte, mit denen man dem Verbraucher Geld aus der Tasche ziehen möchte, z. B. den Darmspülungen. Letztere wurden sogar als IGEL (individuelle Gesundheitsleistungen) angeboten, daher von den Kassen begutachtet und für unwirksam befunden.

Was versteht man unter „Intermittierendem Fasten"?

Fasten ist in zahlreichen Kulturen und Religionen ein Teil des Lebens. In der katholischen Religion gibt es die Fastenzeit zwischen Fasnacht und Ostern, in der kein Fleisch erlaubt ist. Im Islam soll man während des Ramadans tagsüber (von Sonnenaufgang zu Sonnenuntergang) nichts essen.

Der Nachteil der ausgedehnten Fastenperioden ist, dass es schwerfällt, sie durchzuhalten. So führte das Fleischverbot bei den Katholiken fast zur Ausrottung des Bibers, den man zum „erlaubten" Fisch erklärte. Dabei ist bei dieser Fastenart das Essen erlaubt, es werden nur die erlaubten Lebensmittel eingeschränkt. Offensichtlich fällt es vielen schwer, sich auch nur kurzzeitig lactovegetarisch zu ernähren (Eier sind auch verboten, was zu dem Brauch der Ostereier führte, da man die gelegten Eier abkochte, um sie haltbarer zu machen).

Heute wissen wir, dass sich Fasten positiv auf die Gesundheit auswirkt. Untersuchungen sowohl bei Muslimen vor und nach Ramadan, wie auch beim Einlegen einzelner Fastentage zeigen, dass sich eine Reihe von Parametern, die für den Stoffwechsel von Bedeutung sind, sich positiv verändern. Fast immer steigt der HDL- und sinkt der LDL-Wert. Das Gesamtcholesterin nimmt ab. Das ist nun nicht verwunderlich, denn das LDL transportiert vor allem Cholesterin aus dem Darm zur Leber, das HDL Cholesterin aus dem Speicherfett. Ohne Nahrungszufuhr nimmt der Körper weniger Cholesterin aus dem Darm auf, und er baut Fett ab und damit zirkuliert HDL-Cholesterin aus den Fettzellen im Blutkreislauf. Bei vielen Probanden mit zu hohem Blutzuckerspiegel sank dieser ab. Nach Ansicht einiger Mediziner soll sich Fasten positiv gegen eine sich anbahnende Insulinresistenz auswirken bzw. präventiv wirken. Weitere Untersuchungen zeigten deutliche Veränderungen bei einer Reihe von Enzymen, die für den Umgang mit **oxidativem Stress** wichtig sind. Dieser oxidative Stress ist für zahlreiche Krankheiten mitverantwortlich und letztendlich für die Alterung auf Zellebene.

Im Tierversuch zeigte sich bei Ratten, die alternierend fasten mussten (einen Tag Futter, einen Tag keines), dass dies zahlreiche Krankheiten positiv beeinflusste, so Alzheimer, Herzinsuffizienz, Bluthochdruck und Nierenstörungen. Die Ratten wurden zudem älter als normal ernährte Versuchstiere. Die Tiere behielten ihr normales Gewicht, da sie an den „erlaubten" Tagen so viel essen konnten, wie sie wollten.

Auch wenn man Vorsicht walten sollte beim Übertragen der Ergebnisse des Tierversuches auf den Menschen (die Erkenntnisse wurden mit Mäusen und Ratten gewonnen, die durch genetische Veränderungen besonders anfällig für diese Krankheiten waren), so gibt es auch Hinweise auf positive Wirkungen von Nahrungskarenz in jeder Form beim Menschen. In Okinawa lebt die Bevölkerungsgruppe, die weltweit am ältesten wird. Traditionell wird dort aufgehört zu essen, bevor man satt ist, sodass nur 80 Prozent der nominell benötigten Energie aufgenommen werden.

In jedem Falle gibt es positive kurzzeitige Auswirkungen auf den Fettstoffwechsel, den Blutglucosewert und den Insulinspiegel. Darüber hinaus wird die Niere weniger stark belastet, da sie weniger Abbauprodukte ausscheiden muss und man die geringere Nahrungsmenge durch mehr Getränke kompensiert. Nahrungskarenz in jeder Form gilt heute als gesundheitsfördernd. Zumindest im Tierversuch auch lebensverlängernd.

Intermittierendes oder auch alternatives Fasten ist daher der neueste Versuch Fasten ins tägliche Leben einzubringen. In der Reinform isst man an einem Tag so viel man will, und fastet am folgenden. Dies wiederholt sich dann im Zweitagerhythmus. Es gibt Variationen des Konzepts, so nur einen oder zwei Fastentage pro Woche oder das Fasten während eines Teils des Tages (eine Mahlzeit wird weglassen, dass man längere Zeit keine Nahrung zu sich nimmt, vorzugsweise das Abendessen oder Frühstück). Bei Übergewichtigkeit sinkt bei derartigen Fastenkonzepten das Körpergewicht leicht ab. Bei Normalgewichtigen nur wenig oder gar nicht. Es gelingt durch eingeschobene Fastentage nach einer Diät eher, das neue Körpergewicht zu halten.

Es ist nicht nötig komplett während eines Fastentages ganz auf Nahrung zu verzichten. Die positiven Effekte gibt es auch, wenn die aufgenommene Energie auf ein Viertel der normalen (2.000 bis 2.500 kJ / 500 bis 600 Kalorien) begrenzt wird und diese aus Lebensmitteln bestehen, die den Stoffwechsel nicht stark belasten, wie Gemüse und Obst. Eine Gemüsesuppe und etwas Obst hilft auch den Fastentag durchzuhalten, da man dadurch ein leichtes Sättigungsgefühl bekommt und die Essensrhythmen beibehält, an die man gewohnt ist.

Die Untersuchungen beim Fasten während des Ramadan zeigen auch, dass die Gesamtenergiemenge zum Erreichen positiver Effekte nicht reduziert werden muss und es reicht einen halben Tag nichts zu essen, selbst wenn man die Nahrungszufuhr insgesamt nicht reduziert.

Was versteht man unter „leeren Kalorien"?

Unter der Bezeichnung „leere Kalorie" versteht man Nahrungsmittel, welche Energie enthalten, aber nur wenig der essenziellen Nahrungsbestandteile, sprich Vitamine, Mineralstoffe, essenzielle Fettsäuren und Eiweiß. Die meisten verstehen darunter

Zucker und zuckerreiche Lebensmittel. Natürlich enthält weißer Zucker keinerlei Mineralstoffe und Vitamine. Doch diese enthält auch der braune Zucker nicht. Er ist nur durch Farbstoffreste braun gefärbt, die beim weißen Zucker entfernt werden. Die kleinen Mengen an Farbstoffen sind ernährungsphysiologisch ohne Bedeutung. Das gilt auch für andere angeblich „gesündere" Zuckerformen wie Rohzucker oder Honig. Sie bestehen nur eben nicht zu 100 Prozent aus Zucker, sondern nur zu 90 – 95 Prozent. Das macht keinen großen Unterschied. Mehr dazu auf S. 71.

Ist nun Zucker prinzipiell zu meiden? Nun, sicher nicht. Wie bei anderen Dingen kommt es auf die Menge an. Es gibt viele Lebensmittel, in denen der Zucker ein Hauptbestandteil ist, so z. B. Bonbons, Gummibärchen, Mohrenköpfe. Dies ist bekannt und die meisten wissen, dass dieses „Naschwerk" an der Spitze der Ernährungspyramide steht, also in kleinen Mengen verzehrt werden sollte.

Aber es gibt auch Lebensmittel, in denen viel Zucker vorhanden ist, ohne das es offensichtlich ist, wie Ketchup, Limonaden, Fruchtjoghurt. Natürlich ist Zucker an und für sich nur ein Energieträger. Aber das gilt für Margarine und Weißmehl auch, ohne dass diese so verteufelt werden. Die so aufgenommenen „leeren Kalorien" hängen zudem von der Menge ab. So bestehen Bonbons fast nur aus Zucker. Der Rest ist etwas Wasser und Aroma. Aber wie viele Bonbons essen Sie pro Tag? Mit einer Portion Ketchup nehmen Sie leicht mehr Zucker zu sich als mit einigen Bonbons. Ausschlaggebend ist die Verzehrmenge multipliziert mit dem Zuckergehalt. Etwa ein Drittel des täglich aufgenommenen Zuckers ist versteckter Zucker, der geschmacklich nicht auffällig ist und zur Abrundung der Konsistenz, des Geschmacks oder aus anderen lebensmitteltechnischen Gründen zahlreichen Produkten zugesetzt wird. Zudem muss Zucker nicht unbedingt nur in schlechten Lebensmitteln enthalten sein. In Obst stammt fast die gesamte Energie aus Zucker. Die DGE-Empfehlungen für den Zuckerkonsum liegen bei 60 g/Tag, also etwa ein Fünftel bis Sechstel der Gesamtkohlenhydratmenge. Dies ist die Menge, die in Obst und Milch vorkommt, wenn man den DGE-Empfehlungen für die Ernährung folgt. Die GDA-Kennzeichnung, (siehe S.306) der Basis für die Verpackungsangaben von Lebensmitteln, geht dagegen von 90 g Zucker aus, das ist schon ein Fünftel des täglichen Energiebedarfs.

Das Problem ist die ubiquitäre Verwendung von Zucker: nicht nur um zu süßen, sondern auch um den Geschmack anzuheben. So findet sich Zucker in Soßen und Salatdressings. Sehr oft wird auch in Lebensmitteln, die süß sein sollen, zu stark gesüßt. Wer selbst seinen Joghurt aus Fruchtmark, Zucker und Naturjoghurt mischt, würde nie soviel Zucker einsetzen, wie in käuflichen Produkten steckt. Die IST-Zufuhr ist daher deutlich höher als die DGE-Empfehlungen.

Was gerne vergessen wird: Auch alkoholische Getränke enthalten Energie, ohne dass sie nennenswerte Mengen an Vitaminen, Mineralstoffen und anderen essenziellen Stoffen enthalten. Wer pro Tag ein Viertel Wein oder einen halben Liter Bier konsumiert, nimmt 830 kJ (Wein) bis 975 kJ (Bier) zu sich. Das ist rund ein Zehntel des täglichen Energiebedarfs oder die Energie, die in 50 – 60 g Zucker enthalten ist.

Kann man von Zucker "zuckerkrank" werden?

Die Zuckerkrankheit, **Diabetes mellitus**, entsteht dadurch, dass das Insulin nicht in die Zellen gelangt. Insulin ist eines von mehreren Hormonen, welches den Blutglucosespiegel konstant hält. Wie auch bei anderen Stoffen versucht der Körper den Glucosespiegel (Konzentration der Glucose im Blut) nicht zu tief sinken und nicht zu stark steigen zu lassen. Nur für diesen Zweck gibt es zwei Hormone, Glucagon und Insulin. Sie regulieren die kurzzeitigen Schwankungen des Blutglucosespiegels. Auch andere Hormone, wie Adrenalin, wirken sich auf den Glucosespiegel aus.

Die eigentliche Ursache für Diabetes ist, dass Insulin, das Glucose aus dem Blut in die Zellen schleust, kaum noch an den Rezeptoren auf der Zelloberfläche andockt. **Insulin** dockt an einen Rezeptor an, und öffnet so Poren in der Zelle, durch die die Glucose in die Zelle aufgenommen wird. Damit senkt es den Blutglucosespiegel. Ein zweites Hormon, das **Glucagon**, macht genau das Gegenteil, es steigert ihn.

Da der Körper selbst Glucose bildet (er baut in der Leber Fett und Glykogen ab und bildet 500 g Glucose pro Tag) kommt es bei Diabetes zu einem Ansteigen des Blutglucosespiegels, unabhängig von der Nahrungsaufnahme. Schließlich wird Glucose über die Niere ausgeschieden, weil sie nicht mehr aus dem Blut rückresorbiert werden kann. Die Folge sind zahlreiche Stoffwechselstörungen, da nun die Regelkreisläufe massiv gestört sind. Dies kann bis zum Schock durch Unterzuckerung gehen. Über Jahre hinweg kommt es zu Schädigungen der Blutgefäße und Nerven, die als Spätfolgen schlecht heilende Wunden („Diabetiker-Fuß"), Durchblutungsstörungen bis hin zur Erblindung und dem Absterben von Gliedmaßen führen können.

Natürlicherweise steigt der Glucosespiegel nach einer kohlenhydrathaltigen Mahlzeit. Insulin wird ausgeschüttet und der Spiegel sinkt wieder ab, wenn durch Insulin die Glucose in die Zellen gelangt. Dieses Ansteigen wird als „Glykämische Last" bezeichnet (siehe S.189). Manche postulieren nun, wenn man viel Zucker essen würde, dann würde viel Insulin ausgeschüttet werden, um diesen Anstieg abzubauen, und irgendwann würden die Zellen kein Insulin mehr bilden. Dann bildet sich eine Altersdiabetes aus.

Diabetes gibt es in zwei Formen, der angeborene Diabetes Typ I und der erworbene Diabetes Typ II. Beim Typ I tritt Diabetes schon im Kindesalter auf. Die Zellen, die das Insulin produzieren, stellen die Produktion fast vollständig ein, und dieser Personenkreis muss Insulin spritzen, anders ist der Blutglucosespiegel nicht zu normalisieren. Diese Form ist genetisch bedingt und wird vererbt.

Die im Zusammenhang mit Übergewicht vorkommende Form ist die häufigere. Es ist Diabetes Typ II, die sogenannte **„Altersdiabetes"**. Sie heißt so, weil sie im Alter vermehrt auftritt. Bei Altersdiabetes produzieren die Zellen in der Bauchspeicheldrüse im Alter immer weniger des Hormons. Es wird aber noch Insulin produziert, nur eben zu wenig. Dieser Personenkreis kommt oft mit einer Diät oder oral aufgenommenen Medikamenten aus, die die Insulinausschüttung ankurbeln.

Es gibt keine Beweise, dass die Altersdiabetes mit einem Anstieg der glykämischen Last (siehe nächste Frage) direkt zusammenhängt. Was aber bekannt ist, ist, dass Übergewichtige zur Altersdiabetes neigen, bzw. sie bei ihnen viel früher ausbricht. Bei ihnen gelangt Insulin in zu geringer Menge an die Rezeptoren. Es wird aber noch genügend Insulin produziert, es ist beim Beginn der Krankheit der Insulinspiegel sogar sehr hoch. Die reichhaltige Nahrung führt zu viel Glucose, die von der Leber aus Fett synthetisiert wird, und viel Insulin, um den Spiegel konstant zu halten. Als Folge wirkt das viele Insulin nicht mehr so stark, die Zellen gewöhnen sich an den hohen Pegel. Daher spricht man auch von einer **Insulinresistenz**. Mitverantwortlich für diese ist auch das Fettgewebe, das hormonell aktiv ist. Die freigesetzten Hormone bewirken, dass der Körper zunehmend unempfindlicher auf Insulin reagiert. Anders als bei der im Alter auftretenden Diabetes verschwindet diese Insulinresistenz, wenn sich das Gewicht normalisiert. Als Spätfolge, wenn der Körper über lange Zeit sehr viel Insulin produziert, kann sich eine dauerhafte Altersdiabetes schon im mittleren Alter ausbilden, das bedeutet, die Produktion an Insulin nimmt ab. Betroffen sind vor allem Personen mit viel Fettgewebe im Bauchraum, also der typische **„Apfeltyp"**. 80 Prozent der Diabetiker sind übergewichtig. Deren Zahl ist rapide angestiegen. Heute gibt es 6 Millionen Diabetiker in Deutschland, mit einer Dunkelziffer von weiteren 2 – 3 Millionen nicht erkannter Erkrankungen, also jeder zehnte Deutsche ist betroffen. Experten vermuten, dass die Zahl weiter ansteigen wird, denn Diabetes Typ II ist eine Krankheit, die Jahre braucht, bis sie sich manifestiert.

Ein Faktor, der auch für das vermehrte Auftreten der Altersdiabetes schon im Alter ab 30 aufgeführt wird, ist **Bewegungsmangel**. Sport oder körperliche Arbeit haben sich als sehr wirksam bei der Bekämpfung der Diabetes Typ II erwiesen. Zum einen verbraucht man Kalorien, was den Blutzuckerspiegel senkt. Zum andern sinkt oft das

Übergewicht. Bewegung führt auch bei Typ I zu einer leichten Steigerung der Insulinausschüttung, und Muskeln nehmen Glucose auf, ohne Insulin zu benötigen. Dadurch sinkt der Blutglucosespiegel.

Kurzum: Nicht Zucker führt zu Diabetes, sondern eine zu reichhaltige Ernährung, auch wenn vor allem Fett gegessen wird, da der Körper Fett wieder in Zucker umwandelt.

Was ist der glykämische Index?

Der glykämische Index (GI) ist ein Maß, wie stark ein Lebensmittel den Blutzuckerspiegel bei Gesunden ansteigen lässt. Er wird als Verhältniszahl zu Traubenzucker bzw. Weißbrot gesetzt. Das heißt, man bestimmt, wie stark der Blutzuckerspiegel bei Probanden nach dem Konsum von 50 g reinen Kohlenhydraten ansteigt und setzt dies ins Verhältnis zu dem Anstieg bei Traubenzucker oder Weißbrot (leider gibt es zwei Referenzlebensmittel, erstaunlicherweise hat Weißbrot den höheren glykämischen Index: Er liegt 1,3 bis 1,43-mal höher als der von Glucose). Dieser Wert wird dann mit 100 multipliziert. In den USA sind Tabellen auf der Basis von Weißbrot üblich, bei uns auf der Basis von Glucose. Es ist daher sinnvoll bei Tabellen nach dem Referenzwert zu suchen oder einen Wert in der Tabelle mit einem Lebensmittel zu vergleichen, dessen GI man schon kennt.

Bestimmt wird die Fläche des Anstiegs zum Blutzuckerspiegel bei „nüchternen" Personen, also mindestens 12 Stunden ohne Nahrungszufuhr.

Der glykämische Index ist alleine nicht sehr aussagekräftig. So haben z. B. Wassermelonen einen von 72 und Spaghetti einen von 44. Dieser Widerspruch ergibt sich daraus, dass Wassermelonen Zucker enthalten und aus Spaghetti dieser erst gebildet werden muss. Da der Körper aber laufend Glucose verbraucht und so die Blutkonzentration absenkt, ist der Anstieg kleiner. Was der glykämische Index ignoriert, ist die Verzehrmenge, denn 50 g Zucker, die Referenzmenge für die Werte, sind in 60 g getrockneten Spaghetti oder in 1,5 kg Wassermelonen enthalten. Während 60 g Spaghetti eine kleine Verzehrmenge ist (man rechnet bei einem Hauptgericht mit 100 g Spaghetti pro Person), wird niemand eineinhalb Kilo Wassermelonen auf einmal essen. Daher hat die Ernährungswissenschaft den Begriff der **glykämischen Last** (GL) eingeführt. Er ist das Produkt des glykämischen Indexes mit der Verzehrmenge. Er ist für Diabetiker ein besseres Maß, da er mit der Insulinausschüttung korreliert.

Für Diabetiker ist die glykämische Last wichtig. Sie sollten ihren Blutzuckerspiegel möglichst konstant halten, ohne große Schwankungen. Worüber beide Indizes aber nichts aussagen, ist, wie schnell der Spiegel ansteigt und absinkt. Es ist die Fläche, die bestimmt wird und nicht der Spitzenwert. Im Allgemeinen ist es jedoch so, dass Kohlenhydrate, die erst in Glucose umgewandelt werden, einen niedrigen Index aufweisen, weil während dieser Umwandlungszeit laufend Glucose aus dem Blut entnommen wird.

Es gilt die relativ einfache Regel:

- Lebensmittel, die Kohlenhydrate in Form von einfachen Zuckern enthalten, haben einen höheren glykämischen Index als Lebensmittel, die vor allem Stärke enthalten.

- Bei stärkehaltigen Lebensmitteln ist wichtig, wie leicht verdaulich sie sind. So hat Vollkornbrot einen niedrigeren glykämischen Index als Weißbrot und Bratkartoffeln einen niedrigeren als Pellkartoffeln. Schwer verdauliche Lebensmittel werden langsamer resorbiert, die Aufnahme verteilt sich über einen längeren Zeitraum.

Diabetiker sollten vor allem Lebensmitteln mit niedrigem glykämischen Index zu sich nehmen. Als „hoch" gelten Werte von 70 bis 100, mittlere liegen zwischen 50 und 70 und niedrige unter 50.

Für Gesunde ist der glykämische Index ohne Bedeutung. Einige Diätkonzepte setzen auf Lebensmittel mit niedrigem glykämischen Index. Sie beruhen auf der Vorstellung, dass ein dauerhaft hoher Blutglucosespiegel zum einen verantwortlich für die Insulinresistenz bei Übergewichtigen gemacht wird, zum anderen der Abfall mit Hungergefühl einhergehen soll. Im Extremfall führt diese Vorstellung dann zu Diäten wie der Atkins-Diät, bei der Kohlenhydrate fast komplett gemieden werden. Bewiesen ist das Hungergefühl beim Abfall nicht. Natürlich sind Diäten erfolgreich, die Lebensmittel mit niedrigem glykämischen Index beinhalten. Das beruht jedoch darauf, dass diese Lebensmittel kaum Einfachzucker (schnelle Aufnahme und Resorption, daher auch fast kein Sättigungsgefühl) oder leicht verdauliche Nahrungsmittel (also z. B. Weißbrot anstatt Vollkornbrot) enthalten. Leicht verdauliche Lebensmittel können zum einen vollständiger aufgenommen werden, zum anderen durchlaufen sie das Verdauungssystem schneller, wodurch man früher wieder Hunger bekommt.

Hier eine Übersicht einiger glykämischer Indizes und Lasten. Wie man sieht, sind diese sehr stark von der Verzehrmenge und Kohlenhydratgehalt abhängig. So ist die glykämische Last von nur 30 g Chips (eine kleine Portion) 11, dagegen die einer kleinen Orange mit dem vierfachen Gewicht nur 5.

Lebensmittel	GI	Portionsmenge [g]	Kohlenhydrate pro Portion [g]	GL/Portion
Cornflakes	81 ± 3	30	26	21
Wassermelone	72 ± 13	200	6	4
Karotten	47 ± 16	120	6	3
Weizenbrot, weiß	70	80	39	27
Vollkornweizenbrot	71 ± 2	60	32	20
Kartoffelchips	54 ± 3	30	21	11
Kartoffeln, gebacken	85 ± 12	150	30	26
Kartoffeln, gekocht	56 ± 11	150	17 – 26	15 – 18
Langkornreis (gekocht)	56 ± 2	150	41	23
Brauner Reis (gekocht)	55 ± 5	150	33	18
Bananen	52 ± 4	120	24	12
Orangen	42 ± 3	120	11	5
Spaghetti weiß, gekocht	44 ± 3	180	48	21
Vollkornspaghetti, gekocht	37 ± 5	180	42	16
Grüne Linsen (gekocht)	30 ± 4	150	17	5
Äpfel	38 ± 2	120	15	6
Kidneybohnen (Dose)	52	150	17	9
Vollmilch	27 ± 4	150	12	3

Ich habe gehört, dass man als Diabetiker … nicht essen darf?

„…" ist zu ersetzen durch ein beliebiges Lebensmittel, und der Autor könnte hier eine ganze Liste anführen, von Schokolade über Äpfel bis zu Laugenbrötchen. Leider ist die Antwort nicht so einfach wie die Frage. Wie bei der letzten Frage erläutert, ist für Diabetiker die glykämische Last von Bedeutung. Diese ist von der Art der Kohlenhydrate und der Menge abhängig. Bei der Ernährung kommt noch ein Faktor hinzu, der bei der Bestimmung des glykämischen Index ignoriert wird: wie schnell die Kohlenhydrate ins Blut gelangen. Der glykämische Index wird nüchtern, also mit leerem Magen bestimmt, und es wird immer nur ein Lebensmittel verzehrt. In der Realität ist dem aber nicht so.

Für die Rate, mit der Kohlenhydrate ins Blut gelangen, sind zwei Faktoren wichtig. Zum einen, wie schnell die Nahrung im Dünndarm ankommt und zum anderen, wie schnell und vollständig sie aus ihm aufgenommen wird. Der Magen ist ein Vorratsspeicher, der die Nahrungsaufnahme von der Aufnahme der Nährstoffe entkoppelt. Bei leerem Magen und Zufuhr von Einfachzuckern können diese in 20 – 30 Minuten im Blut ankommen, bei extrem fettreicher Nahrung können es bis zu 8 – 12 Stunden sein. Zum anderen bewirken Ballaststoffe, dass die Nahrung im Dünndarm langsamer aufgenommen wird, und sie verhindern auch die vollständige Resorption der Nahrung.

Aus diesem Grund ist es nicht so einfach zu sagen „Lebensmittel X ist gut und Lebensmittel Y ist schlecht". Aber es gibt einige einfache Regeln, die ein Diabetiker bei der Lebensmittelauswahl und beim Essen beachten sollte:

- Vermeiden sollte man Lebensmittel mit einem hohen Gehalt an Glucose oder Haushaltszucker, vor allem wenn sie leicht verdaulich sind. Das betrifft die meisten Süßigkeiten, Eis, Kekse, Kuchen, aber auch Limonade und Säfte. Dagegen ist Obst in Grenzen erlaubt. Zum einen enthalten die meisten Obstsorten nicht so viel Zucker (es gibt natürlich auch zuckerreiche Obstsorten wie Weintrauben oder Bananen), und zum anderen verhindern die enthaltenen Ballaststoffe einen zu schnellen Anstieg des Blutzuckers. Auch dauert der Verzehr von Obst deutlich länger als bei einem Keks.

- Es ist sinnvoll, die Nahrungszufuhr über den ganzen Tag zu verteilen. Dadurch ist die Aufnahmemenge pro Mahlzeit geringer. Also eher mehrere kleine als wenige große Mahlzeiten zu sich nehmen.

- Man kann in Grenzen den Kohlenhydratanteil senken und mehr Eiweiß und Fett zu sich nehmen. Das bedeutet bei Brot z. B. weniger essen, dafür dicker mit Wurst, Butter und Käse belegen, bei der Hauptmahlzeit mehr Fleisch und weniger Beilagen verzehren. Da eine zu hohe Eiweißzufuhr und Fettzufuhr aber andere ernährungsbedingte Krankheiten begünstigt, sollte man nicht die Ernährung komplett auf kohlenhydratarme Kost umstellen.

- Gemüse verzögert die Aufnahme der anderen Nährstoffe (durch die Ballaststoffe), sättigt und enthält kaum verdauliche Kohlenhydrate. Vollkornbrot und Vollkornnudeln sind aus dem gleichen Grund Weißbrot und normalen Nudeln vorzuziehen. Sie enthalten aber trotzdem viel Stärke, sollten also in Maßen verzehrt werden.

- Wenn man Süßigkeiten essen will, dann eher zu einer Hauptmahlzeit (verzögerte Aufnahme) als isoliert, auch weil zu einer Mahlzeit Insulin gespritzt oder Medikamente eingenommen werden. Reiner Zucker in jeder Form sollte nur in kleinen

Mengen aufgenommen werden, also öfters ein Stück Schokolade anstatt eine ganze Rippe auf einmal.

- Alkohol ist nur in kleinen Mengen erlaubt. Alkohol ist zum einen zusätzlicher Stress für die Organe, die durch den hohen Blutzuckerspiegel eventuell schon vorgeschädigt sind. Zum anderen erhöht er bei der Aufnahme den Blutzuckerspiegel kurzfristig, senkt ihn aber auf Dauer ab, weil während des Alkoholabbaus die Glucosebildung in der Leber reduziert ist. Das kann bei hohen Alkoholmengen zu einer gefährlichen Unterzuckerung führen.

- Süßstoffe und Zuckeraustauschstoffe beeinflussen den Blutzuckerspiegel kaum oder gar nicht und können eingesetzt werden, um Zucker zu ersetzen.

Kommen wir zurück zu der Frage. Es gilt einfach, die Zusammensetzung des Lebensmittels anzusehen und die normale Verzehrmenge zu berücksichtigen. Da kann man durchaus Überraschungen erleben. So enthält Vollmilchschokolade rund 50 Prozent Zucker, eine Rippe von 20 g also nur 10 g, ein Glas Saft oder Limonade (0,25 l) dagegen bei 7 – 9 Prozent Zucker 17,5 bis 22,5 g Zucker, also mehr als das Doppelte. Grundsätzliche Verbote gibt es nicht, aber ein Diabetiker muss immer auf die Menge achten.

Spart man durch Zuckeralkohole Kalorien und sind sie gesund?

Ursprünglich wurden Zuckeralkohole nur für zahnschonende Kaugummis und Diabetikerprodukte entwickelt. Heute gibt es Zuckerersatzstoffe in vielen Produkten. Man muss zwei Gruppen unterscheiden:

- **Alternative Zucker**: Es gibt zahlreiche Zucker und Zuckeralkohole in der Natur, welche süß sind, aber nicht den chemischen Aufbau des Haushaltszuckers (Saccharose) haben. Bekannte natürliche Zucker sind Fructose (Fruchtzucker), Sorbit und Mannit. Die beiden Letzten sind Zuckeralkohole. Der Nachteil: Sie sind teurer in der Gewinnung. Auch die Süßkraft entspricht nicht dem Zucker (30 – 120 Prozent der Süßkraft, je nach Verbindung). Seit Fructose aus Stärke durch enzymatischen Abbau und Isomerisierung gewonnen wird, hat vor allem der Einsatz von Fructosesirup zugenommen. Dieser enthält jedoch immer noch etwa zur Hälfte Glucose.

- **Synthetische Zucker**: Es ist möglich, Kohlenhydrate enzymatisch so zu spalten/verändern, dass dabei neue Zuckerarten entstehen, die es in der Natur nicht gibt, die aber vom Körper genauso verstoffwechselt werden. Bekannte Beispiele sind Maltit (Disaccharid aus Maisstärke) und Palatinit / Isomalt aus Rübenzucker. Es handelt sich um Disaccharide, die vom Körper in Glucose gespalten werden, aber diese Spaltung und Aufnahme erfolgt langsamer als bei Zucker.

In den letzten Jahren wurden die Zuckerersatzstoffe durch Fortschritte in der enzymatischen Umwandlung von Stärke zu Zuckerersatzstoffen erheblich billiger. Es gibt heute zahlreiche Produkte, die sich nicht an Diabetiker wenden, aber Zuckeralkohole oder alternative Zucker enthalten. Bei Süßigkeiten werden Zuckerersatzstoffe vor allem wegen der zahnschonenden Wirkung verwendet. Dabei wird ausgenutzt, dass viele der Zuckerersatzstoffe von Mikroben nur langsam abgebaut werden können. Beim Abbau von Zucker durch die Bakterien der Mundflora entstehen organische Säuren, welche den Zahnschmelz angreifen und Karies verursachen können. In Bonbons findet sich vor allem **Isomalt**, kombiniert mit einem Süßstoff. Isomalt, auch Palatinit genannt, ist anders als viele andere Zucker nicht hygroskopisch, zieht also kein Wasser aus der Luft und wird daher manchmal auch für die Oberflächen von Zuckerwaren eingesetzt. In Kaugummis werden **Sorbit**, manchmal auch **Mannit** und Xylit verwendet. Diese Zuckeralkohole sind hervorragende Feuchthaltemittel und halten den Kaugummi geschmeidig. Als Feuchthaltemittel findet man sie auch als Zusatzstoffe in anderen Produkten. **Xylit** hat als einziger Zuckeralkohol die gleiche Süße wie Haushaltszucker. Xylit hat zudem einen leicht kühlenden Effekt auf der Zunge, der bei manchen Süßigkeiten ausgenutzt wird. In zahlreichen „zuckerfreien" Müslis oder Schokoriegeln wird **Maltitsirup** eingesetzt. Er wird aus der Maltose, einem Stärkeabbauprodukt, gewonnen. Maltose oder **Malzzucker** findet man natürlicherweise im Braumalz.

Zuckeralkohole erkennt man daran, dass ihre Namen auf „**it**" enden. Alternative Zucker enden dagegen auf „**ose**". Zuckeralkohole entstehen aus Zuckermolekülen durch Hydrierung, also Anlagerung von Wasserstoff an den Zucker. Sorbit entsteht durch Hydrierung von Sorbose, einem Zucker, der in den Vogelbeeren vorkommt, und Mannit durch Hydrierung der Mannose, einem Bestandteil von Schleimen. Der Körper kann aus ihnen wieder den Zucker bilden, und sie haben daher auch Energie. Allerdings gibt es einige Faktoren, die den nutzbaren Energiegehalt vermindern. So werden die Zuckeralkohole nicht vollständig resorbiert, auch die Bildung von Zuckern aus ihnen scheint energieaufwendig zu sein. Gemäß Nährwertkennzeichnung wird ihr Energiegehalt mit 10 kJ/kg angegeben. Das ist ein gesetzlich vorgeschriebener Durchschnittswert. Noch ist relativ wenig erforscht, wie der Körper diese Zuckeralkohole genau abbaut. Der reale Energiegehalt schwankt zwischen 7,6 und 16 kJ/g. Die EU hat nun einfach den Energiegehalt unabhängig von der Verbindung auf 10 kJ/g festgelegt.

Für den Süßeindruck ist die genaue Molekülstruktur entscheidend, und so haben alle Alternativen in der Regel eine geringere Süßkraft als Rohr- und Rübenzucker

(Saccharose). Da dies oft negative Folgen hat (man braucht mehr Zucker für ein Lebensmittel, es können sich technologische Eigenschaften wie Volumen, Festigkeit etc. verändern), ist es üblich Zuckeralkohole mit Süßstoffen zu vermischen, sodass die Mischung die gleiche Süße wie Zucker aufweist. Mit Ausnahme von Xylit haben die meisten Zuckeralkohole maximal die halbe Süßkraft von Zucker.

Da große Mengen an Zuckeralkoholen nicht vollständig resorbiert werden, wie auch Glykosidasen, also kohlenhydratspaltende Enzyme in der Darmwand hemmen, muss bei einer möglichen Aufnahme von mehr als 30 g oder 10 Prozent des Tagesbedarfs an Energie ein Warnhinweis erfolgen, dass Zuckeralkohole abführend wirken können. Denn anders als die Bakterien im Mund haben die Darmbakterien mehrere Stunden Zeit den Zuckeralkohol abzubauen und stellen sich auf diese neue Nahrung ein. Sie produzieren Gase, und dies führt zu Diarrhoe. Zudem binden die Verbindungen Wasser und erhöhen die Gleitfähigkeit des Stuhls.

Die Flut an Produkten mit solchen Zusätzen hat ihre Ursache im schlechten Ruf des Zuckers. Die Hersteller erhoffen sich mehr Umsatz mit Produkten, die als „**zuckerfrei**" oder „**zuckerreduziert**" beworben werden. Dabei nutzen sie den Umstand aus, dass umgangssprachlich unter „Zucker" Saccharose, also Rohr-/Rübenzucker, verstanden wird. Immerhin hat die Health Claims Verordnung der EU dies nun genau festgelegt: Unter „Zucker" in Lebensmitteln versteht man alle Monosaccharide und Disaccharide, also Glucose (Traubenzucker), Fructose (Fruchtzucker), Saccharose (Rohr/Rübenzucker), Lactose (Milchzucker) und Maltose (Malzzucker). Das lässt aber noch Freiheiten, wie eben den Einsatz von Zuckeralkoholen als „Zuckeraustauschstoffe" oder Spaltprodukten aus Stärke, die noch süß schmeckende Verbindungen, aber keine Mono- und Disaccharide enthalten, wie z. B. die Maltotriose.

Sehr oft werden als Zuckerersatz Abbauprodukte der Stärke genutzt. So entsteht **Glucosesirup** durch die Spaltung von Stärke durch Enzyme oder Säure. Er ist billiger als Zucker, weil Stärke preiswerter als Zucker ist. Glucosesirup hat eine sehr geringe Süßkraft. Enzyme können einen Teil der Glucose in Fructose umwandeln. Es entsteht dann **Glucose-Fructosesirup** (wenn der Glucoseanteil überwiegt) oder **Fructosesirup** (wenn der Fructoseanteil überwiegt, er enthält aber immer noch Glucose). In Marmelade wird oft Fructosesirup kombiniert mit einem Geliermittel und einem Süßstoff. Diese „Light" Marmelade hat weniger Energie als Normale, da Fructose süßer als Saccharose ist. Der Fruchtzucker hebt zudem das Fruchtaroma an. Fructose, der klassische Zuckeraustauschstoff, ist inzwischen in die Kritik geraten (siehe S.180) und wird nicht mehr für Diabetikerlebensmittel eingesetzt. Das betrifft jedoch nicht den Einsatz von Fructosesirup, der nach wie vor erfolgt.

Wird Saccharose in seine Bestandteile aufgespalten, so entsteht **Invertzucker**, der zu je 50 Prozent aus Glucose und Fructose besteht. Als Süßungsmittel dienen auch **Maltose** und **Malz**. All Zuckeralternativen haben für den Hersteller den Vorteil, dass der Verbraucher nicht weis, dass sich hinter der chemischen Bezeichnung Zucker versteckt. Die alternativen Zucker haben den gleichen Energiegehalt wie Haushaltszucker: 17 kJ/g.

Die folgende Tabelle informiert über die Eigenschaften von Zucker und Zuckeralkoholen. Die Süßkraft wird relativ zu Rübenzucker angegeben und ist von der Konzentration, bei Sirup aber auch von der Zusammensetzung abhängig.

Zucker	Zählt als Zucker?	Relative Süße	Einfluss auf den Blutglucosespiegel	Kariogen	Wirkt abführend
Saccharose	Ja	1,0 (Definition)	Mäßig	Ja	Nein
Glucose	Ja	0,5 – 0,6	Hoch	Ja	Nein
Fructose	Ja	1,1 – 1,7	Gering	Ja	Nein
Lactose	Ja	0,2 – 0,6	Mäßig	Ja	Ja
Maltose	Ja	0,3 – 0,6	Hoch	Ja	Nein
Glucosesirup	Ja	0,3 – 0,5	Hoch	Ja	Nein
Fructosesirup	Ja	0,8 – 0,9	Gering	Ja	Nein
Invertzucker	Ja	0,8 – 0,9	Mäßig	Ja	Nein
Mannit	Nein	0,4 – 0,5	Klein	Leicht kariogen	Ja
Sorbit	Nein	0,4 – 0,5	Klein	Leicht kariogen	Ja
Xylit	Nein	1,0	Klein	Nein	Ja
Isomalt	Nein	0,5	Gering	Nein	Nein
Maltit	Nein	0,6 – 0,9	Gering	Nein	Ja
Lactit	Nein	0,3 – 0,4	Kein Einfluss	Nein	Ja, stark
Erythrit	Nein	0,6 – 0,8	Kein Einfluss	Nein	Ja, stark

In der Praxis spart man durch Zuckeralkohole keine Energie. Es gibt sogar Beispiele, in denen zuckerreduzierte Lebensmittel energiereicher sind als konventionelle Produkte.

Bei Bonbons oder Kaugummis werden Zuckeralkohole eingesetzt, da diese lange mit den Zähnen in Kontakt sind und klebrig sein können. Dann ist von Vorteil, dass die meisten Zuckeralkohole kaum kariogen sind. Zuckeralkohole werden aber auch für Müsliriegel und Ähnliches eingesetzt, wo Zucker eine Hauptzutat ist. Ich hatte schon einmal einen Müsliriegel zum Begutachten, der 46 g Maltit pro 100 g enthielt – das ist mehr als die maximale erlaubte Tagesmenge eines Erwachsenen von 30 g. Zwei dieser Riegel gegessen, dazu noch ein paar zuckerfreie Bonbons, und der Durchfall ist vorprogrammiert.

Wie viele Mahlzeiten am Tag sind optimal?

Zu diesem Themenkreis gab es noch zahlreiche andere Fragen, wie „Wird man dick, wenn man abends noch etwas isst?", und „Machen Kohlenhydrate eher dick, wenn sie abends gegessen werden?". Es geht also um die Menge der Mahlzeiten, ihre Größe und den Zeitpunkt, zu dem man isst.

Die frühere Merkregel „Morgens speisen wie ein König, mittags wie ein Fürst und abends wie ein Bettler" ist heute überholt. Hinter ihr steckte die Vermutung, dass man zum Frühstück viel essen sollte, damit man Energie für den Tag hat. Eine nicht ganz so üppige Mahlzeit sollte Nährstoffe für den Nachmittag liefern und abends sah man keinen großen Nährstoffbedarf, da dann keine Arbeit geleistet wurde und die Nachtruhe folgte. Manche postulierten sogar, dass die Abendmahlzeit, wenn sie zu üppig ist, über Nacht zu Fett umgewandelt wird.

Diese Vorstellung ist aus verschiedenen Gründen überholt. Zum einen geht sie davon aus, dass man am Tag erheblich mehr Energie benötigt als in der Nacht. Das mag früher so gewesen sein, als ein Großteil der Bevölkerung körperliche Arbeit verrichten musste, ist aber heute nicht mehr gegeben. Der Energiebedarf ist am Tag nicht wesentlich höher als nachts. Bei überwiegend sitzender Tätigkeit entfallen rund 60 Prozent des Gesamtenergiebedarfs nur auf den Grundenergiebedarf, und diesen Tätigkeiten gehen die meisten von uns nach. Untersuchungen zeigen im Gegenteil, dass Personen, die schon zum Frühstück viel zu sich nehmen, ein Problem haben, nicht zu viel Energie aufnehmen, denn sie dürfen nun den restlichen Tag nur wenig essen, was oft schwerfällt.

Heute werden drei große und zwei kleine Mahlzeiten empfohlen. Der Hauptgrund für diesen Rat ist es, dass dann der Blutzuckerspiegel zwischen den Mahlzeiten nicht so stark absinkt. Der abfallende Spiegel wird mit anderen Parametern für das Hungergefühl verantwortlich gemacht. Ein zweiter Grund ist, dass so die Mahlzeiten abwechslungsreicher gestaltet werden können.

Dagegen spricht, dass viele weniger Probleme damit haben, eine Mahlzeit komplett auszulassen, als eine schon begonnene (zu üppige) Mahlzeit abzubrechen, wenn die Sollzufuhr erreicht ist. Zudem sättigen wenige größere anstatt mehrerer kleiner Mahlzeiten besser. Die DGE empfiehlt daher fünf Mahlzeiten, sieht aber keinen Grund bei nur dreien die Lebensgewohnheiten zu ändern. Bei den Zwischenmahlzeiten (je eine zwischen Frühstück und Mittagessen und eine zwischen Mittag- und Abendessen) sollte man wenig Energie zu sich nehmen. Geraten wird dazu, zu den Zwischenmahlzeiten fettarme Milchprodukte (Joghurt, Kefir, Buttermilch) oder Obst zu essen.

Viele, die berufstätig sind, haben eine andere Strategie entwickelt. Sie essen morgens und abends gut, tagsüber nur wenig. Auch wenn dies nicht von Experten empfohlen wird, hat dies einige Vorteile: Man vermeidet das Kantinenessen, dessen Nährstoffgehalt unbekannt und vielleicht zu hoch ist, und wenn man tagsüber nicht zu viel isst, dann kann man abends eine gut sättigende Hauptmahlzeit zu sich zu nehmen, ohne seinen Tagesbedarf zu überschreiten. So ist es einfacher sein Gewicht zu halten – zumindest solange abends nicht nach dem Abendessen beim Fernsehen noch Chips verdrückt werden und die Zwischenmahlzeit am Tag nicht aus Schokoriegeln besteht.

Man muss auch über den Tellerrand schauen. So halten sich die Mittelmeerländer, bei denen es üblich ist, morgens relativ wenig zu essen, tagsüber fast gar nichts und abends eine sehr große Mahlzeit zu sich zu nehmen, überhaupt nicht an unsere Vorstellungen für eine gesunde Ernährung. Trotzdem haben die Leute dort eine viel geringere Neigung zu Herz-/Kreislauferkrankungen, was in der Fachwelt schon den Ausdruck **„Mittelmeer-Paradoxon"** oder **„Französisches Paradoxon"** erhielt. Dafür wird allerdings nicht das späte Essen, sondern Rotwein verantwortlich gemacht, auch wenn inzwischen viele diese simple Beziehung zwischen Wirkung und Ursache bezweifeln.

Nach der heutigen Forschung ist es egal, wie oft Sie essen und wann. Was zählt ist die Gesamtenergieaufnahme, und zwar unabhängig von dem Zeitpunkt und der Menge. Es ist unwichtig, ob man nun morgens viel isst, mittags oder abends, ob es nun viel auf einmal ist oder mehrere kleine Portionen. In der Summe sollten Sie die Mahlzeiten so anlegen, wie Sie am besten damit zurechtkommen. Es gibt auch nicht, wie dies bei bestimmten alternativen Lebensformen, wie der Hay'schen Trennkost postuliert wird, tageszeitliche Rhythmen, dass man also zu bestimmten Zeiten das Essen besser verdaut oder zu anderen schlechter. Erst recht nicht werden, wenn man nachts etwas isst, „Schlacken" abgelagert (siehe S.181). Das gilt für alle Nährstoffe, egal ob es sich um Kohlenhydrate, Eiweiß oder Fett handelt. Wenn es trotzdem eine Empfehlung gibt, dann die, nach 20 Uhr nicht mehr viel zu essen. Der Grund ist relativ einfach: Dann reicht das Sättigungsgefühl aus, bis Sie schlafen gehen. Sie können so also eher Ihren Nährstoffbedarf einhalten.

Was versteht man unter der Nährstoffdichte?

Dieser Fachbegriff aus der Ernährungslehre hat inzwischen Einzug in die Medien gehalten und selbst Köche verwenden ihn, auch wenn sie oft nicht genau wissen, wovon sie reden.

Die Definition ist recht einfach: Unter der Nährstoffdichte versteht man den Gehalt eines Nährstoffs bezogen auf den Energiegehalt. Leider gibt es nun keinen Wert bei dem man sagen könnte etwas wäre „gut" oder „schlecht". Das ist schon deswegen nicht möglich, weil es ja nicht **den** Nährstoff gibt, sondern drei energieliefernde und etwa zwei Dutzend Vitamine und Mineralstoffe. Daher vergleicht man Lebensmittel und sagt dann „A hat im Vergleich zu B" eine hohe Nährstoffdichte, wobei man auch immer sagen muss, auf welchen Nährstoff man sich bezieht. Eine absolute Aussage erhält man, wenn man als Referenz den Tagesbedarf des Nährstoffs geteilt durch den Tagesenergiebedarf nimmt. Liegt der Wert höher als die Referenz, so liegt eine höhere Nährstoffdichte vor, liegt er darunter, dann eine niedrigere. Hierzu ein Beispiel:

Für das Vitamin B_1 (Thiamin) liegt die Empfehlung für eine Zufuhr von 1,3 mg bei einem Energiebedarf von 10.000 kJ. Der Referenzwert ist also 0,13 mg/1000 kJ. Weißbrot enthält 0,085 mg Thiamin bei einem Energiegehalt von 987 kJ. Die Nährstoffdichte beträgt also 0,086 mg/1000 kJ. Das ist deutlich weniger als der Referenzwert, Weißbrot hat also eine niedrige Nährstoffdichte. Weizenvollkornbrot enthält 0,25 mg Vitamin B_1 pro 100 g bei einem Energiegehalt von 857 kJ/100 g. Es hat eine Nährstoffdichte von 0,29 mg/1000 kJ. Das ist deutlich höher als der Referenzwert. Vollkornbrot hat damit eine hohe Nährstoffdichte. Nicht bei allen Nährstoffen ist allerdings eine hohe Dichte erwünscht, so z. B. nicht bei Natrium.

Damit verwandt ist die **Energiedichte**, die sich auf den Energiegehalt der Lebensmittel bezieht. Je nach Autor kann man dann Grenzen einführen, und von „niedriger", „mittlerer" oder „hoher" Energiedichte reden. Die Apothekenrundschau legte z. B. folgende Kriterien fest:

	kcal/100 g	kJ/100 g
Niedrige Energiedichte	<150 kcal	<628 kJ
Mittlere Energiedichte	150 – 250 kcal	628 – 1047 kJ
Hohe Energiedichte	> 250 kcal	> 1047 kJ

Ist Gelatinezufuhr (etwa in Form von Wackelpudding) gut für den Knorpelaufbau?

Nein. Der Mensch benötigt zum Aufbau von körpereigenem Eiweiß acht Aminosäuren, die er nicht selbst bilden kann. Die anderen zwölf kann er aus diesen elementaren Aminosäuren aufbauen. Sie sind also gewissermaßen die „Basismodelle", die chemische Strukturen enthalten, welche der Körper selbst nicht bilden, wohl aber modifizieren kann (siehe S.242).

Das Eiweiß im Bindegewebe besteht aus **Kollagen**, in reiner Form ist es als Gelatine im Handel. Kollagen findet man im Knorpelgewebe und im Bindegewebe. Es besteht aus drei ineinander verschlungenen wendelförmigen Molekülen, die einen Strang bilden. Der Aufbau ist sehr einfach, jede dritte Aminosäure ist die einfachste, Glycin. Die Wendeln bestehen aus der Sequenz Glycin-X-Y, wobei die Aminosäure Prolin sehr häufig in der X-Position zu finden ist und die daraus gebildete Aminosäure Hydroxyprolin in der Y-Position. Aus diesen drei Aminosäuren besteht mehr als die Hälfte des Moleküls, keine dieser Aminosäuren ist essenziell, und die essenziellen Aminosäuren Cystin und Tryptophan fehlen komplett. Aus Gelatine kann der Körper daher keine anderen Eiweiße aufbauen. Dazu werden alle essenziellen Aminosäuren benötigt, es fehlen aber zwei. Kollagen hat die biologische Wertigkeit Null.

Kann der Körper aus Gelatine noch Knorpel aufbauen? Nein, diese Idee basiert auf der Vorstellung, dass der Körper irgendwie weiß, was er aufnimmt und versucht das Beste daraus zu machen, also wieder dieselbe Substanz zu bilden. Dem ist aber nicht so. Alle aufgenommenen Aminosäuren, egal, von welchem Nahrungsmittel sie stammen, gelangen in einen gemeinsamen Pool. Sie vermischen sich. Sie werden so genutzt, wie der Körper sie gerade braucht. Wird gerade Muskeleiweiß benötigt, weil Sie Kraftsport betreiben, so müssen die Aminosäuren dafür vorhanden sein. Wird Knorpel benötigt, so werden die Aminosäuren ebenfalls aus dem Pool entnommen oder durch andere gebildet, die als Vorläufer dienen. Da Knorpelgewebe nur aus wenigen Aminosäuren besteht, kann es praktisch aus jedem Eiweiß gebildet werden. Nur umgekehrt wird kein Schuh draus: Da essenzielle Aminosäuren fehlen, kann der Körper das Überangebot an Glycin, Prolin und Hydroxiprolin aus der Gelatine nicht sinnvoll nutzen und verwertet das Eiweiß energetisch.

Die Vorstellung impliziert auch, dass es eine Situation gibt, in der besonders viel Knorpelgewebe gebildet wird, doch das ist nicht der Fall. Es hat nur in und an den Knochen eine wichtige Funktion. Also wird es nur beim rapiden Knochenwachstum in der Pubertät in hohem Maße benötigt. Viel kritischer ist aber die Versorgung der

Knochen mit Calcium, das die Stützsubstanz bildet (der Knorpel ist elastisch, ohne das Calciumskelett wären die Knochen biegsam). Jugendliche nehmen rund 100-mal mehr Eiweiß als Calcium auf. Viel mehr Kollagen steckt im Bindegewebe und in der Haut. Für die Synthese benötigt der Körper auch Vitamin C. Es bildet die Aminosäuren Hydroxyprolin und Hydroxylysin, die nur im Kollagen vorkommen. Ist nicht genügend Vitamin C vorhanden, so kann auch kein Kollagen gebildet werden. Die Vitamin-C-Mangelkrankheit Skorbut zeichnet sich daher durch Schädigungen am Bindegewebe aus, wie Blutungen, Hautentzündungen, Zahnfleischbluten und -schwund. Erst später kommt es zu Knorpelschädigungen wie Gelenkentzündungen. Das zeigt auch, dass Knorpel nur einen geringen Umsatz an Kollagen haben, dagegen das Bindegewebe einen sehr hohen. Allerdings kann auch durch Gelatine die Hautalterung (die auf Veränderungen des Kollagens mitberuht) nicht verhindert werden. Denn der Anteil, der ab- und erneut aufgebaut wird, ist konstant, unabhängig von der Nährstoffzufuhr.

Da in unserer Ernährung zu viel Eiweiß vorhanden ist (rund 50 Prozent mehr als empfohlen), ist der Körper nicht auf Gelatine angewiesen. Er verbrennt das nicht benötigte Eiweiß und erzeugt Energie. Bei Fleisch ist Kollagen unerwünscht. Beim Braten bewirkt es das Schrumpfen des Fleisches, da sich die Fasern dann zusammenziehen. Je mehr Bindegewebe Fleisch erhält, desto zäher ist es.

Ab wann ist man Alkoholiker?

Die Frage hat nichts mit Ernährung zu tun, doch da es hier einige Missverständnisse gibt, an dieser Stelle eine Antwort. Im persönlichen Umgang stelle ich fest, dass viele versuchen, dies an dem Alkoholkonsum festzumachen, so nach dem Motto „Ein Viertel Wein pro Tag ist Genussverhalten und bei einer Flasche ist man Alkoholiker". Doch so einfach ist es nicht. So müsste man definieren, ob dies der Durchschnittskonsum ist oder ein Spitzenkonsum. Es gibt ja viele Leute, die trinken über die Woche nichts, genehmigen sich aber am Wochenende dann eine gute Flasche Wein.

Die Medizin hat einen anderen Ansatz: Alkoholiker ist man, wenn man süchtig nach Alkohol ist, also auf ihn nicht verzichten kann. Das beinhaltet eine **psychische oder physische Abhängigkeit**. Die Psychische ist, dass die Person ein Verlangen nach Alkohol hat, die physische, dass sich im Körper Entzugserscheinungen einstellen, wenn man keinen Alkohol zu sich nimmt.

Es gibt viele Formen des Alkoholismus. Bei einer ist die physische Abhängigkeit sehr ausgeprägt, und die Betroffenen brauchen praktisch dauernd Alkohol, sind bestrebt, einen gleich hohen Blutalkoholspiegel aufrechtzuerhalten. Andere haben vorwiegend eine psychische Abhängigkeit, greifen also zur Flasche, wenn sie Sorgen, Stress oder andere negative Gefühlslagen haben, kommen aber sonst ohne Alkohol aus. Eine weitere Form sind die Trinker, die vorwiegend bei geselligen Anlässen viel trinken, aber auch sonst viel im Alltag zu sich nehmen. Vor allem früher waren die „Quartalssäufer" eine häufige Gattung: Diese nehmen nur zu bestimmten Anlässen Alkohol zu sich, dann jedoch exzessiv. Früher deswegen, weil damals der Lohn wöchentlich oder monatlich in Bargeld ausgezahlt wurde und dann von diesen (meist männlichen) Betroffenen recht schnell in Alkohol umgesetzt wurde.

Heute weiß man, dass jeder alkoholkrank werden kann und dies nicht nur durch äußere Ereignisse zustande kommen kann (z. B. Einschnitte im Leben wie der Verlust des Arbeitsplatzes, Eheprobleme oder der Verlust eines nahen Verwandten, die dazu führen, dass Betroffene mehr Alkohol trinken), sondern man auch durch einen steigenden täglichen Konsum alkoholkrank werden kann. Wichtig sind daher die Symptome einer Alkoholabhängigkeit:

- Starkes Verlangen oder eine Art Zwang, Alkohol zu konsumieren.

- Verminderte Kontrollfähigkeit in Bezug auf Menge, Beginn oder Ende des Konsums. Es wird mehr Alkohol oder über einen längeren Zeitraum konsumiert als geplant. Es gibt Probleme, den Konsum zu kontrollieren, ihn einzuschränken oder zu vermeiden.

- Körperliche Entzugserscheinungen bei Alkoholentzug oder Reduktion der Menge.

- Die Gewöhnung an den Alkohol: Es sind zunehmend größere Mengen an Alkohol erforderlich, um eine bestimmte Wirkung zu erzeugen, oder es treten bei fortgesetztem Konsum der gleichen Menge deutlich geringere Effekte auf.

- Einengung des Lebens auf den Alkohol, d. h. Vernachlässigung anderer Interessen zugunsten des Alkoholkonsums.

- Anhaltender Konsum an alkoholischen Getränken, obwohl der Betroffene sich über die Art und das Ausmaß des Schadens bewusst ist.

Liegt nur einer dieser Punkte vor, so ist man alkoholabhängig. In Europa ist der Alkoholmissbrauch verantwortlich für 7,4 Prozent der vorzeitigen Todesfälle, er ist damit die dritthäufigste vorzeitige Todesursache nach Tabakkonsum und Bluthochdruck.

Gibt es eine wünschenswerte Alkoholzufuhr?

Es ist unbestritten, das chronischer Alkoholkonsum gesundheitsschädlich ist. Jedes Jahr sterben in Deutschland etwa 40.000 Personen (2 Prozent aller Sterbefälle) an Alkoholsucht. Häufigste Todesursache ist mit 9.500 Toten pro Jahr die Leberzirrhose.

Durchschnittlich macht Alkohol 5 Prozent der Energieaufnahme aus. Die Schwankungen sind individuell sehr ausgeprägt. Doch gibt es wie bei anderen Stoffen auch eine Dosis, bei der Alkohol gesundheitsförderlich ist?

Diskutiert wird, ob es eine Empfehlung für eine kleine tolerierbare Alkoholmenge geben sollte. Untersuchungen ergaben, dass das geringste Mortalitätsrisiko bei einer täglichen Aufnahme von 19 g reinem Ethanol bei Männern oder 10 g bei Frauen vorliegt. Die Wirkung ist nicht an ein bestimmtes Getränk gebunden und beruht auf einem gewissen Schutz, an koronaren Herzkrankheiten zu erkranken, der sich bei dieser geringen Alkoholmenge einstellt. Dies entspricht dem Konsum von 0,5 l Bier bei einem Mann oder einer 0,25 l Bier bei einer Frau. Die genaue Wirkung ist leider noch nicht bekannt. Der Effekt ist zudem altersabhängig. Je älter man ist, desto ausgeprägter ist er. Bei jungen Erwachsenen wurde er kaum beobachtet. Eindeutig widerlegt ist, dass sekundäre Pflanzeninhaltsstoffe in Rotwein positive Gesundheitswirkungen haben. Besser gesagt: Sie haben sie, doch nur als Reinsubstanz. Die Konzentration im Wein ist zu gering um messbare Effekte zu verursachen, man müsste 200 Viertel Wein auf einmal trinken, um die Mengen aufzunehmen, die in Versuchen positiv wirkten.

Die Empfehlungen von DGE und Bundesministerium für Gesundheit laufen daher auseinander. Die DGE empfiehlt nach wie vor keinen Alkohol, spricht zwar die positiven Ergebnisse an, verweist aber darauf, dass es sehr schwierig ist, diese kleine Menge nicht zu überschreiten (es ist eine Tages- und keine Stundendosis) und darauf, dass Alkohol keinerlei Vitamine, Mineralstoffe oder andere essenzielle Bestandteile enthält. Das Bundesgesundheitsministerium hält dagegen einen Konsum von maximal 20 – 25 g Alkohol pro Tag bei Männern (10 – 15 g bei Frauen) für tolerabel. Das entspricht einem Viertel Wein bei einem Mann oder einem Viertelliter Bier bei einer Frau.

Wie viel Flüssigkeit sollte man pro Tag trinken?

Wie bei allen Nährstoffen gibt es beim Wasser einen Minimalbedarf, einen Optimalbedarf, und ab einer bestimmten Menge wirkt es giftig. Der Minimalbedarf ist dadurch gekennzeichnet, dass eine Mindestmenge an Wasser notwendig ist, um zum einen Verluste auszugleichen (die Atemluft enthält Wasser, und über den Schweiß geben wir

Flüssigkeit ab) und zum anderen, weil die Niere Salze, aber auch Abbauprodukte nicht unbegrenzt stark konzentrieren kann. Der Optimalbedarf liegt vor, wenn die Niere den Harn nicht übermäßig konzentrieren muss und man Reserven hat, wenn die Abgabe über Schweiß oder Atemluft, aber auch bei Durchfall zu hoch ist.

Ab einer bestimmten Aufnahmemenge ist die Niere überfordert, wenn sie zu hohe Harnmengen filtrieren muss. Sie muss dies aber tun, damit die Konzentration von Elektrolyten im Körper durch die Verdünnung nicht zu anderen Schäden führt.

In unseren Breiten beträgt die Abgabe von Wasser über die Atemluft etwa 300 g/Tag, es können aber in großer Höhe oder bei sportlicher Betätigung auch 800 ml sein. Die Niere muss mindestens 500 ml pro Tag ausscheiden, um Giftstoffe und Salz loszuwerden. Im Kot stecken rund 160 g Wasser, und über die Haut werden 550 ml abgegeben, auch hier mit starken Schwankungen je nach körperlicher Betätigung und Umgebungstemperatur. Daraus ergibt sich ein **Minimalbedarf** von mindestens 1,51 l Wasser pro Tag.

Bei der Zufuhr muss man berücksichtigen, dass Speisen Wasser enthalten (im Durchschnitt 875 ml), und beim Abbau der Nahrung entsteht auch Wasser (rund 335 ml), sodass die Minimalzufuhr über Getränke 300 ml beträgt.

Wünschenswert ist eine Gesamtzufuhr (**Optimalbedarf**) von 2 – 2,5 Liter Wasser. Unter Berücksichtigung des Wassergehalts von Speisen und Bildung beim Abbau der Nährstoffe verbleiben noch 1,2 bis 1,7 Liter, die auf Getränke entfallen. Sinnvoll ist es die Zufuhr zu verteilen, also lieber öfters ein kleines Glas als zwei oder drei auf einmal.

Wer zu viel Wasser aufnimmt, der kann an einer **Wasservergiftung** sterben. Es gibt zwei Formen: die akute und die chronische. Die Akute kommt vor, wenn jemand in kurzer Zeit, z. B. bei Trinkwettbewerben, sehr viel Wasser trinkt. So starb 2007 bei einem solchen eine Studentin, als sie in drei Stunden rund 8 l Wasser trank, fünf Stunden später war sie tot. Es kommt zu einem Ungleichgewicht der Elektrolyte, Herzrhythmusstörungen, und – dies ist das fatale – nun stellen auch die Nieren ihre Arbeit ein. Um den Elektrolytverlust zu stoppen, scheiden sie nun keinen Urin mehr aus. Alle Zellen saugen sich mit Wasser voll und dehnen sich aus – beim Gehirn ist dies wegen des Schädels nicht möglich, es kommt erst zu Kopfschmerzen, dann zum Lungenödem. Durch den steigenden Hirndruck kann dies zum Koma / Tod führen.

Es gibt auch eine **chronische Wasservergiftung**. Führt man dem Körper jeden Tag viel Wasser zu, allerdings nicht in so kurzer Zeit wie bei der Studentin, sondern über den Tag verteilt, und korrespondiert dies nicht mit einer erhöhten Ausscheidung (Sport, in warmen Gegenden Verluste durch Schweiß), so überfordert man die Niere. Sie soll lebenswichtige Substanzen aus dem Harn zurückresorbieren und tut dies in zwei Stufen, doch wenn sie erheblich mehr Flüssigkeit über Wochen oder Monate verarbeiten muss, so passiert das gleiche wie bei jedem Organ, wenn es dauerhaft überlastet ist, es kommt zum Nierenversagen und damit zum Tod.

Doch man kann entwarnen: Damit dies passiert, muss man täglich um die 10 l Wasser trinken und dies nicht nur einmal, sondern über lange Zeit. Bisher sind nur Fälle bekannt, bei denen dies eine Folge von psychischen Störungen war, da normale Menschen einen Widerwillen gegen einen so hohen Wasserkonsum entwickeln. Dass man kurzzeitig zu viel trinkt, haben Sportmediziner bei Marathonteilnehmern beobachtet. Sie schätzten, dass von 10.000 Läufern rund 3.000 zu viel trinken und bei etwa 50 dies eine Einlieferung ins Krankenhaus nötig macht. Der Fehler, den die Hobbysportler machen, ist, dass sie meinen, die Verluste an Wasser (etwa 1 – 1,5 l/Stunde) kompensieren zu können, indem sie schon vor dem Wettbewerb viel trinken, anstatt laufend während des Wettkampfs.

Wie hoch ist das Risiko von Schwermetallen im Trinkwasser?

Unser Trinkwasser ist das am besten untersuchte und überwachte Lebensmittel: Für Trinkwasser gelten strengere Grenzwerte als für abgefülltes Wasser. Trotzdem haben manche Verbraucher Angst, Wasser aus dem Wasserhahn zu trinken oder bereiten es selbst auf. Dies kann notwendig sein, wenn Sie sehr alte Rohre in der Hausinstallation haben. Die Verantwortlichkeit des Wasserwerks endet an Ihrem Hausanschluss. Hier gibt es zwei Gefahrenquellen: zum einen Bleirohre in sehr alten Häusern. Aus diesen löst sich permanent **Blei**, welches insbesondere für Kleinkinder sehr giftig ist. Vor allem morgens, wenn das Wasser über Nacht in der Leitung gestanden hat, sollte es erst ablaufen, bevor Wasser zum Trinken entnommen wird. Frisches Wasser aus dem städtischen Leistungsnetz ist daran zu erkennen, dass die Temperatur gleichmäßig kühl (etwa 13 – 14 Grad Celsius) bleibt. Viele Verbraucher bereiten ihr Trinkwasser auf, um kalkarmes Wasser zu gewinnen, da Getränke (wie Tee) dann besser schmecken. Dabei wird in der Regel auch Blei gebunden.

Die zweite Gefahr sind falsche Installationen. Hier ist es das **Kupfer**, das problematisch sein kann. Kupferleitungen bilden bald eine Schutzschicht aus, die verhindert, dass sich Kupfer löst. Das kann geschehen, wenn Kupferleitungen direkt mit Eisenleitungen verbunden werden. An dieser Stelle kann sich durch eine elektrochemische Reaktion lokal Kupfer lösen.

Eine neue Quelle von Schwermetallen sind Mischbatterien aus Messing. Hier sind es Eckverbindungen und Absperrventile, die bleihaltige Legierungen wie **Messing** enthalten, die dann Blei ins Wasser abgeben können. Leider enthalten auch moderne Legierungen noch sehr viel Blei. 3 Prozent Blei sind heute noch erlaubt. Das braune Wasser, das aus dem Hahn kommt, wenn es längere Zeit steht, enthält Eisen, da Eisenrohre durch den Sauerstoff im Wasser laufend korrodieren und dabei **Rost** bilden. Es ist allerdings gesundheitlich völlig unbedenklich und könnte sogar zur Eisenversorgung genutzt werden – nur wird dies keiner machen, da es widerlich schmeckt.

Mit Wasserfiltern zum Binden von Mineralien im Wasser handelt man sich aber ein anderes Problem ein. Die Filter mit ihrer großen Oberfläche neigen dazu, zu verkeimen und geben dann Mikroben ins Wasser ab. Sicherer ist es daher, das gefilterte Wasser zu erhitzen. Bakterien können sich auch in flexiblen Kunststoffschläuchen oder -rohren vermehren. Daher sollte man Wasser in jedem Falle ablaufen lassen, bis es gleichmäßig kühl aus der Leitung kommt.

Eine weitere Gefahr kann **Nitrat** im Wasser sein. Nitrat an sich ist ungefährlich, wird jedoch im Körper und durch Bakterien zu Nitrit reduziert. Im Blutkreislauf reagiert es mit den roten Blutkörperchen. Es entsteht Methämoglobin, das nicht in der Lage ist, Sauerstoff zu transportieren. Nitrit ist vor allem für Säuglinge toxisch, da bei ihnen ein Enzym, welches aus dem Methämoglobin wieder das normale Hämoglobin bildet, noch nicht aktiv ist. Bei Erwachsenen ist stark gedüngtes Gemüse und Fleisch, dem Nitrat und Nitrit zugesetzt wird, die Hauptquelle für Nitrat. Bei der Verwendung von fertiger Säuglingsnahrung kann es das Wasser sein, wenn das Einzugsgebiet durch landwirtschaftliche Bewirtschaftung verunreinigt ist. Das Gemüse in der Säuglingsnahrung sollte nitratarm sein, da die meisten Hersteller nur ökologisch angebautes Gemüse für Säuglingsnahrung verwenden. Der ADI (Acceptable Daily Intake) Wert von Nitrat beträgt 3,65 mg/kg Körpergewicht. Trinkwasser darf 50 mg/l enthalten. Die Gehalte sind besonders hoch in landwirtschaftlich intensiv genutzten Gebieten, bei denen das Trinkwasser aus oberflächennahem Wasser stammt. Im Zweifel ist es sinnvoll, für die Säuglingsnahrung Mineralwasser zu verwenden. Früher sah man auch die Nitratbelastung für Erwachsene kritisch, da aus ihm unter bestimmten Umständen Nitrosamine entstehen können, die krebserregend sind. Heute weiß man, dass ein Abbauprodukt des Nitrats, das **Stickoxid** NO, zu einer erhöhten Durchblutung der Herzkranzgefäße führt und andere positive Wirkungen aufweist. So wird heute nicht mehr empfohlen, die Nitrataufnahme zu senken. Dies gilt allerdings nur für Erwachsene und größere Kinder.

Eine neue Gefahr ist **Uran** im Trinkwasser. Die Giftwirkung von Uran beruht nicht auf der radioaktiven Strahlung. Dazu wird zu wenig aufgenommen, und durch die lange

Halbwertszeit ist die Strahlenbelastung gering. Uran ist aber ein Schwermetall wie Cadmium und Blei und kann bei hohen Konzentrationen die Nieren schädigen. Lange Zeit gab es keinen Grenzwert für Uran im Wasser. Seit 2011 ist ein Grenzwert von 10 µg/l in Deutschland in Kraft. Dieser ist umstritten. Er ist zwar einer der niedrigsten Grenzwerte (die WHO empfiehlt 15 µg/l und in den USA beträgt er 30 µg/l. In anderen Ländern sind höhere Grenzwerte üblich, in der Slowakei und tschechischen Republik z. B. 1000 µg/l). Nach der Faktenlage zeigten sich bei einer 90 Tagesstudie auch bei so niedrigen Dosen Effekte bei den Nieren, doch im Tierversuch gab es eine toxische Wirkung von Uran je nach Darreichungsform erst bei Mengen von 80 – 1100 mg/kg, also übertragen auf den Menschen bei einer Aufnahme im Bereich von 4,8 bis 60 g/Tag, etwa 1 Million mal höher als die normale Aufnahme. Menschen, die über Jahre uranreiches Wasser getrunken haben (in Brunnenwasser in Finnland wurden Konzentrationen bis zu 1.920 µg/l gefunden), wiesen keine Gesundheitsschäden auf. Lediglich in einem Fall war beim jüngsten Kind einer Familie die Konzentration eines Immunglobulins gesunken. Es gab aber keine Hinweise auf Nierenschädigungen, welche bei hohen Dosen auftreten.

Die unterschiedlichen Grenzwerte in verschiedenen Ländern haben daher weniger einen wissenschaftlichen Hintergrund, als vielmehr die Belastung des Wassers. In Finnland und der früheren Tschechoslowakei gibt es Uranvorkommen oder Erzvorkommen, die Uran als Begleitmineral enthalten. Dort gibt es kaum Trinkwasser mit wenig Uran. Bei uns gibt es mit Ausnahme des Schwarzwaldes und in Ostthüringen keine derartigen Erzvorkommen nahe der Oberfläche. Die Uranbelastung in Restdeutschland beruht auf dem Einbringen durch Phosphatdünger, die Uranverbindungen als Verunreinigungen enthalten. Gedüngter Boden enthält bis 10 mg Uran pro Kilogramm Erde. Uran wird durch den Regen ausgewaschen und gelangt ins Grundwasser. Die Belastung ist aber gering, verglichen mit der natürlichen Belastung durch Auswaschungen von Erzen in Süddeutschland. Der Grenzwert wird daher wie bei anderen Grenzwerten so festgelegt, dass er so niedrig ist, dass Gemeinden die darüber liegen, sich anstrengen müssen ihn zu senken, er liegt aber noch weit unterhalb der Grenze, wo das Uran gefährlich wird, denn auch in Finnland und der Slowakei sterben die Leute nicht an dem dort 100-mal häufigeren Uran im Trinkwasser.

Der Grenzwert ist daher ein politischer Grenzwert, denn 10,6 µg betrug 2009 der höchste an die Europäische Union gemeldete Analysewert in deutschem Trinkwasser. So ist der Grenzwert von 10 µg/l noch durch Mischung mit unbelastetem Wasser erreichbar. Die Ausfilterung von Uran durch Ionenaustauscher, die von Verbänden wie Food-Watch gefordert wird (mit einem Grenzwert von 2 µg/l) ist bei Trinkwasser praktisch nicht zu finanzieren, weil dann die Ionenaustauscher als Atommüll entsorgt werden müssen. Vor allem müssten dann ja die Personen in allen anderen Ländern (innerhalb der EU und den USA liegen die Grenzwerte bei 15 bis 120 µg/l) noch stärker belastet sein und unter Nierenkrankheiten leiden, das ist jedoch nicht der Fall.

Welche Ernährung bei Eisenmangel?

In Deutschland haben vor allem Frauen einen Eisenmangel. Eisen ist Bestandteil des roten Blutfarbstoffs Hämoglobin. Dort ist das Eisen verantwortlich, dass dieser den Sauerstoff binden kann. Durch die Monatsblutung verlieren Frauen regelmäßig Blut und damit auch Eisen.

Anstatt Pillen zu schlucken, ist es sinnvoller, eisenhaltige Lebensmittel zu essen. Der gleiche Grund, warum das Blut durch einen eisenhaltigen Farbstoff rot gefärbt ist, ist auch der Grund, warum Fleisch rot gefärbt ist. Dort ist es der Muskelfarbstoff Myoglobin, der Eisen enthält. Eisen ist daher in Fleisch reichlich vorhanden. Bei pflanzlichen Nahrungsmitteln ist die Hauptquelle das Vollkorn, da Eisen in den äußeren Randschichten des Korns steckt. Niedrig ausgemahlene Mehle enthalten nur wenig Eisen. Daneben findet man es noch in einigen Gemüse- und Obstsorten und Hülsenfrüchten, die aber nicht so häufig verzehrt werden. Von Bedeutung ist, dass Eisen aus pflanzlichen Lebensmitteln nur zu 10 Prozent resorbiert wird. Aus tierischen Lebensmitteln werden dagegen 30 Prozent aufgenommen. Als Folge stellt man bei Vegetariern sehr niedrige Plasmaspiegel fest, jedoch kommt es nur selten zu einem Eisenmangel, meistens bei erhöhtem Bedarf wie z. B. beim Stillen, wenn über die Muttermilch noch Eisen abgegeben wird. Ein Eisenmangel äußert sich in einer Anämie (Blutarmut).

Der Tagesbedarf wird mit 10 mg bei erwachsenen Männern und 15 mg bei Frauen angegeben. Beim Stillen steigt er auf 20 mg an, in der Schwangerschaft sogar auf 30 mg. Nach ärztlicher Absprache können Frauen in der Stillzeit Eisenpräparate zu sich nehmen, da es sehr schwer ist, 30 mg nur über die Nahrung aufzunehmen. Der Körper verliert dann Eisen, das kann er jedoch nach der Stillzeit wieder ausgleichen.

Lebensmittel	Eisen [mg]/100 g	Lebensmittel	Eisen [mg]/100 g
Huhn, Keule	1,8	Haferflocken	5,1
Hammel, Kotelett	2,1	Weizenmischbrot	1,7
Schweinekotelett	1,8	Vollkornbrot	2,0
Rind, Hochrippe	2,1	Linsen	6,9
Spinat	4,1	Bohnen (Samen)	6,1
Rosenkohl	1,5	Erbsen	1,9

Lebensmittel	Eisen [mg]/100 g	Lebensmittel	Eisen [mg]/100 g
Pfifferlinge	6,5	Himbeeren	2,6

Wer Präparate vorzieht, sollte für eine gute Resorption sorgen. Aus pflanzlichen Lebensmitteln wird das Eisen so schlecht resorbiert, weil dort oft Ballaststoffe und andere Inhaltsstoffe Eisen binden. Es ist dann schwerlöslich und verbleibt im Darm. Umgekehrt können Lebensmittelinhaltsstoffe die Aufnahme fördern, indem sie Eisen in eine lösliche Verbindung überführen.

Solche fördernden Substanzen sind z. B. organische Säuren, wie sie in Früchten vorkommen (Tablette mit Fruchtsaft trinken) und Vitamin C. Das können auch Vegetarier machen, um die Resorption zu erhöhen.

Warum haben die Vitamine so komische Namen, was hat es mit den Buchstaben auf sich?

Als man die Vitamine im letzten Jahrhundert entdeckte, da kannte man ihre chemische Struktur und Wirkungsweise noch nicht. Bekannt war von den ersten Vitaminen, dass sie eine Aminogruppe, wie die Aminosäuren enthalten und ihr Fehlen zu Mangelkrankheiten führte. Daher die Bezeichnung „Vitamine" für Stoffe mit Aminogruppe, die für das Leben notwendig sind. Man fing an, die Substanzen mit einem Buchstaben zu versehen. Später stellte sich heraus, das einige Stoffe nicht lebensnotwendig sind. So fielen einige Buchstaben weg. Das Vitamin F, unter dem die essenziellen Fettsäuren geführt wurden, wurde gestrichen, weil die Menge viel größer als bei anderen Vitaminen ist und die essenziellen Fettsäuren normale Fettbestandteile sind. Dann stellte sich heraus, dass einige Vitamine aus verschiedenen Substanzen bestehen. Man nummerierte diese durch. Dabei muss man zwei Fälle unterscheiden: Vitamine, die aus chemisch sehr ähnlichen Substanzen bestehen. So gibt es drei verschiedene Formen von Vitamin E, die sich nur darin unterscheiden ob an zwei Positionen eine Methylgruppe oder ein Wasserstoffatom angebracht ist. Bei den B-Vitaminen liegt ein anderer Fall vor. Da man die Vitamine zuerst nach den bekannten Mangelsymptomen zuordnete, kamen in die B-Gruppe verschiedene Substanzen. Sie haben eines gemeinsam. Sie sind an Stoffwechselvorgängen als Coenzyme beteiligt. Diese Stoffwechselvorgänge finden in jeder Zelle statt. Ein Mangel wirkt sich daher ähnlich aus und die Krankheitssymptome sind ähnlich. Dabei bestehen die B-Vitamine aus unterschiedlichen Substanzen, von denen man auch unterschiedliche Mengen aufnehmen muss: am wenigsten vom Vitamin B_{12}. Hier beträgt der Tagesbedarf nur wenige Mikrogramm. Am meisten von der Pantothensäure, dem Vitamin B_5 nämlich 8 mg, das ist über tausendmal mehr.

Da Vitamine einen sehr guten Leumund haben, werden auch andere Substanzen als Vitamin propagiert, so die Ubichnone (Vitamin Q) oder Inosit. Da bei einigen Vitaminen die Bezeichnung „Vitamin XY" unüblich ist und man heute weis, dass auch zahlreiche sekundäre Pflanzeninhaltsstoffe wichtig sind, ist mein Ratschlag die chemischen Bezeichnungen zu verwenden, auch wenn sie nicht so einprägsam und für Nicht-Chemiker schwer auszusprechen sind.

Die Tabelle enthält die Namen der bekannten Vitamine. Ist ein Name unüblich, so ist er in Klammern gesetzt. Die Vitamine A, D, E und K sind fettlöslich und kommen nur in fetthaltigen Lebensmitteln vor, die Vitamine B, C und H sind dagegen wasserlöslich.

Vitamin	Chemischer Name	Hauptfunktion
Vitamin A	Retinol	Bestandteil des Sehfarbstoffs, Hautregeneration
Vitamin B_1	Thiamin	Coenzym im Stoffwechsel
Vitamin B_2	Riboflavin	Coenzym im Stoffwechsel
(Vitamin B_3)	Niacin	Coenzym im Stoffwechsel
(Vitamin B_5)	Pantothensäure	Coenzym im Stoffwechsel
Vitamin B_6	Pyridoxin	Überträger chemischer Gruppen, essenziell für den Eiweißstoffwechsel
(Vitamin B_9)	Folsäure	Überträger von Kohlenstoffatomen
Vitamin B_{12}	Cobalamin	Überträger von Kohlenstoffatomen, Bildung der roten Blutkörperchen
Vitamin C	Ascorbinsäure	Radikalfänger, für die Bildung des Bindegewebes notwendig.
Vitamin D	Calciferol	Lagert Calcium in den Knochen ab.
Vitamin E	Tocopherole	Radikalfänger, positive Wirkungen auf Entzündungsheilung
Vitamin H	Biotin	Überträger von Kohlenstoffatomen
Vitamin K	Menachinon (K_2), Phyllochinon, (K_1)	Verantwortlich für die Blutgerinnung

Verlieren Gemüse ihre Vitamine beim Kochen?

Die Hauptnährstoffe Eiweiß, Kohlenhydrate und Fette sind chemisch stabil. Wären sie es nicht, so wäre dies schlecht für unseren Körper, denn er müsste die sonst auftretenden Abbauprozesse stoppen. Natürlich können Mikroorganismen alles abbauen, doch alleine durch Licht und Sauerstoff dauert es Jahrzehnte, bis unser Körper zersetzt ist. Das demonstrieren auch die Mumien, bei denen durch verschiedene Einflüsse die mikrobiellen Prozesse unterbunden sind.

Der einzige Nährstoff, der durch Umgebungseinflüsse schnell verändert wird, sind die essenziellen Fettsäuren. Ihre Doppelbindungen können leicht gespalten und oxidiert werden. Das **Vitamin E** (Tocopherol) benötigt der Körper vor allem, um diese Schäden zu reparieren.

Anders sieht es bei den Vitaminen aus. Viele ihrer Strukturen sind chemisch sehr reaktiv. Da sie oft bei Stoffwechselvorgängen beteiligt sind, ist dies auch nötig. Durch die chemische Reaktivität können sie Reaktionen beschleunigen oder erst möglich machen. Sie sind daher Coenzyme. Die Hauptfeinde der Vitamine sind Wärme, Sauerstoff, Licht und Wasser.

Fangen wir mit dem offensichtlichsten und dem am meisten vergessenen Feind an: dem **Wasser**. Vitamine sind keine Makromoleküle wie Eiweiß oder Stärke. Sie sind wie Zucker und Salz leicht löslich. Schon durch das Waschen werden die wasserlöslichen Vitamine ausgelaugt. Je kürzer und weniger intensiv dies erfolgt, desto besser ist dies. Also besser Gemüse kurz über fließendem Wasser waschen, als lange in stehendem Wasser einweichen. Das gilt auch für das Erhitzen, hier wandert das Vitamin in die Kochflüssigkeit, weshalb man diese, wenn es geht, weiterverwenden sollte. Umgekehrt sind fettlösliche Vitamine für den Körper nur verfügbar, wenn das Nahrungsmittel Fett enthält. Sonst können sie aus dem Lebensmittel nicht herausgelöst werden.

Wird ein Lebensmittel erhitzt, so werden Reaktionen zwischen den Vitaminen und anderen Nahrungsbestandteilen forciert, und die veränderten Vitamine sind dann unwirksam. Daher gibt es auch beim Erhitzen Verluste. Wenn es mehrere Zubereitungsarten gibt, dann ist oftmals die günstigere die, welche eine kürzere **Garzeit** hat, auch wenn die Spitzentemperatur höher ist. Also ist es besser, Gemüse im Dampfdrucktopf kurz hoch zu erhitzen, als in einem normalen Topf lange bei niedriger Temperatur. Unter diesem Gesichtspunkt ist das Warmhalten nicht zu empfehlen. Auf der anderen Seite ist der Aufschluss zahlreicher Nahrungsmittel durch die Hitze eine Voraussetzung dafür, dass die Vitamine für uns verfügbar sind. So beträgt die Aufnahme von β-Carotin, dem Provitamin A, das in Möhren vorkommt, nur 10 Prozent, wenn diese roh und ohne Fett gegessen werden. Weich gekocht und mit Fett verzehrt, können es bis zu 80 Prozent sein.

Da beim Erhitzen die meisten Vitamine oxidiert werden, ist **Sauerstoff** ein Feind vieler Vitamine. Im Lebensmittel oder der „biologischen Matrix" sind sie vor dem direkten Kontakt mit Sauerstoff geschützt. Fleisch ist von der Haut bedeckt. Die Schalen von Obst und Gemüse sind mit Wachsen belegt und Korn hat äußere Spelzen, die es schützen. Mit der Zerkleinerung der Lebensmittel kommt Sauerstoff an die Zellen und die Vitamine werden oxidiert, gehen also eine Verbindung mit dem Sauerstoff ein und verlieren ihre biologische Wirkung.

Für manche Vitamine ist auch **Licht** gefährlich, vor allem die UV-Strahlung. Sie liefert die Energie, die Doppelbindungen aufspaltet. Es kann dann zu Oxidationen kommen, die von alleine nicht stattfinden würden. Analog wirken Metalle. Sie sind Katalysatoren, welche die obigen Reaktionen beschleunigen, damit diese nicht nur bei der Hitze stattfinden, sondern auch bei Zimmertemperatur. Auch das Milieu spielt eine Rolle. Manche Vitamine werden in sauren oder alkalischen Lebensmitteln schneller abgebaut als in einem neutralen Milieu. Die meisten Lebensmittel sind sauer.

Die einzelnen Vitamine sind unterschiedlich empfindlich. Die folgende Tabelle informiert über die durchschnittlichen Verluste bei der Nahrungszubereitung.

Vitamin	Säure	Alkali	Sauerstoff	Licht	UV	Hitze	Verluste
Vitamin A (Retinol)	-	-	+	+	+	-	10 – 30
Vitamin D (Calciferol)	-	-	+	+	+	-	Gering
Vitamin E (Tocopherol)	-	-	+	+	+	-	50
Vitamin K	-	+	-	+	+	+	5
Vitamin B_1 (Thiamin)	-	+	+	-	+	+	30 – 50
Vitamin B_2 (Riboflavin)	-	+	-	+	+	+	0 – 50
Vitamin B_6 (Pyridoxin)	-	-	-	+	+	+	0 – 40
Vitamin B_{12} (Cobalamin)	+	+	+	+	+	-	
Pantothensäure (Vitamin B_9)	+	+	-	-	-	+	0 – 45
Folsäure	+	-	-	-	+	+	0 – 90
Niacin (Nicotinamid)	-	-	-	-	-	-	0 – 30
Vitamin C (Ascorbinsäure)	-	+	+	+	+	+	20 – 80
Vitamin H (Biotin)	-	-	-	-	+	-	0 – 70

Die Tabelle ist so zu lesen: „+" bedeutet, das Vitamin ist empfindlich gegenüber diesem Einfluss. Die Höhe der Verluste hängt aber nicht nur von der Empfindlichkeit ab (man vergleiche nur die Werte für Vitamin K und Niacin), sondern auch in welchen Lebensmitteln das Vitamin vorkommt und wie dieses typischerweise verarbeitet wird. Bei Niacin entstehen die Verluste vor allem durch das Auswaschen. Niacin ist ein relativ stabiles Vitamin. Vitamin K ist fettlöslich und kann nicht ausgewaschen werden.

Daraus ergeben sich folgende Regeln für eine vitaminschonende Ernährung:

- Verwenden Sie Garmethoden mit kurzen Garzeiten – besser einen Dampfdrucktopf als einen normalen Topf benutzen. Essen sollte nicht lange warmgehalten werden.

- Verzichten Sie auf überflüssiges Wasser beim Waschen (nicht in Wasser einlegen) und Kochen (wenig Wasser verwenden und nicht weggießen).

- Lassen Sie zerkleinerte Speisen nur so lange wie nötig stehen, decken Sie diese ab! (Schutz vor Licht und Sauerstoff).

- Das Lagern im Kühlschrank verlangsamt den Abbau von Vitaminen. Tiefgefrieren stoppt den Abbau ganz. Tiefgefrorenes Gemüse weist oft mehr Vitamine auf als Gemüse, das erst zum Supermarkt transportiert wurde.

Braucht der Mensch Vitaminpillen?

Verteufelt von zahlreichen Ernährungsberatern sind Vitaminpräparate, sei es als Multivitaminsaft, Tabletten oder Zusatz zu Lebensmitteln. Natürlich können vitaminisierte Lebensmittel oder Präparate keine Ernährungsfehler beheben. Dies wird am deutlichsten am Beispiel der USA, welche durch die gesetzlich vorgeschriebene Vitaminisierung von Brot und anderen Lebensmitteln zwar keinen Vitaminmangel, aber den höchsten Anteil an Übergewichtigen in der Welt haben.

Richtig eingesetzt können Vitaminpräparate Schwankungen der Tagesaufnahme abfedern. Eine falsche Ernährung machen sie aber nicht zu einer Richtigen. Zu viel schadet in der Regel nicht: Überschüssige Vitamine scheidet der Körper aus und Vitamine, die in Überdosierung gefährlich werden können (Vitamin A, D, K), sind in solchen Präparaten nicht zugelassen, in der Menge begrenzt oder durch die ungefährlichen Vorstufen (**Provitamine**) ersetzt.

Wichtig bei der Einnahme von Präparaten ist es, etwas dazu zu essen. Zum einen können die fettlöslichen Vitamine (und Provitamine) nur mit Fett aufgenommen werden, zum anderen fördert das Vitamin C selbst die Aufnahme von Spurenelementen, wie Eisen, aus der Nahrung. Das gilt besonders für Kombinationspräparate, die noch Spurenelemente und Mineralstoffe enthalten. Zur Förderung der Aufnahme der

Mineralstoffe, die teilweise nur zu einem geringen Prozentsatz aus der Nahrung aufgenommen werden, sollte man die Pillen mit resorptionsfördernden Stoffen aufnehmen. Das sind z. B. organische Säuren, die in Fruchtsaft enthalten sind. Aber auch Milch enthält resorptionsfördernde Proteine, welche die Aufnahme zahlreicher Spurenelemente erleichtern. Ideal ist daher unter diesem Gesichtspunkt die Pille mit einem fermentierten Milchprodukt (enthält Milchsäure) wie Buttermilch, Sauermilch oder Joghurt aufzunehmen. Umgekehrt können Stoffe in pflanzlichen Lebensmitteln im Darm Mineralstoffe binden. Sie werden dann nicht aufgenommen. Das sind die **Phytinsäure** in den äußeren Kornschichten (Vollkornprodukte) und die **Oxalsäure** in zahlreiche Gemüsearten wie Rhabarber oder Spinat. Für die Aufnahme von fettlöslichen Vitaminen muss man mit der Vitaminpille Fett aufnehmen, und zwar nicht zu wenig. Bei Vitamin A stellte sich eine gleichbleibend hohe Resorptionsrate erst ein, als gleichzeitig 10 g Fett verzehrt wurden.

Nach der letzten Bestandsaufnahme gibt es trotz reichlicher Ernährung eine Unterversorgung mit Vitamin D und Folsäure und den Mineralstoffen Calcium, Eisen und Iod bei allen Altersklassen.

Welche Schäden treten bei zu vielen Vitaminen / Spurenelementen auf?

Schon Paracelsus erkannte, dass ob ein Stoff giftig wirkt, eine Frage der Dosis ist. Jede Substanz, die wir verzehren, kann ab einer bestimmten Menge für uns gefährlich sein und uns sogar krankmachen. Zum Glück für uns liegt zwischen der optimalen Dosis und der Menge, ab der eine schädliche Wirkung eintritt, bei vielen Vitaminen und Mineralstoffen ein hoher Sicherheitsspielraum. Diesen Sicherheitsspielraum würden wir uns gerne auch bei Cholesterin, Kochsalz und Alkohol wünschen.

Am kritischsten ist bei den Mineralstoffen das **Fluor** (siehe S.11). Empfohlen wird eine Zufuhr von 1,0 mg Fluor pro Tag. Fluor scheint zumindest bei den Säuglingen essenziell zu sein. Bei Fluormangel kommt es im ersten Lebensjahr zu Wachstumsverzögerungen. Für den Erwachsenen ist Fluor nicht mehr lebensnotwendig. Doch die Härte des Zahnschmelzes nimmt bei steigender Fluorzufuhr zu, deswegen ist es auch in Zahnpasta, und die Aufnahme wird empfohlen. Ab 2 mg/Tag kommt es zu Verfärbungen der Zähne („Zahnfluorose"), die jedoch nur ein kosmetisches Problem sind. Ab 10 mg/Tag und Aufnahme über mindestens 10 Jahre kommt es zu der Einlagerung von Fluor in das Skelett, der „Skelettfluorose". Die äußere Knochenschicht wird verhärtet und eventuell versteifen die Gelenke. Da der Gehalt an Fluor im Trinkwasser innerhalb der BRD stark schwankt (es kann bis zu 1,6 mg/l Fluor enthalten), wird empfohlen, die Fluoraufnahme auf unter 3,1 mg (Frauen) bzw. 3,8 mg (Männer) zu beschränken.

Bei zahlreichen anderen Mineralstoffen sind Intoxikationen bei hohen Dosen bekannt, doch sind diese auch mit Präparaten nicht zu erreichen, da diese zu niedrig dosiert sind und die Aufnahme sinkt, je größer das Angebot ist.

Bei den wasserlöslichen Vitaminen scheidet der Körper sie über den Urin wieder aus, sodass sie selbst bei extremen Überdosierungen keine Probleme bereiten. Bei Vitamin C kann es bei empfindlichen Personen zu Problemen kommen, wenn sie dauerhaft mehr als 10 g pro Tag aufnehmen. Das ist der 100-fache Tagesbedarf. Es kommt dann zu Durchfall, weil das Vitamin Wasser im Darm bindet. Weiterhin steigt der Oxalsäurespiegel im Blut und Harn an, da das Vitamin C zu Oxalsäure abgebaut wird. Oxalsäure kann mit dem Calcium im Harn zu einem schwerlöslichen Salz reagieren, das sich dann in den Nierenkanälchen ablagert und diese verstopft. Auch Nierensteine können so entstehen. Die hohen Dosen werden größtenteils nicht resorbiert (von 12 g bei Versuchen nur 1,92 g), binden Wasser und verursachen Durchfall.

Anders sieht es bei den fettlöslichen Vitaminen aus. Dieser kann der Körper nicht ausscheiden und akkumuliert sie. Bekannt sind daher von Vitamin A und D **Hypervitaminosen** (Krankheiten durch zu viel Vitamin). Vitamin E und K werden dagegen auch bei hohen Dosen gut vertragen. Überschüssiges Vitamin A wird in der Leber eingelagert und kann bei dauerhaft hohem Konsum zu einer Vitamin-A-Vergiftung führen. Daher darf Vitamin A nicht in höheren Dosen Lebensmitteln zugesetzt werden oder in Vitaminpräparaten verwendet werden. Vitamin-A-Präparate sind bei höherer Dosierung rezeptpflichtig.

Das β-Carotin (Provitamin A, zugelassen als Lebensmittelfarbstoff E160) galt lange Zeit als unbedenklich. Es gab keinen Grenzwert für den Zusatz zu Lebensmitteln. Eine Studie zeigte 2003 bei β-Carotin, das von Rauchern aufgenommen wurde, bei hohen Dosen (über 20 mg/Tag, etwa der drei- bis vierfache Tagesbedarf) eine Zunahme der Dickdarmcarcinome um 44 Prozent. Auch bei Nichtrauchern soll es in diesen Dosen Prostatakrebs verursachen. Seitdem muss bei hohen Dosen ein Warnhinweis angebracht werden. Die Aufnahme von β-Carotin sollte auf 2 mg/Tag begrenzt werden.

Vitamin D ist mitverantwortlich für die Einlagerung von Calcium in die Knochen. Ein Mangel führt vor allem bei Kleinkindern zur Knochenerweichung, der Rachitis, bei Erwachsenen wird diese Krankheit als Osteomalazie bezeichnet. Bei ausreichender Calciumversorgung ist dies vor allem bei Schwangeren und Stillenden beobachtet worden. Bei einer dauerhaft zu hohen Vitamin-D-Zufuhr (ab dem fünf- bis zehnfachen der Tagesdosis) kommt es zu Calciumeinlagerungen in die Gewebe und Entmineralisierung der Knochen, weshalb Präparate, die mehr als die Tagesdosis an Vitamin D enthalten, rezeptpflichtig sind.

Bei **Vitamin E** wird bei Dosen von 300 mg/Tag (25-facher Tagesbedarf) über Erbrechen, Übelkeit, Kopfschmerzen, später Muskelschmerzen, Erschöpfungszustände und visuelle Beeinträchtigungen berichtet. Bei **Vitamin K** wurde bei hohen Dosierungen Hämolyse, Erbrechen und das Ansammeln von Stoffwechselprodukten der DNA im Urin beobachtet.

Aufgrund der Regelungen wird man im freien Handel keine Präparate finden, die fettlösliche Vitamine in einer Menge enthalten, dass es zu einer Hypervitaminose kommen kann. Auf der anderen Seite ist der Nutzen von hohen Dosen der Vitamine nicht gegeben. Besonders populär sind die antioxidativ wirkenden Vitamine A, C und E. Sie sollen Schäden durch freie Radikale verhindern, die für Alterung, Absterben von Zellen, aber eventuell auch für die Entstehung von Krebs verantwortlich sind.

Die bisher umfangreichste Auswertung des Nutzens dieser Wirkstoffe, eine Metastudie der Universitätsklinik Kopenhagen, untersuchte 68 Studien mit 232.606 Teilnehmern. Das Ergebnis war ernüchternd: Die Aufnahme von hohen Dosen von β-Carotin erhöht das Sterberisiko um 7 Prozent, die Aufnahme von Vitamin A sogar um 16 Prozent und bei Vitamin E steigt es um 4 Prozent. Vitamin C und Selen scheinen wirkungslos zu sein. Es gibt also keinen Nutzen von überdosierten Vitaminen, wohl aber Risiken. Das ist auch nicht verwunderlich. Unser Stoffwechsel ist angepasst an den natürlichen Gehalt der Nahrung. Bei praktisch allen Inhaltsstoffen der Nahrung kennen wir Krankheiten, die ausgelöst werden, wenn wir sie in zu großer Menge aufnehmen wie z. B. Salz (Bluthochdruck), Alkohol (Leberzirrhose), Cholesterin (Arteriosklerose), Protein (Gicht). Sehr oft braucht man noch eine genetische Vorprägung, doch solche Mechanismen sind auch bei Vitaminen zu erwarten.

Bringen Vitamin-Megadosen etwas?

Vitamine sind heute billig herzustellen, viele synthetisch, andere biochemisch (Bakterien werden unter Bedingungen kultiviert, bei denen sie die Vitamine in größerer Menge produzieren, danach wird die „Bakteriensuppe" aufgeschlossen. Die Vitamine gelangen in das Medium und die „Brühe" wird dann gereinigt).

Das führt dazu, dass es zahlreiche Präparate gibt, die ein Mehrfaches des Tagesbedarfs an Vitaminen enthalten. „Vitasprint" wirbt mit einem Gehalt von 500 µg Vitamin B_{12} pro Dosis, die je nach Anwendungsform zwischen 0,70 und 1,50 Euro kostet. Der Tagesbedarf wird zwischen 2,5 und 3 µg angegeben, dies ist also mehr als die hundertfache Tagesdosis. Daneben gibt es zahlreiche Präparate, die sehr hohe Mengen an Vitamin C enthalten und als Radikalfänger fungieren sollen. Sie sollen Krebs vorbeugen und auch Erkältungskrankheiten bekämpfen.

Wie oben erläutert, sind Überdosierungen fettlöslicher Vitamine problematisch, weil der Körper nur wenig Möglichkeiten hat, sie abzubauen. Er kann sie aber speichern, sodass einzelne hohe Dosen noch vertragen werden. Bei wasserlöslichen Vitaminen scheint es (mit Ausnahme von Vitamin C, siehe letzte Frage) keine Möglichkeit der Überdosierung zu geben, denn sie können mit dem Urin ausgeschieden werden.

Es gibt allerdings auch keine Hinweise, dass hohe Mengen nützlich sind. Untersucht ist der Stoffwechsel in seinen Einzelheiten nur bei zwei Vitaminen, dem Vitamin C und Vitamin B_{12}. Bei **Vitamin C** wurde die Sättigung der Gewebekonzentration bei einer Tagesdosis von 120 bis 170 mg beobachtet. Das bedeutet, dass sehr hohe Dosen auch nicht mehr wirken als diese 170 mg. Die Resorptionsrate nimmt kontinuierlich ab und die Ausscheidung, ohne das das Vitamin längere Zeit im Körper verblieb, steigt an. 4

Beim **Vitamin B_{12}** ist der Stoffwechsel noch besser erforscht, da man dieses Vitamin durch das zentrale Cobaltatom leicht radioaktiv markieren und im Körper verfolgen kann. Es zeigt sich, dass der Körper maximal 10 µg einer Einzeldosis (Pille, Mahlzeit) aufnimmt. Das ist der zehnfache Minimalbedarf oder die drei- bis vierfache empfohlene Tagesmenge. Teure Hochdosispräparate wie „Vitasprint" bringen daher keinen Vorteil.

Verordnet werden bei bestimmten Krankheiten Präparate, die ein Vitamin höher dosiert enthalten, diese sind sinnvoll, wenn durch Medikamente die Wirkung des Vitamins aufgehoben wird (so bekannt beim Vitamin K) oder der Bedarf erhöht ist (Schwangerschaft, Stillzeit). Da der Mensch auch für wasserlösliche Vitamine einen kleinen Speicher hat, haben die hohen Dosierungen den Vorteil, dass man eine solche Tablette nicht jeden Tag zu sich nehmen muss. Die Speicher für Vitamin B_1 reicht 1 – 2 Wochen, für Vitamin B_2, B_6, Niacin, C und K 2 – 6 Wochen. Der Vorrat an Folsäure und Vitamin E reicht schon für 3 – 4 Monate und bei Vitamin A sind es 1 – 2 Jahre. Am längsten kann ein Mensch ohne B_{12} auskommen: 5 bis 10 Jahre.

Welche Lebensmittel sind besonders gute Vitaminlieferanten?

Die Vitamine sind sehr ungleich in den Lebensmitteln verteilt, manche sogar extrem ungleich. Bei einigen Lebensmitteln reichen einige Gramm aus, um den Tagesbedarf zu decken, bei anderen müsste man mehrere Kilogramm essen, um die tägliche Dosis aufzunehmen. Im Allgemeinen gilt: Aktives Gewebe ist vitaminreicher als nicht aktives. So sind die Organe von Tieren vitaminreicher als Muskelgewebe und dieses vitaminreicher als Bindegewebe. Bei Pflanzen sind die Samen vitaminreicher als die Blätter und diese vitaminreicher als die Stängel. Im Folgenden habe ich für jedes Vitamin die wichtigste Nahrungsquelle angegeben. Dies ist nicht das Lebensmittel mit dem höchsten Gehalt, da manche Lebensmittel, die sehr selten verzehrt werden, sehr vitaminreich sind. So enthalten Hagebutten und Acerolas von allen Nahrungsmitteln am meisten Vitamin C. Doch wie oft isst man diese? Die folgende Liste enthält daher nur Lebensmittel, die häufig oder zumindest gelegentlich gegessen werden. Desweiteren wurde die übliche Portionsgröße berücksichtigt, so isst man weniger Butter als Salat.

Vitamin	Lebensmittel (in abnehmender Bedeutung)
Vitamin A	Leber, Möhren, Grünkohl, Spinat, Feldsalat, Camembert, Aprikosen, Kopfsalat
Vitamin B_1 (Thiamin)	Schweinefleisch, Vollkorn, Hühnerfleisch, Reis, Haferflocken, Erbsen
Vitamin B_2 (Riboflavin)	Leber, Eier, Milch, Quark, Schnittkäse, Hühnerfleisch, Lachs, Weizenvollkornbrot
Vitamin B_6 (Pyridoxin)	Vollkornreis, Rind+Schweinefleisch, Vollkornbrot, Lachs, Linsen, Fisch
Vitamin B_{12} (Cobalamin)	Leber, Schweinefleisch, Rindfleisch, Hering, Makrele, Milch, Käse, Eier
Niacin	Kaffee, Rindfleisch, Vollkorn, Schweinefleisch, Leber, Hering, Lachs, Pilze
Pantothensäure	Vollkorn, unpolierter Reis, Eier, Leber, Wassermelone
Folsäure	Weizenvollkornbrot, Endivie, Rote Beete, Orange, Spinat, Brokkoli, Wirsing
Vitamin C	Paprika, Zitrusfrüchte, Kartoffeln, Rosenkohl, Blumenkohl, Grünkohl
Vitamin D	Hering, Lachs, Thunfisch, Kalbfleisch, Pilze, Eier, Schmelzkäse, Huhn, Schwein
Vitamin E	Weizenkeimöl, Distelöl, Sonnenblumenöl, Haselnüsse, Olivenöl, Margarine
Vitamin H	Leber, Sojabohnen, Eier, Äpfel, Walnüsse, Erdnüsse, Bananen, Haferflocken
Vitamin K	Sellerie, Kalbsleber, Kartoffeln, Vollkorn, Rosenkohl, Quark, Eier, Vollmilch

Steigert Salz den Blutdruck?

Vor wenigen Jahrzehnten galt der Zusammenhang zwischen dem Bluthochdruck und der Salzaufnahme als gesichert, inzwischen bröckelt an der Erkenntnis einiges. Für die physiologische Wirkung von Kochsalz ist der Natriumanteil des Salzes verantwortlich.

Natrium und Kalium erfüllen im Körper eine wichtige Aufgabe. Sie sind beteiligt am **Flüssigkeitshaushalt** des Körpers. Jede Zelle enthält gelöste Salze, die bewirken, dass Wasser in eine Zelle hinein oder hinaus fließt. Im gesunden Körper herrscht ein Gleichgewicht, das dadurch erreicht wird, dass **Natrium** in den Flüssigkeiten vorherrscht (Blut, Lymphe, Gewebeflüssigkeiten), während **Kalium** innerhalb der Zellen vorkommt. Das Wasser ist bestrebt, ein Ungleichgewicht in der Konzentration auszugleichen. Ist also die Konzentration von Kalium in den Zellen größer als die des Natriums im Blut, so strömt Wasser in die Zellen, um die Konzentration zu verringern. Umgekehrt strömt Wasser aus den Zellen, wenn das Blut viel Natrium enthält, um dessen Konzentration zu senken. Veränderungen der Konzentration an Natrium und Kalium beeinflussen daher den Blutdruck.

Beide Ionen sollten im Körper in gleichem Maße vorhanden sein und in gleichem Maße zugeführt werden. Natrium ist vor allem in tierischen Lebensmitteln enthalten, Kalium in pflanzlichen. Bei einer Mischkost werden daher beide Mineralstoffe zu gleichen Teilen zugeführt. Natrium ist aber auch im Koch- oder Speisesalz vorhanden. Durch das Salzen von Speisen oder das Essen von gesalzenen Lebensmitteln wird in der Praxis erheblich mehr Natrium aufgenommen als benötigt wird. Über Jahrzehnte wurde aufgrund einer Untersuchung eines amerikanischen Arztes eine salzarme Ernährung gefordert. Dessen Postulat, dass Salz Bluthochdruck verursacht, konnte in dieser vereinfachten Form nicht bestätigt werden und gilt heute als populäres Beispiel für einen Ernährungsirrtum.

Was allerdings gesichert ist, ist, dass es "**natriumsensitive**" Personen mit hohem Bluthochdruck gibt. Das heißt: Natrium alleine hat keinen Einfluss auf den Bluthochdruck, ergibt sich dieser aber durch andere Ursachen, so steigert ihn bei dieser Personengruppe kochsalzreiche Ernährung. Etwa 40 bis 50 Prozent der Bluthochdruckkranken sind natriumsensitiv, der Anteil nimmt mit steigendem Alter zu. Sie können mit einer natriumarmen, aber auch kaliumreichen Ernährung den Blutdruck senken. Allerdings zeigen neuere Untersuchungen, dass der Natriumgehalt nicht extrem abgesenkt werden muss, um einen positiven Effekt zu erreichen. Früher wurden stark natriumarme Diäten verordnet. Bei ihnen musste man nicht nur auf das Salzen von Speisen, sondern auch auf den Konsum natriumreicher Lebensmittel verzichten. Heute liegen die Empfehlungen für die Salzaufnahme bei Natriumsensitiven bei 4 – 6 g/Tag, was mit einer normalen Ernährung, die nicht zu viele salzreiche Produkte enthält, leicht erreichbar ist. Eine Senkung des Salzkonsums auf unter 6 g pro Tag soll den Blutdruck um 8 mm Quecksilbersäule senken.

Dies gilt allerdings nur für die Natriumsensitiven unter den Bluthochdruckkranken. Weder bekommen Personen nur durch den Salzkonsum Bluthochdruck, noch wirkt es bei den anderen 50 bis 60 Prozent der an Bluthochdruck erkrankten in dieser Weise.

Der Natriumbedarf liegt nach der DGE bei nur 550 mg/Tag. Das entspricht weniger als 1,5 g Salz pro Tag. Selbst bei Vermeidung von zugesetztem Speisesalz enthalten die Lebensmittel noch etwa 4 – 5 g Salz. Üblich ist eine Aufnahme von 2 bis 3 g Natrium pro Tag entsprechend 5 bis 7,5 g Salz (1 g Natrium sind in 2,5 g Salz enthalten).

Was ist der Body-Mass-Index?

Um das "Normalgewicht" zu beziffern, braucht man ein Maß. Lange Zeit galt dafür das „**Normalgewicht nach Broca**" als einfache Größe. Bei ihm zog man einfach von der Körpergröße 100 ab und erhielt das Normalgewicht in Kilogramm, bei Frauen zog man nochmals 10 Prozent ab. Damit hätte ein 1,75 m großer Mann ein Normalgewicht von 75 kg und eine 1,65 m große Frau eines von 58,5 kg. Dieses Maß ist, wenn man sich von der mittleren Körpergröße wegbewegt, unsinnig, so hätten beispielsweise Kinder von unter 100 cm Größe ein negatives Gewicht. Heute ist das Maß aller Dinge der Body-Mass-Index **BMI**. Er wird berechnet nach:

BMI = Gewicht (in kg) / Körpergröße (in m)²

Also für den 1,75 m großen Mann mit 75 kg resultiert ein BMI von:

$$BMI = \frac{75\,kg}{1,75\,m * 1,75\,m}$$
$$BMI = 24,5\,kg/m^2$$

und für die 1,65 m große Frau mit 58,5 kg ein BMI von

$$BMI = \frac{58,5\,kg}{1,65\,m * 1,65\,m}$$
$$BMI = 21,5\,kg/m^2$$

Obwohl also nach Broca beide das gleiche Normalgewicht haben, resultiert ein unterschiedlicher BMI. Da Personen unterschiedliche Staturen haben und je älter sie werden immer mehr wiegen, gibt es nicht „den idealen BMI", sondern einen Bereich, in dem das Gewicht liegen sollte. Dieser Bereich schwankt je nach Land bzw. festlegender Institution. Die US Academy of Science empfiehlt folgende Bereiche:

Alter	BMI (Normalbereich)
19 – 24	19 – 24
25 – 34	20 – 25
34 – 44	21 – 26
45 – 54	22 – 27
55 – 64	23 – 28
> 65	24 – 29

Das **Übergewicht** beginnt beim nächsthöheren BMI und endet bei Normbereich+5, danach kommt die Fettleibigkeit (**Adipositas**), die je nach Ausprägungsstufe noch einen Index bekommt. Für die Altersklasse 34 – 44 sähe die Tabelle dann so aus:

BMI	Einstufung
<21	Untergewicht
21 – 26	Normalbereich
26 – 31	Übergewicht
31 – 36	Adipositas I
36 – 41	Adipositas II
41 – 45	Adipositas III

Was ist der Unterschied zwischen Übergewicht und Adipositas?

Nun, unter Adipositas (Fettleibigkeit) wird eine eigenständige Krankheit verstanden. Das Gewicht ist so stark erhöht, dass es als Folge zu ernährungsbedingten Krankheiten kommen kann. Beispielsweise kann die dauerhafte Aufnahme von zu viel Nahrung schon im mittleren Alter Diabetes Typ II erzeugen. Weiterhin sind oft die LDL-Werte zu hoch, das Risiko an Arterienverkalkung zu erkranken steigt, und oftmals haben die Betroffenen einen hohen Blutdruck, was zusätzlich das Risiko für Arteriosklerose steigert. Das Fettgewebe ist hormonell aktiv und stört zahlreiche Stoffwechselwege, was zu Folgeerkrankungen führt.

Dagegen wird unter Übergewicht verstanden, dass die Personen eben mehr Gewicht haben als normal. Nach Untersuchungen über die **Mortalität**, das heißt das Risiko in einem bestimmten Zeitraum zu sterben, liegt dieses am niedrigsten im Normalbereich, doch ist es auch im Bereich des Übergewichts nur leicht erhöht. Sofern es also keine anderen ernährungsbedingten Krankheiten gibt, muss man nicht abnehmen, wenn der BMI im Bereich des Übergewichts liegt, zumindest nicht aus medizinischen Gründen.

Ist der BMI alleine aussagekräftig, ob man übergewichtig ist?

Wie jeder Versuch, alle Menschen mit unterschiedlicher Physiologie, Alter, Körperbau und Größe über einen Wert zu scheren hat auch der BMI seine Grenzen. Personen mit hohem Muskelanteil, wie Sportler, haben einen hohen BMI, sind aber nicht übergewichtig. Ein Extrembeispiel sind Bodybuilder. Arnold Schwarzenegger hatte, als den Sport aktiv betrieb, einen BMI von 30, war aber mit Sicherheit nicht fettleibig.

Neuere Versuche, das Risiko für ernährungsbedingte Krankheiten in einem Zahlenwert zu charakterisieren sind die **Waist to Height Ratio (WtHR)** und das **Taillen-Hüftverhältnis THV**. Das WtHR wird berechnet nach:

WtHR = Taillenumfang (cm) / Körpergröße (cm)

Es ist, anders als der BMI, nicht abhängig vom Muskelgewebe, da die Taille bei muskulösen Personen eher schlanker als bei Normalgewichtigen ist. Dafür ist das WtHR altersabhängig, da der Taillenumfang im Alter ansteigt. Es gilt folgende Tabelle:

Alter	WtHR
< 40 Jahre	< 0,5
40 – 50 Jahre	0,5 – 0,6
> 50	0,6

Nimmt man die Mindestanforderungen für Germany's Next Top Model (Taillenumfang 60 cm, Hüftumfang <90 cm, Körpergröße mindestens 1,75 m), so weisen die angehenden Topmodels einen WtHR von unter 0,35 auf. Einer Kandidatin, der in der ersten Staffel bescheinigt wurde, sie wäre mit einem Taillenumfang von 64 cm „zu dick", liegt auch nur bei 0,36.

Gebräuchlicher ist heute das Verhältnis von Taille zu Hüfte (THV), im englischen auch als **Waste Hip Ratio (WHR)** bezeichnet. Dahinter steckt die Erkenntnis, dass vor allem das Bauchfett als gesundheitlich bedenklich angesehen wird. Anders ausgedrückt: Nicht alleine das Übergewicht ist ausschlaggebend für die Gesundheit, sondern vor allem, wo sich das Fett befindet.

THV = Taillenumfang (cm) / Hüftumfang (cm)

Untersuchungen zeigen, dass die Fettzellen im Bauchraum Hormone ausschütten, die in verschiedene Stoffwechselkreisläufe eingreifen. So steigern diese Signalstoffe den Blutzuckerspiegel und verändern die Blutfettwerte. Auch gibt es Indizien, dass durch die Hormone die Rezeptoren auf den Zellen zunehmend unempfindlicher auf Insulin reagieren, was zu Diabetes führen kann. Das Fettgewebe an Po und Hüften scheint diese hormonelle Aktivität nicht zu besitzen. Daher wird es als weniger gefährlich eingestuft. So wird heute Fett, das sich an der Hüfte ansetzt (die sogenannte „**Birnenform**") als weniger bedenklich angesehen als Fett, das sich um den Bauch ansetzt (sogenannte „**Apfelform**"). Heute wird ein Verhältnis von Taillenumfang zu Hüftumfang von kleiner als 0,85 bei Frauen und 1,0 bei Männern als optimal angesehen. Da bei Männern der Apfeltyp vorherrscht, haben sie einen höheren Normwert. Der Hüftumfang wird an der breitesten Stelle gemessen, der Bauch/Taillenumfang auf Bauchnabelhöhe. Auch hier kommen die „Topmodels" auf Werte von nur 0,67.

In letzter Zeit wird das THV auf den Bauchumfang reduziert, schließlich wird ja das Bauchfett als gefährlich angesehen. Nach einer US-Studie mit über 14.000 Teilnehmern steigert ein hoher Bauchumfang in allen BMI-Bereichen (auch im Normalbereich) das Sterblichkeitsrisiko. Derzeit gilt ein Bauchumfang von 80 cm bei Frauen und 94 cm bei Männern als die Grenze des Normalbereichs. Darüber ist das Risiko für zahlreiche Krankheiten und Krebs erhöht. Bei mehr als 88 cm bei Frauen und 102 cm bei Männern steigt das Risiko, an koronaren Herzkrankheiten, Schlaganfall und Diabetes zu erkranken, deutlich an.

Es sollte der Bauchumfang nach dem Aufstehen, stehend an der dicksten Stelle des Bauches (meist etwa 2 cm oberhalb des Bauchnabels) und beim Ausatmen gemessen werden. Der Bauchumfang gilt heute als aussagekräftigerer Risikoindikator für die Wahrscheinlichkeit an Bluthochdruck, Arteriosklerose oder Diabetes zu erkranken. Das Wichtige ist nicht der außen sichtbare Speckgürtel. Es ist nur das äußere Zeichen der Fetteinlagerung im Bauchraum. Dabei umhüllt Fett (**intraabdominales Fett**) die Organe, bei der Leber und Milz kann es sich auch in die Organe einlagern. Der Speckgürtel um den Bauch ist nur das äußere Zeichen, dass im Bauch schon die Organe mit Fett umgeben sind und nun das Fett außen abgelagert wird. Zur Reduktion dieses Fetts helfen keine „Bauch-weg Übungen", die zwar die Bauchmuskeln und damit den Bauch straffen können, sondern nur eine Diät, da es die Organe umgibt und damit nicht durch Training beeinflusst werden kann.

Stimmt die Theorie der „guten und schlechten Futterverwerter?"

Noch in Ernährungsbüchern der achtziger Jahre fand man Passagen wie „Wer jeden Tag nur ein Brötchen mehr isst, als sein Energiebedarf beträgt, der nimmt pro Jahr 8 kg zu". Wäre dem so, so wäre es für viele schwer ihr Gewicht konstant zu halten, da die Nahrungsaufnahme doch laufend schwankt. Es gab aber schon immer Zweifel an diesem Modell, die auch zur **Set-Point Theorie** führten.

Heute weiß man, dass jede Person individuell unterschiedlich reagiert. Nach Untersuchungen nahmen Adipöse bei einer bilanzierten Diät (also genau vorgeschriebenen Zusammensetzung) bei gleichen Ausgangsvoraussetzungen unterschiedlich stark ab und nach einer Diät unterschiedlich schnell wieder zu. Würden alle gleich reagieren, so wäre dem nicht so. Vielmehr vertritt man heute die Theorie, dass jemand, der zu viel Energie aufnimmt, Fett bildet, bis ein individuelles Normalgewicht erreicht ist. Dieser Punkt soll bei Adipösen höher liegen.

So spielen individuelle Faktoren eine Rolle. Jeder kennt sicher in seinem Bekanntenkreis jemanden, der viel isst und trotzdem nicht an Gewicht zulegt. Sehr oft sind diese Menschen sogar relativ schlank. Der Stoffwechsel unterliegt individuellen Prägungen.

Folgende individuelle Unterschiede zwischen „guten und schlechten Futterverwertern" sind bekannt:

Leerzyklen, englisch „Futile cycles" genannt. Das sind Stoffwechselkreisläufe, die Energie verbrauchen, ohne dass Stoffwechselprodukte gebildet werden. Dabei gibt es eine energieverbrauchende Reaktion, bei der ein Produkt entsteht und eine energieliefernde Rückreaktion, bei der die dort mögliche Energiegewinnung unterbleibt. So besteht Fett aus Fettsäuren und Glycerin. Um es in die Einzelsubstanzen zu spalten, benötigt man Energie. Es kann auch Fett aus Glycerin und Fettsäuren erneut gebildet werden. Laufen beide Reaktionen gleichzeitig ab, so bleibt das Fett erhalten, aber es wird für die Spaltung laufend Energie verbraucht. Nach verschiedenen Untersuchungen sollen alleine diese Leerzyklen individuelle Unterschiede im Grundenergiebedarf von 2.100 kJ (500 kcal) oder rund ein Drittel des Grundenergiebedarfs ausmachen.

Das Nächste ist, dass es individuelle Unterschiede in der **Ausnutzung der Energie** der Nahrungsmittel gibt. Sie beruhen zum einen auf der Nahrung selbst: Ballaststoffe behindern die Resorption. Eiweiß wird weniger gut aufgenommen als Stärke oder Fett. Es gibt auch individuelle Unterschiede, wie gut die Nahrung aufgenommen wird und wie viel unaufgenommene Stoffe im Stuhl verbleiben. Die Darmflora soll auch einen Einfluss auf die Aufnahme haben. Unterschiede in ihrer Zusammensetzung bewirken ebenfalls eine höhere oder niedrigere Resorption. 1 – 9 Prozent der Energie, die in der Nahrung steckt, verbleibt im Stuhl oder wird von den Darmbakterien genutzt. Anders ausgedrückt: Wird weniger aufgenommen, kann man mehr essen.

Sobald die Nährstoffe im Blut sind, werden sie zu den Zellen transportiert, ineinander umgewandelt, z. B. Kohlenhydrate in Fett, wenn gerade keine Kohlenhydrate benötigt werden. Auch hier gibt es individuelle Unterschiede. 6 bis 10 Prozent der Energie, die in der Nahrung steckt, wird dafür benötigt.

Die nutzbare Energie in Form von z. B. Muskelbewegung oder anderen Formen beträgt nur 40 Prozent. 50 Prozent entfallen auf Wärme. Der Wirkungsgrad des menschlichen Körpers ist damit in etwa mit dem des Ottomotors vergleichbar, der auch 35 Prozent der Energie des Benzins in Bewegung umsetzt. Daher wird uns auch heiß, wenn wir uns körperlich betätigen. Auch hier sind die 50 Prozent Wärmeverlust ein Mittelwert, der von Person zu Person unterschiedlich ist.

Wie stark ist das Gewicht genetisch festgelegt?

Heute geht man davon aus, dass bei Übergewichtigen zu 50 bis 70% eine genetische Vorbelastung vorgegeben ist, die mitverantwortlich für ihr Übergewicht ist. Man tut sich aber schwer, dies in einen konkreten Wert wie „x Kilogramm mehr" zu packen.

Diese neue Sicht kam durch die Entdeckung des Hormons Leptin in den Neunziger Jahren. Dieses Hormon steuert die Sättigung bei Ratten. Es wurde bei diesen zuerst entdeckt und dann auch beim Menschen nachgewiesen. Der grundlegende Mechanismus ist eine negative Rückkopplung: Fettgewebe schüttet Leptin aus. Es signalisiert dem Gehirn, dass der Körper über genügend Energievorräte verfügt. Anders als Insulin ist es ein Langzeitsignal. Der Spiegel sollte also, solange man über ausreichende Fettreserven verfügt, hoch sein, unabhängig von der Nahrungszufuhr. Leptin unterrichtet den Hypothalamus, ein Gehirnareal, welches die Körpertemperatur und den Wasserhaushalt kontrolliert. Der Hypothalamus ist auch zuständig für die Ausschüttung von Hormonen, welche die Fettreserven des Körpers kontrollieren. Als Folge wird die Bildung zahlreicher Neuropeptide gedrosselt. Diese sollen die Nahrungsaufnahme hemmen, so durch das Neuropeptid Y, aber auch den Fettabbau steigern, zum Beispiel indem mehr Wärme produziert wird.

Genetisch veränderte Mäuse, die zu wenig Leptin ausschütten, essen viel mehr als andere, neigen zu extremer Gewichtszunahme. Zuerst nahm man an, dass dies auch der Grund dafür ist, dass Menschen mehr essen als sie an Energie benötigen, also über den Sättigungspunkt hinaus. Untersuchungen zeigten, dass Leptin beim Menschen für das Sättigungsgefühl verantwortlich ist, aber nur ein geringer Anteil der Menschen an einer Hormonstörung leidet. Viel häufiger scheint ein Rezeptordefekt vorzuliegen. Das Leptin wird ausgeschüttet, aber nicht von dem Hypothalamus aufgenommen. Damit verliert es an Wirkung. Hormongaben, die Versuchspersonen verabreicht wurden, erwiesen sich als wirkungslos.

Leptin ist nur eines, aber das am besten erforschte Hormon, welches den Grundenergieumsatz regelt. Es gibt weitere, und heute wird die Regulation als **polygenetisch** angesehen, das heißt, es gibt zahlreiche Faktoren, die dafür verantwortlich sind. So steuern auch Hormone, die primär eine andere Hauptaufgabe haben, als Nebenwirkung den Energiehaushalt. Dies wird vom Insulin angenommen, **Noradrenalin** steigert die Kohlenhydrataufnahme. Die Hauptaufgabe ist die Regulation des Blutdrucks und die Nervenleitung als Neurotransmitter. Das Neuropeptid **Gherlin** ist für den Appetit zuständig, steuert aber auch die Ausschüttung von Wachstumshormonen. Auch seine Bildung scheint bei Übergewichtigen gestört zu sein. Manche Autoren sehen hier die Möglichkeit der medikamentösen Behandlung von Übergewicht oder sogar der Prävention. Doch ist man davon heute noch weit entfernt.

Beim aktuellen Stand wird von mindestens 113 Genen ausgegangen, welche mit der Bildung von Übergewicht in Verbindung gebracht werden. Manche Autoren führen bis zu 300 Gene an. Durch Zwillingsstudien, aber auch die genauere Untersuchung von Übergewichtigen und ihrer tatsächlichen Nahrungsaufnahme geht man heute davon aus, dass bei 50 bis 70 Prozent der Übergewichtigen eine genetische Vorbelastung gegeben ist. Dieser Prozentsatz stieg in den letzten Jahren laufend an.

Allerdings bedeutet dies nur eines: Es ist zwar eine Vorbelastung, doch bekommt man nicht automatisch Übergewicht, denn auch bei genetischer Vorbelastung kommt immer noch eines hinzu, nämlich dass man mehr isst, als der Körper an Energie verbraucht.

Ist die Anzahl der Fettzellen festgelegt?

Ja. Nach neueren Untersuchungen bleibt die Zahl der Fettzellen konstant, sobald man 20 ist. Sie werden schon in der Schwangerschaft angelegt, wer als Kind dick ist, bildet neue und dies geht auch als Jugendlicher weiter. Daher ist es auch so, dass jemand der als Kind übergewichtig war, sehr oft als Erwachsener mit Gewichtsproblemen zu kämpfen hat. Es sind Fettzellen wie alle Zellen aktiv. Etwa zehn Prozent sterben pro Jahr ab und werden aus Vorläuferzellen neu gebildet. Nach 8,3 Jahren wurde die Hälfte der Fettzellen durch neue ersetzt. Das bedeutet allerdings nicht, dass jemand mit wenigen Fettgewebszellen nicht sehr dick werden könnte. Fettgewebszellen, oder **Adipozyten**, enthalten ohne Fett eine sehr kleine wassergefüllte Vakuole, einen zentralen Bereich ohne andere Zellbestandteile. Diese Vakuole kann nun mit Fett gefüllt werden, bis sie fast die gesamte Zelle ausfüllt. Fettgewebe besteht schließlich zu 70 Prozent aus Fett. Im Extremfall kann eine Zelle zu 95 Prozent mit Fett ausgefüllt werden. (Da im Fettgewebe auch noch Blutbahnen verlaufen und es Zellzwischenräume gibt, ist der mittlere Fettgehalt geringer und liegt bei den oben erwähnten 70 Prozent). Darüber hinaus ist die Größe der Zellen variabel zwischen 40 und 150 µm. Das bedeutet, dass man auch mit wenigen Fettgewebszellen ohne Probleme Adipositas bekommen kann. Weiterhin existieren im Fettgewebe noch Vorläuferzellen. Sie bilden zum einen neue Fettgewebszellen, wenn alte absterben (also der oben erwähnte Austausch, bei gleichbleibender Zahl). Es gibt aber auch Indizien, dass diese Präadipozyten zumindest bei älteren Personen neue Fettzellen bilden können.

Dies wird auch bei Fettabsaugungen beobachtet. Wäre die Zahl der Fettzellen konstant, so würde das Absaugen von Bauchfett dauerhaft verhindern, dass man erneut einen Bauch bekommt. Doch so kann aus den noch verbliebenen Zellen wieder neues Bauchfett entstehen.

Ist Abnehmen gesund?

Alle paar Jahre rauscht durch den Blätterwald das Gerücht, dass man, wenn man abnimmt, nicht länger leben würde, ja sogar ein leichtes Übergewicht gesund wäre. Nun, eines ist nach Auswertung der Sterberegister der USA inzwischen relativ klar:

- Übergewichtige (nicht Adipöse!) haben kein erhöhtes Risiko an Herz-Kreislauf- und Krebskrankheiten zu sterben.

- Übergewichtige haben ein vermindertes Risiko, an Krankheiten zu sterben, die nicht in die Kategorien Herz-/Kreislaufkrankheiten, Diabetes und Nierenkrankheiten fallen.

- Übergewichtige und Fettleibige sind überdurchschnittlich stark gefährdet, an Diabetes und Nierenkrankheiten zu sterben.

Man tauscht also ein Krankheitsrisiko gegen ein anderes ein. Insgesamt ist die Mortalität etwas höher als bei den Normalgewichtigen, in etwa auf dem Niveau von Untergewichtigen. Dies gilt für das Übergewicht mit einem BMI zwischen 25 und 30.

Erstaunlicherweise ist die Frage, ob Abnehmen Übergewichtigen wirklich eine höhere Lebenserwartung bringt, noch umstritten. Was abgesichert ist, ist dass wenn Normalgewichtige abnehmen, ihr Sterblichkeitsrisiko ansteigt. Das gilt auch bei Übergewichtigen im Alter, da dann kaum noch Fett, dagegen Muskelmasse abgebaut wird. Weiterhin ist auch klar, dass wer schon im BMI-Bereich der Adipositas ist, durch Abnehmen sein Risiko an ernährungsbedingten Krankheiten zu erkranken stark absenkt und an Lebensqualität und -erwartung gewinnt. Doch ob denen, die nur „übergewichtig" sind, also im BMI-Bereich von 25 bis 30 liegen, Abnehmen hilft, ist umstritten. Es gibt Studien, die zeigen, dass Abnehmen zumindest nicht die Mortalität erniedrigt, also das Risiko in einem bestimmten Zeitraum zu sterben. Es sterben Personen, die abgenommen haben, dann an anderen Krankheiten.

Das grundlegende Problem ist, dass die Untersuchung erheblich schwieriger ist, als nur herauszufinden, wie hoch das Sterblichkeitsrisiko vom BMI abhängig ist. Dazu kann man sehr große Datenbestände auswerten, nämlich die Sterberegister ganzer Länder. Um eine Aussage über den gesundheitlichen Langzeiteffekt des Abnehmens treffen zu können, braucht man dagegen persönliche Angaben von zahlreichen Personen, wie z. B. wie viel sie abgenommen haben, wie lange sie das Gewicht hielten, ob sie wieder zugenommen haben. Diese Daten bekommt man wegen des Datenschutzes nur bei aktiver Mitarbeit von Teilnehmern an Studien, die dann auch noch über Jahrzehnte laufen müssen, um eine Aussage, die sich ja auf das ganze Leben beziehen soll, treffen zu können. Diese Datenbasis gibt es heute noch nicht in dem Umfang, der wünschenswert wäre. Alle Schlüsse auf Basis von kleinen Teilnehmerzahlen und/oder kurzen Zeiträumen können daher zufällig oder nicht signifikant sein. So entstehen die oft widersprüchlichen Aussagen in verschiedenen Studien.

Was versteht man unter dem „metabolischen Syndrom"?

Da Diabetes, Arteriosklerose und Bluthochdruck bei vielen Adipösen gemeinsam zu beobachten sind, spricht man vom **metabolischen Syndrom**. Der Begriff steht dafür, dass jemand dick ist und gleichzeitig Arteriosklerose und Diabetes hat.

Ein „Syndrom" liegt in der Medizin immer dann vor, wenn mehrere Symptome einer Krankheit vorliegen, deren Ursache man kennt, aber nicht den Krankheitsverlauf. Die Ursache ist in diesem Fall zu reichliche Ernährung und Bewegungsmangel. Metabolisch bedeutet, der Stoffwechsel ist gestört bzw. die Krankheit betrifft den Stoffwechsel. Wie genau nun Übergewicht dazu führt, dass man Diabetes bekommt oder Arteriosklerose, das ist bis heute nicht vollständig geklärt, auch wenn man viele Indizien hat, wie es dazu kommen kann.

Machen verarbeitete Lebensmittel dick?

Warum in allen industrialisierten Ländern seit Jahrzehnten der Anteil der Übergewichtigen ansteigt, darüber streiten sich die Experten. Es scheint aber mehrere Ursachen zu geben. Zum einen gibt es heute kaum noch Berufsbilder, in denen man hart körperlich arbeiten muss. Die meisten haben eine vorwiegend sitzende oder stehende Tätigkeit. Damit sinkt der Nährstoffbedarf. Zum Zweiten hat sich unsere Ernährung geändert. Wir essen immer weniger wenig- oder unverarbeitete Lebensmittel und immer mehr Lebensmittel, die nährstoffreich sind, also viel Zucker, Fett, Eiweiß oder Stärke enthalten. Dies kann dazu führen, dass man mehr isst (geringere Sättigung) und die Nahrung besser verwertet. Ballaststoffreiche Nahrung sättigt gut und behindert die Aufnahme der anderen Nährstoffe. Eine Untersuchung zeigte, dass schon geringe Unterschiede in der Verarbeitung gravierende Unterschiede in der nutzbaren Energie ergeben. Bei einer Studie, in der Probanden sich einerseits von Weizenmischbrot und Cheddarkäse und andererseits von Weißbrot mit Schmelzkäse ernährten, zeigten, dass die aufgenommene Energie bei der zweiten Gruppe um 10 Prozent höher war. Zucker und Fett werden fast vollständig aufgenommen, das Eiweiß nur zu 80 – 86 Prozent.

Der zweite Punkt ist, dass industriell hergestellte Lebensmittel viel Fett und Zucker enthalten. Beide Stoffe sind für uns angenehm. Zucker aktiviert das Belohnungszentrum im Gehirn (genauer gesagt: Der Süßeindruck auf den Rezeptoren in der Zunge), und Fett ist zum einen Geschmacksträger, zum anderen mögen wir geschmeidige Lebensmittel, die durch Fett ein angenehmes Gefühl auf der Zunge erzeugen. Daher isst man davon mehr als einem gut tut. Kritiker werfen der Industrie vor, ungesunde Lebensmittel zu produzieren, um ihren Profit zu maximieren. Andererseits wird man kaum erwarten können, dass „gesunde" Lebensmittel entwickelt werden, die keinen Absatz finden. Zudem sind Zucker, Stärke und Fett billige Zutaten, die oft überdosiert werden.

Auf welche Ernährung ist der menschliche Körper von Natur aus eingestellt?

Betrachtet man, wovon sich Menschen rund um den Globus ernähren, dann findet man für jede Theorie über die ideale Ernährung seine Bestätigung. Das reicht von der Ernährung mit fettem Fleisch und Fisch und wenigen Wildbeeren bei Inuit, über Blut, Milch und Fleisch bei den Massai, zahlreichen Formen einer gemischten tierischen und pflanzlichen Ernährung, wie sie in Mitteleuropa dominiert, bis hin zu einer fast rein pflanzlichen Ernährung, wie sie immer noch in großen Teilen Asiens vorliegt und auch bei uns noch bis vor 100 bis 150 Jahren üblich war.

Auch was gegessen wird, ist unterschiedlich. Natürlich dominieren bei den Kohlenhydraten vor allem Getreidesorten wie Reis, Mais, Weizen, Roggen. Doch bei tierischen Nahrungsmitteln wird alles gegessen, was nur essbar ist, von Fisch über Säugetiere und Vögel bis hin zu Insekten oder Weichtieren (Schnecken, Tintenfische, Muscheln). Es dominieren vor allem die Tiere, für die die besten Haltungsbedingungen gegeben sind. Verschiedene Untersuchungen zeigen, dass zahlreiche religiöse Verbote vor allem ökonomische Hintergründe haben. Das gilt für das Judentum und den Islam (Verbot von Schweinefleisch, da die Haltung von Schweinen im Orient erheblich höheren Aufwand verursacht und die Wälder fehlen, in denen die Schweine zur Schweinemast bei uns getrieben wurden) wie auch Hinduismus („Heilige Kühe": Unter ökonomischen Gesichtspunkten ist es sinnvoller eine Kuh als Milchlieferant und Arbeitstier zu nutzen, als sie zu schlachten).

So ist es nicht verwunderlich, dass man praktisch für jede propagierte Ernährungsform ein Beispiel in der Welt findet, das als Vorbild dienen kann. Noch schwieriger wird es, wenn man aufgrund der Physiologie die richtige Ernährung für uns begründen will, oder die Evolution dafür heranzieht. Hier einige Beispiele und die Argumentation für diese Theorien.

Eine Möglichkeit Ernährungsformen zu beurteilen ist es, verschiedene Bevölkerungsgruppen zu vergleichen. Nur findet man immer auch Gegenbeispiele. So gibt es das **„französische Paradoxon"**. Demnach sollen Franzosen wegen des hohen Rotweinkonsums deutlich weniger an koronaren Herzkrankheiten wie Arteriosklerose erkranken, obwohl ihre LDL-Werte sich nicht von den Nachbarländern unterscheiden. Nur soll dem nach einer WHO-Untersuchung nicht so sein. Es würden wohl nicht alle Fälle gemeldet. Vor allem konnte man das französische Paradoxon in anderen Ländern mit ebenso hohem Rotweinkonsum nicht nachweisen.

Japan hat die dritthöchste Lebenserwartung weltweit und die höchste aller Flächenländer. Dabei leben Japaner sehr stressig. Stress und die dadurch induzierten Krankheiten sind dort Todesursache Nummer 1, auch die Selbstmordrate ist dort hoch. Also sollte eigentlich die Lebenserwartung niedrig sein. Man könnte dies nun auf den Konsum von Fisch zurückführen. Doch untersucht man andere Länder mit hohem Fischkonsum, dann findet man dort nicht diesen Zusammenhang. Dafür entstehen beim Anbraten von Fisch krebserregende Stoffe, und das Land nimmt einen Spitzenplatz bei den Magenkrebserkrankungen ein.

Recht gut platziert ist bei der Lebenserwartung auch Italien (Platz 10 weltweit, Deutschland liegt auf Platz 28). Schaut man sich die Ernährung dort an, so haben die Italiener offensichtlich noch nie etwas von unseren Empfehlungen für vollwertige Ernährung gehört. Italiener trinken viel Alkohol, essen kaum Vollkornprodukte, dafür Weißbrot und Nudeln. Gemüse wird matschig gekocht, die Vitamine gehen so verloren. Trotzdem werden die Italiener durchschnittlich fast zwei Jahre älter als wir.

Dasselbe Problem hat man, wenn man versucht, Bevölkerungsgruppen in ihrer Ernährung zu vergleichen. So sind Vegetarier gesünder als der Rest der Bevölkerung und leben länger. Ist daher vegetarische Ernährung gesünder? Nach Ansicht von Experten nein, denn wenn man sich nicht nur auf die Ernährung konzentriert, so stellt man auch andere Unterschiede fest. So gibt es unter den Vegetariern deutlich weniger Raucher, sie sind schlanker und treiben mehr Sport. Kurzum: Sie leben allgemein gesünder.

Konzentriert man sich auf die Menschheitsgeschichte, so haben wir folgende Situation. Während der letzten Million Jahre bestand die Nahrung vor allem aus Wildtieren wie Hirsch, Pferd, Wildschwein, ergänzt durch das Sammeln von Wildkräutern, Wurzeln und Beeren. Es ist eine sehr protein- und fettreiche Ernährung mit wenig Kohlenhydraten. Die minimal benötigten 120 g Kohlenhydrate pro Tag wird man schwer durch wilde Früchte und Wurzelgemüse zusammenbekommen. Zudem nahm man damals weitaus mehr Cholesterin zu sich als heute üblich. Ötzi wies z. B. bedenklich hohe Cholesterinwerte auf.

Getreide baut der Mensch erst seit der Jungsteinzeit an, im Vorderen Orient seit 10.000 Jahren, in Mitteleuropa seit 7.000 Jahren. Verglichen damit, dass der Homo sapiens sapiens schon vor 100.000 Jahren in Afrika entstand, seit rund 35.000 Jahren sich weltweit durchgesetzt hat und zumindest nach den Skelettfunden sich kaum verändert hat, ist dies eine kurze Zeitfrist. Vertreter der „**Paläodiät**" argumentieren daher, dass die Zeit noch nicht ausreichte, um den Körper an die kohlenhydratreiche Nahrung anzupassen.

Dass dem nicht so ist, dafür gibt es Beispiele. So vertragen bei uns in Mitteleuropa die meisten Erwachsenen Milchzucker. Das ist nicht der Normalfall, sondern weltweit eher die Ausnahme. Überall dort, wo Milch in größerer Menge verzehrt wird, wie z. B. auch bei den Massai, verträgt die Bevölkerung Lactose. Das ist eine genetische Mutation, denn normal ist, dass nach dem Säuglingsalter das Enzym Lactase kaum noch gebildet wird. (S. 176) Anthropologen haben die DNA in Knochen untersucht und festgestellt, dass in Deutschland innerhalb von 1.000 Jahren oder rund 40 Generationen der Anteil der Menschen, die Lactose vertrugen, von 5 auf 90 Prozent anstieg.

Für eine rasche Adaption spricht auch, dass Zöliakie, also die Unverträglichkeit von Gluten, sehr selten ist. Nahrungsmittelallergien gegen Stoffe, die nicht täglich auf unserem Speiseplan stehen, sind dagegen um den Faktor 10 bis 100-mal häufiger. Das bedeutet: Personen, die eine neue Nahrungsquelle besser nutzen, setzen sich in geologisch kurzen Zeiträumen durch. Umgekehrt werden die Menschen heute doppelt so alt wie in der Steinzeit. So gesund kann die Steinzeitdiät also nicht sein.

Betrachtet man uns physiologisch, so nehmen wir in Vielem eine Mittelstellung ein. Unser Gebiss ist nicht ausgelegt Nahrung zu zerreißen, das ist eine Folge davon, dass wir seit 1 Million Jahren das Feuer zur Nahrungszubereitung nutzen. Umgekehrt haben wir auch nicht die Backenzähne, um pflanzliche Nahrung unzerkleinert zu zermahlen. Wir sind schon vom Gebiss her angepasst, dass wir die Nahrung vorzerkleinern.

Der Blinddarm ist kurz und zurückgebildet. Bei vielen anderen Pflanzenessern, die wie wir nicht durch Wiederkäuen die Nahrung aufschließen, wie z. B. Pferde, ist der Blinddarm ein eigener Darmabschnitt, in dem die Nahrung zwischengespeichert wird. Beim Hauspferd fasst er z. B. 30 l Nahrung. Fleischfresser haben dagegen gar keinen Blinddarm und einen noch kürzeren Dünndarm, da proteinhaltige Nahrung viel schneller verdaut wird. Kurzum: Wir können pflanzliche wie tierische Nahrung verdauen, doch optimal angepasst sind wir auf keine der beiden Ernährungsformen. Unsere Verdauung ist darauf angewiesen, dass wir die Nahrung zerkleinern und kochen, um sie aufzuschließen. Das gilt auch für Fleisch. Pflanzliche Rohkost verursacht nicht nur in großer Menge Blähungen, es fehlt auch das Vitamin B_{12}, das sich nur in tierischen Nahrungsmitteln findet.

In der Summe denke ich, kommt der Mensch mit jeder Mischernährung zurecht. Rein pflanzliche Nahrung muss zubereitet werden und erfordert eine sehr sorgfältige Nahrungsauswahl. Ausschließlich tierische Nahrung ist einseitig, es fehlen einige Vitamine wie das Vitamin C, und sie würde bei vielen das körpereigene System der Regulation des Cholesterinspiegels überfordern.

Warum gibt es so viele unterschiedliche Empfehlungen für die „richtige" Ernährung?

Wie bei den vorherigen Fragen deutlich wurde, gibt es sehr unterschiedliche Ansichten über die „beste" Ernährung, sprich die gesündeste oder die, mit der man am ältesten wird. Noch weiter gehen die Meinungen auseinander, wenn es um die Beurteilung einzelner Nahrungsbestandteile geht, wie Cholesterin, weißes und rotes Fleisch, Natrium oder Rotwein.

Das Problem ist, dass man für die meisten Ansichten Studien anführen, die diese Thesen belegen. Das erweckt den Eindruck als könnte man mit Studien alles Beweisen. Nun ist nicht Studie gleich Studie. Das grundsätzliche Problem ist: Man will wissen, wie sich eine Veränderung der Ernährung auf den Menschen als Ganzes auswirkt und dies nicht nur kurzfristig, sondern langfristig. Nun braucht aber selbst eine extreme Mangelernährung sehr lange, bis sie sich manifestiert. Skorbut als Vitamin-C Mangelkrankheit trat erst nach Wochen bei den Seeleuten auf, die davon betroffen waren, weil es an Bord nur konservierte Lebensmittel und kein Gemüse oder Obst gab. Vitamin-B_{12}-Mangel ist selbst bei Veganern selten, obwohl ihre Nahrung wenig des Vitamins enthält. Der Körper hat zum einen Vorräte, die für Jahre ausreichen und zum anderen kann er durch Folsäure den Mangel teilweise kompensieren. Immerhin kennt man bei den meisten Vitaminen definierte Mangelkrankheiten. Viel schwieriger ist aber die Aussage, wie sich die Ernährung auf die Gesundheit allgemein auswirkt, also ohne spezifische Mangelsymptome. Dies versucht man an dem Auftreten anderer Krankheiten wie Krebs, Herzinfarkt oder Diabetes festzumachen. Noch einen Tick schwerer ist es, den Einfluss der Lebensmittel auf die Lebenserwartung vorherzusagen.

Die meisten Studien gehen einen noch einigermaßen praktisch durchführbaren Weg. Man nimmt eine möglichst große Personengruppe. Sie sollte groß sein, damit sie statistisch signifikant ist. Sonst sind die Aussagen unzuverlässig. Schließlich erkrankt nicht jeder während der Studie an einer Krankheit und wenn, dann kann es auch Zufall sein. Um den Zufall von einem Effekt durch die Ernährung unterscheiden zu können, braucht man sehr viele Teilnehmer und eine Kontrollgruppe, die sich anders ernährt. Groß muss die Gruppe auch sein, um die Bevölkerung nachzubilden, also jede Altersschicht, die Gewichtsverteilung, wiedergibt. Sie muss aber auch repräsentativ sein in Bezug auf andere Faktoren, die das Auftreten von Krankheiten bedingen, wie körperliche Bewegung (oder keine), Berufe bei denen man mit Verschleiß rechnen muss, wie viele körperlich anstrengende Tätigkeiten oder dem Auftreten von Stress. Schon hier scheitern viele Studien. Kinder und Jugendliche sind meistens von den Studien ausgeschlossen, weil sie als medizinisches Experiment gelten. Auch das verfälscht die Ergebnisse.

Hat man ein solches Kollektiv, so beginnt in regelmäßigen Abständen eine Befragung über die Ernährungsgewohnheiten. Schon hier gibt es Fehler. Vergleicht man die Angaben aus Befragungen mit einer Kontrolle des tatsächlichen Konsums, so gibt es Unterschiede. So werden gekochtes Gemüse und Eier zu 40 – 50 Prozent zu wenig angegeben, dagegen gaben die Befragten an, 20 – 30 Prozent mehr Frischgemüse und Zucker zu essen, als sie tatsächlich zu sich nahmen. Man kann aufgrund von Erfahrungswerten die Angaben korrigieren, doch eine Unsicherheit bleibt. Die aufwendige Kontrolluntersuchung des Einkaufskorbs (und dies nicht nur an einem Tag, sondern über Wochen und Monate) ist aber nicht finanzierbar.

Will man den Einfluss einer bestimmten Ernährung feststellen, so müssen die Probanden sich auch an die Regeln strikt halten, und weil es eine Aussage über die Lebenszeit sein soll, über einen signifikanten Anteil der Lebenszeit, das heißt mindestens einige Jahre, besser ein Jahrzehnt. Das halten wenige durch, besonders wenn die Einschränkungen groß sind. Schon nach einem Jahr rechnet man in Fachkreisen mit „Drop-Out"-Raten von 30 – 40 Prozent, sprich nach einem Jahr sind nur noch 60 – 70 Prozent der Teilnehmer übrig. Diejenigen, die abbrachen, müssen aus der Studie genommen werden. So kann man mit einem großen Kollektiv beginnen und nach einem Jahrzehnt hat man nur noch wenige übrig, die dann statistisch nicht mehr relevant sind. Aufgrund dessen werden Studien, die sich nur auf einen Aspekt konzentrieren und daher von den Studienteilnehmern große Umstellungen erfordern, als nicht sehr zuverlässig eingestuft.

Bei der Ermittlung der besten Ernährung geht man daher oft einen anderen Weg. Die Leute müssen nicht ihr Verhalten ändern, man teilt dann aber das Kollektiv in Gruppen ein. So in eine Gruppe die viel Obst und Gemüse isst und eine die, dies nicht tut. Dann schaut man nach einem Jahrzehnt nach dem Auftreten von Krankheiten. Als man das bei 500.000 Personen machte, stellte man fest das Obst und Gemüse zumindest nicht das Auftreten von Krebs beeinflusst. Das bedeutet natürlich nicht das Obst und Gemüse nicht gesund ist. Aber zumindest die Krebsentstehung scheint der Konsum nicht nennenswert zu beeinflussen.

Ergänzen kann man die Ergebnisse aus Befragungen durch Blutuntersuchungen, sie liefern biomedizinische Daten, wie sich die Konzentrationen von wichtigen Markern im Laufe der Jahre verändern und damit Daten über Veränderungen, bevor sich eine Krankheit manifestiert. Doch auch diese Untersuchungen sind teuer und daher meistens auf kleine Gruppen beschränkt. Als weiterer Faktor kommt im Bereich Ernährung auch hinzu, dass sich diese über Jahre hinweg ändern kann. Teilnehmer können sich entscheiden, Vegetarier zu werden oder gerade wegen der positiven Wirkung mehr Gemüse zu essen. Dann fällt dieser Proband aus dem Raster, da er beim Start in die eine Gruppe gehörte und nach ein paar Jahren in die andere.

Gar nicht erfasst oder zumindest schwer beurteilbar sind Änderungen der Lebensweise. Dazu gehört, ob jemand mehr Sport betreibt oder er einen beruflichen Wechsel hat, der mehr Stress bedeutet oder er bei einem neuen Job nur noch Kantinenessen zu sich nehmen kann, während er vorher selbst kochte und sich selbst die Ernährung zusammenstellen konnte.

Alle diese Faktoren machen Studien zu einem Instrument, dessen Aussagen man mit Vorsicht genießen sollte. Der Trend geht daher zu Metastudien. Sie versuchen bessere Aussagen zu erhalten, indem sie die bekannten Studien auswerten und zusammenfassen und so eine größere Gruppe an Teilnehmern erhalten. Oft sind aber die Ergebnisse der einzelnen Studien verschieden und teilweise widersprüchlich. Dann liefert auch die Metastudie keine besseren Ergebnisse. Selbst das früher übliche Auswerten von Versicherungsunterlagen, die Daten sehr große Kollektive liefern, ist heute in Verruf geraten, da es nur eine einfache Beziehung gibt: die zwischen den wenigen bekannten Daten wie Körpergewicht, Alter und Todesursache. Trotzdem wurde der BMI ursprünglich auf Basis dieser Werte festgelegt.

Die Zahl der schon widerlegten Ernährungsirrtümer zeigt, dass man die Aussagen von Studien mit Vorsicht genießen sollte, zumindest aber nachfragen muss, wie abgesichert die Studie ist, also wie viele Teilnehmer sie umfasst, wie lange sie lief oder wie groß die Zahl der Abbrecher war.

Zumindest bei von der Industrie finanzierten Studien, die meistens die Wirkung eines bestimmten Produktes belegen sollten, muss man vorsichtig sein. Selbst wenn eine Studie ein eindeutiges Ergebnis liefert, kann man in der Methodik so viel beeinflussen, dass das Ergebnis so ist, wie gewünscht. Das geht los, welche Messwerte man aufnimmt und welche man weglässt, bis zur Auswahl der Probanden: Will ich beweisen, dass ein Mittel zum Abnehmen besonders wirksam ist, so kann ich dies z. B. relativ leicht erreichen, indem ich in die Gruppe, die das Mittel bekommt, sehr übergewichtige Menschen aufnehme, in die Kontrollgruppe Personen mit weniger Übergewicht. Da die Abnahme immer vom Startgewicht abhängt (bei derselben Diät wird jemand der 100 kg wiegt mehr Gewicht verlieren, als jemand der 60 kg wiegt) ist so das Ergebnis schon beim Start vorgegeben.

Dazu muss man noch die „Sorgfalt" der Medien beim Aufgreifen der Ergebnisse bedenken. Dies hat die ZDF-Sendung „Schlank durch Schokolade" vorgeführt. Die Filmemacher machten eine eigene „Studie", in der sie beweisen wollten, dass man durch den Genuss von Bitterschokolade schneller abnimmt. Dazu nutzten sie einige Tricks wie z. B. dass die Probanden der „Nicht-Schoko" Gruppe vor dem abschließenden Wiegen ein großes Glas Wasser zum Trinken bekamen (schon wiegen sie 0,4 kg mehr) oder man einfach die Personen so den Gruppen zuteilt, dass Personen die vorher stark übergewichtig sind, eher in der Schokogruppe landen. Das steht natürlich nicht in der Publikation, aber auch wenn die viel verschweigt, so sieht man beim Durchlesen der wenigen Seiten schnell, dass sie – vorsichtig gesagt – geschludert ist:

- Die Studie lief nur über 21 Tage.

- Es gab 5 Teilnehmer in der Schokogruppe und nur 4 in der anderen Gruppe.

- Der Unterschied bei der Abnahme waren -3,1 und -3,2 Prozent des Körpergewichts. Die 0,1 Prozent sind bei einer 100 kg schweren Person gerade mal 100 g Unterschied.

- Andere medizinische Messwerte schwankten infolge des kurzen Zeitraums und des kleinen Kollektivs um über 10 Prozent

Kurz: Bei so kleinem Kollektiv, kurzer Dauer und schwankenden Werten ist das Ergebnis reiner Zufall. Obwohl die Studie publiziert wurde und zumindest einige Zeit verfügbar war, beschränkten sich die Medien auf die Wiedergabe der Pressemitteilung, welche die Ergebnisse natürlich in einem viel besseren Licht darstellte. Das ist leider die Praxis. Die Sendung zeigte auch, wie ein Medium vom anderen abschrieb. Nachdem „Bild" das Ergebnis als Schlagzeile herausbrachte, landete die Nachricht schnell auch bei Fokus und Brigitte, selbst im Ausland machte das Thema Schlagzeilen.

Die Genetik hat uns in den letzten Jahren gelehrt, dass es nicht ein Gen gibt, das eine bestimmte Krankheit auslöst. Bei Adipositas scheinen es einige Hundert zu sein. Das spricht dafür, dass unser Körper eine sehr komplexe „Maschine" ist. Nur in wenigen Fällen konnte man eine ernährungsbedingte Krankheit tatsächlich mit einem Gen assoziieren, so bei der Milchzuckerunverträglichkeit. Wenn aber nicht nur ein Gen für eine ernährungsbedingte Krankheit verantwortlich gemacht werden kann, so ist es nicht unvernünftig anzunehmen, dass auch nicht nur ein Faktor für viele ernährungsbedingte Krankheiten verantwortlich gemacht werden kann.

Was muss ein Vegetarier bei der Ernährung beachten?

Aufgrund der Ernährung unterscheidet man mehrere Gruppen von Vegetariern. Alle verzichten auf Fleisch und Fisch. Es gibt auch Personen, die sich als Vegetarier sehen, wenn sie nur auf Fleisch, aber nicht auf Fisch verzichten, doch dem ist nicht so. Auf was ein Vegetarier achten muss, hängt auch damit zusammen, auf welche tierischen Lebensmittel er außer Fisch und Fleisch noch verzichtet.

Die **Ovo-Lacto-Vegetarier** nehmen noch Milch und Eier sowie aus diesen Lebensmitteln hergestellte Produkte (Käse, Milchprodukte, Butter, Eiernudeln, Kekse...) zu sich. Sie sind die größte Gruppe unter den Vegetariern. (50 Prozent)

Die **Lacto-Vegetarier** verzichten zusätzlich auf Eier und daraus hergestellte Produkte. Der Verzicht beruht oft auf der Tatsache, dass Hühner, die Eier legen, nur etwa ein Jahr lang gehalten und dann geschlachtet werden, weil die Legeleistung stark absinkt. (30 Prozent)

Eine relativ kleine Gruppe sind die **Ovo-Vegetarier**, die neben pflanzlichen Lebensmitteln auch Eier zu sich nehmen, aber keine Milch. Kühe geben nur Milch, wenn sie ein Kalb bekommen haben. Ohne Milchproduktion gäbe es weniger Rindermast.

Die eigentlichen, strengen Vegetarier werden auch als **Veganer** bezeichnet. (20 Prozent aller Vegetarier) Sie verzichten auf alle tierischen Lebensmittel. Innerhalb dieser Gemeinschaft gibt es noch weitergehende „Spezialisierungen", die den Kreis der erlaubten Lebensmittel noch weiter einengen. So nehmen **Rohköstler** keinerlei gegarte Nahrung zu sich, **Frutarier** nur Nahrung, die Pflanzen von sich aus geben, also Früchte, Nüsse und Samen, nicht jedoch Teile, die zu einer Zerstörung der Pflanze führen, also kein Gemüse.

Wie sind diese Ernährungsformen zu bewerten? Die offizielle Empfehlung der DGE sieht schon wenig Fleisch in der Ernährung vor. Nicht öfter als ein- bis zweimal pro Woche sollte man Fleisch und Wurstwaren zu sich nehmen. Fisch wird dagegen explizit empfohlen. Eine ausgewogene ovo-lacto-vegetarische Ernährung wird als genauso vollwertig angesehen. Sie enthält alle lebensnotwendigen Bestandteile in ausreichender Menge. Sie ist arm an Cholesterin, und da pflanzliches Fett reicher an mehrfach ungesättigten Fettsäuren ist, ist sie in dieser Hinsicht einer normalen Mischkost sogar überlegen. Die in Fisch vorhandenen Omega-3-Fettsäuren findet man auch in Walnüssen und grünem Gemüse.

Wird auf Eier und Milch verzichtet, so sieht dies deutlich kritischer aus. Es gibt einige essenzielle Nahrungsbestandteile, die kommen wesentlich häufiger und in höherer Menge in tierischen Nahrungsmitteln vor. Das bedeutet, dass Veganer ihre Nahrung sehr sorgfältig zusammenstellen müssen.

Pflanzliche Kost enthält relativ wenig Protein, dessen biologische Wertigkeit ist zudem niedriger als von tierischem Protein. Da die Empfehlungen für die Eiweißzufuhr seit Jahrzehnten gesenkt wurden, ist es bei Wahl von eiweißreicher pflanzlicher Nahrung (Sojaprodukte, Vollkornprodukte, Kartoffeln) auch möglich, den Proteinbedarf decken.

Bei den Vitaminen ist das Problemvitamin das Cobalamin (Vitamin B_{12}). Pflanzen und Tiere können es nicht bilden. Es wird nur von Mikroorganismen gebildet. Es ist Bestandteil eines Coenzyms und daher in tierischen Lebensmitteln weit verbreitet, pflanzliche Nahrungsmittel enthalten es dagegen kaum. Da der Körper in der Leber über sehr große Speicher verfügt, die selbst ohne Zufuhr bis zu fünf Jahre noch Vitamin B_{12} ans Blut abgeben, dauert es selbst bei extremer Fehlerernährung sehr lange, bis sich ein Mangel zeigt. Bei zahlreichen anderen Vitaminen kann die Zufuhr gewährleistet werden, wenn die Nahrungsmittel sorgfältig ausgewählt werden.

Bei den Mineralstoffen ist es möglich, den Bedarf zu decken, man muss jedoch die Lebensmittel nach ihrem Mineralstoffgehalt auswählen. Calcium als Mengenelement findet sich vor allem in Milchprodukten und anderen tierischen Nahrungsmitteln, ist aber auch in pflanzlichen Nahrungsmitteln zu finden, so in Kohl und Spinat. Vor allem Eisen fehlt in pflanzlicher Nahrung. Es kommt dagegen in Fleisch vor, weil es Bestandteil des Blut- und des Muskelfarbstoffs ist. Es findet sich jedoch in den äußeren Kornschichten und somit in Vollkornprodukten, Hülsenfrüchten und Spinat. Dasselbe gilt auch für Zink, das ebenfalls in pflanzlichen Nahrungsmitteln weniger häufig vorkommt. Jod war früher ein Problem, weil es fast nur in Fisch vorkommt. Da inzwischen aber Speisesalz jodiert ist, ist die Versorgung kein Problem mehr.

Das bedeutet, dass Vegetarier die Ernährung stärker nach dem Nährstoffbedarf auswählen müssen. Sie muss viele Vollkornprodukte enthalten, da die äußeren Kornschichten reich an Vitaminen, Mineralstoffen und Eiweiß sind, Sojaprodukte, da dort hochwertiges Eiweiß enthalten ist, Hülsenfrüchte, die reich an Vitaminen und Mineralstoffen sind. Untersuchungen an langjährigen Veganern zeigten niedrige Plasmaspiegel bei Eisen und Vitamin B_{12}, jedoch wird nur in Ausnahmefällen eine echte Unterversorgung diagnostiziert. Dies kann vorkommen, wenn das nötige Basiswissen nicht vorhanden ist.

Als einseitig und nicht für eine dauerhafte Ernährung geeignet sind weitergehende Einschränkungen, wie bei den Rohköstlern oder Frutariern, da dann wichtige Lebensmittel wegfallen, die Eiweiß, Vitamine und Mineralstoffe enthalten.

Vegetarische Ernährung muss allerdings nicht per se gesünder sein. Es gibt auch die **„Pudding-Vegetarier"**. Das sind Vegetarier, die viele industriell hergestellte Produkte zu sich nehmen. Sie sind fast nie Veganer, weil die Industrie fast keine Produkte herstellt, die nicht tierische Bestandteile enthalten. Viele Vegetarier lehnen diese schon ab, weil viele Zusatzstoffe aus Nahrungsbestandteilen gewonnen werden (Emulgatoren z. B. aus Fett) und nicht deklariert wird, ob die Ausgangsstoffe tierischen oder pflanzlichen Ursprungs sind. (Im Normalfall ist Letzteres der Fall, weil tierische Ausgangsstoffe fast immer teurer als pflanzliche sind). Pudding-Vegetarier sind weder schlanker als der Rest der Bevölkerung, noch gesünder.

Eine vegane Ernährung ist allerdings auch bei sorgfältiger Zusammenstellung nicht zu empfehlen, wenn der Nährstoffbedarf erhöht ist. Das ist der Fall, wenn der Körper im

Wachstum ist (bei Kindern und Jugendlichen) oder wenn bei Schwangeren und Stillenden auch noch das Kind mitversorgt werden muss. Worauf man achten sollte, ist die oft geringen Resorptionsraten bei Mineralstoffen zu erhöhen, indem man z. B. Fruchtsaft zu mineralstoffreichen Lebensmitteln trinkt und eiweißreiche pflanzliche Nahrungsmittel so kombiniert, dass die geringere biologische Wertigkeit (siehe S.242) durch die gegenseitige Ergänzung erhöht wird.

Sollte man zum Essen nichts trinken?

Früher bekamen Kinder genau diese Empfehlung. Waren die Eltern damals fürsorglicher, oder warum hört man von dieser Regel heute nichts mehr?

Fangen wir mal mit dem Wasserbedarf an. Empfohlen wird ein Konsum von 2 – 2,5 l pro Tag. Da in der festen Nahrung auch Wasser enthalten ist, sollte man noch 1,2 bis 1,8 l in Form von Getränken zu sich nehmen, idealerweise über den ganzen Tag verteilt, da schon ein geringes Absinken des Wasseranteils ungünstig ist. Vor allem die geistige Leistungsfähigkeit sinkt ab. Dass Senioren weniger Durst empfinden, wird z. B. mitverantwortlich für Demenz und die Abnahme der geistigen Leistung gemacht.

Doch hat dies etwas mit dem Trinken zum Essen zu tun, und warum sollte man dann nach dem Essen trinken? Nein, denn diese Regel ist viel älter als die wissenschaftlichen Erkenntnisse. Sie stammt aus einer Zeit, als es noch nicht so viel zu essen gab. Der Hintergrund ist der folgende: Wenn wir etwas essen, so müssen wir es einspeicheln, sonst können wir es nicht schlucken. Trinken wir nichts zum Essen, so benötigen wir viel Speichel. Das hat zwei Wirkungen. Zum einen ist die verbrauchte Speichelmenge ein Sättigungsindikator. Je mehr Speichel man braucht, desto schneller fühlt man sich satt. Zum Zweiten stellt sich besser ein Sättigungsgefühl ein, wenn wir langsamer essen. Der Magen braucht einige Zeit, bis er durch Dehnungsrezeptoren signalisiert, dass er gut gefüllt ist. Da selbst im günstigen Fall aber nicht so viel Speichel produziert wird, wie man Flüssigkeit durch Getränke aufnimmt, isst man, wenn man nichts trinkt, langsamer. Beides zusammen bewirkt, dass man weniger isst, bis man satt ist. Der tiefere Sinn war es nicht, Kindern beizubringen vernünftig zu essen, sondern wenn es wenig Essen gibt, dafür zu sorgen, dass trotzdem alle ein Sättigungsgefühl bekommen.

Wer Probleme mit dem Gewicht hat, kann ja einmal versuchen, ob er abnimmt, wenn er nichts zum Essen trinkt. Im Normalfall ist es aber sehr schwer, seine Angewohnheiten zu ändern.

Ist es ungesund schnell zu essen?

Auch das ist eine Regel aus alten Zeiten. Neben dem Erziehungseffekt, dass alles gut durchgekaut werden soll, hatte sie den Zweck, dass sich eher ein Sättigungsgefühl ausbildet, wenn sich der Magen langsamer füllt, weil der Magen nicht sofort die Rückmeldung ans Gehirn sendet. Wer langsamer isst, braucht mehr Zeit zum Essen.

Physiologisch ist zu bemerken, dass bei pflanzlicher Rohkost das Kauen wichtig für die Aufnahme von Nährstoffen ist. Nur zerkleinerte Rohkost kann von der Magensalzsäure und den Enzymen in nennenswerter Weise aufgeschlossen werden. Trotzdem ist die Aufnahme von Vitaminen aus pflanzlicher Rohkost eher gering. Auch bei den Makronährstoffen ist die Resorption verringert. Bei erhitzter Nahrung oder tierischer Nahrung ohne harte Zellmembranen spielt es keine Rolle, ob sie stark gekaut wurde oder nicht, die Zellen können in diesem Falle von der Magensäure angegriffen werden.

In die gleiche Kerbe schlägt die Regel, beim Essen nicht zu reden. Das Dahinterliegende ist, dass sobald wir beim Essen reden (oder heute eher Fernsehen schauen, Surfen oder Zeitung lesen), unsere Aufmerksamkeit dem gilt. Das Gehirn schaltet auf den „Automatikmodus", und wir essen, ohne dass dies bewusst wahrgenommen wird, außer es gibt Probleme wie Salat, der von der Gabel fällt. Genauso, wie wir nicht nachdenken müssen, beim Gehen jeden Fuß vor den anderen zu setzen, können wir auch essen, ohne viel davon zu bemerken. Je nach Grad der Ablenkung bemerkt man nicht, wie viel man isst, manchmal sogar nicht, was man isst oder wie es schmeckt. Entsprechend ignoriert das Gehirn auch das Sättigungsgefühl, das sich bei vollem Magen einstellt. Auch diese Regel diente dazu, dass die Kinder nicht zu viel aßen.

Man kann beide Regeln nutzen, wenn man abnehmen will: Also langsam essen, sich aufs Essen konzentrieren und erst danach trinken.

Isst man in Gesellschaft mehr, als alleine?

Der Appetit, das weis man seit Langem, wird nicht nur von physiologischen Signalen gesteuert, die mit dem Ernährungsstatus zusammenhängen, wie Blutzuckerspiegel oder die Füllung des Magens. Das kennt jeder aus eigener Erfahrung. So läuft einem das Wasser im Mund zusammen, wenn man nur an appetitliche Speisen, aber auch an Zitronen denkt (die Erwartung, der nun kommenden Säure führt dazu, dass man mit Speichel versucht, sie zu verdünnen). Bestimmte Inhaltsstoffe wie Fett und Zucker aktivieren das Belohnungszentrum im Gehirn, was sich als sehr problematisch erweist, wenn man überall auf diese Lebensmittel stößt.

Alleine schon die Menge an Nahrungsmitteln beeinflusst den Appetit. Je reichhaltiger (im Sinne von verschiedenen Lebensmitteln) ein Buffet ist, desto mehr wird gegessen. Ebenso wird von einem großen Teller mehr gegessen als von einem kleinen. Das Gleiche gilt, wenn man andere beim Essen beobachtet, wie dies in einem Restaurant der Fall ist, wobei hier das Warten noch den Appetit steigert.

Aber auch die Gesellschaft hat einen großen Einfluss. In geselliger Runde wird mehr gegessen als alleine. Das gilt sowohl bei festen Portionsgrößen, als auch, wenn man sich von verschiedenen Speisen bei einem Bankett nehmen kann, was und wie viel man will. Es gibt für diese Tatsache eine Reihe von Erklärungsmodellen. Das eine ist die Tendenz zum Nachahmen: Wenn andere etwas probieren, will man es auch probieren. Es muss dann ja lecker sein. Wenn andere viel essen, muss es gut ein, also isst man mehr. Sichtbar ist das oft bei Bestellungen: Wenn einer in einer Runde sich noch eine Nachspeise bestellt, dann ziehen meistens andere nach. Das Zweite ist der oben beschriebene Effekt, dass man das Essen der anderen sieht und die größere Auswahl den Appetit anhebt. Ein sehr wichtiger Aspekt, vor allem bei geselligen Anlässen, ist der Ablenkungseffekt: Wenn man sich neben dem Essen unterhält, bemerkt man die Signale des Körpers, die Sättigung signalisieren, weniger weil man sich auf die Konversation konzentriert.

Gerade der Vorbildcharakter wurde wissenschaftlich untersucht. Ein Proband musste mit einem eingeweihten Testteilnehmer/in eine Aufgabe lösen und beide konnten dabei Snacks von einem Buffet nehmen. Das Wichtige war, dass die Probanden sich auf die Testaufgabe konzentrierten und nicht den Versuch als Kontrolle ihres Essverhaltens wahrnahmen. War der eingeweihte Testteilnehmer attraktiv, so richteten sich die anderen Teilnehmer nach seinem Verhalten. Nahmen also in etwa gleich viele von den Snacks und verzehrten auch in etwa gleich viel. Bei einer weniger attraktiven (übergewichtigen) Person sah es anders aus. Vor allem wenn diese relativ viel aß, hielten sich die anderen Testteilnehmer zurück. Aß die Person wenig, so gab es keine Korrelation. Wir implizieren also, dass wenn jemand so attraktiv (schlank) ist, dann muss auch sein Ernährungsverhalten richtig sein und ahmen es nach.

Ist Eiweiß/Protein besonders sättigend?

Eiweiß hat beim menschlichen Körper eine Sonderstellung. Es ist vorwiegend Baustoff. Nimmt man mehr Eiweiß zu sich, als man benötigt (was bei unserer Ernährung gegeben ist), dann wird es verbrannt, doch das ist nicht sehr effizient.

Das hat mehrere Gründe. Zum einen bauen wir Eiweiß anders als Fett und Kohlenhydrate nicht vollständig ab. Der **physiologische** (vom Körper nutzbare) **Energie-**

gehalt von Eiweiß liegt bei ungefähr 17 kJ (4 kcal) pro g. Verbrennt man es dagegen in einem Kalorimeter, einem Gerät, das den Energiegehalt durch Verbrennung feststellt, so erhält man 24 – 25 kJ/g. Die Differenz liegt darin, dass wir Eiweiß bis zu Harnstoff abbauen, doch dieses Molekül enthält noch Energie.

Das zweite ist, dass alle Nährstoffe erst aufgenommen, dann in einzelne Bausteine gespalten und umgebaut werden. Dies geschieht unvollständig, und dabei wird ein Teil der Energie als Wärme frei. Dieser Anteil ist bei Kohlenhydraten und Fett gering: 2 – 4 Prozent des Fetts, 4 – 10 Prozent der Kohlenhydrate, aber 14 – 20 Prozent der Energie in Eiweiß gehen als Wärme verloren (siehe S. 243). Vor allem bei der Verdauung und Spaltung entsteht viel Wärme. Bei einer sehr eiweißreichen Mahlzeit kann das Verdauungssystem zehnmal mehr Wärme produzieren als bei einer sehr fettreichen Mahlzeit.

Dazu sättigt Eiweiß relativ gut. Es sättigt besser als Kohlenhydrate (zumindest solange diese nicht ballaststoffreich sind), zwar nicht so gut wie Fett, aber Fett hat auch mehr als den doppelten Energiegehalt pro Gramm.

Was versteht man unter der „biologischen Wertigkeit"?

Eiweiß ist für uns Baustoff. Der menschliche Körper besteht zum größten Teil aus Eiweiß, dann folgt Fett. Er enthält fast keine Kohlenhydrate. Wir müssen Eiweiß zu uns nehmen, um Verluste, die beim dauernden Ab- und Umbau der Zellsubstanz entstehen, auszugleichen.

Nun besteht Eiweiß aus 20 Aminosäuren. Zwölf davon kann der Körper durch Umwandlung aus anderen Aminosäuren selbst bilden. Acht sind aber essenziell, das bedeutet, wir können sie nicht selbst bilden. Diese Acht müssen wir mit der Nahrung aufnehmen. Die Aminosäuren sind Isoleucin, Leucin, Lysin, Methionin, Phenylalanin, Threonin, Tryptophan und Valin. Die Aminosäuren Arginin und Histidin sind **pseudoessenziell**. Sie sind bei Erwachsenen nicht essenziell, aber bei Kindern oder bestimmten Krankheiten.

Da unser Körper (im Durchschnitt) eine bestimmte Zusammensetzung hat (so kommt von den **essenziellen Aminosäuren** Leucin viel häufiger im menschlichen Gewebe als Tryptophan oder Cystein vor), benötigt man, um die Verluste zu ersetzen, unterschiedliche Mengen jeder Aminosäure. Leider hat unsere Nahrung aber nicht die gleiche Zusammensetzung wie unser Körper. Unter der **biologischen Wertigkeit** versteht man nun, wie effektiv man aus einem Nahrungseiweiß Körpergewebe aufbauen kann. Das wird als Prozentwert ausgedrückt.

Leider gibt es verschiedene Bestimmungsmethoden der biologischen Wertigkeit. Dies reicht von Versuchen am Menschen und Bestimmung seiner Stickstoffbilanz (Stickstoff ist in der Nahrung nur in Aminosäuren enthalten) über die Festsetzung der in der geringsten Menge vorkommenden essenziellen Aminosäure als begrenzenden Punkt bis zu komplizierten Rechenverfahren. Daher differieren biologische Wertigkeiten je nach Messverfahren leicht, zudem kann man das menschliche Protein als 100 Prozent-Vergleichswert festlegen oder das **Volleiprotein**. Bei Letzterem als Referenz sind dann Werte über 100 Prozent möglich, wenn Proteine kombiniert werden und die Kombination mehr essenzielle Aminosäuren enthält als das Vollei. Es ist so, dass Pflanzen im Allgemeinen essenzielle Aminosäuren in geringerer Menge enthalten als die nichtessenziellen. Es gibt aber auch Unterschiede in der Verteilung. So enthält Weizenmehl sehr wenig Lysin, aber sehr viel Tryptophan. Im Allgemeinen ist es so, dass sich tierisches und pflanzliches Eiweiß gut ergänzen: Die essenziellen Aminosäuren, die in tierischen Proteinen in geringer Menge vorkommen, findet man in pflanzlichen Lebensmitteln. Kombiniert man beides, so entspricht die Aufnahme eher dem menschlichen Bedarf.

Bekannte biologische Wertigkeiten (Stickstoffbilanz Methode)			
Hühnerei (Definition)	100	Thunfisch	92
Milcheiweiß	88	Edamer Käse	85
Kartoffeln	99	Soja	85
Rindfleisch	98	Grünalgen	81
Reis	81	Roggenmehl	79
Bohnen	72	Mais	72
Weizenmehl	57	Trockenhefe	58
36% Ei + 64% Kartoffel	136	75% Milch + 25% Weizenmehl	125
60% Vollei + 40% Soja	124	68% Vollei + 32% Weizen	123
76% Vollei + 24% Milch	119	51% Milch + 49% Kartoffel	119
88% Vollei + 12% Mais	114	78% Rindfleisch + 22% Kartoffeln	114
35% Vollei + 65% Bohnen	109	52% Bohnen + 48% Mais	99
52% Rindfleisch + 48% Gelatine	98	Zum Vergleich: Gelatine	0

Was ist die „spezifisch dynamische Wirkung" / „postprandiale Thermogenese"?

Beides bezeichnet ein und dasselbe. Der ältere Begriff ist die Bezeichnung spezifisch-dynamische Wirkung (bei Ernährungswissenschaftlern wird das Wortungetüm als

SDW abgekürzt). Als die Mediziner sich dem Phänomen zuwandten, bekam es dann die Bezeichnung „postprandiale Thermogenese". Ernährungswissenschaftler verwenden heute die Bezeichnung „**thermogener** bzw. **kalorigener Effekt**.

Es ist das oben angesprochene Phänomen, dass von der Energie, die in den Nahrungsmitteln steckt, nur ein Teil in chemischer Energie ankommt. Dies ist nur von den Nährstoffen abhängig und entsteht, nachdem die Nährstoffe im Blut ankommen. Nach einer Mahlzeit füllt der Körper Vorräte auf. Dabei werden die Grundnährstoffe in kleinere Teile gespalten und unter Energieverbrauch dann das aufgebaut, das gerade benötigt wird, zuerst einfache Zucker, dann Glykogen als Kurzzeit-Energiespeicher und zuletzt Fett. Theoretisch kann man für jeden Nährstoff berechnen, wie viel Energie gewonnen wird. Die Beobachtung ist nun, dass die tatsächlich gewonnene Energie geringer ist und der nicht genutzte Teil als Wärme frei wird. Dies wird als SDW bzw. thermogener Effekt bezeichnet.

Bei Fett sind es nur 2 – 4 Prozent, bei Kohlenhydraten 4 – 9 Prozent und bei Eiweiß 14 – 20 Prozent. Bei Alkohol sind es 22 Prozent. Biochemisch scheinen es unterschiedlich hohe Verluste beim Abbau der Nährstoffe zur ATP-Gewinnung zu sein. **ATP** (Adenosintriphosphat) ist ein energiereiches Molekül, das im Körper als „Währung" genutzt wird, wenn beim Abbau und Aufbau von Stoffen Energie benötigt wird. Die nicht nutzbare Energie landet nicht im ATP, sondern wird als Wärme abgegeben.

In der Summe kann man bei einem gegebenen Energiebedarf mehr essen, wenn die Nahrung eiweißreich ist. Das ist auch die Grundlage für die Dukan-Diät, die sehr eiweißreich ist, weil nur ein Teil der Energie nutzbar ist. Einige Autoren sprechen bei sehr hohem Eiweißanteil in der Nahrung sogar von 20 bis 30 Prozent Energieverlust. Eine Untersuchung stellte fest, dass bei Übergewichtigen zwei Drittel geringere Werte bei der postprandialen Thermogenese haben, also im positiven Sinne ihre Nahrung effizienter ausnutzen. Im Durchschnitt nehmen diese Personen aus der Nahrung 150 kcal (630 kJ) mehr Energie auf als der Rest der Bevölkerung. Wird dies nicht durch eine geringere Nahrungszufuhr kompensiert, so kann dies innerhalb von sieben Jahren das Gewicht um 5 bis 10 kg ansteigen lassen.

Früher meinte man, der Energieverlust käme durch die Darmzellen selbst zustande, da nach einer Mahlzeit für zwei Stunden der Energieumsatz um 30 Prozent steigt. Das ist aber der normale „Eigenenergieverbrauch" des Verdauungssystems und unabhängig von der Zusammensetzung der Nahrung. Er macht etwa 10 Prozent der aufgenommenen Energie aus.

Ist die „Steinzeiternährung" gesünder als die normale Ernährung? Gibt es Diäten ohne Kalorienzählen? Was ist von diesen zu halten?

Beide Fragen betreffen denselben Fragenkomplex. Die normale Ernährung bei uns besteht aus etwa 15 Prozent Eiweiß, 40 Prozent Fett und etwa 45 Prozent Kohlenhydraten. Empfohlen werden sogar 50 – 60 Prozent Kohlenhydrate. Das bedeutet, Kohlenhydrate machen den größten Teil bei der Energie aus. Bei der Menge ist es noch mehr. Wir essen etwa dreimal mehr Kohlenhydrate als Fett oder Eiweiß.

Es gibt einige Personen, die prominentesten sind Atkins und Lutz, die ein Ernährungskonzept anpreisen, das fast ohne Kohlenhydrate auskommt. Die medizinische Begründung ist unterschiedlich. Atkins macht die Kohlenhydrate für Diabetes verantwortlich, da durch die Kohlenhydratzufuhr der Blutzuckerspiegel schwankt und dies erst die Insulinausschüttung induziere. Lutz propagiert aufgrund eigener Erfahrungen ein Leben ohne Brot. Beide empfehlen eine alternative Lebensweise (also nicht eine temporäre Maßnahme wie eine Diät) mit wenig Kohlenhydraten. Eine reine Diät zur Gewichtsabnahme wurde dagegen von Dukan entwickelt. Alle Konzepte basieren auf einer Besonderheit des menschlichen Stoffwechsels.

Zwei Organe, Niere und Gehirn, sind auf Kohlenhydrate als Energielieferant angewiesen. Die dafür benötigte Menge beträgt etwa 120 bis 140 g pro Tag, und dies ist bei einer gemischten Ernährung kein Problem, die Verzehrmenge liegt bei 200 bis 300 g pro Tag. Wenn der Körper keine Nährstoffe bekommt, z. B. weil eine Fastenkur begonnen wird, so schaltet er in den Hungerstoffwechsel um. Die meisten Organe und die Muskulatur können Fett direkt verbrennen, Gehirn und Niere aber nicht. Für diese Organe werden aus Fettsäuren Abbauprodukte, die Mediziner wegen ihrer Struktur **„Ketokörper"** nennen, gebildet. In kleinem Maßstab wird auch Eiweiß zu Glucose abgebaut. Gehirn und Nieren, aber auch andere Organe wie der Herzmuskel, decken nun ihre Energie durch Verbrennen der Ketokörper. Gleichzeitig verliert der Körper Eiweiß, um etwa 40 g Glucose pro Tag zu bilden, die das Gehirn nach wie vor benötigt. Dieser Weg ist nicht unproblematisch. So kann die Niere diese Ketokörper nicht vollständig zurückresorbieren, man scheidet zwischen 10 und 25 g der Ketokörper pro Tag mit dem Urin aus und verliert damit Energie. Die Ketokörper sind auch Säuren und belasten den Säure-/Basenhaushalt. Es kann dazu kommen, dass Abbauprodukte, wie das Aceton, in die Atemluft gelangen. Der Atem riecht dann nach Nagellackentferner.

Eine Diät, die fast keine Kohlenhydrate enthält, bringt den Körper in denselben Hungerstoffwechsel wie oben beschrieben, nur stammt das abgebaute Fett und Eiweiß aus der Nahrung. Da Eiweiß gut sättigt und wie oben begründet schon im Normalfall als

Nährstoff nicht besonders effektiv genutzt wird, postulieren Atkins und Dukan, dass ihre Diätkonzepte sehr effektiv seien.

Atkins' Konzept ist das einer Diät, die vorwiegend Fett und Eiweiß enthält, in der Fachsprache „**Low-Carb**" genannt. Allerdings ist die **Atkins-Diät** ein extremer Vertreter dieses Konzepts, denn es sind anfangs nur 5 – 20 g Kohlenhydrate pro Tag erlaubt. Später steigt die Menge auf 40 – 60 g. Das engt das Spektrum auf vorwiegend tierische Lebensmittel wie Fleisch, Wurst, Eier, Milchprodukte ein. Später kommt noch Gemüse dazu. Alles, was Stärke oder Zucker enthält, bleibt aber verboten, wie Mehl, Brot, Kartoffeln, Nudeln, Reis, Obst, Süßigkeiten.

Für eine effiziente Abnahme muss man allerdings auch bei Atkins die Kalorienaufnahme reduzieren. Für die meisten Menschen ist das kein Problem, da zum einen die Kost mit einem Fettgehalt von über 50 Prozent sehr gut sättigt und man so weniger essen muss, um satt zu werden. Viele Teilnehmer essen wenig, weil die Kost sehr einseitig ist und man die Lust auf die erlaubten Lebensmittel verliert. Bei einem Teil der Diätteilnehmer verschlechtern sich Blutfettwerte schon beim Start der Diät drastisch. Dies liegt daran, dass die Kost aus Fleisch, Wurst und Eiern sehr cholesterinreich ist und auch viele gesättigte Fettsäuren enthält. Diese Personen sollten die Diät nicht durchführen. Bei dem Rest scheint es für überschaubare Zeiträume keine Probleme zu geben. Langfristig steigt das Risiko für Krebs und Herzkreislaufkrankheiten an. Bei Diabetes oder Niereninsuffizienz kann die Atkins-Diät lebensbedrohend sein. Da bestimmte Vitamine und Mineralstoffe fehlen, die nur in pflanzlichen Nahrungsmitteln vorkommen, muss man bei Atkins Nahrungsergänzungsmittel zusätzlich schlucken. Die DGE bewertet diese Diät als potenziell gesundheitsgefährdend.

Die Wirksamkeit der Atkins-Diät beruht auf dem Verlust von Energie über ausgeschiedene und ausgeatmete Ketokörper, vor allem aber auf der starken Sättigung. In Untersuchungen wies sie hohe Abbrecherquoten auf, und der Jo-Jo-Effekt war wesentlich höher als bei anderen Diätformen. Dadurch kann der anfänglich erzielte Abnahmeerfolg nicht gehalten werden.

Etwas positiver wird das ähnliche Konzept nach **Lutz** gesehen. Auch dieses ist ein „Low-Carb" Konzept, bei dem die Kohlenhydratmenge reduziert wird. Lutz sieht vor allem Brotgetreide als Verursacher zahlreicher Krankheiten an. Daher sollte man auf Brot verzichten. Andere Kohlenhydrate sind bis zu 72 g pro Tag erlaubt. Das ist so viel, dass der Körper nicht in den Ketosestoffwechsel abrutscht. Die Zusammensetzung der Kost unterscheidet sich aber immer noch stark von der normalen Ernährung.

Die neueste Variante dieses Konzepts ist die „**Dukan-Diät**" oder „Star Diät", benannt nach dem französischen Arzt Pierre Dukan. Er geht noch weiter als Atkins, und seine Diät umfasst nur Protein. Fett und Kohlenhydrate sind anfangs vollständig verboten. Später darf man fettarmes Fleisch zu sich nehmen, anfangs nur fettloses Fleisch, Fisch, Meeresfrüchte und 1 – 2 Eier. Eiweiß ist, wie auf S.243 ausgeführt, noch ineffizienter als Energielieferant. Schon bei der Verdauung gehen 14 – 20 Prozent der Energie verloren. Wenn Eiweiß zur Energiegewinnung genutzt wird, so kommen weitere Verluste dazu, die letztendlich in Wärme umgesetzt werden. Selbst Ratten, die anders als wir, nicht auf Kohlenhydrate angewiesen sind, nehmen bei einer reinen Proteindiät ab. „**Star Diät**" heißt die Diät, weil einige Stars angeblich auf sie schwören, darunter Jennifer Lopez und Gisele Bündchen. Die starke Einschränkung der Lebensmittel (Fleisch darf nicht einmal in Fett angebraten werden, und es ist nur sehr mageres Fleisch ohne sichtbares Fett erlaubt) macht die Diät zu einer Herausforderung und sehr teuer. Auch sie ist für Nierenkranke und Diabetiker nicht geeignet. Ohne jede Woche mindestens einen „Proteintag" einzulegen, scheint es auch nicht möglich zu sein, das Gewicht zu halten, was nicht für dieses Konzept spricht.

Hinsichtlich der Auswirkungen auf die Gesundheit wird die Dukan-Diät noch schlechter als die Atkins-Diät beurteilt. Das Essen enthält noch mehr Cholesterin bezogen auf die Energiemenge (es steckt beim Fleisch zum größten Teil nicht im Fett, sondern in den Muskelzellen), und der beim Eiweißabbau entstehende Harnstoff belastet die Nieren zusätzlich. Die französische Agence nationale de sécurité sanitaire de l'alimentation (entspricht in etwa dem Bundesinstitut für Risikobewertung, das zum Bundesministerium für Ernährung gehört) bewertete die Dukan-Diät als gesundheitsgefährdend.

Beide Konzepte versprechen extreme Abnahmeerfolge, Atkins anfangs 5 kg in zwei Wochen, Dukan ein Kilo pro Woche dauerhaft. Es kann dazu kommen, vor allem aber wegen Nahrungsverweigerung, weil die meisten normalen Lebensmittel nicht im Diätplan enthalten sind. Es wird aber keine Nahrungsumstellung angegangen, weshalb beide Konzepte auch einen starken **Jo-Jo-Effekt** haben, das bedeutet, dass nach der Diät das Gewicht rasch wieder ansteigt. Dieser Mangel ist den Autoren wohl bewusst, sonst würden sie nicht einen Proteintag (Dukan) oder die Neuaufnahme der Phase I (erste und strengste Phase der Atkins-Diät) bei Gewichtszunahme propagieren. Das bedeutet, dass man praktisch lebenslang diese Diäten durchführen muss, um sein Gewicht zu halten. Atkins starb am 17.4.2003. Er wog 117 kg bei 1,82 m Größe, als er starb (BMI=35,2). Seine Anhänger führen dies auf eine sehr starke Zunahme während der letzten Wochen im Krankenhaus zurück, doch schon vorher beschrieb New Yorks

Bürgermeister, der zu einem Diner eingeladen war, Atkins als „fett" und das Abendessen als „ungenießbar".

Die Bezeichnung **„Steinzeiternährung"** für manche Low-Carb-Diäten beruht darauf, dass vor dem Getreideanbau der Mensch als Jäger und Sammler viel Fleisch aß und Kohlenhydrate nur in Form von Wildfrüchten aufnahm. Wildfrüchte und Wurzelgemüse sind selten, nur jahreszeitlich verfügbar und lange nicht so groß und zuckerreich wie die heutigen Zuchtsorten. Einige Vertreter argumentieren, wir wären in der kurzen Zeit seit Einführung des Getreideanbaus vor rund 12.000 Jahren noch nicht genetisch an viele Kohlenhydrate angepasst. Das ist so nicht haltbar (siehe S. 229). Nur in pflanzlichen Nahrungsmitteln findet man die Vitamine Folsäure und Vitamin C. In beiden Diätkonzepten sind daher auch Vitaminpräparate vorgesehen, was auf dieses Manko hinweist.

Wie gesund ist Sport?

Nun, unbestritten ist, dass Sport, respektive Bewegung gesund ist, doch wie gesund, das wurde in den letzten Jahrzehnten erst festgestellt.

Was die meisten überschätzen, ist der Energieverbrauch. Er ist deutlich geringer als viele annehmen. Ein Anfängerfehler ist, sich nach einer halben Stunde Jogging einen größeren Snack zu gönnen, schließlich hat man nun ja „viele Kalorien verbrannt". Wer gerade erst mit dem Sport anfängt, der neigt dazu, den Energieverbrauch zu überschätzen, schließlich strengt der Sport stark an – er tut dies aber vor allem, weil man untrainiert ist. Man sollte sich klar machen, dass es zahlreiche Berufe gibt, bei denen man den ganzen Tag die gleiche Belastung hat, und die Personen, die diesen nachgehen, können auch nicht unmäßig viel essen. Wer meint, nach einer Stunde Spazierengehen viel verbrannt zu haben, sollte mal einen Blick auf seinen Briefträger werfen, der den ganzen Vormittag Briefe austrägt. Und wer meint, von 10 Minuten Stepper treten habe er viel abgenommen, sollte tunlichst nicht auf einer Baustelle beobachten, wie oft dort die Arbeiter die Treppen hoch und runter gehen müssen.

In der Form, in der Sport als Freizeitbeschäftigung betrieben wird, die ja auch nicht mit der hohen Belastung im Leistungssport zu vergleichen ist, kann man sich kaum einen Snack nach dem Sport leisten. Ein Mann, der ein kleines Stück Torte nach dem Joggen isst, müsste, um diese Energie zu verbrauchen, rund eine Stunde lang im zügigen Tempo joggen, als Frau sogar noch 20 Minuten länger.

Die DGE rechnet bei intensiv betriebenem Freizeitsport mit einem zusätzlichen **Energieverbrauch** von 2.000 kJ/Stunde. Das ist nicht mal der Energiegehalt einer

Currywurst. Bei Personen, die keinen Sport betreiben, macht der Grundumsatz, also die Energie, die auch beim Schlafen anfällt, zwei Drittel der Gesamtenergie aus, die gesamte Bewegung über den Tag nur das restliche Drittel. Nach dieser energetischen Betrachtung nun zu den Effekten von Sport.

Die positiven Wirkungen von Sport sind zum Teil schon lange bekannt, zum Teil aber auch neu entdeckt worden. Seit Langem weiß man, das Ausdauersport das **Herz und Kreislaufsystem** kräftigt. Die Grundlage dessen ist, dass das Herz über längere Zeit viel Blut durch den Körper pumpen muss, um die Zellen mit genügend Sauerstoff zu versorgen. Es wird daher mit der Zeit leistungsfähiger, der Ruhepuls sinkt. Da Herz- und Kreislauferkrankungen Todesursache Nummer 1 bei uns sind, ist dies positiv. Auch sinkt die Neigung zu **Arteriosklerose**. Daran ist ein anderer Effekt schuld. Sport verbraucht Energie, das bedeutet, dass Fett dem Blutkreislauf entnommen wird, damit gibt es weniger LDL, das „böse" Cholesterin. Fettspaltende Enzyme werden ausgeschüttet, die den LDL-Spiegel senken. Zum anderen reicht das im Blut zirkulierende Fett nicht aus, Fett aus den Speicherzellen muss zur kurzfristigen Energieverbrennung und Umwandlung in Glucose zur Leber transportiert werden. Dies bewerkstelligt das HDL, das „gute" Cholesterin, dessen Konzentration so ansteigt. Dieser Effekt ist langfristig, denn auch nach dem Ende des Sports, wenn die Glykogenvorräte als Kurzzeitenergiespeicher erniedrigt sind, wird weiter Fett mit dem HDL zur Leber und Muskulatur transportiert, um sie erneut aufzufüllen. Dies ist je nach Energieverbrauch noch 6 – 24 Stunden nach Trainingsende nachweisbar. Man darf nur eines nicht tun: Viel essen oder gar Alkohol trinken. **Alkohol** stoppt die Glykogenbildung sofort, Nahrung sollte ein bis zwei Stunden nach Trainingsende vermieden werden, denn damit füllt man auch die Vorräte auf. Als Nebeneffekt verbraucht man weiter Energie, denn es wird Fett unter Energieverbrauch in Glykogen, ein Speicherkohlehydrat für kurzzeitig benötigte Energie umgewandelt.

Bei beginnender Diabetes Typ II (siehe S.188) oder **Insulinresistenz** wirkt Sport Wunder. Der Körper entnimmt Glucose dem Blut, und dies geschieht bei Muskeln ohne Insulin. Sie können über eigene Transportproteine Glucose aufnehmen. Damit sinkt der Insulinbedarf und Glucosespiegel. Auch die Aufnahme von Glucose in die Muskeln ist noch Stunden nach Trainingsende nachweisbar. Untersuchungen bei Übergewichtigen zeigen, dass die Insulinresistenz sogar zurückgebildet werden kann. Auch wird durch Ausdauersport Fett abgebaut, das für die Insulinresistenz verantwortlich gemacht wird. Da Insulin benötigt wird, um Glucose in Fettzellen einzuschleusen, sinkt so der Insulinbedarf des Körpers.

Sport baut natürlich auch **Muskeln** auf, allerdings vor allem dort, wo sie gebraucht werden. Damit steigert man den Grundumsatz ein bisschen, da Muskeln auch Energie verbrauchen, wenn sie nicht aktiv sind. Der Effekt ist aber gering, da die Organe den höchsten Energieumsatz im Körper haben. Fett wird im gleichen Maße abgebaut, allerdings kann man auch mit Sport nicht das Fett um die Organe reduzieren. Nur Fetteinlagerungen in der Leber werden durch den gesteigerten Stoffwechsel reduziert. So kann man eine Fettleber wieder regenerieren.

Untersuchungen zeigen, dass bei körperlicher Aktivität das **Immunsystem** aktiver und aggressiver ist, dies sollte die Immunabwehr stärken. Stress scheint nicht so stark aufzutreten. Dies liegt nicht an einem veränderten Hormonspiegel, dieser ist gleich hoch wie bei Untrainierten, und er steigt auch bei **Stress** an. Doch die Stresshormone wie Cortisol werden auch bei Anstrengung ausgeschüttet. Sie dienen ja dazu, dass der Körper kurzfristig leistungsfähiger wird, und waren in einer Zeit, als es gefährliche Raubtiere, aber auch wehrhafte Beutetiere gab, lebensnotwendig. Als Folge gewöhnt sich der Körper an diesen unregelmäßig auftretenden Stresspegel und ist bei Alltagsstress nicht mehr so empfindlich. Dieser Effekt wird heute bei der **Krebsbehandlung** genutzt, da die Chemotherapie für den Körper sehr belastend ist. Sport scheint dieser Art von Stress entgegenzuwirken.

Als Nebeneffekt wird bei bestimmten Sportarten, vor allem beim Laufen, nach längerer Zeit **Glückshormone** ausgeschüttet, die auch für eine Verbesserung des Allgemeinbefindens verantwortlich gemacht werden.

Bewiesen ist, dass die **geistige Leistungsfähigkeit** ansteigt. Auch dies wird mit dem Stress in Zusammenhang gebracht. Der Effekt beruht zum einen auf einer besseren Durchblutung des Gehirns, vor allem scheint aber durch die erhöhte Aktivität der Zentren für die Bewegungssteuerung die Hemmung der für kognitive Fähigkeiten verantwortlichen Areale, wie dem Vorderlappen, durch Hormone und Stress abgebaut und diese dadurch entlastet zu werden.

Die Wirkungen sind vor allem belegt für **Ausdauersportarten**, weniger für Kraftsportarten. Diese empfinden wir als deutlich belastender. Ausdauersportarten sind Sportarten, bei denen man eine Bewegung dauernd wiederholt, wie Gehen, Laufen, Fahrradfahren, Treppensteigen, Schwimmen. Bei einer Kraftsportart gibt es dagegen kurzzeitige Anstrengungen und sonst wenig Bewegung wie z. B. beim Gewichtheben. Die meisten Spielsportarten wie Tennis, Fußball oder Handball sind mehr Kraftsportarten, da einem niedrigen Grundrhythmus (langsame Bewegung) sehr schnelle Sprints zwischengeschaltet sind, die sehr anstrengend sind.

Belastend für den Körper bei **Kraftsportarten** ist vor allem, dass er nur wenige Möglichkeiten hat, die schnell entstehende „Abwärme" loszuwerden. Die Muskeln haben nur einen geringen Wirkungsgrad. Der Großteil der Energie wird in Wärme umgesetzt. Wenn man nun einen 100-m-Lauf mit schnellem Tempo startet, so ist der Energieumsatz rund zehnmal höher als beim Gehen, so viel Wärme in so kurzer Zeit kann man nicht durch Schwitzen abgeben. Uns wird heiß. Das ist auch der Grund, warum Sport im Sommer viel anstrengender als im Winter ist, oder Schwimmen in warmem Wasser ermüdender als im kalten. Das korreliert aber nicht mit dem tatsächlichen Energieverbrauch. Als Folge kann der Mensch stundenlang Ausdauersportarten betreiben, aber nur kurz Kraftsportarten. Dafür scheinen wir auch gebaut zu sein. Untersuchungen bei Extremsportlern wie Marathonläufern zeigen, dass sie einen viel besseren Gesundheitszustand als die Normalbevölkerung aufweisen. Es scheint trotz regelmäßigen Laufens über Stunden jeden Tag keinerlei negative Effekte zu geben. Bei Kraftsportarten ist dem nicht so. Praktisch alle mit Sport assoziierten Verletzungen oder Abnutzungserscheinungen wie den berühmt-berüchtigten „Tennisarm" oder der Bänderriss bei Fußballern gibt es bei Kraftsportarten. Viele Mediziner vertreten daher heute die Ansicht, wir wären dafür gebaut uns dauernd zu bewegen, und viele Krankheiten kämen erst durch zu wenig Bewegung zustande.

Für einen positiven Effekt auf die Gesundheit muss man nicht jeden Tag mehrere Stunden laufen. Empfohlen werden aber mindestens drei bis fünf Stunden Sport in der Woche, also jeden Tag 30 – 40 Minuten oder alle zwei Tage einen längeren Block.

Brauche ich, wenn ich viel Sport betreibe, eine besondere Ernährung?

Nein, bestimmt nicht. Viele meinen, weil man nun Muskeln aufbaut, braucht man mehr Eiweiß. Andere denken, man benötigt mehr Vitamine und Mineralstoffe. Der Bedarf an einigen Vitaminen ist tatsächlich an den Energiehaushalt gekoppelt. Doch da man ja mehr essen darf, nimmt man auch mehr Vitamine zu sich. Wer schwitzt, scheidet vor allem Natrium aus, das wir sowieso in zu hoher Menge aufnehmen.

Es ist zwar so, dass zum **Muskelaufbau** Eiweiß benötigt wird, doch dies wird stark überschätzt. Zudem nimmt man mit mehr Nahrung, die man ja durch den Sport essen darf, auch mehr Eiweiß zu sich. Der Eiweißbedarf ist abhängig vom Körpergewicht, nicht von der Energiezufuhr. Die Ernährung enthält durchschnittlich 15 Prozent Eiweiß, 9 bis 12 Prozent werden tatsächlich benötigt. Bei einem 70 kg schweren Mann würden alleine diese 3 Prozent Eiweiß, die sonst zur Energiegewinnung verbrannt werden, ausreichen, um 30 kg Muskeln pro Jahr aufzubauen.

Die Ernährung von Profisportlern ist daher auch nicht reich an Eiweiß, sondern an Kohlenhydraten, die schnell die Glykogenvorräte auffüllen, und auch meistens reich an den B-Vitaminen, deren Bedarf proportional zum Energiehaushalt ansteigt.

Kann man mit Sport abnehmen?

Neben dem Diätkonzept der Reduktion der Energiemenge könnte man auf die Idee kommen, doch einfach durch mehr Sport seinen Energieaufwand zu steigern um abzunehmen. In der Tat war ein Versprechen der Aerobic- und Fitnesswelle in den frühen Achtziger Jahren, dass man damit schlank wird. Jane Fondas Intensivtraining dauerte eineinhalb Stunden und versprach das man pro Einheit 500 bis 700 Kalorien (2.100 bis 2.900 kJ) verbrennt.

Wie die Geschichte zeigt, klappte das nicht. Das verwundert auch nicht. Es gibt zahlreiche Untersuchungen bei Kindern, Erwachsenen und Profisportlern zu dem Thema. Das Resümee: Der menschliche Körper kann nur kurzzeitig sehr viel Energie verbrennen, überschreiten wir eine bestimmte Grenze so legen wir Ruheperioden ein. Unser Gehirn sorgt unbewusst dafür, dass wir möglichst wenig Energie verbrauchen und uns nicht überanstrengen. Beobachtet man dann Profisportler, so sind diese nicht dürr, was sie ja sein müssten, wenn man mit viel Sport abnehmen könnte. Ebenso wenig sind dies Personen die eine körperlich anstrengende Tätigkeit ausüben, wie z. B. Waldarbeiter.

Bei jemanden, der sich wenig bewegen muss, wie es bei einer typischen Bürotätigkeit der Fall ist, verbraucht rund 70 Prozent der gesamten Energie pro Tag (**Gesamtumsatz**) nur um die Körpertemperatur aufrechtzuerhalten. Dies ist der **Grundumsatz**. Die gesamte Bewegung, die man pro Tag hat, macht dann den Rest aus. Das ist der **Leistungsumsatz**. Bewegung steigert den Leistungsumsatz und Gesamtumsatz, aber nicht enorm. Wie man an der Tabelle in der nächsten Frage erkennen kann, steigert eine beruflich anstrengende Tätigkeit den Gesamtumsatz von dem 1,4-fachen Grundumsatz auf den 2,0 bis 2,4-fachen. Das ist nun nicht so viel mehr und dies betrifft eine berufliche Tätigkeit. Diese wird also acht Stunden am Tag ausgeübt, viel länger als Sport.

Bei Kraftsport erreicht man sehr hohe Energieumsätze, beim 100-m-Lauf sind es bis zu 355 kJ/kg/Stunde. Aber man kann dieses Level nur kurz aufrechterhalten. Beim 100-m-Lauf eben 10 bis 15 s lang. Am ehesten kann man viel Energie durch Ausdauersportarten wie Gehen, Radfahren, Schwimmen verbrennen. Die folgende Tabelle informiert über die Energieumsätze bei diesen Tätigkeiten. Nehmen wir den Wert von Tennisspielen mit 21,6 kJ/kg/h. Dieser Wert muss mit dem Körpergewicht (in Kilogramm) und der Dauer (in Stunden) multipliziert werden, um die verbrauchte Energiemenge zu erreichen. Eine Frau die also 30 Minuten (0,5 h) lang Tennis spielt und 60 kg wiegt, würde dabei 21,6 x 60 x 0,5 = 640 kJ mehr verbrauchen. Bei einer Bürotätigkeit hätte diese Frau einen Gesamtumsatz von 8.400 kJ. Das Tennisspielen steigert den Umsatz also gerademal um 7,7 Prozent.

Daneben macht Sport hungrig, da der Blutzuckersiegel sinkt. Die Menge, die man nun essen „darf" wird dabei meist stark überschätzt. Die obigen 640 kJ sind z. B. In einer Rippe (25 g) Schokolade enthalten. Da man sich nun etwas mehr zu essen gönnt, schmelzen so die zusätzlich verbrauchten Kalorien weiter weg.

Man kann daher nicht mit Sport abnehmen, weil man das dafür notwendige Pensum nicht jeden Tag leisten kann. Man kann aber mit Sport eine Diät unterstützen und nach dem Abnehmen das Gewicht eher halten. Da man nach längerer Beanspruchung (über 30 Minuten) die kurzfristigen Glykogenvorräte weitgehend aufgebraucht hat und diese nach dem Training wieder durch Fettabbau aufgefüllt werden, kann man den Effekt des Sports vergrößern, wenn man 1 – 2 Stunden lang danach nichts isst. Es ist für den Körper Energie verbrauchend, wenn er aus Fett Kohlenhydrate bilden muss. Wenn man sofort nach dem Training etwas isst, wird der Glykogenvorrat aus der aufgenommenen Nahrung (die Kohlenhydrate enthält) aufgebaut. Dafür braucht der Organismus weniger Energie.

Tätigkeit	Männer [kJ/kg*h]	Frauen [kJ/kg*h]
Schlafen (entspricht Grundumsatz)	0	0
Gehen (je nach Geschwindigkeit)	6,3 – 15,9	5 – 14,6
Steigen ohne Last.	2,5/m*	2,1/m*
Laufen	39,3	33,5
Fahrrad fahren	7,9 – 17,9	6,3 – 15,9
Bergsteigen	33,2	
Treppen steigen	59,6	
Tennis spielen	21,6	
Tanzen	12,2 – 14,6	
Schwimmen	32,6 – 35,0	

Was versteht man unter dem „Physical Activity Level" (PAL)

Der Energiebedarf des Menschen wird von der Ernährungsmedizin eingeteilt in den **Grundumsatz**, der immer anfällt, auch wenn wir schlafen, und der zur Aufrechterhaltung der Körperfunktionen benötigt wird. Jede Bewegung darüber hinaus gehört zum **Leistungsumsatz**. Das kann wenig sein, z. B. bei einer vorwiegend sitzenden Tätigkeit, bis zu einem Mehrfachen des Grundumsatzes bei schwerer körperlicher Arbeit.

Man kann nun beginnen jede Tätigkeit, der man nachgeht, zu erfassen und in Tabellen nachschlagen, wie viel Energie man pro Stunde oder Minute dafür braucht. Doch sind diese Tabellen nicht vollständig, sie sind auch nicht zu 100 Prozent genau, weil es individuelle Unterschiede im Energieverbrauch, der „Technik" und Unterschiede in der Intensität gibt (z. B. beim Gehen in der Geschwindigkeit). Daher vereinfacht man die Erfassung, indem man den Grundumsatz mit einem Faktor, genannt **PAL** (für Physical Activity Level) multipliziert, der hinreichend genau den Gesamtenergieumsatz für bestimmte Berufsbilder oder Verhaltensweisen wiedergibt:

Tätigkeitsprofil	Beispiele / Berufsbilder	PAL-Faktor
Grundumsatz	Schlafen	1,0
Nur sitzend und liegend	Alte und gebrechliche Menschen	1,2
Fast ausschließlich sitzend, wenig sportliche Aktivitäten	Typische Büroarbeit, Sekretärinnen, Computernerds	1,4
Überwiegend sitzend, zusätzliche stehende und gehende Tätigkeiten	Studenten, Laboranten, Kraftfahrer	1,6
Überwiegend stehend/gehend	Verkäuferinnen, Kellner, Handwerker, Hausfrauen	1,8
Körperlich anstrengende Tätigkeit	Bergleute, Landwirte, Waldarbeiter, Sportler	2,0 – 2,4

Wer zusätzlich zu einem Tätigkeitsprofil pro Woche drei bis fünf Stunden Sport betreibt, kann 0,3 zum PAL-Wert hinzuzählen. Man erkennt dabei, dass bei einem Großteil der Bevölkerung, die im Bereich von PAL 1,4 bis 1,6 liegt, der Grundumsatz den Großteil des Gesamtenergieverbrauchs ausmacht.

Ich bin Sportmuffel, was kann ich dann für mehr Bewegung tun?

Es fällt Vielen schwer, Sport explizit und mit Disziplin zu betreiben, also regelmäßig, jeden Tag. Es fehlt die Zeit regelmäßig zu joggen, oder es ist draußen schlechtes Wetter oder man ist gerade nicht in Stimmung. Also wenn man gar keine Sportart findet, die einem liegt und die nicht witterungsunabhängig ist (es gibt ja auch noch Schwimmen, das man bei jedem Wetter im Hallenbad absolvieren kann und das meist auch samstags oder sonntags, wenn man frei hat, sodass einige „Ausreden" wegfallen, Gleiches gilt für Fitnessklubs). Dann ist der beste Rat: Bauen Sie mehr Bewegung in den Alltag ein. Ich hatte mir angewöhnt, zu meinem Arbeitsplatz, der damals im dritten Stockwerk lag, immer die **Treppe** zu **benutzen** und dann in einem zügigen Tempo. Ich entdeckte, dass ich, wenn ich das letzte Stück der Strecke von der Stadtmitte zum Arbeitsplatz (rund 1,8 km) zu Fuß zurücklegte, anstatt auf den Bus zu warten, auch nur 5 Minuten länger brauchte, aber so jeden Tag 40 Minuten mehr Bewegung hatte. Das kann man ausdehnen. Die **Einkäufe** kann man bei kurzen Distanzen **zu Fuß** oder mit dem **Fahrrad** erledigen. So kann man leicht auf die von Ernährungswissenschaftlern geforderten 30 bis 40 Minuten mehr Bewegung pro Tag kommen. Wenn man z. B. nur beim Weg zur Arbeit und zurück eine Viertelstunde pro Tag mehr läuft (siehe obiges Beispiel), so ist dies schon eine halbe Stunde täglich. Es ist zwar nicht so intensiv wie Joggen, aber es ist besser als gar nichts. Derzeit fahre ich zu einem Kunden im Nachbarort mit dem Fahrrad – das dauert bei 5,6 km Strecke auch nicht länger als mit der Straßenbahn, aber so habe ich 30 – 40 Minuten mehr Bewegung pro Tag. Genauso ist es möglich, mehr Arbeit im Haushalt und im Garten zu verrichten: Auch bei so profanen Tätigkeiten wie **Staubsaugen, Bügeln** und **Gartenarbeit** verbrennt man Energie. Vor allem im Garten kann man überlegen, wie viele elektrische oder motorbetriebene Geräte man braucht – Hecken kann man auch von Hand schneiden, und Laub kann man zusammenrechnen, ohne einen Laubbläser/-sauger zu bemühen.

Der gesundheitliche Aspekt von etwas mehr Bewegung im Alltag liegt in der Mitte zwischen echtem Ausdauersport und „Nichtstun". Der **Energieverbrauch** hängt nur von der Dauer ab, nicht wie man diese verteilt. Die positiven Effekte des angekurbelten Metabolismus gibt es dagegen erst nach rund 30 Minuten, und die volle Wirkung setzt nach 60 Minuten ein. Auch das **Herz-/Kreislaufsystem** wird durch Ausdauersport besser trainiert als durch kurzzeitige Aktivitäten. Dagegen scheint die **Wirkung gegen Stress** vor allem von der Spitzenbelastung abzuhängen, also bringt in dieser Hinsicht ein schneller, aber intensiver Treppenspurt mehrmals pro Tag mehr als ein Dauerlauf. Das gilt auch für den Muskelaufbau, weshalb man auch bei Dauersport mal eine schnellere Phase einschieben sollte. Auch die positive Wirkung auf den **Insulinspiegel** und Blutglucosespiegel ist schon gegeben, wenn man wenig Sport macht. Wenn dieser mehrmals pro Tag erfolgt, gibt es sogar die positive Wirkung, dass so sehr oft Glucose aus dem Blut entfernt wird. Hier eine Tabelle des Energieumsatzes von einigen Tätigkeiten. Nur von wenigen wurde ein geschlechtsspezifischer Wert bestimmt. Für die Berechnung des Energieverbrauchs muss man den Wert mit dem Körpergewicht (in Kilogramm) und der Dauer (in Stunden) multiplizieren.

Tätigkeit	Männer [kJ/kg*h]	Frauen [kJ/kg*h]
Schlafen (entspricht Grundumsatz)	0	0
Ruhen im Liegen	0,21	0,17
Ruhen im Sitzen	0,42	0,33
Sitzen	1,3 – 4,5	1,0 – 4,2
Stehen	2,5 – 6	2,1 – 5,5
Gebückt stehen	3,3	2,7
Gehen (je nach Geschwindigkeit)	6,3 – 15,9	5 – 14,6
Laufen	39,3	33,5
Knien	1,9	1,6
Hocken	1,8	1,4
Schaufeln	12,8 – 31,8	10,0 – 28,9
Graben	15,9 – 26,8	13,4 – 23,0
Fahrrad fahren	7,9 – 17,9	6,3 – 15,9
Schreiben	2,6 – 7,2	2,1 – 7,0
Geschirr spülen	5	
Kochen	12	
Waschen und ankleiden	6,8	5,4
Boden wischen	8,6	
Bügeln	10,0 – 16,2	
Betten machen	10,4	
Staubsaugen	11,6 – 15	
Fenster putzen	12,0	
Auto fahren.	7,4	
Motorrad fahren	9,2	
Bergsteigen	33,2	
Treppen steigen	59,6	
Tennis spielen	21,6	
Tanzen	12,2 – 14,6	
Schwimmen	32,6 – 35,0	
Garten umgraben	30,2	
Skilanglauf	35,4	
Skiabfahrt	26,4	

Sind „biologisch" (ökologisch) erzeugte Lebensmittel gesünder?

Bio-Lebensmittel sind der am stärksten wachsende Markt in der Foodbranche, so verwundert es nicht, dass selbst Länder, in denen keine Bio-Lebensmittel auf dem Markt sind, nach EU-Ökoverordnung produzieren – für unseren Markt.

Bei der **Zusammensetzung** der Lebensmittel muss man differenzieren. Zahlreiche Analysereihen zeigten, dass es in der Rohware, also Gemüse vom Feld, Obst vom Baum, Fleisch nach der Schlachtung, kaum Unterschiede zu konventioneller Ware gibt. Bei Pflanzen ist dies noch verständlich, da dieselbe Sorte bei gleichem Nährstoffangebot ein ähnliches Ergebnis erbringt, also Früchte mit demselben Wassergehalt und Aroma. Das könnte sich ändern, wenn die Nährstoffzufuhr geringer wäre, also extensiv gewirtschaftet wird mit weniger Düngereintrag. Doch dies ist nicht von der EU-Ökoverordnung gefordert. Verbände wie Demeter verlangen dies von ihren Vertragsbauern. Auch findet man bei Bioprodukten die gleichen Sorten wie im konventionellen Landbau, also bei den Äpfeln z. B. die gleichen „Supermarkt-verbraucherfreundlichen" Äpfel ohne nennenswerten Vitamin-C Gehalt (der Apfel muss rundum rot sein, gleichmäßig groß und unempfindlich gegen Stöße. Alte Sorten mit ausgeprägtem Geschmack und Vitaminen leisten dies leider nicht).

Bei Fleisch sind keine systematischen Unterschiede feststellbar. Tendenziell erwartet man durch längere Mastzeiten, da die Intensivmast verboten ist, eine höhere Qualität, doch wurde dies nicht immer beobachtet und die Gefahr ist groß, dass das Fleisch mehr Fett enthält, was zwar von der Zubereitung her positiv zu sehen ist, aber von vielen Verbrauchern abgelehnt wird.

Eindeutig ist die Situation nur bei **Rückständen** und Zusatzstoffen. Rückstände vom Einsatz von Pestiziden sollten bei Bio-Ware nicht vorkommen. Sie werden vereinzelt gefunden. Bei konventioneller Ware geht der Trend dazu, dass immer mehr Pestizide eingesetzt werden, zum einen in Kombination, zum anderen verschiedene Präparate über die Vegetationsperiode. Fand man vor zwanzig Jahren durchschnittlich drei bis vier Wirkstoffe bei Rückstandsanalysen, so sind es heute ein Dutzend, teilweise noch erheblich mehr. Jeder Stoff ist zugelassen, und die Rückstände liegen in der Regel auch unter den Rückstandshöchstmengen. Doch wie dieser Cocktail in der Gesamtheit wirkt, weiß keiner, weil dies nie untersucht wurde. Vor allem ist so die Gesamtrückstandsmenge angestiegen, da für jeden Stoff eine eigene Höchstmenge gilt. Experten fordern daher seit Langem einen gemeinsamen Summengrenzwert. Bei Pflanzen dürfen im ökologischen Anbau keine Pestizide eingesetzt werden, was allerdings nicht heißt, dass sie rückstandsfrei sind. Erlaubt sind „natürliche" und „traditionelle" Mittel. Das bedeutet, da der Verbraucher auch bei Bioware keine Äpfel mit Schorf, einem harmlosen Schönheitsmakel, akzeptiert, werden z. B. Apfelbäume mit **Kupferspritzmitteln** besprüht. Diese sind zugelassen, da sie als traditionelles Mittel gelten und vor den Fungiziden eingesetzt wurden. Dann findet man Kupfer auf den Äpfeln, und der Boden wird auch langfristig mit Kupfer verseucht (siehe S. 47).

Bei Tieren sind **Tierarzneimittel** erlaubt, der Einsatz ist jedoch stärker reglementiert. Hormonzugaben sind ganz verboten. Sicher kann man vor dem Einsatz **ionisierender Strahlung** sein, die bei uns nicht für die Haltbarmachung konventioneller Lebensmittel zugelassen ist, aber in anderen Ländern schon. Diese darf nicht bei Biolebensmitteln eingesetzt werden. Genauso ist der Anteil an **transgenen** Pflanzen/Tieren auf 5 Prozent beschränkt. Dass es nicht weniger sind, verdankt der Verbraucher der CSU: Die Verbraucherminister Seehofer und Aigner haben bisher alle Verschärfungen der Regelungen auf EU-Ebene verhindert.

Während Rohware sich daher nicht sehr von konventioneller Ware unterscheidet, weder im Geschmack noch in den Inhaltsstoffen, gilt dies nicht für verarbeitete Ware. Der Grund liegt darin, dass für Biowaren nur ein Bruchteil der **Zusatzstoffe** zugelassen ist, der für konventionelle Ware zulässig ist (siehe S. 128). Dadurch müssen Herstellungsverfahren angepasst werden, oder die Produkte weisen einen anderen Geschmack oder eine andere Zusammensetzung auf. Das kann positiv wie negativ sein.

Welche Gefahr geht von den Lebensmittelskandalen in den letzten Jahren aus?

Die nach Ansicht des Autors wichtigste Folge ist ein **Vertrauensverlust** der Bevölkerung in die Lebensmittelindustrie. Es gab schon immer Personen, die Lebensmittel verfälscht oder sie mit ungenießbaren Substanzen versetzt haben. Früher war dies noch erheblich schlimmer. Da wurde Sägemehl im Brot verbacken. Der Glykol, den man in den Achtzigern in österreichischem Wein fand, ist ebenfalls gesundheitsgefährdend. Bedingt durch die fortgeschrittene Analytik würden solche Zusätze heute nicht übersehen werden. Doch beleuchten wir einige Skandale der letzten Zeit:

Pferdefleisch vermischt mit Rindfleisch: Das ist erst einmal nicht appetitlich, gelten Pferde bei vielen doch eher als Reittier denn als verspeistes Tier. Es ist, so paradox dies klingt, aber eine Aufwertung des Fleisches, denn Pferdefleisch ist magerer und hochwertiger. Natürlich kann es mit Medikamenten belastet sein, doch das kann auch bei Rindfleisch vorkommen. Das Verfälschen von Fleisch mit anderen Fleischarten, das billiger ist, gab es schon immer. In den Achtzigern gab es einen Skandal, als Kängurufleisch als Rindfleisch verkauft wurde.

Was ekelerregend ist und was nicht, ist kulturell geprägt. Bis vor 60 Jahren war der Genuss von Pferdefleisch bei uns noch normal, es gab damals auch mehr Pferde, die vor allem Zugtiere waren und wenn die Arbeitsleistung nachließ, geschlachtet wurden. Pferdefleisch war damals etwas für arme Leute, weil die geschlachteten Tiere alt und das Fleisch zäh waren. Sie kauften das Fleisch direkt vom Abdecker. Italienische Salami wurde ursprünglich aus Esel- und Maultierfleisch hergestellt.

Das erwähnte **Kängurufleisch** ist in Australien genauso verbreitet wie bei uns Hirsch und Wildschwein und es ist auch in den Eigenschaften vergleichbar – es ist Fleisch von wild lebenden Säugetieren, magerer als Fleisch von Zuchttieren. Bei uns gibt es in einigen Restaurants auch Straußenfleisch und Krokodilfleisch in Form von Steaks zu konsumieren. Das ist legal, wie auch Pferde- und Kängurufleisch legal wären, wenn es ordnungsgemäß deklariert wäre. Verboten ist bei uns nur das Anbieten von Hunde- und Katzenfleisch. Ansonsten ist Fleisch von Säugetieren und Vögeln als Nahrungsmittel, wenn es ordnungsgemäß deklariert wird, erlaubt.

Gammelfleisch erregt noch mehr Widerwillen und ist roh auch ungenießbar. Allerdings wird es roh nicht gegessen. Roh würden die meisten es an Geruch und Farbe erkennen. Verdirbt Fleisch durch mikrobielle Einflüsse, so werden stechend riechende Amine, die nicht umsonst Namen wie "Kadaverin" tragen, gebildet und auch Fett wird zu intensiv riechenden Abbauprodukten zersetzt und bekommt einen kratzigen Geschmack. Leider hat man keine Chance diese Noten noch zu bemerken, wenn das Fleisch mariniert wird, da dann die Marinade das Aroma zudeckt, Amine durch in der Marinade enthaltene Säuren in geruchlose Substanzen umgewandelt werden und die graubraune Farbe überdeckt wird. Wenn das Fleisch gebraten und durch die Hitze die flüchtigen Bestandteile ausgetrieben wurden, ist es noch schwerer als Gammelfleisch zu erkennen. 10 bis 15 Prozent Gammelfleisch ist in Wurst auch sensorisch unauffällig. Das gleiche gilt auch für verarbeitetes Fleisch, sofern es nur mit genügend frischem Fleisch vermischt ist. In Wurst war bei Tests ein Anteil von 10 Prozent Gammelfleisch sensorisch unauffällig. Die Abbauprodukte des Fleischs sind, wenn man keine Allergie gegen biogene Amine hat, harmlos. Allerdings können Mikroorganismen auch Gifte bilden, so fühlt sich in Fleisch z. B. das Bakterium Clostridium Botulinum sehr wohl, das ein hochtoxisches Nervengift produziert.

Dioxine, die man in Eiern fand, sind sehr schwer zu beurteilen. Das Grundproblem von Dioxinen (eigentlich Dibenzodioxine und Dibenzofurane, eine Stoffklasse mit über 100 Mitgliedern) ist, dass sie schon in kleinen Mengen Krebs verursachen und auch als **Krebspromotoren** gelten. Krebspromotoren verstärken die Wirkung anderer krebserregender Substanzen. Wie bei allen krebserregenden Substanzen kann man keine

Mindestdosis angeben, ab der Dioxine harmlos sind. Im Prinzip könnte schon ein einzelnes Molekül ausreichen, um eine Zelle entarten zu lassen, diese könnte zur Krebszelle werden und sich vermehren. In der Praxis steigt das Risiko an, je höher die Konzentration ist. Die maximalen Arbeitsplatzkonzentrationen und Rückstandskonzentrationen werden so festgelegt, dass sie auf jeden Fall unter einem Wert sind, der zu einem statistisch signifikanten Anstieg der Erkrankungen an Krebs führen würde. Darüber hinaus gilt aber das Minimierungsgebot, das bedeutet, die Grenzwerte werden jeweils angepasst, wenn es möglich ist, sie durch technische Maßnahmen zu senken.

Werden diese Grenzwerte nun einmal wie im Falle der Eier überschritten, so resultiert daraus keine sofortige Gesundheitsgefahr und auch die langfristige Gefahr wäre nur gegeben, wenn man dauerhaft diese Eier zu sich nehmen würde. Das eigentlich verwerfliche an dem Skandal war, dass Industrieöl im Tierfutter verwendet wurde, denn dieses ist nicht nur mit Dioxinen belastet, es ist auch für die Tiere unverdaulich und giftig. Hühner können genauso wenig wie Menschen Altöl verdauen. Hier lag schon eine enorme kriminelle Energie vor. Ähnliches gilt für **PCB**. Polychlorierte Biphenyle, die auch in Eiern gefunden wurden, waren früher Bestandteil von Hydraulikölen, sind aber auch schwer abbaubare persistente Rückstände. PCB schädigen bei chronischer Aufnahme Leber, Nieren und Milz. Sie fördern auch die Bildung von Krebs, sind direkt aber nicht krebserregend.

Bei den **EHEC-Bakterien**, die man in Bockshornkleesprossen fand, haben wir es wieder mit einem anderen Skandal zu tun. Hier wurde weder Fremdfleisch verwendet, noch Industrieöl verarbeitet, noch Fleisch weit über die Haltbarkeit angeboten. Es handelt sich vielmehr um die Folge einer falschen Düngung. EHEC ist die Abkürzung für Enterohämorrhagische Escherichia coli (**E. coli**). Escherichia coli ist ein Bakterium, das natürlicherweise im Darm von Säugetieren lebt. Jeder Mensch hat mehr dieser Bakterien im Dickdarm, als dass er Zellen besitzt. E. coli ist zumeist harmlos. Es gibt jedoch einige Stämme, die es nicht sind. Sie sind für den Menschen gefährlich, nicht unbedingt jedoch für andere Tiere. EHEC lebt z. B. im Darm von Rindern, Schafen und Ziegen, löst bei diesen aber keine Krankheiten aus. Die pathogenen E. Coli-Stämme produzieren Gifte. Zu den **pathogenen** (krankheitsauslösenden) Stämmen von E. coli gehören:

- **Enteropathogene E. coli (EPEC)**: Sie heften sich an die Darmwand an und injizieren ihre Toxine in die Darmzellen. Sie sind bei uns selten, in Entwicklungsländern aber oft für den plötzlichen Kindstod durch verunreinigtes Trinkwasser verantwortlich.

- **Enterotoxische E. coli (ETEC):** Sie bilden im Darm das Gift, scheiden es in den Darminhalt aus. Dies führt zu Immunreaktionen in der Darmwand. Als Folge wird der Darminhalt möglichst schnell in Form von Durchfall/Diarrhoe ausgeschieden. ETEC ist der häufigste Erreger von Krankheiten durch E. coli (geschätzt pro Jahr 100 Millionen Infektionen mit etwa 10.000 Toten pro Jahr). Auch hier ist die Ursache meist verunreinigtes Trinkwasser, es kann aber auch Nahrung sein, die nicht erhitzt wurde. Gegen ETEC wird man mit der Zeit immunisiert, was zum einen zu einer Impfung führte, zum anderen, dass meist Urlauber infiziert werden, Einheimische dagegen weitaus weniger betroffen sind. Daher spricht man auch von „**Montezumas Rache**", da dies vor allem Reisende betrifft und die Infektionskrankheit vor allem in Süd- und Mittelamerika vorkommt.

- **Enteroinvasive E. coli (EIEC):** Sie breiten sich vom Dickdarm (in dem die E. coli normalerweise vorkommen) in den Dünndarm und Zwölffingerdarm aus. Sie dringen dort in die Darmzellen ein, vermehren sich dort und führen zur Bildung von Geschwüren, die unter Absonderung von Blut und Schleim aufplatzen können. Auch hier ist das primäre Krankheitssymptom eine schwere Durchfallerkrankung mit hohem Wasserverlust und Blut im Stuhl.

- **Enteroaggregative Escherichia coli (EAEC):** Sie sind der bisher jüngste als krankheitserregend erkannte Stamm. Sie können sich anders als die anderen Stämme aggregieren und heften sich wie die EIEC an die Darmzellen an. Die dadurch bedingte Schleimproduktion bewirkt, dass die Erreger anders als die anderen Stämme nur langsam ausgeschieden werden. Auch hier sind primäre Krankheitssymptome Durchfall und andere Darmerkrankungen, die sich aber über Wochen hinziehen können. (Normalerweise klingen bei den anderen pathogenen Stämmen die Symptome nach wenigen Tagen ab). EAEC wurden erst 1985 entdeckt und gelten als ein weiterer Verursacher der Reisekrankheit und wurden bei immungeschwächten Patienten, wie an AIDS-Erkrankten, nachgewiesen.

- **Enterohämorrhagische E. coli (EHEC).** Dieser Stamm ist von den Pathogenen der Ansteckendste: Schon 10 bis 100 Bakterien reichen für eine Infektion aus, er gilt daher auch als eine der häufigsten Ursachen für Lebensmittelvergiftungen. EHEC bildet ein Toxin, das er über die Darmepithelzellen in den Blutkreislauf einschleust. Es greift dort die Blutgefäße an, rote Blutkörperchen werden geschädigt und es kommt zur Anämie. Dies kann tödlich enden, wenn es zum Nierenversagen kommt. Von allen E. coli-Infektionen ist EHEC daher die gefährlichste, und sie weist die höchste Todesrate bei uns auf.

Die meisten E. coli-Infektionen sind für Erwachsene zwar nicht auf die leichte Schulter zu nehmen, aber selten lebensgefährlich. Anders sieht es bei Kindern, vor allem Kleinkindern aus. Sie können durch eine EPEC und EHEC Infektion sterben.

Wo kommen E. coli nun vor und wie kann man sich gegen sie schützen? E. coli werden wegen des Vorkommens als ubiquitäres Darmbakterium als **Indikator** für die Verunreinigung mit **Fäkalien** betrachtet. Auf das Vorkommen von E. Coli wirdt daher oft bei Lebensmitteluntersuchungen geprüft, auch wenn die meisten Stämme harmlos sind. Sie gelten aber als Hinweis, dass ein Lebensmittel oder Trinkwasser mit Exkrementen in Berührung kam. Dazu kann es auf verschiedenen Wegen kommen. Beim Bockshornklee war es die Düngung mit Gülle. Diese ist für Gemüse verboten, schließlich wird Gemüse vom Menschen zum Teil roh verzehrt. Erlaubt wäre das Düngen mit Gülle nur bei Weiden oder Getreide. Gras verzehren wir nicht, und Getreide wird nicht roh verzehrt und darf nur früh im Vegetationszyklus so gedüngt werden. In vielen anderen Ländern werden auch Gemüse- und Obstplantagen mit Gülle gedüngt, sodass man E. auf Gemüse und Obst nachweisen kann.

E. coli kann in Rohmilch vorkommen, weil es für die Bakterien leicht ist, vom After des Rinds an das Euter zu kommen, und natürlich die Haut der Kuh mit Fäkalien in Berührung kommen kann. Wer Rohmilch produziert, dessen Kühe werden daher besonders kontrolliert. Trotzdem darf Rohmilch nur am selben Tag verkauft werden, da sich die Bakterien schnell vermehren. In pasteurisierter oder ultrahocherhitzter Milch gibt es die Bakterien nicht, denn E. coli werden schon bei 65 bis 75 Grad Celsius abgetötet. So ist auch saurer gewordene Milch ungefährlich.

Bei der Schlachtung von Vieh kann der Darm verletzt werden und so das Bakterium auf das Fleisch übergehen. Betroffen sind dann nicht durcherhitzte Produkte, vor allem aus Hackfleisch, da sich das Bakterium durch die vergrößerte Oberfläche schnell vermehren kann. Bei Geflügel ist es so, dass alle Hähnchen nach dem Schlachten durch ein Eisbad gezogen werden und sich so Salmonellen, aber auch E. coli-Bakterien, gleichmäßig über die Schlachttiere verteilen. Man sollte Geflügelfleisch daher nicht nur durcherhitzen, sondern bevor man etwas anderes nach dem Hähnchen zubereitet, auch die Hände und alle Gerätschaften waschen, um eine **Querkontamination** des Salates zu vermeiden.

In vielen Ländern ist das Trinkwasser belastet, weil Fäkalien nicht geklärt werden und so ins Grundwasser gelangen. Bei uns ist das ein Problem, wenn jemand einen eigenen Brunnen und eine Sickergrube betreibt, die zu nahe am Brunnen ist.

Aber auch mangelnde Hygiene, wie fehlendes oder unzureichendes Händewaschen nach dem Toilettengang können Infektionen verursachen. Dann sind meist Kantinen und damit größere Personenzahlen betroffen.

Gibt es noch andere Bakterien, die für uns gefährlich sind?

Natürlich, es gibt sogar eine ganze Menge. Relativ unbekannt, weil es selten einen „Skandal" gibt, sind **mikrobielle Lebensmittelvergiftungen** in Deutschland sehr häufig. Es gibt zahlreiche Bakterien und Pilze, die für uns gefährlich sind, die meisten Erkrankungen entfallen aber auf drei Erreger:

- Aspergillus Pilze
- Staphylococcus Bakterien
- Salmonellen.

Pilze der Gattung **Aspergillus**, vor allem Aspergillus flavius aber auch Aspergillus niger produzieren ein hitzestabiles Gift, das akut lebertoxisch wirkt, aber auch schon in geringen Dosen krebserregend ist. Aspergillus kommt auch bei uns vor, gedeiht jedoch in warmen Ländern besser. Regelmäßig wird er auf importierten Gewürzen und Erdnüssen gefunden. Die Gewürze werden durch Trocknen unter freiem Himmel infiziert, bei den Erdnüssen ist es die Tatsache, dass die Schotenfrüchte bis an den Boden hängen und so mit dem Erdboden in Berührung kommen können (daher auch die Bezeichnung Erdnüsse). Sie werden aber auch bei der Lagerung leicht mit Schimmel befallen.

Da das Toxin hitzestabil ist, nützt es auch nichts, das Lebensmittel durchzuerhitzen. Es gilt generell, dass viele Pilze Gifte bilden, die sie durch ihr Geflecht an Mycelfäden durch das ganze Lebensmittel verteilen können. Da man dieses **Mycel** nicht mit bloßem Auge sieht (man sieht vom Pilz eigentlich nur den gefärbten Fruchtkörper, das ist der oberirdische Teil), sollte man verschimmelte Lebensmittel generell wegwerfen. Man kann zwar bei Hartkäse, bei dem der Pilz durch die feste Schicht nicht in die Tiefe kommt, eine dicke Scheibe abschneiden und so wahrscheinlich das Mycel vollständig entfernen, aber zumindest der Autor würde solchen Käse dann nicht mehr essen wollen. Mir wäre es zu unsicher, ob ich wirklich alles entfernt habe.

Aspergillusarten findet man vor allem auf Nüssen aus warmen Ländern, so Erdnüssen, seltener auf Brot. Dort findet man oft andere Pilzarten, die aber auch nicht harmlos sind. Schimmelpilze sind anspruchslos und vermehren sich auch bei Kühlschrank-temperaturen oder wenig Feuchtigkeit, also Bedingungen, mit denen man Bakterien sehr gut an der Vermehrung hindern kann. Es gibt zwar auch harmlose Schimmelpilzarten, die man z. B. für Camembert oder Gorgonzola einsetzt, aber solange Sie nicht ein Mikroskop besitzen, werden Sie nicht feststellen können, ob der Schimmel auf Ihrem Brot harmlos ist. Im Zweifelsfall sollte man verschimmelte Lebensmittel komplett entsorgen.

Staphylococcus aureus (S.a) ist heute auch als **MRSA** bekannt – multiresistenter Staphylococcus Aureus. MRSA ist ein berüchtigter Krankenhauskeim. S.a. ist ein Bakterium, das man bei etwa der Hälfte der Menschen in der Mundschleimhaut nachweisen kann. Das Bakterium produziert ein Toxin, das es an die Umgebung abgibt und das seine Gefährlichkeit ausmacht. Das Gift ist hitzestabil und kann daher anders als die Bakterien durch Hitze nicht inaktiviert werden. Gefährlich wird S.a., wenn er in den Körper eindringen kann, z. B. durch Wunden, und gleichzeitig das Immunsystem geschwächt ist, das normalerweise diesen Keim in Schach hält. Daher ist er auch ein berüchtigter Krankenhauskeim, da jeder Zweite diesen Keim auf der Haut oder in den Schleimhäuten trägt und er so leicht durch Berührung oder Tröpfcheninfektion in offene Wunden gelangen kann. Der MRSA ist resistent gegen die meisten Antibiotika, kann also kaum bekämpft werden.

Infektionen über Lebensmittel sind selten, trotzdem ist Staphylococcus Verursacher der zweithäufigsten Lebensmittelvergiftungen. Hier ist es das geruchs- und geschmacklose Gift, das die Bakterien im Lebensmittel gebildet haben, das für den Menschen gefährlich ist. Staphylococcus kann sich vor allem auf eiweißreichen Lebensmitteln wie Milchprodukten oder Süßspeisen vermehren. Sehr oft gibt es eine Kontamination durch Personal, das die Hygienevorschriften nicht eingehalten hat, wobei der Keim sich aber auch vermehren können muss, z. B. die Kühlkette unterbrochen ist. Die Symptome sind wie bei anderen Bakterienerkrankungen Durchfall und Erbrechen. Diese können gleichzeitig auftreten. Die Symptome klingen schnell ab, manchmal nach drei bis sechs Stunden, spätestens nach einem Tag, wenn das Bakterium über Lebensmittel aufgenommen wird, da das Toxin im Darm wirkt. Erheblich ernster wird die Situation, wenn es durch Wunden in den Blutkreislauf gelangen kann, dann kann die Infektion lebensbedrohend sein.

Der häufigste Verursacher von Lebensmittelinfektionen sind **Salmonellen**. Salmonellen sind verwandt mit den Escherichia Bakterien und kommen wie diese im Darm von Vögeln, Säugetieren und Kaltblütern vor. Bestimmte Salmonellenstämme sind auch Verursacher von epidemisch auftretenden Krankheiten wie Cholera, Typhus und Parathypus. Diese Infektionen treten auf, wenn Fäkalien ins Trinkwasser gelangen, zum Beispiel durch nicht vorhandene oder mangelhafte Abwasserreinigung. Die

Entdeckung dieses Infektionswegs führte bei uns zur Schaffung der öffentlichen Kanalisation. Cholera tritt bei uns daher nicht mehr auf, ist jedoch noch in den Entwicklungsländern verbreitet.

Bei uns erfolgen Salmonelleninfektionen nicht mit den hoch pathogenen Stämmen (verantwortlich für Cholera und Typhus), sondern der sehr häufig im Darm vorkommenden **Salmonella enteritidis**. Bei diesen Infektionen sind die Symptome wesentlich harmloser und werden meist als „**Magen-Darm-Grippe**" oder „**Lebensmittelvergiftung**" bezeichnet. Es ist Durchfall, manchmal verbunden mit Fieber, Unwohlsein, Bauchkrämpfen. Etwa 63.000 Infektionen wurden 2006 bei uns gemeldet, das ist ein starker Rückgang gegenüber 1990, als es noch 200.000 Infektionen gab. Weltweit, schätzt die WHO, gibt es 100 Millionen Infektionen pro Jahr, davon eine halbe Million mit tödlichem Ausgang (vor allem durch die hochpathogenen Arten).

Bei uns ist der Hauptinfektionsweg mangelnde Lebensmittelhygiene. Personen, die einmal an Salmonellen erkrankt waren, können zu **Dauerausscheidern** werden. Erfolgt dann die Reinigung der Hände nach dem Toilettengang nicht ordnungsgemäß, so werden die Salmonellen auf die Lebensmittel übertragen. Salmonellen vermehren sich gut auf allen Lebensmitteln, die nicht zu sauer sind und viel Wasser enthalten. Gemeldet werden (wie bei anderen Lebensmittelvergiftungen) nur die gravierenden Fälle, die auffällig sind. Diese kommen vor, wenn durch eine Großküche viele Personen betroffen sind. Die zahlreichen Infektionen, die in der heimischen Küche auftreten, werden nicht erfasst, und Experten rechnen mit einer hohen Dunkelziffer. In der heimischen Küche ist vor allem bei Geflügel, bei denen die Bestände zum größten Teil mit dem Bakterium durchseucht sind, Vorsicht geboten. Man sollte, nachdem man Hühner o. Ä. zubereitet hat, alle Gegenstände, Bretter, Messer oder Ähnliches, sowie die Hände reinigen, bevor man andere Dinge zubereitet, um eine Kontamination zu vermeiden. Schweinefleisch ist heute (anders als früher) kaum noch befallen. Bei Eiern sitzen Salmonellen oft außen auf der Schale, können aber, wenn das Ei nicht beschädigt ist, nicht ins Innere gelangen. Man sollte nur der Versuchung widerstehen, das letzte Eiklar von der Schale zu kratzen. Salmonellen sind sehr hitzeempfindlich und können sich bei unter 8 °C kaum noch vermehren, wenn man also Eierspeisen, die nicht erhitzt werden dürfen, gleich kühl stellt, ist die Gefahr gering. Sie sterben bei 65 °C, werden bei den üblichen Zubereitungsverfahren also sicher abgetötet.

Eher selten Auslöser von Vergiftungen, aber bekannt durch das in der „Schönheitschirurgie" eingesetzte „**Botox**", sind **Clostridien**. Clostridien sind Bakterien, die sich nur unter Luftabschluss vermehren können und sehr temperaturresistente Sporen bilden, die dann unter günstigen Umständen wieder auskeimen. Clostridien findet man überall in der Umwelt, so z. B. im Erdboden. Die Art Clostridium Botulinum hat Berühmtheit dadurch erlangt, dass sie das giftigste bekannte Toxin bildet. Die LD_{50} Dosis (Dosis, bei der 50 Prozent der Versuchstiere sterben) liegt bei 0,00003 µg/kg bei der Maus. Wenn dies auch beim Menschen so ist, so würden 1 g des Toxins ausreichen, um über 400 Millionen Menschen zu töten. Als Botox wird das aufgereinigte Gift in kleinsten Dosen genutzt, um Muskeln dauerhaft zu lähmen und so Falten zu glätten. Auf demselben Mechanismus beruht auch der Tod durch die Lähmung der Atemmuskulatur oder des Herzens. Das Gift blockiert selektiv die Ausschüttung des Neurotransmitters Acetylcholin und bringt daher die Weiterleitung von Signalen zwischen den Nervenzellen zum Stillstand.

Früher waren Vergiftungen durch Clostridium Botulinum in selbst eingewecktem Gemüse oder durch Wurst sehr häufig (es konnte sich z. B. im Inneren von Dauerwürsten vermehren, wo kein Sauerstoff mehr hingelangt: Es wurde auch zuerst in Wurst (lateinisch botulus) gefunden). Beim Einmachen erreichte man nicht die Temperaturen, die nötig waren, um auch die Sporen abzutöten. Da heute vorwiegend industriell hergestellte Konserven konsumiert werden, die im Autoklav genügend hoch erhitzt wurden, haben Infektionen durch Clostridium Botulinum stark an Bedeutung verloren.

Wo wird was im Körper verdaut?

Unser Verdauungssystem hat eine gute Arbeitsteilung. Sie beginnt schon im Mund. Das Kauen hat den primären Zweck, die Nahrung zu zerkleinern und einen feinen Speisebrei zu erzeugen. Der Speichel sorgt dafür, dass auch ohne Getränke ein Brei entsteht. Er enthält aber nur wenige Verdauungsenzyme, zudem behält man die Nahrung selten lange im Mund. Vielmehr wirkt er antimikrobiell, da sich sonst Bakterien schnell vermehren könnten. Speichel enthält Amylasen, also Stärke spaltende Enzyme. Wenn man Weißbrot lange genug kaut, schmeckt es daher süß. Allerdings kauen die wenigsten ihr Essen so lange, als dass Amylasen einen wesentlichen Teil der Stärke abbauen könnten.

Schon im Magen wird die Amylase durch den stark sauren pH-Wert wieder deaktiviert. Dafür werden nun eiweißspaltende Enzyme ausgeschüttet. Auch ein fettspaltendes Enzym wird in den Speisebrei abgegeben. Die Säure und die Bewegung des Magens spalten die Zellen weiter auf. Die Säure tötet auch Bakterien ab. Aber auch im Magen wird die Nahrung nicht stark abgebaut. Der Magen ist vielmehr ein Vorratsspeicher, der an den Dünndarm kleine Portionen übergibt, abhängig davon, wie schnell die Lebensmittel im Dünndarm abgebaut und aufgenommen werden. Vor allem fettreiche

Nahrung verbleibt lange im Magen. Das liegt an dem Bauchspeichel- und Gallensekret, das beim Übergang in den Dünndarm ausgeschüttet wird. Das Gallensekret enthält Gallensäuren, die als Emulgatoren wirken. Sie umhüllen die durch den Säureaufschluss entstehenden Fetttröpfchen. Lipasen, fettspaltende Enzyme aus dem Bauchspeichelsekret, spalten gleichzeitig das Fett in Fettsäuren und Monoglyceride auf. Emulgiert durch die Gallensäuren werden die entstehenden feinen Tröpfchen in die Darmzellen aufgenommen. Da der Körper nur einige Gramm Gallensäuren pro Sekretion ausschüttet, aber bei fettreichem Essen bis zu 25 bis 30 g Gallensäuren pro Mahlzeit benötigt werden, ist das der Grund, warum fettreiches Essen so lange im Magen verbleibt. Wenn die Gallensäuren wieder resorbiert wurden und in der Gallenblase ankommen, kann der Magen wieder eine kleine Portion Nahrung an den Darm abgeben.

Das Bauchspeichelsekret neutralisiert zum einen den Nahrungsbrei (im Dünndarm ist das Milieu leicht alkalisch, im Magen dagegen stark sauer). Das Bauchspeichelsekret enthält auch die meisten Enzyme, welche die Nahrung in Einzelbestandteile spalten. Bei Kohlenhydraten sind dies Amylasen, die Stärke bis zur Maltose (Malzzucker) spalten, dazu kommen Enzyme, die spezifisch Milchzucker, Malzzucker und normalen Zucker (Saccharose) spalten. Die entstehenden elementaren Bausteine (Monosaccharide) können dann von den Darmzellen aufgenommen werden. Dabei sind die Enzyme aber unterschiedlich aktiv. So wird Saccharose viel schneller gespalten und aufgenommen als Milchzucker (Lactose). Für die Spaltung der Saccharose gibt es auch Enzyme, die direkt an der Darmwand Saccharose spalten. Dann werden Glucose und Fructose gleichzeitig aufgenommen.

Eiweiß wird durch Enzyme (anders als Kohlenhydrate und Fett) nicht bis zu den elementaren Bausteinen gespalten, sondern es entstehen kurzkettige Bruchstücke. Diese werden von den Darmzellen aufgenommen und erst im Inneren der Zelle in Aminosäuren gespalten. Damit dies effektiv erfolgt, ist die Dünndarmoberfläche enorm groß. Der Dünndarm selbst hat zahlreiche Ausstülpungen, und diese haben an der Oberfläche dann noch mikroskopische Zoten. Die Oberfläche ist daher sehr groß (2000 qm^2). Daher kann der Dünndarm den Großteil der Nährstoffe (über 90 Prozent) aufnehmen.

Salze werden (wie die energieliefernden Bestandteile der Nahrung) zum Teil aktiv aufgenommen. Unter einem aktiven Transport versteht man die Aufnahme aus dem Darm unter Energieverbrauch. Das ist nötig, weil im Speisebrei Mineralstoffe wie Natrium in geringerer Konzentration als im Blut vorhanden sind. Das Wasser folgt den Salzen wegen des Konzentrationsgefälles. Die Aufnahme von Vitaminen erfolgt meistens nicht aktiv, eine Ausnahme scheint das Vitamin B_{12} zu sein. Damit es aufgenommen werden kann, wird eigens ein Transportprotein im Magen ausgeschüttet, das an das Vitamin bindet. Vom Dünndarm aus gelangen die Nährstoffe ins Blut. Fett und fettlösliche Stoffe werden mit eigenen Transportvehikeln transportiert, Aminosäuren und Monosaccharide werden einfach ins Blut abgegeben. Dort holen sich Körperzellen die Nährstoffe, aber auch die Leber, die nach einer Mahlzeit das Speicherkohlenhydrat Glykogen bildet und wenn die Mahlzeit verdaut ist, es wieder abbaut, um Traubenzucker ins Blut abzugeben. So wird der Blutglucosespiegel konstant gehalten. Bedingt durch den aktiven Transport, aber auch die Spaltung von Eiweiß, hat das Verdauungssystem einen hohen Energieverbrauch. 10 Prozent der Energie, die in der Nahrung steckt, wird bei der Verdauung verbraucht und landet letztendlich in Wärme.

Der Dickdarm hat die Aufgabe, den Großteil des Wassers aus dem Speisebrei zu resorbieren, dazu die zugesetzten Stoffe, wie die für die Fettverdauung nötigen Gallensäuren. Im Dickdarm kommen normalerweise kaum noch Nährstoffe an. Dafür ist er, anders als der Dünndarm, stark mit Bakterien bevölkert. Sie spalten das, was für den Menschen unverdaulich ist, wie Cellulosen oder Hemicellulosen, sie leben auch von Nahrungsresten, die nicht im Dünndarm aufgenommen wurden. Die Bakterien bilden auch einige Vitamine, von denen nach neueren Untersuchungen aber nur ein kleiner Teil aufgenommen wird. Ein Teil der beim Abbau von Ballaststoffen entstehenden Produkte werden auch resorbiert. Die beim Abbau entstehenden Stoffe beeinflussen die Darmgesundheit. Sie können diese fördern, aber auch toxisch auf die Darmschleimhaut wirken. Dies hängt von der Nahrungszusammensetzung und der individuellen Darmflora ab.

Wenn in den Dickdarm größere Mengen an leicht abbaubaren Stoffen gelangen, werden sie von den Darmbakterien vergoren. Dabei entstehen Gase. Diese und die Wasserbindung durch die Stoffe führen zum Blähungen und Durchfall. (siehe S.193). Wenn die Bakterien in den Dünndarm wandern können (so bei manchen Darmerkrankungen), hat dies denselben Effekt (siehe S.260). Die Passagezeit und wie viel Kot man pro Toilettengang ausscheidet, ist stark von der Zusammensetzung der Nahrung abhängig. Im Allgemeinen gilt, dass proteinreiche und vor allem fettreiche Nahrung sehr lange im Verdauungstrakt verbleibt und wenig Stuhl bildet. Kohlenhydratreiche und vor allem ballaststoffreiche Nahrung passiert den Verdauungstrakt erheblich schneller und hat ein größeres Stuhlvolumen.

Wann man Hunger hat, ist nach der heutigen Forschung ein vielschichtiger Prozess. Alle Versuche, dies an bestimmten Stoffen oder Parametern wie dem Blutzuckerspiegel festzumachen, sind bisher gescheitert. Vielmehr scheinen sehr viele Faktoren eine Rolle zu spielen. Im Magen gibt es Rezeptoren, die zumindest die Zusammensetzung der

Nahrung "erahnen", also ob sie reich an Fett und Eiweiß ist. Zudem messen Dehnungssensoren die Füllung des Magens. Beides zusammen ergibt die Rückmeldung an das Gehirn „ich bin satt". Biochemisch scheint es so zu sein, dass wenn die Leber vermehrt anfängt, Glykogen und Fett abzubauen, um Glucose ans Blut abzugeben, sich ein Hungergefühl einstellt. Daneben gibt es auch einige Hormone: sowohl kurzzeitig wirksame, wie auch langfristig wirkende, die das Hungergefühl beeinflussen. Wie Hormone auf den Hunger wirken, hat wohl jeder schon einmal bei Stress miterlebt: Adrenalin, das dann ausgeschüttet wird, dämpft das Hungergefühl.

Kann man mit „Blitzdiäten" 5 kg in einer Woche abnehmen?

Sehr beliebt sind die im Frühling in Frauenzeitschriften erscheinenden Diäten, die wahre Wunderdinge versprechen. 5 kg Gewichtsverlust in einer Woche habe ich schon gelesen. Doch ist das möglich? Nun, eine einfache Rechnung zeigt, dass es da ein kleines Problem gibt. Ein Kilo Fettgewebe hat einen Energiegehalt von 27.000 bis 29.000 kJ. Bei einer mittelgroßen Frau (Körpergewicht 60 kg) mit einer sitzenden Tätigkeit rechnet man mit einem Energiebedarf von 8.400 kJ pro Tag. Würde diese Frau also gar nichts essen, so könnte sie maximal 2,1 kg Fettgewebe pro Woche verlieren.

Doch es gibt in der Tat einige Diätkonzepte die eine erheblich höhere Abnahme versprechen. Das liegt am Stoffwechsel. Die folgende Tabelle zeigt, was beim totalen **Fasten** (vollständige Nahrungskarenz) geschieht:

Zeitraum	Gewichtsabnahme	Davon Fett	Davon Eiweiß/Wasser	Energiebedarf
1 – 8 Tage	800 g/Tag	160 g Fett = 200 g Fettgewebe	75 g Eiweiß = 600 g Gewebe	7.500 kJ
> 8 Tage	350 g/Tag	150 g Fett = 190 g Fettgewebe	20 g Eiweiß = 160 g Gewebe	6.100 kJ

Schon am ersten Tag sinkt der Energiebedarf von 8.400 auf 7.500 kJ, da ein Zehntel der Energie bei der Verdauung verbraucht wird. Dieser Anteil muss natürlich vom Tagesbedarf abgezogen werden. Es entfallen auch die Verluste, die entstehen, wenn man die Nährstoffe im Blut wieder in die benötigten umwandelt oder Makromoleküle neu bildet.

Ab dem achten Tag wird der Grundstoffwechsel abgesenkt, um Energie zu sparen. Auffällig ist, dass der Körper nun fast gleich viel Fett wie in den ersten sieben Tagen verbrennt, aber viel weniger Eiweiß. Unsere Nahrung ist eiweißreich, das bedeutet der Körper muss nicht, wenn Zellen absterben und neue aufgebaut werden das Eiweiß vollständig wiederverwenden, er kann sich aus einem Pool bedienen, der von der Nahrung aufgefüllt wird. Er verbrennt einen Teil des Proteins zur Energiegewinnung, wenn er bestimmte Aminosäuren gerade nicht benötigt. Da der Körper keinen Eiweißspeicher hat, verliert er in der ersten Woche viel Protein, das aus Bindegewebe und Muskeln stammt. Das kann er sich nicht auf Dauer leisten, und ab dem achten Tag beginnt eine Umstellung auf einen Stoffwechsel, bei dem die Eiweißverluste minimiert werden. Je nach Veranlagung ist dies spätestens bis zum zehnten oder elften Tag nach Diätbeginn erfolgt. Nun wird viel weniger Eiweiß abgebaut.

Eiweiß bindet aber anders als Fett viel Wasser, etwa 7 g Wasser je Gramm Eiweiß. Das bedeutet, dass der Körper mit dem Eiweiß viel Körpermasse verliert. Auf genau diesem Mechanismus basieren nun die Blitzdiäten. Wenn eine Diät kaum Eiweiß enthält, z. B. aus viel Obst, Gemüse, Fett und eiweißarmen Getreideprodukten oder Kartoffeln besteht, dann ist die Fettverbrennung geringer, aber der Eiweißverlust fast genauso hoch. Es ist auch kein Zufall, dass diese Diäten über eine, maximal zwei Wochen angelegt sind, weil in der zweiten Woche die Umstellung des Stoffwechsels erfolgt.

Wenn die Abnahme dauerhaft wäre, dann wäre das toll. Aber dem ist nicht so. Der Körper braucht das Eiweiß, und er wird die verlorene Masse wieder ergänzen, sobald dies möglich ist. Dauerhaft ist beim Fasten daher nur der Verlust an Fettgewebe, also maximal 200 g am Tag, wenn man gar nichts isst. Wer schon eine Diät selbst durchgeführt hat, kennt das vielleicht: Anfangs nimmt man stark ab, danach weniger. Nach einigen Wochen kommt die Abnahme sogar zum Stillstand – nun ist der Körper so effektiv, dass er aus der geringen Eiweißzufuhr wieder die in der ersten Woche gebildete Körpermasse zurückbilden kann und das Gewicht bleibt für einige Wochen konstant.

Eine noch schnellere **Blitzdiät**, mit der man innerhalb eines Tages etwa 1 Kilogramm abnehmen kann, sind Obst- und Gemüsetage. Wenn man an einem Tag konsequent jedes Lebensmittel meidet, das Salz enthält (ohne zugesetztes Salz sind dies z. B. alle tierischen Nahrungsmittel), dafür Lebensmittel mit hohem Kaliumgehalt wie Obst und (ungesalzenes) Gemüse verzehrt, dann bringt man den Elektrolythaushalt durcheinander. Salz bindet im Körper Wasser, ohne das im Salz enthaltene Natrium muss er Wasser ausscheiden. Das muss er auch, um das Kalium loszuwerden, das er nun im Überschuss bekommt. Als Folge verliert man innerhalb eines Tages mindestens ein Kilogramm Gewicht, es kann sogar noch mehr sein. Allerdings ist der Effekt noch kurzfristiger als die oben angesprochene Blitzdiät. Schon am nächsten Tag hat der Körper Salzvorräte aus dem Knochen und der Nebenniere mobilisiert. Wenn man nun trinkt, dann scheidet man weniger Wasser aus, bis man das ursprüngliche Gewicht wieder erreicht hat.Kann man mit Schlankheitspillen abnehmen?

Stark beworben werden Medikamente, welche die Diät unterstützen sollen, indem sie entweder den Hunger oder die Aufnahme von Nährstoffen reduzieren. Eine dritte Medikamentengruppe, welche den Stoffwechsel ankurbeln soll, wird als wirkungslos eingestuft.

Untersuchungen mit Probanden, welche insgesamt neun frei verkäufliche Medikamente parallel zu einer Diät nahmen, zeigten keinen signifikant größeren Erfolg beim Abnehmen. Der Gewichtsverlust war genauso hoch wie bei einer Kontrollgruppe. Diese erhielt Placebos, damit nicht die Erwartung, die Pillen würden helfen, das Ergebnis verfälschte. Aber auch Studien, die nur eines der Medikamente auf seine Wirkung untersuchten, konnten keinen größeren Abnahmeerfolg nachweisen. Hier ist die Datenlage sogar noch klarer.

Eine Gruppe von Medikamenten enthalten den Wirkstoff **Orlistat**, so die Medikamente Xenical und Alli. Orlistat hemmt Enzyme zur Fettspaltung. Als Folge wird bis zu einem Viertel des Fetts unverdaut wieder ausgeschieden, und zwar je nach Fettkonsum durchaus nicht immer auf erwünschte Art und Weise. Das Fett hat eine hohe Gleitfähigkeit und tritt spontan aus, wofür es im Englischen schon den Ausdruck „Anal leaks" gibt. Xenical wird derzeit von der US-Gesundheitsbehörde FDA untersucht, nachdem es in den letzten zehn Jahren 32 bestätigte Fälle von Leberkrebs durch den Wirkstoff gab. In Italien sind zwei Todesfälle auf die Pille zurückzuführen. Eine langfristige Unterstützung einer Diät ist dagegen nicht nachweisbar.

Eine zweite Gruppe setzt den in Krebspanzern vorkommenden Stoff Polyglucosamin (Chitosan) ein (Handelsname „**L112**", dieser findet sich oft auch in den Produktnamen wie „Formuline L112"). Dieser Gerüststoff kann bis zum 800-fachen seines Eigengewichts an Fett binden. Während dieser Tatbestand im Laborversuch unumstritten ist, konnte bei Studien nicht nachgewiesen werden, dass man dadurch mehr oder schneller abnimmt, also die Abnahme bei einer Diät größer ist. Das ist auch nicht verwunderlich, denn der Körper orientiert sich an dem, was er aufnimmt, und wenn Fett nicht aufgenommen wird, dann stellt sich nach einiger Zeit ein Hungergefühl ein, egal ob man vorher fettreiche Speisen gegessen hat oder nicht. Zudem ist nicht bewiesen, dass Chitosan während der Verdauung Fett bindet und dieses nicht von den Verdauungsenzymen abgebaut wird. Schließlich ist das Chitosan kein Bestandteil der Nahrung, sondern wird als Tablette isoliert aufgenommen. Verdauungsenzyme könnten selbst bei einer Bindung von Fett dieses spalten und so wieder aus dem Gel freisetzen. Immerhin scheint es keine nachteiligen oder toxischen Wirkungen aufzuweisen.

Die letzte Gruppe sind **Appetitzügler**. Sie enthalten entweder hohe Mengen an Coffein (pro Tablette so viel wie in fünf Tassen Kaffee), das als Nebeneffekt das Hungergefühl senkt, oder noch bedenklichere Substanzen mit ähnlicher Wirkung, wie Ephedrin oder Pflanzenauszüge, die Ephedrin enthalten. Ephedrin wurde bei Soldaten eingesetzt, um die Müdigkeit zu vertreiben. Primär setzt es Adrenalin und Noradrenalin frei. Es besitzt als Nebenwirkung auch eine appetitzügelnde Wirkung und soll die Körpertemperatur anheben, was den Energiebedarf steigert. Da es aber den Blutdruck erhöht und vor allem bei längerer Einnahme ein Suchtpotenzial gegeben ist, sind 2006 alle ephedrinhaltigen Medikamente rezeptpflichtig geworden.

Ein weiterer Appetitzügler ist der Wirkstoff **Rimonabant**, der zwar in klinischen Studien zu einer um 4 – 5 Prozent höheren Gewichtsabnahme führte, aber auch Depressionen verstärkt, was schon in Selbstmorden gipfelte. Seit Oktober 2008 ruht deshalb die Zulassung in der EU. Dem etwas höheren Erfolg bei der Abnahme steht einer Studie zufolge eine hohe Abbrecherquote von 40 bis 50 Prozent gegenüber, und der Jo-Jo-Effekt ist genauso ausgeprägt wie bei einer normalen Diät.

Während die Risiken also bei einigen Medikamenten sehr hoch sind, ist eine Nutzwirkung kaum gegeben. Dafür sind diese Mittel sehr teuer. Meine Empfehlung ist daher, auf derartige Medikamente zu verzichten. Nichts spricht aber gegen einen natürlichen Appetitzügler: Coffein, wie es in Kaffee oder Tee vorhanden ist. Manche Ernährungswissenschaftler sehen in den Medikamenten eine Ergänzung bei sehr starker Adipositas (je mehr man wiegt, desto schwerer ist es, die Nahrungszufuhr zu begrenzen), doch werden auch hier die Nebenwirkungen und Risiken hoch eingestuft, und zudem führen sie nicht zu einem veränderten Essverhalten. Die fettbindenden Mittel zum Beispiel bewirken, dass man gerade nicht den Fettkonsum einschränkt. Dies ist natürlich genau das Gegenteil dessen, was angestrebt wird.

Immer wieder gibt es in den Medien Meldungen über bestimmte Nahrungsmittel, die Wundersames können. Man isst sie zusätzlich zu der normalen Ernährung, nimmt aber dadurch auf geheimnisvolle Weise ab. Erreicht soll dies durch natürliche "Fat-Burner" werden, Lebensmittel welche die Fettverbrennung ankurbeln können. Ananas, Kiwis und Papayas sollen solche Lebensmittel sein. Doch kann das funktionieren? Zuerst mal eine kleine Einführung, wie der Körper Energie gewinnt, wenn er gerade mal keine Nahrung verdaut.

Fettverbrennung – wie funktioniert Sie?

Fett ist die einzige Möglichkeit Energie zu speichern, die unser Körper hat. Nur Fett kann er in größeren Mengen im Fettgewebe einlagern. Dazu gibt es dort Zellen, die

Adipositen, die nicht nur 90 Prozent des Zellinneren durch Fett ersetzen können, sondern sich auch vergrößern können. Als Folge ist die Menge an Fett, die man als Speicher anlegen kann, enorm hoch. Man kennt einige Personen, bei denen das Körpergewicht 300 kg überstieg, also ein Vielfaches des normalen Gewichtes betrug. (Allerdings liegt bei solch hohem Gewicht oft eine krankhafte Störung des Hormonhaushaltes vor).

Natürlich ist, dass Körper laufend Fett abbaut und wieder einlagert. Zum einen haben die Fettzellen eine begrenzte Lebensdauer, es werden also laufend Fettzellen abgebaut und durch Teilung neue gebildet. Zum anderen sind die Möglichkeiten unseres Körpers mit den anderen Nährstoffen Vorräte anzulegen begrenzt. Eiweiß ist vorwiegend Baustoff, zu viel aufgenommenes Eiweiß wird verbrannt, sobald der Eiweißpool, der für Bauzwecke zur Verfügung steht, gefüllt ist.

Etwas besser ist die Situation bei Kohlenhydraten. Kohlenhydrate machen in unserer Ernährung den Großteil des Volumens, wie auch des Energiegehalts aus. Unsere Zellen verarbeiten am liebsten Kohlenhydrate, die meisten Organe können sich auch auf andere energieliefernde Nahrungsbestandteile umstellen. Damit vor allem das Hirn (das sich nicht umstellen kann) genügend Energie hat, bildet die Leber laufend Glucose und gibt sie ans Blut ab. Dafür hat sie einen kleinen Vorrat an **Glykogen**, einem Kohlenhydrat. Zwischen den Mahlzeiten baut die Leber von diesem Vorrat Teile ab und bildet Glucose. Nach den Mahlzeiten wird durch die aufgenommenen Kohlenhydrate wieder Glykogen aufgebaut. Isst man gar nichts, so reicht dieser Vorrat aber nicht einmal einen Tag. Glykogen befindet sich auch in den Muskeln als schnell verfügbare Energiereserve.

Daneben wird immer Fett abgebaut und zur Energiegewinnung genutzt, sowohl bei der Verdauung aufgenommenes Fett, wie auch aus dem Körperfett stammendes. Zwischen den Mahlzeiten dominiert der Fettabbau, direkt danach der Fettaufbau. Bei Sport und körperlicher Betätigung nutzen die Muskeln die Glykogenvorräte, aber auch Fett. Das Glykogen in der Leber kann dazu nicht genutzt werden. Der Anteil des Fetts, das zur Energiegewinnung dient, steigt kontinuierlich an und dominiert nach einer halben Stunde Ausdauersport. Es ist aber ein Irrtum zu glauben, dass man erst dann Fett verbrennt, was für viele das Trainingsziel ist. Hört man mit dem Training auf, egal wie lange es dauert, so werden zuerst die Glykogenvorräte ergänzt. Dies kann nur mit Kohlehydraten geschehen. Der Körper wird dann die bei den nächsten Mahlzeiten aufgenommenen Kohlenhydrate nutzen, um Muskelglykogen aufzubauen. Hätte man keinen Sport betrieben, so wäre daraus Fett gebildet worden. Man verbrennt also indirekt Fett, auch wenn die Dauer nicht ausreicht, die Fettverbrennung in Schwung kommen zu lassen. Was zählt (z. B. um das Gewicht durch Sport zu reduzieren) ist daher nur, wie viel Energie man verbraucht hat, nicht wie lange das Training dauerte.

Welcher Puls ist am besten geeignet für die Fettverbrennung?

Um die (angeblich) beste Methode bei Sport (vor allem Freizeitsport) möglichst viel Fett zu verbrennen, gibt es einige Mythen. Ein Mythos ist der vom „Fettverbrennungspuls", der bei 60 bis 70 Prozent der maximal möglichen Herzfrequenz liegt. Ein anderer Mythos ist, dass man erst nach 20 oder 30 Minuten Sport Fett verbrennt. Beide sind falsch.

Wie oben erläutert, zählt für den Körper nur die Energiebilanz. Es ist also egal, ob jemand 20 Minuten lang mit Puls 140 joggt oder ob er eine Stunde lang spazieren geht, aber nur einen Puls von 100 erreicht. Die verbrauchte Energie wird schlussendlich aus dem Depotfett ersetzt und das ist völlig unabhängig vom Puls und der Dauer, so wirken mehrere kurze Trainingseinheiten in der Summe genauso wie eine längere. Warum kommt man aber trotzdem zu solchen Aussagen? Nun sie beziehen sich auf Profisportler und deren Optimierung des Trainings. Wird der Körper stark belastet, so greift er nacheinander auf verschiedene Energiereserven zurück:

Für 5 bis maximal 20 Sekunden kann der Körper ohne hohen Sauerstoffverbrauch den Energiebedarf von Muskeln durch energiereiche Verbindungen in den Muskelfasern decken, das sind **ATP** (Adenosintriphosphat) ein universelles energiereiches Stoffwechselzwischenprodukt und die Verbindung aus einer Aminosäure und Phosphat) und **Kreatininphosphat**. Diese organischen Phosphate liefern viel Energie, wenn die Bindung zum Phosphat gespalten wird. Doch die Vorräte an ATP sind begrenzt. Diese Energiegewinnung herrscht beim 100-m-Lauf vor. Hier erreicht der Körper seine maximale Leistungsfähigkeit. Nach einigen Sekunden hat das Herz seine Schlagfrequenz erhöht und liefert nun über das Blut mehr Sauerstoff zu den Muskeln.

Nun baut der Körper Glykogen ab, ein Speicherkohlehydrat, das sich in den Muskeln befindet. Die Menge an Glykogen ist begrenzt auf 200 bis 400 g. Selbst Sportler haben einen Vorrat mit einem Energiegehalt von weniger als 5.000 kJ (1.200 kcal). Das ist eine Energiemenge, die man bei intensivem Ausdauersport in rund zwei Stunden verbrauchen kann. Glykogen besteht aus Glucose und diese kann der Körper effektiv und schnell abbauen. Anfangs tut er dies aber vor allem **anaerob**, das bedeutet: Der Muskel kann nicht die ganze Glucose durch den mit dem Blut transportierten Sauerstoff oxidieren und bestreitet einen zweiten Weg, indem er sie nur zu **Milchsäure** abbaut. Dabei gewinnt er zwar nur ein Zehntel der Energie, die in jedem Traubenzuckermolekül steckt, dies aber ohne Sauerstoffverbrauch. Diese Energiegewinnung herrscht für maximal 2 Minuten vor, das entspricht der Dauer eines 800-m-Laufes. Milchsäure ist eine Säure und sie hat daher unangenehme Nebenwirkungen. Wird sie vom Blut nicht rasch genug abtransportiert, so verändert sie den pH-Wert der Muskeln, die Muskelfasern quellen, und fangen an zu schmerzen. Umgangssprachlich wird dies **Muskelkater** genannt. Sie wird dann zur Leber transportiert, welche die Milchsäure abbauen soll, doch auch diese kann von der plötzlich auftretenden Menge überfordert sein und meldet sich schmerzhaft zu Wort. Dies ist ein Phänomen des Seitenstechens. Dazu kommt es vor bei Überbelastung. Sie kommt bei trainierten Sportlern, die ihre Grenzen kennen, selten vor; jedoch oft bei Amateuren die abrupt anfangen zu laufen und deren Herz-Kreislaufsystem nicht so gut konditioniert ist, dass es den benötigten Sauerstoff heranschaffen kann.

Bei Sportlern geht nach 2 Minuten der anaerobe Teil des Glykogenabbaus zurück, nun stellt sich ein Gleichgewicht ein, zwischen Sauerstofflieferung durch die Atmung und Transport durch das Herz-Kreislaufsystem und Verbrauch durch den Abbau des Glykogens. Noch vorhandene Milchsäure wird nun abgebaut (daher auch der Rat bei Muskelkater sich trotz der Schmerzen weiter zu bewegen, aber mit geringerer Intensität). Selbst bei gut trainierten Personen ist aber nach etwa zwei bis maximal drei Stunden der Vorrat an Muskelglykogen verbraucht. Danach liefert nur der Fettabbau Energie. Er läuft dauernd ab und wird schon vor diesem Zeitpunkt forciert, schließlich muss das Glykogen später regeneriert werden und der einzige Vorrat, den der Körper hat, um das Glykogen neu zu bilden, ist das Fett. Der Fettabbau verläuft langsamer als der Glykogenabbau und braucht mehr Sauerstoff pro Energieeinheit, daher sinkt nun die Leistungsgrenze nochmals ab. Marathonsportlern drosseln nach 20 bis 30 km ihr Tempo, weil nun die Fettverbrennung dominiert. Die Fettverbrennung findet aber immer statt. Selbst bei Kraftsportarten macht sie anfangs 20 Prozent der gelieferten Energie aus, bei Ausdauersportarten anfangs 30 Prozent um nach einer Stunde auf etwa 80 Prozent der Gesamtenergie anzusteigen. Der Anteil steigt laufend an. Es gibt aber nie eine reine Fettverbrennung.

Soweit die Ausgangslage bei Sportlern. Bei Amateuren, die dieses Leistungsniveau nicht erreichen und keine so großen Glykogenvorräte in den Muskeln haben, sieht es etwas anders aus. Hier ist der Anteil der Fettverbrennung schon beim Start höher und so kommen die Autoren auf die 20 oder 30 Minuten, ab der dann die Fettverbrennung die meiste Energie liefern soll, und erst ab dann soll sich das Training lohnen, (zumindest wenn man Sport nur betreibt, um Fett zu „verbrennen"). Der Fettverbrennungspuls von 60 bis 70 Prozent des Maximallimits, je nach Alter entspricht dies zwischen 100 und 130 Schlägen pro Sekunde, gibt es nicht. Natürlich wird der Körper, wenn er Energie kurzfristig braucht, (Zwischenspurt – Puls steigt an) auf die Glykogenvorräte zurückgreifen müssen, weil der Fettabbau zu langsam ist. Man kann aber nicht mit einer bestimmten Belastung den Körper so konditionieren, dass er vorwiegend Fett abbaut.

Viel wichtiger ist, dass egal wie man trainiert hat, der Körper den Status quo wiederherstellen will. Hat man also viel Glykogen verbraucht, so wird dieses neu aufgebaut, wenn man nichts isst, so geht dies nur aus den Fettreserven, selbst wenn beim Sport kaum Fett verbrannt wurde, z. B. weil er aus vielen kleinen kurzen Sprints bestand.

Der Puls von 60 bis 70 Prozent der maximalen Herzfrequenz hat dennoch eine Bedeutung. Er ist ein Indikator für die Belastung des Körpers. Mit dem Puls einher geht die Belastung des Herzens, aber auch der Sauerstofftransport mit dem Blut. Bei diesem Puls kann der Körper die höchste Gesamtleistung über lange Zeit erbringen. Überschreitet man ihn, so ermüdet die Muskulatur schneller. Das Herz-Kreislaufsystem wird überproportional belastet, man wird müde und einem „geht die Puste aus". Bei sehr hoher Anstrengung reicht der transportierte Sauerstoff im Blut nicht aus und die Muskeln schalten auf anaerobe Verbrennung um, einen Zustand, den sie nur kurz aufrechterhalten können.

Bleibt man unter diesem Puls so kann man zwar auch sehr lange die Leistung bringen (den Ruhepuls, der bei etwa 40 Prozent des Maximalpulses liegt, z. B. ein Leben lang) aber die Leistung ist viel geringer (beim Ruhepuls ist sie gleich Null). Bildet man also das Produkt aus Leistung und Dauer, so wird das Maximum bei diesem Puls erreicht – darüber erreicht man kurzfristig höhere Leistungen, darunter fällt die Leistung stark ab. Dies ist bei Ausdauersportarten wichtig, weil dann der Trainingseffekt für das Herzkreislaufsystem und die Kondition am größten ist.

Kann ich mir nach dem Joggen einen Schokoriegel gönnen?

Ein Thema, das eng mit Sport zusammenhängt, ist der Energieverbrauch. Viele betreiben Sport, weil sie ihr Gewicht halten, abnehmen oder an Problemzonen Fett verlieren wollen Man kann in den Veröffentlichungen den Energieverbrauch (siehe auch S.256) nachlesen. Leider sind diese Werte oft schwankend. Das liegt zum einen daran, welche Probanden man nimmt (Sportler, Studenten oder Erwachsene in unterschiedlichem Alter – der Trainingszustand und damit der Energieverbrauch dürfe bei Sportlern am höchsten sein, bei Studenten die gerne von Forschungsinstituten an den Hochschulen genommen werden, da überall „vorhanden" und billige Probanden immer noch besser als beim Durchschnitt der Bevölkerung, der älter ist). Zum anderen aber auch an der Belastung: Mann kann langsam gehen oder schnell, genauso kann man schnell oder langsam schwimmen. Hier eine Auswahl:

Tätigkeit	kJ/kg/h
Gehen 4 km/h	19,8
Laufen 12 km/h	45,2 bis 52,2
Laufen 18,2 km/h	72,6
Laufen 24 km/h	355,6
Radfahren 15 km/h	22,5 bis 25,2
Radfahren 22 km/h	50,2
Schwimmen 1,2 km/h	18,4
Schwimmen 2 km/h	35,2
Schwimmen 3,6 km/h	87,9

Deutlich zu sehen ist, dass man mit steigender Geschwindigkeit mehr Energie verbraucht. Verdoppelt man beim Laufen die Geschwindigkeit von 12 auf 24 km/h, so steigt der Energieverbrauch um das sechsfache.

24 km/h beim Laufen (100 m in 15 s) oder 3,6 km/h beim Schwimmen (eine 50-m-Bahn in 50 s), das schaffen nur Sportler und so ist anzunehmen, dass diese Werte auch von Sportlern stammen. Das hat Folgen. Zum einen ist es so, dass man als Amateur dieses Niveau nicht erreichen wird. Man sollte sich also eher am Gehen oder langsamen Fahrradfahren oder Schwimmen bei der Schätzung des Energieverbrauchs orientieren.

Trotzdem wird man subjektiv durch das fehlende Training meinen, man habe sich sehr stark angestrengt, weil man nicht konditioniert ist: weder Herz-Kreislaufsystem noch die Muskeln sind trainiert, man ist leicht außer Puste, schwitzt stark und wird rasch müde. Das erweckt den Eindruck, man habe viel geleistet, obwohl dem nicht so ist. Die folgende Tabelle gibt an, was jemand tatsächlich an Energie verbraucht hat, wenn er eine halbe Stunde trainiert. Das ist für viele die Dauer einer typischen Trainingseinheit. Ich habe mich dabei an den niedrigsten Werten in jeder Kategorie orientiert.

Tätigkeit über 30 Minuten	Energieverbrauch Frau 60 kg	Energieverbrauch Mann 75 kg
Gehen 4 km/h = 2 km Strecke	486 kJ	608 kJ
Fahrradfahren 15 km/h = 7,5 km Strecke	678 kJ	847 kJ
Laufen 12 km/h = 6 km Strecke	1.566 kJ	1.957 kJ
Schwimmen 1,2 km/h = 24 Bahnen zu 50 m	552 kJ	690 kJ
Zum Vergleich: Sitzen	30 kJ	38 kJ

Damit man einen Vergleich hat: Ein Snickers Riegel von 50 g Gewicht hat nach Angaben des Herstellers eine Energie von 1.012 kJ. Eine Frau müsste über eine Stunde lang spazieren gehen, um diese Energie zu verbrauchen (anders ausgedrückt: Genehmigt sie sich nach dieser Stunde den Riegel, so ist sie umsonst gelaufen). Wer es lieber herzhaft mag: Eine Currywurst hat 1.633 kJ, dafür muss man schon eine Stunde laufen oder zwei Stunden Fahrradfahren und Torten wie Schokoladentorte oder Käse-Sahnetorte liegen bei rund 2.000 kJ pro Stück, die hat man erst mit vier Stunden langsamen Schwimmens wieder drinnen. Damit man den zusätzlichen Energieverbrauch bestimmt, müsste man gerechterweise den Energieverbrauch abziehen, den man hat, wenn man nichts tut, hier als Beispiel der beim Sitzen anfallende.

Man sieht sehr deutlich: Sport verbraucht weitaus weniger Energie, als man denkt, sonst wären Leistungssportler auch nur noch am Essen. Es gibt noch einen zweiten Grund, warum man direkt nach dem Sport nichts essen sollte. Der erwähnte Glykogenaufbau läuft weiter, bis die verbrauchte Menge regeneriert ist. Die dafür benötigte Energie stammt aus den Fettpolstern. So werden diese abgebaut. Bei Sportlern wurde je nach Sportart und Belastung noch nach 6 bis 24 Stunden ein Fettabbau und gesteigerter Metabolismus gemessen.

Dabei ist der Abbau von Fett ineffizienter, als wenn der Körper das Glykogen gleich aus Kohlehydraten aufbauen kann, die er mit einer Mahlzeit aufnimmt. So verbraucht man mehr Energie, als im Glykogen steckt. Solange ist auch der Kreislauf angeregt, da nun vermehrt Fett mit dem HDL zu den Muskelzellen transportiert wird. Auch dieser Vorgang benötigt Energie. Zudem steigen so die HDL-Werte und die des LDL sinken. Dies soll Koronalkrankheiten vorbeugen. Isst man etwas, so wird dieser Vorgang gestoppt und das Glykogen wird aus den Kohlenhydraten, die in der Nahrung stecken, aufgebaut. Besonders negativ wirkt Alkohol. Schon kleine Mengen führten zu einem Stopp des Fettabbaus. Er wird zudem besonders schnell resorbiert und ist schon nach

30 Minuten fast komplett aufgenommen. Daher sollte man für eine bis zwei Stunden, nach dem Sport nicht viel essen und auf alkoholische Getränke ganz verzichten.

Kann man mit Nahrungsmitteln die Fettverbrennung forcieren?

Das suggerieren Empfehlungen von Nahrungsmitteln die "Fat-Burner" enthalten. Die Werbebotschaft ist, dass man diese Lebensmittel zusätzlich isst und dadurch abnimmt, obwohl man zusätzliche Kalorien aufnimmt.

Was alle (angeblichen) Fat-Burner gemeinsam haben, ist das Sie Enzyme enthalten. Ananas enthält **Bromelaine**, zwei proteinspaltende Enzyme. Papayas das Papain, Kiwis das **Actindain**, die ähnlich wirken. Diese Enzyme spalten Eiweiß, machen es damit leichter verdaulich. Diese Wirkung nutzte man aus, indem man die Pflanzensäfte reinigte und den Trockenextrakt als Fleischzartmacher in den Handel brachte. Damit kann man Steaks zarter machen, aber auch Fleisch alter Tiere als nicht so zäh verkaufen. Heute werden ähnliche Enzyme in der Industrie genutzt, um die Oberfläche von Fleischstücken anzulösen, um die nun klebrigen Fleischstücke zu einem größeren Stück zu verbinden ("Formfleisch").

Das Ganze hat nur zwei Haken: Erstens sind die Enzyme auf das Spalten von Protein spezialisiert und nicht den Abbau von Fett und zum Zweiten werden alle Enzyme (und alle naturbelassenen Lebensmittel enthalten Enzyme) bei der Verdauung zerstört. Im Magen bewirkt die Magensäure eine Denaturierung, eine Strukturveränderung, die zum Funktionsverlust führt und im Dünndarm zerschneiden dann körpereigene Enzyme das Protein in Bruchstücke, wie sie es mit dem Rest der Nahrung auch tun. Kurzum: Die Enzyme kommen nicht im Körper an, sondern nur die Aminosäuren, aus denen sie bestehen.

Ein zweiter Stoff, der angeblich die Fettverbrennung forcieren soll, ist L-Carnitin, eine Verbindung aus zwei Aminosäuren. L-Carnitin hat im Körper eine wichtige Funktion. Es schleust Fettsäuren in die Mitochondrien, Zellbestandteile, in denen die eigentliche Verbrennung der Abbauprodukte der Nahrung stattfindet. Aufgrund dessen wurde **Carnitin** als Fettverbrenner postuliert und auch, dass man durch Carnitin Muskeln aufbauen kann, also aus Fett Muskeln macht – wäre das nicht toll?

Leider ist dem nicht so. Zum einen kann der Körper bei einem Mangel L-Carnitin selbst bilden, auch wenn er es normalerweise durch die Nahrung aufnimmt. (L-Carnitin steckt unter anderem in Fleisch und Käse). Zum Zweiten zeigten Studien keinerlei Wirkung als Fettverbrenner. Untersuchungen bei Leistungssportlern zeigten keinerlei erhöhtes Muskelwachstum wenn diese L-Carnitin zusätzlich bekamen. Das verwundert nicht, denn Muskeln werden gebildet, weil durch Beanspruchung (Krafttraining) die bisher vorhandenen Muskeln nicht ausreichen, der Körper also "nachrüstet", aber nicht einfach so aus Lust und Laune heraus. Die einzige Wirkung, die wahrscheinlich gegeben ist, ist die, dass wenn man Sport betrieben hat, L-Carnitin die Erholungsphase verkürzt. Kurz: Man hat Energie verbraucht und der Stoffwechsel ist angekurbelt, um die kurzzeitigen Energievorräte aufzufüllen. L-Carnitin nutzt das durch den Fettabbau zirkulierende Fett, um diese Vorräte schneller aufzufüllen. Aber man verbraucht nicht mehr Fett. L-Carnitin scheint zudem, da es beim Abbau durch Darmbakterien das Trimethylaminoxid (TMAO) bildet, mitverantwortlich für die Entstehung von Arteriosklerose zu sein. Dies ist jedoch stark abhängig von der Darmflora (Vegetarier scheinen die Bakterien, die TMAO bilden, z. B. kaum in ihrem Darm zu haben) und bisher sind diese Ergebnisse wegen geringer Teilnehmerzahlen noch nicht abgesichert.

Das war es also mit den Wunderlebensmitteln. Die einzige Wirkung, die sie haben, ist die, dass man zunimmt, denn man hat zusätzliche Energie aufgenommen.

Gibt es eine Diät, bei der man essen kann, soviel wie man will und trotzdem abnimmt?

Es gibt eine Reihe von Diätkonzepten, die versprechen man könne essen, soviel man wolle, und würde trotzdem abnehmen. Die bekanntesten sind die Atkins- und Ducan-Diät. Sie beruhen darauf, dass zum einen der Körper Eiweiß nicht gut ausnutzt und von der enthaltenen Energie viel verloren geht, letztendlich als Wärme (daher wird einem auch nach einer reichlichen Mahlzeit im Bauch warm – schon unter normalen Umständen verbraucht das Verdauungssystem 10 Prozent der Energie in der Nahrung für sich selbst). Zum Zweiten bauen diese Diäten auf den hohen Sättigungswert der erlaubten Lebensmittel (man wird schneller satt) und durch die starke Einschränkung der erlaubten Lebensmittel isst man weniger, weil das was man gerne essen würde, nicht erlaubt ist (die Diäten haben daher eine hohe Abbrecherquote). Isst man bei beiden Diätkonzepten zu viel, so nimmt man zu.

Es gibt aber tatsächlich eine Ernährungsweise, bei der man essen darf, soviel man will, und trotzdem abnimmt!

Auf diese Erkenntnis kamen Anthropologen, die eigentlich etwas anderes untersuchten. Die Fragestellung war, inwieweit wir uns von unseren nächsten Verwandten, den Schimpansen in der Ernährung entfernt haben. Eine Reihe von Probanden bekam die Kost, die Schimpansen im Zoo erhalten, vor allem Früchte und Gemüse. Wie in der Natur roh und nicht zerkleinert. Durch Blut- und Urinuntersuchungen sollte festgestellt werden, wie unser Körper mit dieser Kost zurechtkommt.

Man musste das Experiment nach nicht einmal einer Woche abbrechen. Alle Studienteilnehmer bekamen ernsthafte Verdauungsprobleme – die einen Durchfall, die anderen chronische Verstopfung. Dies ist kein Wunder, denn unser Verdauungssystem kommt mit einem plötzlichen Wechsel der Ernährungsweise (in dem Sinne, dass man die Zusammensetzung oder Menge stark verändert) nicht zurecht und beschwert sich so. Schon lange ist die Standardbehandlung bei Personen, die lange hungern mussten, dass diese zuerst nur wenig Nahrung und leicht verdauliches Essen bekommen. Auch hier hat sich das Verdauungssystem an den Zustand „kaum Essen" angepasst und würde mit der normalen Kost nicht zurechtkommen. Unsere Verdauung kann sich, wenn man langsam umstellt, aber an jede Nahrungsquelle anpassen.

Zur Einstellung führte aber ein anderer Tatbestand und dieser war schon nach wenigen Tagen offensichtlich: Keiner der Probanden konnte auch nur annähernd seine ihm zugedachte Tagesportion essen. Das scheiterte schon an dem nicht auf das Zerbeißen von viel grober Nahrung ausgelegten Kauapparat, setzte sich in dem Magenvolumen fort und die Darmprobleme zeigten, dass auch der Darm überfordert war. Das verwundert nicht: Gemüse hat einen Energiegehalt von meist unter 100 kJ/100 g. Obst ist energiereicher und liegt meistens zwischen 100 und 300 kJ/100 g. Es gibt in beiden Lebensmittelarten auch hochkalorische Ausnahmen wie Hülsenfrüchte oder Nüsse, doch sie sind selten und tauchen in dem Speiseplan kaum auf.

Nimmt man einen mittleren Energiegehalt von 150 kJ pro 100 g für die Mischung aus Gemüse und Obst an, so müsste eine Frau, die sich wenig bewegt, 5,6 kg Nahrung pro Tag essen, ein Mann sogar 7 kg. Man sich muss nur mal diesen Berg an Möhren, Lauch, Salat, Blumenkohl, Orangen, Äpfeln und Bananen vorstellen und jedem wird klar: Das schafft man nicht. Bei Gemüse mit den harten Zellstrukturen kommt man schon mit dem Essen nicht hinterher und selbst bei Obst ist bald der Magen voll, auch wenn man es vielleicht schaffen würde, 30 bis 50 Orangen innerhalb eines Tages zu essen.

Dieses Ergebnis zeigt, das wir uns durch die Nutzung des Feuers seit 500.000 Jahren an vorwiegend gekochte Nahrung gewöhnt haben, aber auch seit mindestens ebenso langer Zeit Fleisch verzehren, das erheblich energiereicher ist. Übrigens bevorzugen selbst Schimpansen, in Versuchen gekochtes Gemüse gegenüber rohem Gemüse.

Wer also mal abnehmen will, ohne Kalorien zu zählen, kann es mal mit einem eingeschobenen Obsttag versuchen.

Was ist die Ursache für zu viele Übergewichtige in den meisten Industrieländern?

Man beobachtet in allen industrialisierten Ländern seit Jahrzehnten einen Anstieg der Übergewichtigen. Dies scheint ein weltweiter Trend zu sein, unabhängig von der Kultur. So nehmen auch die Übergewichtigen in China und Südseeinseln zu, obwohl man dort eine andere Ernährungsweise als bei uns hat. Abgesichert ist, ist das dieses Phänomen nichts mit der Menge oder dem Preis der Lebensmittel zu tun hat. Weltweit sind Lebensmittel billiger geworden. Billiger in dem Sinne, dass man weniger des Lohns für Lebensmittel ausgeben muss.

Vielmehr hat dies mit der Veränderung der Lebensweise zu tun, indem Sinne, das mehr "Junk Food" und Süßigkeiten konsumiert werden. Je nach Kulturkreis macht man dann unterschiedliche Bestandteile der Nahrung für die Neigung für Übergewicht verantwortlich. In einigen Ländern ist es der Zucker, in anderen das Fett. Neben dem Übergewicht sind diese beiden Stoffe ja auch verdächtig andere ernährungsbedingte Krankheiten zu verursachen. Zucker z. B. Karies, Fett durch das in tierischem Fett enthaltene Cholesterin die Hypercholesterinämien (Arteriosklerose). Nun wird man den Einfluss von zu viel Fett und Zucker wahrscheinlich beim Menschen nur durch lebenslange Studien klären können, aber man kann einen Blick ins Tierreich werfen.

Man hat Ratten lebenslang mit einem Futter gefüttert, das reich an Fett oder reich an Zucker war. Die Ratten, die fettreich ernährt wurden, nahmen etwas an Körpergewicht zu, jedoch nicht viel. Es stabilisierte sich nach einiger Zeit und blieb dann konstant. Die Ratten, die zuckerreich ernährt wurden, behielten ihr Gewicht. Das verwundert nur auf den ersten Blick. So gibt es auch zuckerreiche oder fettreiche natürliche Lebensmittel. Wenn man diese in größerer Menge ist, nimmt man nicht zu. Zuckerreich ist z. B. Obst, fettreich sind Käse, fettes Fleisch oder Nüsse. Man hat dann Ratten mit einem Futter versorgt, das **Fett und Zucker** enthielt. Die Ratten „naschten" in kurzem Abstand immer wieder vom Futter und wurden sehr schnell übergewichtig und blieben es. Sie zeigten also menschliches Verhalten. Als man das Fett zu Zuckerverhältnis variierte, zeigte sich, dass der größte negative Effekt sich bei einem Verhältnis Fett zu Zucker 1:1 einstellte. Futter mit dieser Zusammensetzung mochten die Ratten am liebsten und sieht man sich Nahrungsmittel an, so findet man oft dieses Verhältnis, so in Sahneeis, Vollmilchschokolade, Käsekuchen, Brownies und Cookies. Dagegen gibt es kein natürliches Lebensmittel, das gleichviel Fett wie Zucker enthält.

Untersuchungen des Gehirns beim Konsum solcher Lebensmittel, aber auch einfacher Mischungen von Fett und Zucker, ohne eigenes Aroma, zeigten, warum die Regelung des Appetits sowohl bei den Ratten wie auch beim Menschen versagte: Diese Nahrung aktiviert beim Menschen das **Belohnungszentrum**. Man fühlt sich also besser und will man nicht immer wieder etwas essen, was einem angenehme Gefühle beschert? Dies scheint der Grund zu sein, warum in allen Gesellschaften in denen viele Süßigkeiten und Snacks gegessen werden, die Zahl der Übergewichtigen ansteigt.

Warum sollte man Aufgetautes nicht wieder einfrieren?

Als in den sechziger Jahren vermehrt Tiefkühlspinat konsumiert wurde, häuften sich Fälle, in denen Babys mit "Blausucht" ins Krankenhaus eingeliefert wurden. In allen Fällen war die Ursache Tiefkühlspinat, der erneut aufgewärmt wurde. Bis heute hat sich das Vorurteil gehalten, man dürfe tiefgekühlte Lebensmittel nicht erneut einfrieren.

Nun was passiert beim Tiefgefrieren? Durch die niedrige Temperatur passieren zwei Dinge. Das eine ist, das Stoffwechselvorgänge langsamer ablaufen. Bei Temperaturen, die zwischen 0 und 40 °C liegen, gilt bei Lebewesen eine einfache Regel: Ein durch ein Enzym oder eine Mikrobe verursachter Vorgang (wie der Verderb) läuft pro 10 Grad höherer Temperatur doppelt so schnell ab. Das ist der Grund, warum wir einen Kühlschrank einsetzen. Bei +5 Grad sind Lebensmittel viermal so lange frisch wie bei +25 °C. Tiefgefrieren senkt den Verderb noch stärker ab als das Kühlen, stoppt ihn aber nicht ganz. Enzyme, die Fette oxidieren und damit zu einem ranzigen Geschmack führen, sind auch bei -18 °C aktiv und führen so zu Geschmacksfehlern bei Schweinefleisch und Bohnen. Diese kann man minimieren, wenn man die Lebensmittel vor dem Einfrieren vakuumverpackt, also den Sauerstoff aus der Verpackung entfernt.

Der zweite Faktor beim Tiefgefrieren ist, das Wasser zu Eis gefriert. Wasser wird als Transportmedium in allen Zellen benötigt, auch denen von Bakterien. Bakterien können daher in tiefgefrorenen Lebensmitteln nicht mehr wachsen und sind inaktiv. Da der Zellinhalt gelöste Salze und andere Stoffe enthält, welche den Gefrierpunkt des Wassers absenken, reichen 0 °C nicht aus und daher friert man Lebensmittel bei -18 °C ein. Die Lebensmittelindustrie kühlt sogar auf -24 bis -30 °C ab. Das gefrierende Wasser hat noch einen anderen Aspekt. Eis hat ein größeres Volumen als Wasser. Gefriert Wasser zu Eis, so dehnt es sich aus und die entstehenden Eiskristalle können Zellstrukturen, vor allem Zellwände beschädigen. Das tötet einige Bakterien ab, die meisten überleben aber. Die Eiskristalle zerstören aber auch die viel größeren Zellen des Gefrierguts. Sie verlieren an Festigkeit. Bei Fleisch tritt oft Saft aus, Früchte kommen oft matschig aus der Tiefkühltruhe. Robusten Lebensmitteln mit harten Zellstrukturen macht dies weniger aus (Nüsse, viele Gemüse) und verarbeitete Lebensmittel, die sowieso keine intakten Zellen enthalten, verändern sich kaum. So Brot, Käse, Schokolade.

Diese Veränderungen sind der Hauptgrund, warum man Lebensmittel nicht erneut einfrieren sollte, denn erneutes Einfrieren verstärkt diesen Effekt. Das nun aus Zellen ausgetretene Wasser kann noch größere Eiskristalle bilden als beim ersten Einfrieren und so noch stärkere Beschädigungen verursachen. Das gilt aber nur für Lebensmittel, die noch intakte Zellen enthalten oder viel Wasser. Kekse, Rührkuchen, Käse kann man beliebig oft einfrieren. Beim Einfrieren im Haushalt kommt noch ein anderer Faktor hinzu: die Zeit. Die Eiskristalle bilden sich, sobald 0 °C unterschritten werden und wachsen dann weiter, bis das gesamte Wasser zu Eis gefroren ist. Kühlt man schnell ab, hat also eine leistungsfähige Kühlanlage, wie sie die Lebensmittelindustrie einsetzt, dann bilden sich viele kleine Eiskristalle. Geschieht dies langsam, dann bilden sich wenige große Kristalle, deren Zerstörungspotenzial größer ist. Das Ergebnis mit der eigenen Tiefkühltruhe ist daher nicht mit den Produkten vergleichbar, die man in der Tiefkühltheke findet.

Zurück zu der Fragestellung. Durch die zerstörten Zellen sind aufgetaute Lebensmittel viel anfälliger gegenüber Verderb, zumal die meisten Bakterien das Tiefgefrieren überlebt haben. Sie können sich nun vermehren und das Lebensmittel verderben. Auch aus diesem Grund sollte man mikrobiell anfällige Lebensmittel nicht erneut einfrieren. Dazu gehören rohes Fleisch und Fisch.

Die **Blausucht** bei den Kindern, die Tiefkühlspinat konsumierten, hatte ihre Ursache allerdings nicht im Tiefgefrieren des Spinats. Sie lag vielmehr darin, dass er nach dem Auftauen nicht vollständig verbraucht wurde und dann sich während des Warmhaltens oder Stehenlassens Bakterien vermehren konnten. Spinat ist fein zerkleinert, meistens wurde auch noch Milch zugesetzt. Das ist ein guter Nährboden für Bakterien.

Wichtig ist, das Spinat zu den Pflanzen gehört, die **Nitrat** akkumulieren. Das Nitrat stammt aus dem Dünger und die Düngereinträge stiegen damals an. Nitrat ist harmlos, Bakterien können es aber zu **Nitrit** reduzieren. Nitrit ersetzt den Sauerstoff im Blutfarbstoff Hämoglobin durch Stickstoffoxid. Als Folge können die roten Blutkörperchen weniger Sauerstoff transportieren. Erwachsene können den veränderten Blutfarbstoff wieder zurückbilden, Babys noch nicht. Sie bekommen daher eine **Anämie**, eine Unterversorgung mit Sauerstoff, wegen des bläulich verfärbten Bluts auch Blausucht genannt. Die Ursache war nicht der Tiefkühlspinat, sondern das Stehenlassen. Da das gebildete Nitrit im Lebensmittel verbleibt, auch wenn die Bakterien tot sind, nützt auch das erneute Erhitzen des Spinats nichts.

Warum bekommt man nach Alkoholkonsum einen Gichtanfall?

Gicht (Hyperuricämie) ist eine Stoffwechselerkrankung, die zwar nicht zu den ernährungsbedingten Krankheiten gehört, aber zu den durch die Ernährung beeinflussbaren Krankheiten. Gicht ist eine Störung des Purinabbaus. In allen Zellen finden sich als Bausteine der DNA und RNA Adenosin und Guanin. Sie gehören aufgrund ihrer chemischen Struktur zu den **Purinen**. Sie werden beim Abbau über die Zwischenstufe Xanthin zur **Harnsäure** oxidiert. Der Mensch hat, anders als andere Primaten, nicht die Möglichkeit, die Harnsäure zu einem wasserlöslichen Abbauprodukt, dem Allatoin abzubauen. Dieses Enzym ist beim Menschen kaum aktiv. So wird ein Großteil der Harnsäure mit dem Harn ausgeschieden. Fällt die Allatoinsynthese ganz aus, so wird noch mehr Harnsäure gebildet. Beim Gesunden gibt es ein Gleichgewicht zwischen Harnsäurebildung und deren Ausscheidung.

Ist die Harnsäureausscheidung gestört, das kann bei einer Nierenfunktionsstörung der Fall sein, oder wird vermehrt Harnsäure (keine Allatoinsynthese) gebildet, so steigt der Harnsäurespiegel im Blut an. Dies wird als **Hyperuricämie** bezeichnet. Die Folgen dieses erhöhten Spiegels ist die Erkrankung, die man umgangssprachlich als „Gicht" bezeichnet. Harnsäure ist schwer wasserlöslich. Überschreitet die Konzentration im Blut einen Grenzwert, so fällt sie aus. Das geschieht in Gewebe, das Kollagen oder bestimmte Eiweiß-Kohlenhydratverbindungen enthält. Bindegewebe oder Knorpel enthalten Kollagen und diese Stoffe. Während man von der Ablagerung im Bindegewebe nichts spürt, sind die Ablagerungen der Kristallnester aus Harnsäuresalzen in den Knorpeln sehr schmerzhaft.

Die Kristallnester führen zu Entzündungen und Immunreaktionen. In etwa zwei Drittel der Fälle beginnt dies im Großzehengelenk, meist nachts nach üppigem Essen und/oder Alkoholkonsum. Es wird dann von einem **Gichtanfall** gesprochen. Ein Gichtanfall beginnt mit heftigen Schmerzen im Gelenk, die Haut darüber wird rot und heiß und schwillt an. Dies dauert typisch drei bis vier Tage und wird von Allgemeinbefindlichkeitsstörungen begleitet, wie Kopfschmerzen, Verdauungsbeschwerden, Reizbarkeit und unklaren rheumatischen Beschwerden. Aufgrund der Betroffenheit des Zehengelenks spricht man im Volksmund auch vom **Zipperlein**. Diese akute Form tritt schubartig auf, vor allem nach zu reichlichem Genuss von Nahrung und/oder Alkohol. Zwischen Gichtanfällen können dann längere beschwerdefreie Intervalle liegen. Gefährlich ist, dass jedoch auch ohne Gichtanfall, laufend Harnsäure auskristallisiert und so eine dauerhafte Schädigung der Niere resultiert, die keine Beschwerden verursacht, bis sie ausfällt.

Wird die Lebensweise nicht geändert, so kann es zu einer chronischen Gicht kommen. Es kommt in immer kürzer werdenden Zeitabständen zu Schmerzattacken und Gelenkdeformationen. Im Spätstadium treten Gichtknoten auf, die sowohl an den Knochen (Gelenken) wie auch bei Weichteilen (vor allem in der Ohrmuschel) auftreten. Sie führen durch Immunreaktionen zur Gelenkzerstörung. Bewegungen werden dadurch schmerzhaft. Es kommt zu Einschränkungen der Leistungsfähigkeit. Ohne Symptome, aber viel bedrohlicher ist die Nierenfunktionsstörung. Es können sich Nierensteine bilden. Die Schädigung der Niere führt letztendlich zur Niereninsuffizienz, die lebensbedrohlich ist.

Die Zahl der Gichtkranken ist in den letzten Jahrzehnten stark angestiegen. Früher galt Gicht als eine Wohlstandskrankheit, die vor allem Personen betraf, die sich viel und gutes Essen leisten konnten. Die Krankheit breitet sich nicht aus, vielmehr bekommen mehr Personen eine Gicht, die schon immer einen gestörten Harnsäureabbau haben. Bei der richtigen Ernährung bekommt man auch mit verringertem Abbau keine Hyperuricämie. Da die Harnsäure ein Abbauprodukt der Purine ist, kann man Gicht durch das Meiden von purinreichen Lebensmitteln beeinflussen. Die Menge an Purinen hängt vor allem von der Stoffwechselaktivität der Zellen ab. Tierische Zellen sind aktiver als Pflanzen. Organe aktiver als Muskelfleisch. Daher korreliert der Anstieg des Harnsäurespiegels in der Bevölkerung (auch bei Gesunden) mit dem angestiegenen Eiweiß- und Fleischkonsum.

Das Auftreten von Schüben nach Alkoholgenuss zeigt auch, das Alkohol das Krankheitsbild verschlimmert. Aus Alkohol gewinnt der Körper Energie, die er nicht durch andere Stoffwechselkreisläufe bereitstellen muss. Als Folge wird der Abbau von Kohlenhydraten gehemmt und Milchsäure als Zwischenprodukt der Abbaukette sammelt sich an. Milchsäure hemmt die Harnsäureresorption in der Niere und sie senkt den pH-Wert des Blutes ab. Dadurch kann die Harnsäure leichter auskristallisieren.

Wer Gicht hat, sollte daher seine Ernährung anpassen. Er sollte sich kohlenhydratreich ernähren. Fett ist meist mit tierischem Eiweiß vergesellschaftet und beim Abbau entstehen ebenfalls Stoffe, die den pH-Wert des Blutes absenken. Tierische Nahrungsmittel (Fleisch, Eier, bestimmte Fischsorten) sind zu meiden, mit der Ausnahme von Milchprodukten, die kaum Purine enthalten. Weiterhin sollte man nicht zu viel pro Mahlzeit essen (Vermeidung von Schüben durch viele Purine) und Alkohol weitgehend meiden. Dafür sollte man viel trinken, um die Ausscheidung zu erhöhen.

Wofür braucht der Mensch die einzelnen Vitamine?

Vitamine gehören zu den Nahrungsbestandteilen, die man nur in kleinen Mengen braucht. Das unterscheidet sie von anderen Nährstoffen. Warum der Mensch Vitamine braucht, ist heute noch nicht endgültig geklärt. Einige Vitamine enthalten chemische Strukturen, die der menschliche, oft sogar tierische Organismus nicht bilden kann. Das verbindet sie mit den mehrfach ungesättigten Fettsäuren, bei denen dies auch der Fall ist. Andere Vitamine kommen in natürlichen, unverarbeiteten Nahrungsmitteln in so großer Menge vor, dass der menschliche Körper wohl verlernt hat, sie zu bilden. So das Vitamin C, das die meisten Tiere selbst bilden können und auch Vitamin D ist nur Vitamin, weil man Kleidung trägt: Es wird durch solare UV-Strahlung in der Haut in ausreichender Menge gebildet, wenn diese nicht bedeckt ist.

Aus biochemischer Sicht kann man die Vitamine in zwei Gruppen einteilen. Die eine Gruppe ist bei Stoffwechselvorgängen als Enzymbestandteil beteiligt. Die zweite Gruppe hat spezielle Aufgaben. Mangelsymptome bei der ersten Gruppe sind oft unspezifisch, weil der ganze Körper betroffen ist, meist fängt es aber mit neurologischen Störungen an, da das Gehirn den größten Energieumsatz hat und am empfindlichsten von allen Organen reagiert. Bei der zweiten Gruppe ist dagegen das Organ betroffen, welches das Vitamin benötigt. Es gibt spezifische Symptome, die sich direkt von der Vitaminwirkung ableiten. So wird Vitamin A zur Bildung des Sehfarbstoffes benötigt, ein Mangel drückt sich zuerst in **Nachtblindheit** aus, also der Fähigkeit bei schlechten Lichtverhältnissen noch zu sehen.

Zur ersten Gruppe gehören die B-Vitamine:

Vitamin B$_1$ (Thiamin) ist Bestandteil von Enzymen die Kohlenhydrate in den Zitronensäurezyklus, einen zentralen Stoffwechselkreislauf für den Abbau von Kohlenhydraten, Fett und Eiweiß einschleusen. Ohne das Vitamin ist der Kohlenhydratabbau gestört, betroffen sind daher vor allem Gehirn und Nervensystem, die ihre Energie nur aus dem Abbau von Kohlenhydraten beziehen.

Vitamin B$_2$ (Riboflavin) und **Niacin** sind Coenzyme, die bei dem Abbau und Aufbau von Stoffwechselprodukten wichtig sind. Über 100 Enzyme enthalten diese beide Vitamine. Beide Vitamine übertragen Wasserstoff von einem Molekül auf ein anderes. Im oben erwähnten Zitronensäurezyklus wird z. B. ein Molekül abgebaut, indem mehrmals Wasserstoff abgespalten wird. Es wird dadurch oxidiert und spaltet spontan Kohlendioxid ab, dabei sind Niacin und Riboflavin beteiligt. Sie nehmen den Wasserstoff auf.

Vitamin H (Biotin), **Folsäure** und **Vitamin B$_{12}$ (Cobalamin)** benötigt der Körper um selbst Stoffe aufzubauen. Alle drei Vitamine sind Coenzyme, welche die Fähigkeit haben, ein einzelnes Kohlenstoffatom von einem Molekül auf ein anderes zu übertragen. Da der Kohlenstoff nur mit Wasserstoff, mit einem oder zwei Sauerstoffatomen verbunden sein kann, benötigt man drei Vitamine, da jedes Vitamin nur eine bestimmte Kohlenstoffverbindung transferieren kann.

Die **Pantothensäure** ist ebenfalls ein Coenzym. Sie schleust Moleküle in den oben erwähnten Zitronensäurezyklus ein, ist aber auch wichtig für den Fettabbau und Aufbau, der ohne dieses Vitamin nicht ablaufen könnte.

Vitamin B$_6$ (Pyridoxin) ist Bestandteil vieler Enzyme im Eiweißstoffwechsel. Es kann bestimmte chemische Strukturen von einer Aminosäure abtrennen (Abbau), auf eine andere Aminosäure übertragen (Umbau) oder in eine Stoffwechselverbindung einbringen (Aufbau). Ohne Pyridoxin ist der Eiweißaufbau gestört.

Die Vitamine mit den speziellen Aufgaben sind vorwiegend fettlöslich.

Das **Vitamin A (Retinol)** ist Bestandteil des Sehpurpurs, dem Farbstoff, der wenn er von Licht getroffen wird, seine Struktur ändert und so eine Nervenkaskade auslöst. Weiterhin ist es für die Regeneration von Schleimhäuten und der Epidermis wichtig.

Vitamin D ist notwendig zum Einlagern von Calcium in die Knochen. Ein Mangel bewirkt eine Entmineralisierung der Knochen, übrig bleibt der Eiweißanteil und die Knochen werden biegsam und verformen sich.

Die Funktion des **Vitamin E** ist noch nicht genau geklärt. Vitamin E ist ein Radikalfänger, der in Nahrungsmitteln ungesättigte Fettsäuren vor der Oxidation (Ranzigwerden) schützt. Diese schützende Funktion soll es auch im Körper haben. Zum einen als Radikalfänger ungesättigte Fettsäuren vor beim Stoffwechsel entstehenden Radikalen zu schützen, zum anderen Zellmembranen vor oxidativen Veränderungen zu schützen. Zellmembranen bestehen aus zwei Schichten aus Fetten mit einer Eiweißschicht zwischen ihnen. Je stoffwechselaktiver eine Zelle oder ein Zellbestandteil ist, desto mehr Vitamin E enthält die Membran.

Vitamin K ist dagegen wichtig für die Bildung von Blutgerinnungsproteinen. Ohne es würde man bei kleinsten Verletzungen innerlich verbluten (Rattengift enthält z. B. Vitamin K bindende Verbindungen).

Vitamin C ist das einzige wasserlösliche Vitamin in dieser Gruppe. Auch Vitamin C hat Radikalfängereigenschaften. Es schützt das Bindegewebe vor oxidativen Veränderungen und reduziert Verbindungen, die man für den Aufbau von Bindegewebe und Knorpel braucht. Darüber hinaus soll es wasserlösliche Verbindungen in Zellen vor Oxidation schützen.

Was ist ein Coenzym?

Alle B-Vitamine sind Coenzyme. Doch was sind Coenzyme? Enzyme sind Proteine, die im Stoffwechsel alle Veränderungen durchführen. **Enzyme** bauen Nähstoffe ab, bauen körpereigene Stoffe auf oder wandeln Substanzen in andere Produkte um. Der Körper verfügt über mehrere Hundert Enzyme. An dem Abbau eines Grundbausteines der Nahrung, wie der Glucose, sind über ein Dutzend Enzyme beteiligt.

Für das Verständnis der Wirkungsweise von Enzymen hat sich das **Schlüssel-Schloss Modell** eingebürgert. Jedes Enzym entspricht in dem Modell einem Schloss. Von den vielen Substanzen, die in einer Zelle herumschwimmen, passen nur wenige, mit einer bestimmten Struktur, in das Enzym, entsprechen im Modell also dem Schlüssel. Binden diese Substanzen (**Substrat** genannt) an das Enzym, wofür es eine besondere Region, das **aktive Zentrum** gibt, so verändert sich die Struktur des Enzyms, entsprechend dem Drehen des passenden Schlüssels. Diese Veränderung ist dann mit einer chemischen Veränderung des Substrats gekoppelt, danach passt das Substrat nicht mehr in das aktive Zentrum und verlässt das Enzym.

Viele Enzyme haben einen Nicht-Proteinbestandteil, das **Coenzym**. Oftmals ist das Coenzym sogar der wesentliche Bestandteil des aktiven Zentrums, das bedeutet, ohne das Coenzym ist das Enzym wirkungslos. Coenzyme sind Vitamine, vor allem der B-Gruppe, es können aber auch Metallionen sein. So enthalten Enzyme, welche den letzten Abbauschritt der Nahrungsbestandteile durchführen, die Enzyme der **Atmungskette**, bei der der Sauerstoff verbraucht wird, **Spurenelemente** wie Chrom, Zink oder Eisen als Coenzym.

Hilft Vitamin C bei Erkältungen?

Das Vitamin C Mythos begann in den Dreißiger Jahren des letzten Jahrhunderts, als man Vitamin C als erstes Vitamin großtechnisch aus Glucose herstellen konnte. Der Hersteller pries es als Mittel gegen Erkältungen an. Die Begründung war, dass man wusste, dass bei Vitamin C Mangel die Personen anfällig gegen Infektionen waren. Wie viele Ernährungsirrtümer hat sich dies verfestigt, ohne das man die Behauptung jemals nachprüfte. In der Tat zeigte sich bei Untersuchungen, dass bei einem Vitamin C Mangel der Krankheitsverlauf bei einer Infektion milder und verkürzt war, wenn man

Vitamin C zu sich nahm. Das Immunsystem bekämpft nicht nur Erreger, sondern auch geschädigte Zellen, so auch durch freie Radikale geschädigte. Daneben können die Immunzellen selbst durch freie Radikale geschädigt sein. Das Vitamin C sorgt dafür, dass das Immunsystem selbst nicht geschwächt ist und es weniger durch Radikale geschädigte Zellen gibt. Damit hat das Immunsystem mehr Ressourcen zur Bekämpfung der infizierten Zellen.

Doch dies ist nicht der Fall, wenn man durch die Ernährung genügend Vitamin C zuführt, so kann man durch sehr hohe Dosen nicht aus einem normalen Immunsystem ein „Super-Immunsystem" machen. Bei vielen Studien zeigte sich kein Effekt von Vitamin C bei gut Versorgten auf den Erkältungsverlauf. Weder auf die Dauer, noch die Schwere. Allenfalls eine kleine zusätzliche Dosis von 100 mg am ersten Tag scheint die Symptome leicht zu mildern, doch dieser Effekt ist statistisch nicht signifikant.

Etwas besser sieht es beim **Zink** aus. Es scheint die Einnahme von Zink bei einer Studie die Erkältung um bis zu drei Tage zu verkürzen, wenn man es gleich zu Beginn der Erkältung nimmt. Verglichen mit den Studien, die über Vitamin C vorliegen, ist die Teilnehmerzahl aber noch zu klein für verlässliche Aussagen und die zugeführte Menge musste mindestens 75 mg Zink/Tag betragen. Der Tagesbedarf liegt bei nur 7 – 10 mg. Kleinere Mengen und eine spätere Einnahme zeigten keinerlei Effekt. Die hohe Dosis und die Wirkung nur am Beginn einer Erkältung könnten auf einen latenten Mangel hindeuten, der durch die Megadosis ausgeglichen wird.

Auch als Radikalfänger wirkt **Selen**. Auch hier soll im Winterhalbjahr der Bedarf erhöht zu sein und Selenpräparate werden von der Industrie empfohlen, um gar nicht erst eine Erkältung zu bekommen. Selen ist zudem nur in wenigen Nahrungsmitteln in großer Menge vorhanden, die nicht häufig verzehrt werden, wie Paranüsse oder Linsen. Selen, das erst nach dem Ausbruch einer Erkältung genommen wird, hat sich in Studien aber als unwirksam erwiesen.

Warum enthalten Kopfschmerztabletten Vitamin C?

Zahlreiche Präparate gegen Schmerzen enthalten neben dem eigentlichen Wirkstoff noch andere Stoffe. Neben Kombinationspräparaten, die mehrere schmerzlindernde Stoffe oder Synergisten enthalten, findet, man auch Vitamin C und Coffein, also Lebensmittelinhaltsstoffe.

Der Zusatz hat verschiedene Gründe. Zum einen werden Schmerzmittel nicht nur bei Kopfschmerzen genommen, sondern auch bei Erkältungen, da sie die Gliederschmerzen bessern. Viele schmerzlindernde Stoffe wirken auch entzündungshemmend und bessern so die Erkältungssymptomatik, da das Immunsystem wie bei einer Entzündung aktiv ist und der Körper unter der Aktivität leidet, auch wenn sie eigentlich gegen Bakterien gerichtet ist. Bei Erkältungen hat sich zudem im Allgemeinbewusstsein eingebürgert, dass man sie mit **Vitamin C** bekämpfen kann, auch wenn dem nicht so ist. Mit Vitamin C verkauft sich daher ein Präparat besser und Vitamin C ist in der Herstellung preiswert. Speziell bei den Brausetabletten hat Vitamin C aber noch zwei für diesen Einsatzzweck wichtige Wirkungen. Vitamin C ist eine Säure. Damit bewirkt es erst das Sprudeln, da die Säure Kohlendioxid aus einem Salz freisetzt. Zudem senkt es den pH-Wert ab und bringt dadurch die Acetylsalicylsäure, den Wirkstoff, in Lösung.

Anders sieht es beim **Coffein** aus, das z. B. in Thomapyrin enthalten ist. Coffein weitet die Blutgefäße. Einige Kopfschmerzen haben ihre Ursache in verspannten Nackenmuskeln, welche die Blutzufuhr zum Gehirn verringern. Durch die Weitung der Blutgefäße sollen sich die Kopfschmerzen bessern. Die 50 mg Coffein in einer Tablette sind aber nicht mehr Coffein, als in einer Tasse Tee steckt. Eine Tasse Kaffee enthält sogar die doppelte Menge. Da Kombinationspräparate nicht unumstritten sind (ihre positive Wirkung ist nicht besser als bei einem Einzelwirkstoff, aber die Nebenwirkungen der einzelnen Wirkstoffe summieren sich) sollte man lieber eine Tasse Kaffee trinken als ein Präparat mit Coffein kaufen.

Muss man die Haut „ernähren"?

Seit einigen Jahren findet man in Kosmetika, vor allem Hautcremes Substanzen, die man eher in der Nahrung vermutet. Mancher Hersteller wirbt sogar damit die Haut zu „ernähren". Physiologisch betrachtet besteht unsere Haut aus unterschiedlichen Schichten. Die Oberseite, die **Epidermis** besteht aus abgestorbenen Zellen, ist also biologisch aktiv. Die Epidermis kann bis zu einigen Millimetern dick sein. Dicke Epidermisschichten werden **Hornhaut** genannt.

Darunter liegt die **Dermis** oder **Lederhaut**. An ihr ist die Epidermis verankert und die Epidermiszellen werden von ihr laufend neu gebildet, da diese als Schutzschicht sich laufend erneuert. In ihr sitzen auch Talg- und Schweißdrüsen sowie die Haarbälge. Die Dermis besteht vor allem aus Bindegewebe.

Die **Subcutis** oder **Unterhaut** enthält die Nerven und Blutgefäße. Durch sie werden die oberen Schichten mit Nährstoffen versorgt und durch sie leiten sie Signale weiter, wie Schmerz, Druck, Wärme, Kälte. Mit ihr ist die Haut mit den darunterliegenden Körperschichten wie Muskulatur und Bindegewebe verbunden.

So versorgt unser Körper die Haut mit den Blutgefäßen in der Unterhaut mit Nährstoffen und es gibt keine Notwendigkeit sie von außen zu versorgen (zumal die Wirkstoffgehalte in den Hautcremes dafür bei Weitem nicht ausreichen würden: Der Mensch hat einige Kilogramm Hautgewebe). Im Gegenteil ist es so, dass die Epidermis als **Schutzschicht** fungiert. Sie soll eben gerade verhindern, dass Substanzen die Epidermis durchdringen und in die tiefer liegenden Schichten eindringen können. Durch die abgestorbenen Zellen ist die Epidermis eine gute Schutzschicht, aber jede Zelle ist von einer Lipidschicht, einer dünnen Membran, die Fett enthält, umgeben. Durch diese Lipidschicht können fettlösliche Stoffe eindringen. In den frühen Neunziger hoffte die Kosmetikindustrie so, Stoffe durch die Epidermis schleusen zu können, indem sie die Wirkstoffe in **Liposomen** einbaute. Liposomen bestehen aus einer Fettmembran, welche den wasserlöslichen Inhalt umgibt. Sie sind so klein, dass sie durch die Zwischenräume zwischen den Epithelzellen wandern sollten. Wissenschaftliche Studien zeigten, dass diese Hoffnung nicht eingelöst wurde. Die Epidermis ist auch eine Barriere für Liposomen.

Wenn heute Nahrungsbestandteile in Cremes sind, so deswegen weil dies werbungsfördernd sind und man die Haut vor Umwelteinflüssen schützen will.

Zugesetzt wird Hautcremes **Panthenol**. Panthenol ist das Provitamin der Pantothensäure. Panthenol erwies sich in Versuchen als entzündungshemmend, senkte den Juckreiz und hatte wundheilende Eigenschaften. Wichtiger für die Werbung ist, dass Panthenol das Feuchthaltevermögen der Haut erhöht. Dies ist der wesentliche Grund, warum es zugesetzt wird. In der Haut ist das Eiweiß **Kollagen** vorhanden, das im Alter seine elastischen Eigenschaften verliert – die Haut bekommt Falten. Kommt die Haut mit Wasser in Berührung, so quillt das Kollagen auf, da es Wasser bindet und die Falten werden gemildert. Wasser bindende Substanzen sollen denselben Effekt erreichen.

Andere Substanzen, die diesen Effekt erreichen sollen, sind die **AHA**. Das Kürzel steht für **Alpha-Hydroxi-Acids**, auf Deutsch: organische Säuren, die am zweiten Kohlenstoffatom eine Hydroxylgruppe tragen. Sehr viele natürliche organische Säuren haben so eine Struktur, so die Apfelsäure, Zitronensäure, Milchsäure und Weinsäure. Das sind die am häufigsten in der Natur vorkommenden Säuren. Sie kommen in Früchten Sauermilchprodukten und Wein vor. Auch sie führen zu einer Quellung des Kollagens. Darüber hinaus senken sie den pH-Wert der Haut ab. Die Haut hat einen leicht sauren pH-Wert, der Bestandteil ihrer Schutzfunktion ist. Die meisten Seifen und viele Waschlotionen sind leicht bis stark alkalisch, erhöhen also den pH-Wert. Die AHA sollen den natürlichen pH-Wert wiederherstellen. Eine sehr wirksame Substanz aus dieser Gruppe ist die Milchsäure. Dies wird seit Langem für Schönheitsmasken aus Quark oder Joghurt genutzt.

Milchsäure ist der Kosmetikindustrie aber meist zu teuer, stattdessen setzt sie Harnstoff zu, das findet sich dann als „**Urea**" in der Hautcreme. Der zugesetzte Harnstoff stammt nicht aus menschlichem Harn, sondern wird synthetisch hergestellt. Harnstoff kann sehr viel Wasser binden und ist eine sehr billige Chemikalie. Auch er soll der Haut Wasser zurückgeben.

Die stärkste bisher bekannte wasserbindende Substanz ist **Hyaluronsäure**. Hyaluronsäure ist Bestandteil des Bindegewebes. Sie wird seit Langem in der Medizin zur Wundversorgung und Schmierung von Gelenken eingesetzt. In der Schönheitschirurgie wird sie unter die Haut gespritzt, um diese zu glätten, z. B. bei Lippenaufpolsterungen. Hier nutzt man das hohe Wasserbindungsvermögen der Hyaluronsäure. Leider kann die native Hyaluronsäure nicht die Haut passieren. Das Molekül ist dazu zu groß. In den Cremes werden daher Abbauprodukte eingesetzt, von denen die Hersteller sich denselben Effekt erhoffen.

Alle „feuchtigkeitsspendenden" Zusätze haben nur eine kurzzeitige temporäre Wirkung. Sie können die im Alter vorkommende, dauerhafte Abnahme des Wasserbindungsvermögens des Kollagens nicht verhindern. Kleine Fältchen werden kurzzeitig gemildert, der Effekt hält aber nur kurze Zeit an und größere Falten bleiben, wie sie sind. Wirbt eine Creme mit „wissenschaftlich nachgewiesen", so bedeutet das, dass man unter Einsatz von Untersuchungsmethoden der Wissenschaft einen Effekt feststellen kann. Das heißt nicht, das man mit bloßem Auge etwas sieht, sondern z. B. unter einem Mikroskop (so etwas wird in der Wissenschaft gern eingesetzt). Ein Teil der Anwender hat nach mehrmonatiger Applikation auch mit bloßem Auge leicht gemilderte Falten, vor allem bei den im Augenwinkel vorkommenden feinen Fältchen, doch bei den meisten ist der Effekt nur bei vergrößerten Vorher-Nachher-Fotografien sichtbar. Tendenziell enthalten teurere Kosmetika mehr feuchtigkeitsbindende Substanzen, jedoch kann man dies ausgleichen, indem man öfters oder mehr Creme einmassiert.

Zugesetzt wird auch **Ubichinon**, auch **Coenzym Q10** genannt. Das Kürzel „Q10" erscheint dann meist im Produktnamen. Ubichinon ist ein natürlicher Stoff, der im Körper Bestandteil einiger Enzyme ist und Zellbestandteile vor Oxidation schützen soll. Er war eine Zeit lang auch als Vitamin (Vitamin B_{10}) eingestuft, bis man erkannte, dass der Körper es in ausreichender Menge selbst synthetisieren kann. Ubichinon hat wie die Vitamine C und E die Fähigkeit, freie Radikale abzufangen. Um diese freien Radikale abzufangen, die mit für die Hautalterung verantwortlich gemacht werden, wird

Ubichinon Anti-Aging Cremes zugesetzt. Der Wirksamkeitsnachweis steht aber noch aus. Man weiß nicht einmal, ob das Coenzym Q10 überhaupt in die noch lebenden Schichten der Haut vordringen kann.

Cremes sollen auch rückfettend sein. Das ist ihre eigentliche Hauptaufgabe. Alle Reinigungsmittel, egal ob es natürliche Seifen oder synthetische Tenside sind, wirken als Emulgator. Sie emulgieren Schmutz und lösen ihn so von der Haut ab. Emulgatoren emulgieren auch Fett. Die Haut ist mit einer natürlichen dünnen Fettschicht als Schutz überzogen. Sie wird von den Talgdrüsen gebildet. Die Haut wird durch den Fettverlust spröde, rissig und trocken. Jeder kennt das gespannte Hautgefühl, wenn er sich mit einer alkalischen Seife die Hände gewaschen hat. Dies ist nicht nur unangenehm, sondern die Epidermis ist dann auch durchlässiger und angreifbarer.

Der Zustand ist nicht von Dauer. Die in der Haut enthaltenen Talgdrüsen scheiden laufend Fett aus, das sich auf der Oberfläche abscheidet. Eine Hautcreme soll als Primärfunktion schneller eine dünne Fettschicht auftragen. Daneben soll die Schicht auch die Abgabe von Wasserdampf absenken und so die Bildung von Falten mildern. Selbst in teuren Cremes von Markenherstellern wird dafür meistens ein aus Erdöl gewonnenes Fett wie **Paraffin** oder **Vaseline** genutzt. Der Grund ist relativ einfach: Es gibt gegen die synthetischen Fette viel weniger Allergien als gegen natürliche Fette. Zudem verderben sie anders als natürliche Öle nicht. Eine Creme wird wochen- bis monatelang benutzt und kommt immer wieder mit den Fingern in Berührung, die Mikroorganismen und Schmutz übertragen. Wenn man natürliche Öle nimmt, dann meistens Olivenöl, das relativ gut verträglich ist und wenig oxidationsempfindliche Fettsäuren enthält.

Linolsäure, ein natürlicher Fettbestandteil, schützt die Haut vor Oxidationen. Linolsäureverbindungen haben bei angegriffener Haut (Hautreizung, lichtgeschädigter Haut) positive Effekte und können sogar die Lichtschädigungen zurückbilden. Bei der geschädigten Haut können die Verbindungen auch eindringen und heilend wirken. Ein Wirkungsnachweis bei nicht geschädigter Haut fehlt allerdings.

Dazu findet man in Hautcremes oft Radikale abfangende Substanzen wie Vitamin E (Tocopherol), Vitamin C (Ascorbinsäure), Vitamin A (**Retinol**). Zum einen gibt es das Postulat, dass diese Substanzen die Hautalterung verlangsamen. Zum anderen sind diese Vitamine bei der Bildung von zahlreichen Hautbestandteilen beteiligt. Vitamin C ist für den Aufbau des Bindegewebes und Kollagens verantwortlich. Retinol wird von bestimmten Zellen benötigt, die sich laufend teilen und so die Haut regenerieren (ein Symptom des Vitamin A-Mangels ist z. B. spröde, schuppige Haut, die meistens auch entzündet ist). Zum Glück für unsere Haut passieren diese Stoffe aber nicht die Epidermis. So enthalten manche Cremes bis zu 1 Prozent Retinol. Würde dieses tatsächlich in der Haut ankommen, so hätte man bald eine Hypervitaminose, also Vitamin-A Vergiftung, denn der Körper kann das Vitamin nicht ausscheiden. Retinol wird bei geschädigter Haut, z. B. bei der Behandlung von Akne und Pigmentflecken kurzzeitig eingesetzt. Diese Wirkung bei geschädigter Epidermis, bei der viele Substanzen tatsächlich bis zur Lederhaut vordringen und wirken können, wird wie bei fast allen Stoffen mit einer präventiven Wirkung auch bei nicht geschädigter Haut gleichgesetzt.

Vitamin C und **E** werden Cremes zugesetzt, um diese vor Veränderungen durch Oxidation zu schützen. Die Cremes sind dafür anfällig, weil sie emulgiert sind, lange Haltbarkeitsdauern haben und laufend durch die Finger kontaminiert werden. Mancher Hersteller macht aus der Not eine Tugend und lobt die Vitamine als Nahrung für die Haut aus. Korrekterweise müsste der Produzent sie als Antioxidationsmittel deklarieren, doch eine Deklarationspflicht wie bei Lebensmittel, das man also Zusatzstoffe also solche kennzeichnet, gibt es bei Kosmetika nicht.

Was kann man nun von einer Creme erwarten?

Wesentlich ist, dass eine Creme die Haut vor Umwelteinflüsse oder Substanzen schützt. Umwelteinflüsse sind Sonnenstrahlen, Austrocknung. Daneben kommen wir im täglichen Leben mit zahlreichen Dingen in Berührung, die auf die Haut einwirken, wie entfettende Substanzen wie Reinigungsmittel oder adstringierende Stoffe, wie Blumenerde oder raue Oberflächen. Das leisten aber schon einfache Cremes, am besten stark fetthaltige Cremes. So hat eine einfache Creme – selbst hergestellt aus Ringelblumen und Fett – dem Autor beim Chemiestudium gute Dienste geleistet.

Nach verschiedenen Untersuchungen gibt es keinen qualitativen Unterschied zwischen preiswerten und teuren Cremes. Wichtig ist, dass der Hersteller auf Konservierungsstoffe und als Allergene bekannte Substanzen verzichtet, und hautfreundliche, natürliche Fette einsetzt. Anstatt natürlicher Pflanzenöle, findet man meist Erdölderivate wie Paraffin, synthetische Wachse etc. Anders als natürliche Öle können diese nicht ranzig werden und werden von Bakterien und Pilzen nicht zersetzt, gelten aber als stärker allergieauslösend. Sowohl bei den Teuren, wie die auch preiswerten Cremes findet man auch Marken, die reich an Konservierungsmitteln und synthetischen Paraffinen sind.

Die Ursache für die meisten Falten ist die Sonneneinstrahlung. 85 Prozent der Falten gehen auf ihr Konto. Und gegen die UV-Strahlen der Sonne gibt es eine präventiv wirkende Hilfe: Sonnencremes mit hohem Lichtschutzfaktor. Viel einfacher ist es allerdings, nicht zu oft in die Sonne zu gehen und auf das Sonnenbad zu verzichten.

Warum enthalten Kosmetika so viele chemische Substanzen?

Dafür gibt es einige Gründe. Zum einen ist für Kosmetika ein englischsprachiges Zutatenverzeichnis üblich, bei dem man auch natürliche Stoffe mit ihren chemischen Namen angibt, so z. B. Natriumpalminat für „Seife".

Dazu kommt bei allen Substanzen, die reinigen sollen, wie Duschgel, Schampoo, Hautseife etc., dass die verwendeten **Tenside** (waschaktive Substanzen) unverständliche chemische Bezeichnungen haben. Da es drei Gruppen gibt (anionische, kationische und nichtionische Tenside), innerhalb dieser Gruppe meistens auch mehrere Substanzen eingesetzt werden, bläht dies das Zutatenverzeichnis auf.

Die meisten angegeben Stoffe entfallen aber auf Additive, die sich aufgrund der industriellen Herstellung ergeben, oft auch als Reaktion auf angebliche Verbraucherwünsche. Hierzu als extremes Beispiel eine Hautcreme.

Eine Hautcreme kann man selbst herstellen. Man braucht dazu:

- Ein Fett, als pflegende Komponente und Hautschutz, z. B. Olivenöl.

- Wasser

- Einen Emulgator, der zwischen Fett und Wasser vermittelt, z. B. Lecithin aus Eigelb oder Soja.

- Einen Duftstoff, damit es angenehm riecht. Dazu kann man ein natürliches ätherisches Öl wie Orangenschalenöl nehmen.

Ein Industrieprodukt enthält dagegen noch folgende Stoffe:

Konservierungsmittel: Die Creme ist eine „Wasser in Fett" Emulsion. Wie jede Emulsion ist sie ein guter Nährboden für Mikroorganismen. Da Cremes lange im Regal stehen und auch lange in Gebrauch sein können, werden Konservierungsstoffe zugesetzt, um sie vor Verderb zu schützen.

Antioxidationsmittel: Sie verhindern Veränderungen durch Sauerstoff. Zum einen sind natürliche Fette oxidationsempfindlich, zum anderen auch Duft- und andere zugesetzte

Stoffe. Die kleinen Tiegel haben zum einen eine große Oberfläche, an der der Sauerstoff angreifen kann, zum andern kann man nicht davon ausgehen, dass der Anwender die Dose immer wieder verschließt. So kann der Sauerstoff lange einwirken. Antioxidationsmittel schützen die anderen Substanzen vor dem Sauerstoff, indem sie zuerst mit ihm reagieren.

UV-Absorber: Auch die UV-Strahlung kann Stoffe schädigen. Zum einen erzeugt UV-Strahlung Radikale, die Oxidationen initiieren. Zum anderen sind vor allem zugesetzte Farbstoffe UV-empfindlich. Das betrifft vor allem eingefärbte Produkte (weniger Cremes als z. B. Shampoos oder Schaumbäder).

Parfüme: Anstatt natürlicher Öle werden komplexe Mischungen aus zahlreichen synthetischen und natürlichen Duftstoffen eingesetzt. Sehr oft machen diese Duftstoffe andere Zusatzstoffe zu ihrem Schutz nötig.

Emulgatoren: Anstatt einem, gibt es oft mehrere Emulgatoren, die sich ergänzen. Sie sollen nicht nur das Fett in Lösung halten, sondern auch die anderen zugesetzten Stoffe und die Luft in der Creme stabil halten.

Verdickungsmittel: Sie erhöhen die Viskosität, damit verhindern sie wie Emulgatoren das Trennen der Phasen und sie stellen die gewünschte Geschmeidigkeit der Creme ein. Dazu nimmt man zum einen Geliermittel, wie sie auch in Lebensmitteln eingesetzt werden, wie auch Hydrokolloide, das sind Stoffe die viel Wasser binden. Diese können anorganische Stoffe sein, aber auch natürliche Stoffe oder Abbauprodukte dieser. Verdickungsmittel erlauben auch den Zusatz von Wasser in größeren Mengen, was dem Profit zuträglich ist.

Wachse und andere Lipide: Anstatt Öl findet man oft mehrere fettlösliche Stoffe. Diese haben unterschiedliche Schmelzpunkte und damit eine unterschiedliche Viskosität. Zudem sind sie nicht gleich unpolar. So haben Wachse eine polare Gruppe und sind etwas besser wasserlöslich. Gängig ist oft der Einsatz von Mineralöl-Fraktionen.

Pigmente und Farbstoffe: Sie sorgen für einen reinen Weißton der Creme (weiße Pigmente) oder für einen gewünschten Farbton. Farbstoffe dominieren meistens in anderen Kosmetika.

Säuerungsmittel oder Säureregulatoren: Die Haut hat natürlicherweise einen leicht sauren pH-Wert. Säuren senken den pH-Wert der Cremes auf diesen ab und verringern die mikrobielle Anfälligkeit. Säureregulatoren halten den pH-Wert konstant, wenn es Veränderungen gibt. Dies sind in der Regel organische Säuren und ihre Salze.

Die Wirkstoffe: Das sind die Stoffe, die meist beworben werden. Hier gibt es, wie in der Frage vorher erläutert, eine ganze Palette. Beliebt sind vor allem Vitamine, die als Radikalfänger die Hautalterung vermindern sollen. Auch sie sind oxidationsempfindlich und müssen durch Zusatzstoffe geschützt werden.

Für Kosmetika sind die gesetzlichen Bestimmungen lockerer als für Lebensmittel. Während alle Zusatzstoffe für Nahrungsmittel ein formelles Zulassungsverfahren durchlaufen haben, gilt dies für Kosmetika nur für einige Zusatzstoffe wie Konservierungsmittel, Farbstoffe und UV-Absorber. Es muss zwar der Hersteller die toxikologische Unbedenklichkeit bescheinigen und die Rezeptur offenlegen (sie wird unter in einer Datenbank der Behörden erfasst) aber es sind von ihm keine Untersuchungen über die Unbedenklichkeit gefordert.

Im Prinzip verlassen sich Hersteller auf die Schutzfunktion der Haut, die verhindert, dass viele Stoffe bis zur Blutbahn vordringen können. Gerade der Schutz, der verhindert, dass die Wirkstoffe in einen Bereich kommen, wo sie ihre Wirkung entfalten können, wird also genutzt um Stoffe zuzusetzen, die man nie in Lebensmitteln tolerieren würde. Ein seltsames Paradoxon!

Die Untersuchungen des BFR, das in Deutschland unabhängige Analysen durchführt, konzentrieren sich vor allem auf Stoffe, die tiefer eindringen können oder dies sollen, wie die Inhaltsstoffe von Bleichmitteln oder Haartönungen, vor allem aber Tattootinte. Untersucht werden auch die Inhaltsstoffe von Nagellack und Nagellackentfernern.

Bisher dominieren bei den festgestellten Gefahren vor allem Allergien. Sie bestehen gegen die Metalle Aluminium (Deos) und Nickel (Schmuck) aber auch viele Farbstoffe. Allergien gibt es auch häufig gegen die **Parabene**, das sind Verbindungen der para-Hydroxybenzoesäure. Sie werden als Konservierungsstoffe eingesetzt. Da allerdings alle Alternativen ein noch ein höheres Allergierisiko haben, sind sie weiter zugelassen.

Die Grundproblematik ist noch mehr als bei Lebensmitteln der **Cocktaileffekt**. Es wird nicht ein Stoff zugesetzt, sondern viele. Ob diese sich nicht gegenseitig beeinflussen oder allergene Wirkungen verstärken, ist nicht erforscht. Der Cocktaileffekt bedeutet, dass die Summe von Stoffen, die für sich alleine gut untersucht sind, sich anders verhält als jeder Einzelstoff. In der Regel geht man von einer Verstärkung der Wirkung aus. Davon macht man in der Landwirtschaft Gebrauch, indem man immer mehr Pestizide einsetzt. Früher fand man drei bis vier Rückstände in Obst und Gemüse, heute oft bis zu einem Dutzend. So kann ein Landwirt viel leichter die Höchstmengen einhalten, selbst wenn er sich nicht an Wartefristen hält, die dafür gedacht sind, dass die Pestizide sich abbauen, bevor man die Ware erntet.

Wie gefährlich sind Nanopartikel?

Unter Nanopartikeln versteht man Teilchen, die kleiner als 100 nm sind. Hundert Nanometer, das ist schon klein. Ein Atom hat einen Durchmesser von etwa 0,1 nm. Eine menschliche Zelle ist im Durchschnitt 40.000 nm groß (mit großen Schwankungen), Bakterien sind zwischen 600 und 1.000 nm groß. Viren befinden sich mit einer maximalen Größe von 15 bis 440 nm in dem Größenbereich der Nanopartikel. Nanopartikel oder Nanoteilchen werden auch als **Feinstaub** bezeichnet. Letzterer Begriff hat durch die Belastung der Innenstädte in den letzten Jahren es auch in den allgemeinen Sprachschatz geschafft. Nanopartikel gibt es auch in der Natur. Ein kleiner Teil des Hausstaubs hat diese Größe. Pollenkörner können ebenfalls so klein sein.

Die geringe Größe ist die besondere Eigenschaft von Nanoteilchen. Ihre Zusammensetzung kann mit größeren Teilchen vergleichbar sein. Die geringe Größe verändert einiges:

Die Oberfläche ist im Vergleich zum Volumen sehr klein. Alle chemischen Reaktionen finden an der Oberfläche statt. Das bedeutet, dass Nanopartikel erheblich reaktiver sind als größere Teilchen. Ist die Oberfläche genügend groß, dann können sonst nicht sehr reaktive Substanzen außerordentlich reaktionsfreudig sein. Dazu ein Beispiel aus dem täglichen Leben: Eisen verbrennt mit Sauerstoff zu Rost. Während dies im Normalfall sehr langsam vor sich geht, verbrennt Eisenpulver in den Wunderkerzen innerhalb von Sekunden - es hat eine viel größere Oberfläche als ein Eisenbarren. Kohle verbrennt, wenn man Sie anzündet, langsam. Fein verteilter Kohlenstaub explodiert durch einen Zündfunken (Kohlenstaubexplosion). Ein ähnliches Verhalten zeigt das ansonsten nicht so einfach entzündbare Mehl (Mehlstaubexplosion). Die Verbrennung ist nur eine chemische Reaktion, natürlich können auch unbrennbare Partikel wie sehr feiner Staub an der Oberfläche reagieren indem sie z. B. Die Umsetzung anderer Substanzen, die mit der Oberfläche in Berührung kommen beschleunigen. Aus diesem Grunde versucht man in der Industrie Katalysatoren die diese Aufgabe haben möglichst so aufzubereiten, dass sie eine möglichst große Oberfläche haben. Die Katalysatoren für Autofahrzeuge haben z.b. eine große, mit zahlreichen Vertiefungen und Kliffen versehene Oberfläche, die mit dem Katalysator bedeckt ist. Anders als bei Nanopartikeln ist der Katalysator aber nicht mobil.

Durch die große Oberfläche können Nanopartikel pro Gramm Substanz mehr Stoffe an der Oberfläche binden. Das kann erwünscht sein, indem man die Nanopartikel als Fähren nutzt, um Stoffe in den Körper einzubringen oder Giftstoffe zu binden, oder unerwünscht, wenn die Nanopartikel Schadstoffe aus der Umwelt an der Oberfläche binden und so in den Körper transferieren. Die Zunahme der Pollenallergiker in den letzten Jahrzehnten wird z. B. damit begründet, dass sich an der Oberfläche von Pollen, die aufgrund ihrer Größe im Nanopartikelbereich liegen, Umweltschadstoffe ablagern und so mit in die Lunge gelangen. Dort verursachen sie eine Immunantwort. Da sich das Immunsystem die „Bedrohung" merkt und spezialisierte Antikörper bildet, richtet die sich dann gegen die Pollen, da sie eine strukturierte Oberfläche haben, die auf ihr abgelagerten Umweltgifte aber meist wasserlöslich sind.

Das ein Stoff nicht unbedingt chemisch aktiv sein muss, um gefährliche Reaktionen im Körper auszulösen, weiß man schon lange. So entsteht Asbestose als Reaktion der Lunge auf Asbestfasern. Diese ist inzwischen als Krankheit anerkannt, Asbest seit 1990 verboten. Dabei sind selbst Asbestfaserbruchstücke, wie sie beim Recycling entstehen mit Längen von 5 Mikrometern und einem Durchmesser von 3 Mikrometern noch keine Nanopartikel.

Feinstaub ist viel kleiner als eine menschliche Zelle. Dadurch können Nanoteilchen Barrieren überwinden, die für Zellen undurchlässig sind. Nanopartikel können über die Lunge eingeatmet und durch die Darmschleimhaut aufgenommen werden. Sie können die Haut passieren.

Bisher sind Nanopartikel kaum untersucht und ihr Risiko noch weitgehend unbekannt. Im Allgemeinen ist die Gefährlichkeit um so größer, je kleiner die Nanopartikel sind. An Oberflächen von Gegenständen festgebundene Nanopartikel werden als weitgehend ungefährlich eingestuft, fein verteilte z. B. durch Sprays freigesetzte, dagegen als gefährlich. Beim Menschen gibt es nur wenige Erfahrungen mit Nanopartikeln. Die meisten Erkenntnisse stammen aus dem Tierversuch. Man hat aber festgestellt, das selbst chemisch inaktive Nanopartikel Narben im Lungengewebe bilden, einfach, weil die "Eindringlinge" als Fremdstoff erkannt werden, den der Körper versucht wieder zu entfernen. Nanopartikel, die über die Lunge aufgenommen werden, gelangen in die Blutbahn und können sogar die hochselektive Blut-Hirnschranke überwinden. Eingeatmete Nanopartikel werden daher als bedenklich eingestuft. Das ist auch ein Grund, den durch Autos freigesetzten Feinstaub zu reduzieren. Daneben nimmt dieser Feinstaub natürlich auch die gleichzeitig freigesetzten Abgase wie Stickoxide auf und ist auch aufgrund seiner Natur (in der Regel besteht er aus Rußpartikeln) nicht harmlos.

Bei der Aufnahme über den Verdauungstrakt ist die Faktenlage bisher noch sehr dünn. Es gibt nur wenige Studien zu dem Thema. Ratten vertrugen Siliziumdioxid-Nanopartikel (dies ist fein gemahlener Quarzsand) über 28 Tage ohne Probleme. Wie es beim Menschen, anderen Stoffen und längerer Exposition aussieht, weiß man bis heute noch nicht. Insgesamt ist die Aufnahme über den Darm noch kaum erforscht. Anders als die Lunge ist der Darm auch nicht natürlich Nanopartikeln ausgesetzt.

Die Haut scheint nach den bisherigen Forschungen eine relativ zuverlässige Barriere zu sein.

Nanopartikel klingen modern, finden sich aber überall und sind nicht nur künstlich erzeugt. Tattootinte enthält Nanopartikel von 10 bis 30 nm Größe. Die dort verwendeten Azofarbstoffe wandern in die Lymphknoten ab und werden als kritisch gesehen. Auf Pollen abgelagerter Feinstaub (ebenfalls Nanopartikel) wird für den Anstieg von Allergien verantwortlich gemacht.

Bisher dominieren Nanopartikel in Beschichtungen, so bei Brillenputztüchern, aber auch von PET-Flaschen mit Siliziumdioxid. Sie werden auch durch Imprägniersprays, Farben und Lacken aufgebracht. Man findet sie aber auch vermehrt in Reinigern.

Für Kosmetika sind Nanopartikel zugelassen, müssen aber deklariert werden. In Lebensmitteln müssen sie seit dem Dezember 2014 ebenfalls deklariert werden. Dazu muss das Wort "Nano" vor dem Stoff stehen. Diese Deklarationspflicht hat bisher vor dem flächendeckenden Einsatz geschützt, da sie abschreckend wirkt. Es gibt aber (Stand Januar 2018) keine spezielle Regelung im Lebensmittel- und Futtermittelgesetz die Nanopartikel per se erlaubt oder verbietet und auch keine spezielle Verordnung, die sich mit dem Zusatz beschäftigt, sondern lediglich die Deklarationspflicht. Ebenso gibt es nur wenige Untersuchungen über Nanopartikel in Lebensmitteln und kein Verfahren wie man diese zulassen könnte, wie es z. B. bei Zusatzstoffen vorgeschrieben ist.

Bei vielen Zerkleinerungsvorgängen entstehen Nanopartikel, weil ein Teil der Mahlerzeugnisse viel kleiner als die Durchschnittsgröße ist. Das betrifft z. B. anorganische Stoffe, die man Lebensmittel zusetzt, wie Pigmente (Titanoxid in Schokolinsen) oder Füllstoffe (Siliziumdioxid als Trennmittel in Instantsuppen). Ausgenommen von der Regelung sind natürliche Nanopartikel, die schon in den Lebensmitteln vorhanden sind, sowie alte Herstellungsverfahren, bei denen sie natürlicherweise entstehen. So haben die Fetttröpfchen, die beim **Homogenisieren** entstehen, die Größe von Nanopartikeln. Nicht relevant für die Kennzeichnung ist dagegen, ob der Hersteller gezielt Nanopartikel zusetzt oder diese nur bei der Herstellung mit entstehen. Europaweit verboten ist eine Silberbeschichtung mit Nanopartikeln. Das fein verteilte Silber geht zum Teil auf Lebensmittel über. Dort wirken die Silberionen antibakteriell (das ist die gewünschte Wirkung). Da man noch nicht weiß, ob sich Silber im Körper anreichert, ist diese Beschichtung für Lebensmittel nicht zugelassen worden.

Die Gefahr besteht heute weniger in zugesetzten Nanopartikeln zu Lebensmitteln. Davor scheuen die Hersteller schon wegen der Deklarationspflicht noch zurück. Als vielmehr darin, dass Nanopartikeln aus Verpackungen in Lebensmittel übergehen oder aus anderen Quellen aufgenommen werden. So kann Kleidung mit Nanopartikeln beschichtet sein.

Muss man den Körper „entgiften"?

Ein neuer Trend ist das „Entgiften" des Körpers. Neben verschiedenen Tees und anderen Produkten, die mit dem Buzzwort "detox" beworben werden, gibt es auch Nahrungsergänzungsmittel für diesen Zweck. Bei den mit „detox" beworbenen Produkten handelt es sich um eine reine Marketingmaßnahme. Dahinter steckt die Vorstellung, dass man mit viel Flüssigkeit „Gifte" aus dem Körper herausschwemmen könne. Demnach kann sich alles, was viel Flüssigkeit und wenig Energie hat, so nennen, auch Trinkwasser aus dem Wasserhahn.

Anders sieht es bei Nahrungsergänzungsmitteln aus, die von Heilpraktikern gezielt zur Entgiftung empfohlen werden. Diese Produkte haben zwei Eigenschaften: Sie sind unverdaulich und sie können Metallionen binden. Das sind unverdauliche Mineralien wie Zeolithe und unverdauliche Kohlenhydrate. Zeolithe sind Silikate mit Hohlräumen in denen sie einzelne Metallatome binden können. Durch ihre Gitterstruktur binden sie auch viel Wasser und quellen stark auf. Zeolithe werden deswegen technisch eingesetzt, so in den Wasserfiltern von Spülmaschinen, wo sie Calciumionen binden sollen, damit es keinen Kalkbelag auf dem Glas gibt und in Katzenstreu, wo sie den Urin binden. Sie werden auch in der Tiermast eingesetzt. Hier nutzt man das Quellungsvermögen und die Unverdaulichkeit aus. Sie sind Ballaststoff, da das Futter in der Mast so energiereich ist, dass die Tiere sonst leicht Verstopfung bekommen.

Ein pflanzliches Produkt mit ähnlicher Wirkung ist Braunalgenpulver. Braunalgen sind ebenso unverdaulich, sie haben chemische Gruppen die Ionen binden können und sie nehmen viel Wasser auf.

Beide Produkte binden positive Ionen, das heißt in der Nahrung vorhandene Elemente. Dies sind die Mengenelemente Calcium und Kalium, aber auch Spurenelemente wie

Eisen und Zink und natürlich auch schädliche Elemente wie Quecksilber, Blei oder Cadmium.

Das „Entgiften" kann sich daher nur auf Schwermetalle beziehen, nicht andere Umweltgifte, wie Dioxine, Pestizidrückstände etc. Leider gibt es vom Körper nur einen Weg mit dem Stoffe in den Darm gelangen können, das ist über die Ausscheidung der Zellen des Verdauungstraktes. So werden Enzyme oder im Magen Salzsäure ausgeschieden. Dazu gibt es noch über die Galle einen Gang, der in den Darm mündet und über den werden weitere Enzyme aus der Bauspeicheldrüse und ein fettlösendes Gemisch aus Gallenflüssigkeit abgesondert. Aufgenommene Gifte werden dagegen vom Körper über das Blut transportiert und in der Leber abgebaut. Bei Schwermetallen, auf die sich diese Entgiftung bezieht, kann die Leber diese nicht unschädlich machen, da muss man warten, bis sie durch die Nieren ausgeschieden werden.

Es ist also gar nicht möglich aufgenommene Schwermetalle zu entgiften. Im Gegenteil, diese sind sehr persistent und können sich über Jahre bis Jahrzehnte im Körper verbleiben, vor allem wenn sie vom Körper mit ähnlichen Elementen verwechselt werden. So wird Cadmium wie Calcium in die Knochen eingelagert. So kann man zwar in Skeletten nach Jahrhunderten eine Vergiftung nachweisen, entgiften kann man den Körper aber nicht.

Kann man wenigstens mit den Produkten verhindern, dass man Schwermetalle aufnimmt? Leider nein. Die Bindung ist zwar vorhanden, aber sie ist nicht selektiv. In der Nahrung gibt es etwa zehn bis hundertmal mehr Kalium und Calcium als Schwermetalle. Diese beiden Mengenelemente werden daher vorwiegend gebunden. Bei der Fütterung von Tieren mit Zeolithen stellte man bei Rindern ein Absinken des Calciumspiegels fest. Nützlich wären sie nur, wenn jemand hohe Dosen an Schwermetallen aufnehmen würde. Doch dann reden wir von so hohen Dosen, dass es sich um eine absichtliche Vergiftung handelt. Andere schädliche Stoffe werden von Algenextrakten und Zeolithen (anders als postuliert) nicht selektiv gebunden. Der Nutzen beschränkt sich daher darauf, dass es ein ungewöhnlicher Ballaststoff ist.

Dahinter steckt wie bei vielen „alternativen Heilungsmethoden" eine Vorstellungswelt, keine wissenschaftliche Erkenntnis. In diesem Falle die Vorstellung, dass es Gifte gibt, die im Körper entstehen und die man ausscheiden muss und auch kann. Dies geht zurück auf Ake Waerland, der diese Vorstellung Anfang des 20-sten Jahrhunderts entwickelte. Während bei Waerland es körpereigene Abbauprodukte waren, die er als „Schlacken" (S. 181) bezeichnete, sind es eben heute extern aufgenommene Gifte.

Fragen zur Lebensmittelkennzeichnung

Im letzten Teil der Fragen geht es vor allem um die Angaben auf den Verpackungen, aber auch um andere Themen, die mit Lebensmittelrecht zu tun haben.

Warum gibt es immer (noch) Angaben in Kalorien?

Nun ja, eigentlich ist es sehr einfach. Seit dem 1.1.1978 ist im amtlichen und geschäftlichen Verkehr die Kennzeichnung nach dem Internationalen Einheitensystem SI vorgeschrieben. Es basiert auf nur sieben Basiseinheiten, von denen alle anderen abgeleitet sind. Das erlaubt es, Einheiten einfach umzurechnen und sich auf wenige, physikalisch bedingte Umrechnungsfaktoren zu beschränken. Vorher gab es einen viel größeren Wildwuchs, so wurde die Energie in unterschiedlichen Einheiten angegeben: Wärmeenergie in Kalorien, elektrische Energie in Kilowattstunden, mechanische in Kilopondmetern, chemische in erg. Nun gibt es nur eine, das **Joule**. Im wissenschaftlichen Bereich ist Joule schon seit 1969 vorgeschrieben.

Die EU hat der Kalorie ein verlängertes Leben beschert, indem sie mehrmals die Verwendung absegnete. Allerdings wurde schrittweise die Hervorhebung abgemildert. So muss sie heute immer nach den Jouleangaben und in Klammern stehen. Die Begründung für die letzte Verlängerung von 2009 ist der Export in Drittländer. Die Kalorie ist die wichtigste nicht gesetzlich zugelassene SI-Einheit, die man noch häufig im Alltag vorfindet (einige andere, wie Celsius für die Temperatur sind amtlich abgesegnet). Die meisten Nicht-SI-Einheiten wie Millibar für den Druck oder sogar die von Autoherstellern so geliebten PS-Angaben (viel plastischer vorstellbar ist die Leistung von 75 Pferden vor dem Auto, als die von 5 Herd/Backofenkombinationen mit derselben Leistung) sind längst aus dem Alltag verschwunden.

Warum die Kalorie so ein langes Leben hat, darüber kann man nur spekulieren. Meine persönliche Theorie: Mit Kalorien hat man so viel im täglichen Leben zu tun, dass viele, auch Ältere, die Einheit kennen und mit einer Angabe, wie "500 Kilokalorien" auch eine Abschätzung der Energiemenge machen können, also ob 500 kcal z. B. eher in einem Apfel oder einem Stück Torte enthalten ist (das Letztere ist der Fall). Wenn die Jugend konsequent in der Schule mit Joule aufwächst, wie dies schon beim Autor der Fall war, dann sollte die Einheit eigentlich aussterben, weil immer mehr Personen mit Joule vertraut sind.

Das Hauptproblem ist, dass auch die **Medien** an ihr festhalten. Liest man Artikel oder schaut sich Fernsehsendungen an, dann hört man dauernd von der Kalorie, und zwar im Unterschied zu den Verpackungsangaben **nur** von der Kalorie. So bekommen viele den Eindruck, die Einheit wäre zulässig. Der Grund dafür ist relativ einfach. Verwendet man nur Kilojoule, so kann man damit rechnen, dass sich Leute beschweren, die mit der Einheit nichts anfangen können. Das hat der Autor in seinem ersten Buch über Lebensmittelkennzeichnung selbst erlebt. Redaktionen machen diesen Trubel nur einmal mit. Daneben haben die Personen, die Artikel oder Moderationstexte schreiben, auch meistens keine naturwissenschaftliche Vorbildung oder gar Ausbildung genossen, sonst wären sie schon dort nur mit der Einheit Kilojoule in Kontakt gekommen (sie wird ausschließlich in der Fachliteratur und im akademischen Bereich fächerübergreifend verwendet). Man erkennt das auch daran, dass für den Begriff „Energie" oft die Einheit Kalorien verwendet wird. Das merkt man an Aussagen wie „Pommes frites haben viele Kalorien" anstatt „Pommes frites haben viel Energie". Das ist so, als wenn man sagt „Ich brauche mehr Sekunden" anstatt „Ich brauche mehr Zeit".

Im Fernsehen kann zudem niemand kontrollieren, was der Moderator oder Koch von sich gibt, besonders bei Köchen hat der Autor schon profundes Halbwissen vorgefunden, das gefährlicher ist, als nichts zu wissen. Denn dann wird Richtiges mit Falschem vermischt und so oft man es kann, wiedergegeben. Alfons Schuhbeck ist hier ein bekanntes Negativbeispiel für Köche mit Halbwissen. Leider haben sich Kochsendungen inflationär vermehrt, und in fast allen ist nur von Kalorien die Rede.

Es ist schade, dass die sonst so berüchtigten Abmahnvereine nur bei veralteten Einheiten im wirtschaftlichen Verkehr (Prospekten, Verpackungsangaben), nicht aber bei Veröffentlichungen in den Medien zuschlagen können, denn diese haben eine erstaunliche Effizienz. So findet man heute bei Elektronik fast nur krumme metrische Angaben, obwohl die aus dem US-System stammenden Zollangaben viel einprägsamer sind (so z. B. bei den Größen von Festplatten (2,5 / 3,5 Zoll oder 6.35 / 8.89 cm) oder Bildschirmgrößen (24, 32, 40 Zoll oder 60.96, 81.28 und 101.6 cm).

An und für sich ist es ganz einfach:

- 1 Kalorie sind 4,1868 Joule

- 1 Joule sind 0,2388 Kalorien.

Wer die Kilojouleangaben durch 4 teilt, kommt mit einem Fehler von unter 5 Prozent auf die Kalorienangaben. Analog erhält man den Wert in Kilojoule, indem man die Kalorienangabe mit 4 multipliziert.

Was bedeutet die sogenannte GDA-Kennzeichnung?

Seit 2008 finden sich auf den Verpackungen portionsbezogene Angaben, eine freiwillige Verpflichtung der Industrie. Sie umfassen die Angaben von **Energie, Zucker, Fett, gesättigten Fettsäuren** und **Natrium**. Diese fünf Nährstoffe sollen die umfassen, die kritisch sind (in dem Sinne, dass zu viel von Ihnen aufgenommen wird). Möglich ist zusätzlich die freiwillige Kennzeichnung von **Eiweiß, Kohlenhydraten** und **Ballaststoffen**. Die Angaben erfolgen in der absoluten Menge in Gramm und der empfohlenen Tagesmenge.

An diesem System gibt es Kritik. Die erste ist, dass die Angabe bei Lebensmitteln, die sowieso der Nährwertkennzeichnung unterliegen, eine doppelte Deklaration ist, die eher dazu geeignet ist, die Verbraucher zu verwirren. Es gibt auch kein einheitliches System der Kennzeichnung. Meistens findet sich neben dem typischen Kasten (siehe Abbildung) auch noch eine zusätzliche Spalte in der Nährwertkennzeichnung. Unterschieden werden muss zwischen Vorderseite und Rückseite der Verpackung:

- Manche Hersteller geben vorne nur den Energiegehalt an, andere fünf Nährstoffe, wieder andere acht.

- Hinten finden sich keine Angaben (wenn vorne alles steht) oder eine Tabelle und/oder ein Kasten mit 5 oder 8 Angaben.

Es gibt also kein System. Eher tragen diese Freiheiten in der Kennzeichnung mehr zur Verwirrung bei.

Das Zweite sind die Empfehlungen selbst. Basis sind die **GDA**-Empfehlungen der USA. Die Abkürzung GDA steht für **Guideline Daily Amount**. Es handelt sich um eine Empfehlung einer nationalen Akademie der USA für die USA. In Deutschland gibt es genauso eine nationale Empfehlung der Deutschen Gesellschaft für Ernährung (DGE). Die DGE-Empfehlungen sind jedoch strenger, was die

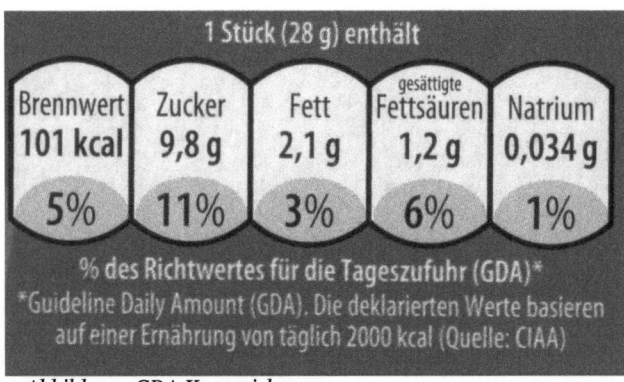

1. Abbildung: GDA Kennzeichnung

Gehalte an diesen unerwünschten Stoffen betrifft. Daher hat man sich eine Empfehlung herausgesucht, die industriefreundlich ist.

Die GDA geht von einem **Energiegehalt** von 2.000 kcal pro Tag aus. Der Energiewert entspricht dem einer Frau jüngeren Alters mit überwiegend sitzender Tätigkeit. Männer haben einen höheren Bedarf und Personen, die körperlich arbeiten müssen, ebenfalls, ältere Frauen dagegen einen geringeren.

Für **Zucker** liegt die zulässige Menge bei 90 g/Tag. Das sind 19 Prozent des Gesamtenergiebedarfs und ein Drittel der Kohlenhydratzufuhr – eine hohe Menge, die zum Beispiel nicht durch naturbelassene Nahrungsmittel erreichbar ist. Die meisten Experten plädieren für einen niedrigeren Wert von 60 g Zucker pro Tag. Das entspricht in etwa dem Zucker, der in vier bis fünf Äpfeln vorhanden ist und den man bei einer Ernährung aufnimmt, die empfohlen wird, also über Obst und Milch, nicht über Süßigkeiten. Dieser Wert wird von der DGE verwendet. Dass der Zuckerkonsum als „leere Kalorie" (siehe S.185) insgesamt zu hoch ist und reduziert werden sollte, ist unstrittig.

Früher wurde angenommen, dass **Salz** den Blutdruck steigert und zur Hypertonie (Bluthochdruck) führt. Doch seit den neunziger Jahren ist der Salzstoffwechsel auch genetisch aufgeklärt. Nur etwa 50 Prozent der Bluthochdruckpatienten reagieren empfindlich auf Salz aufgrund ihrer genetischen Disposition. Der Rest der Bevölkerung (nicht Hypertoniekranke) reagieren nicht auf hohe Salzkonzentrationen. Die Angabe von Salz ist daher nur bedingt sinnvoll. Auch hier ist der Wert von 6 g Salz bzw. 2,4 g Natrium relativ hoch angesetzt.

Gesättigte Fettsäuren werden mitverantwortlich für die Bildung von Arterienverkalkung (Arteriosklerose) und damit Folgeerkrankungen, wie Herzinfarkt, gemacht. Sie steigern den LDL-Cholesterinspiegel. Warum Cholesterin selbst nicht angegeben wird, ist nicht nachzuvollziehen. Diese Angabe wäre viel sinnvoller, auch weil Cholesterin keine Pflichtangabe in der Nährwertkennzeichnungsverordnung ist. Immerhin entsprechen bei Fett und gesättigten Fettsäuren die GDA-Empfehlungen den deutschen Empfehlungen.

Der Hauptkritikpunkt ist: Der Hersteller legt die **Portionsgröße** selbst fest. Es ist keine Angabe pro 100 g oder pro Packung. Die Portionsgröße wird meist niedrig angesetzt, damit der Energiegehalt gering ist. Kartoffelchips haben so eine Portionsgröße von 20 g. Eine 200-g-Tüte sollte also für zehn Portionen reichen. Bei Keksen und anderen Nahrungsmitteln, die einzeln gegessen werden können, wie zum Beispiel

Pralinen, hat sich die Angabe pro Stück durchgesetzt, auch wenn diese nicht den Verkehrsgewohnheiten entspricht (wer isst nur einen Keks?). De facto kann jeder Produzent über die Portionsgröße sich sein Lebensmittel „gesundrechnen". Diese sind oft an den Verzehrgewohnheiten vorbei festgelegt worden. So ist die Portionsmenge für eine Pizza z. B. eine halbe Packung. Wer isst aber nur eine halbe Pizza?

Hier die empfohlenen Tagesmengen der GDA-Kennzeichnung, aufgrund derer die Aufnahme pro Portion berechnet wird.

Nährstoff	Menge (für Frauen)
Energie	2.000 kcal (=8.373 kJ)
Eiweiß	50 g = 10 Prozent der Energie
Kohlenhydrate	270 g = 55 Prozent der Energie
Fett	70 g = 35 Prozent der Energie
Gesättigte Fettsäuren	20 g
Ballaststoffe	25 g
Natrium (Salz)	2,4 g (6 g)
Gesamtzucker	90 g

Ist dann „die Ampel" das bessere System zur Kennzeichnung?

Unter der „Ampel" versteht man ein in England erprobtes und in Deutschland unter anderem von Foodwatch e.V. propagiertes System. Es soll durch die Signalfarben einer Ampel (rot, gelb, grün) auf den ersten Blick signalisieren, ob ein Lebensmittel „gut" oder „schlecht" ist. Die Lebensmittelindustrie hat einen ersten Versuch, die Ampel im EU-Parlament als Kennzeichnungselement vorzuschreiben, zu Fall gebracht. Deutsche EU-Abgeordnete berichteten, sie hätten noch nie eine solch intensive Lobbytätigkeit seitens der Industrie beobachtet. Die Industrie wehrt sich, durch die Farben würden Lebensmittel „diskriminiert". Die GDA-Kennzeichnung arbeitet nicht mit Farben. Jeder muss sich die Angaben durchlesen, und zudem gibt es die Möglichkeit, über die Portionsgröße sich eine vorteilhafte Angabe zu verschaffen.

Die Ampel hat folgende Elemente:

Gekennzeichnet werden Fett, gesättigte Fettsäuren, Zucker und Salz, also vier Elemente, die auch die GDA-Kennzeichnung umfasst und die man als mitverursachend für Übergewicht oder ernährungsbedingte Krankheiten ansieht.

- Die Angabe ist, damit das Problem der selbst festgelegten Portionsgröße vom Tisch ist, immer pro 100 g bezogen.

- Es gibt einen Bereich für „grün", der signalisiert: Davon ist wenig enthalten, man kann viel von dem Lebensmittel essen.

- Ein weiterer Bereich für „gelb" ist gedacht für Lebensmittel, die man überlegt essen sollte.

- Ein roter Bereich für Lebensmittel mit einem hohen Gehalt soll dem Verbraucher sagen: Vorsicht, davon nicht zu viel essen.

- Da Getränke mehr Wasser enthalten, gibt es für Getränke eine eigene Festlegung.

Die Kriterien für die Ampel bei Lebensmitteln pro 100 g:

Inhaltsstoff	Grün (niedriger Gehalt)	Gelb (mittlerer Gehalt)	Rot (hoher Gehalt)
Fett	weniger als 3 g	zwischen 3 g und 20 g	mehr als 20 g
gesättigte Fettsäuren	weniger als 1,5 g	zwischen 1,5 g und 5 g	mehr als 5 g
Zucker	weniger als 5 g	zwischen 5 g und 12,5 g	mehr als 12,5 g
Salz	weniger als 0,3 g	zwischen 0,3 g und 1,5 g	mehr als 1,5 g

Und die Kriterien für die Ampel bei Getränken pro 100 ml:

Inhaltsstoff	Grün (niedriger Gehalt)	Gelb (mittlerer Gehalt)	Rot (hoher Gehalt)
Fett	weniger als 1,5 g	zwischen 1,5 g und 10 g	mehr als 10 g
gesättigte Fettsäuren	weniger als 0,75 g	zwischen 0,75 g und 2,5 g	mehr als 2,5 g
Zucker	weniger als 2,5 g	zwischen 2,5 g und 6,3 g	mehr als 6,3 g
Salz	weniger als 0,3 g	zwischen 0,3 g und 1,5 g	mehr als 1,5 g

Auch wenn es Verbraucherschutzverbände nicht gerne hören, sehen Experten sowohl die Ampelkennzeichnung wie auch GDA-Kennzeichnung kritisch. Das Hauptproblem beider Kennzeichnungen ist es, dass sie versuchen alle Lebensmittel über einen Kamm zu scheren und das muss eben scheitern, weil sie zu unterschiedlich sind.

Wir haben auf der einen Seite Gemüse, das sehr energiearm ist und auf der anderen Seite auch Limonade mit Süßstoffen. Beide würden nach der Ampelkennzeichnung eine grüne Kennzeichnung für Zucker erhalten. Sind Limonaden mit Süßstoff deswegen gesünder als Fruchtsaft, der eine gelbe Ampel für Zucker wegen des natürlich vorhandenen Fruchtzuckers bekommt? Ist eine Limonade gesünder als Gemüse? Mehr noch, die gelbe Ampel gilt für praktisch alle Obstsorten. Genauso erhalten natürliche, ernährungsphysiologisch wertvolle und empfohlene Lebensmittel wie Käse nicht nur eine, sondern drei rote Ampeln (für Fett, gesättigte Fettsäuren und Salz). Emmentaler ist daher genauso rot wie ein Schokoriegel (für Fett, gesättigte Fettsäuren und Zucker), trotzdem dürfte Käse erheblich gesünder sein. Fasst man übrigens die Kriterien für Fett und Zucker bei Getränken zusammen, so würde ein Getränk mit 10 g Fett und 6,3 g Zucker noch eine gelbe Ampel bekommen. Das sind immerhin 497 kJ pro 100 ml, mehr als Vollmilch an Energie, Fett und Zucker enthält. Es ist in etwa der Energiegehalt von Quark mit 30 Prozent Fett i.Tr.

Wir haben Nahrungsmittel, die fast nur aus Zucker bestehen (Marmelade), andere nur aus Fett (Öl, Butter, Margarine). Es ist unmöglich, alle Lebensmittel miteinander zu vergleichen, und eine Einteilung nach Gruppen (z. B. eine eigene Kennzeichnung für Käsesorten, eine für Wurst mit jeweils anderen Kriterien) ist nicht vorgesehen und würde auch verwirrend sein, wenn ein Lebensmittel dort grün erhält, in einer anderen Gruppe derselbe Nährstoffgehalt aber für Rot steht (so enthalten eben fast alle Käsesorten viel Fett und bedingt durch die Zusammensetzung des Milchfetts immer auch viele gesättigte Fettsäuren).

Nach Ansicht von Fachleuten ist die schon geregelte normale Nährwertkennzeichnung die bessere Lösung. Sie enthält zudem noch weitere wichtige Informationen wie über die anderen Nährstoffe (es fehlen bei der Ampel Eiweiß und Kohlenhydrate), wichtige erwünschte Stoffe (Ballaststoffe, Omega-3-Fettsäuren, mehrfach ungesättigte Fettsäuren) und Vitamine und Mineralstoffe sowie über Cholesterin. Besser wäre es, sie verpflichtend für alle Fertigverpackungen vorzuschreiben. Sie ist derzeit eine freiwillige Angabe, doch wenn man sie verwendet, so muss man sich an die gesetzlich vorgeschriebene Form halten.

Sie ist komplexer, aber Lebensmittel sind eben unterschiedlich. Der Vorteil wäre, dass es nur eine Kennzeichnung gibt und nicht deren drei (Nährwertkennzeichnung, GDA-Angaben und Ampelkennzeichnung). Wenn die anderen entfallen, hat man auch genügend Platz für die Nährwertkennzeichnung und kann sie leserlicher gestalten.

Untersuchungen zur Wirksamkeit der Ampel sind widersprüchlich. Wissenschaftliche Studien zeigen, dass nur etwa 9% aller Verbraucher sich Nährwertkennzeichnungen durchlesen, und die Ampel soll keine signifikante Veränderung des Verhaltens zur Folge haben. Fragt man dagegen Verbraucher nach ihrem persönlichen Eindruck, so geben sie in Befragungen die Antwort, die Ampel wäre leichter verständlich und würde sich auf ihre Kaufgewohnheiten auswirken.

Dieser Widerspruch ist für die Ernährungsforschung nicht neu. Fragt man Verbraucher nach dem, was sie essen und vergleicht dies mit Verzehrstudien, bei denen ermittelt wird, was sie tatsächlich gegessen haben, dann taucht derselbe Widerspruch auf. Verbraucher geben ihre Erinnerung wieder und die betont bestimmte Lebensmittel, andere werden verdrängt. Die Mengenangaben zum tatsächlichen Konsum sind daher sehr unterschiedlich. Wahrscheinlich gibt es dasselbe Paradoxon bei der Verbraucherbefragung und der Untersuchung des Verhaltens.

Die Folge der Einführung der Ampel ist, dass Hersteller dann beginnen ihre Rezepturen zu verändern, also darauf zu achten, dass sie gerade noch in die nächstniedrigere Rubrik kommen. Dies ist auch ohne positive Folgen für den Verbraucher möglich. So kann man Zucker durch Zuckeralkohole ersetzen. Sie gelten nicht als Zucker. Gerade der Zucker zeigt, wie undurchsichtig eigentlich die Ampelkennzeichnungen sein können, denn hier wird bei Getränken genau unterschieden, woher der Zucker stammt:

- Grün, wenn der **gesamte** Zucker weniger als 2,5 g/100 ml beträgt.

- Gelb, wenn der **gesamte** Zucker 2,5 g/100 ml übersteigt und der **zugesetzte** kleiner als 6,3 g/100 ml beträgt.

- Rot, wenn der **zugesetzte** Zucker 6,3 g/100 ml übersteigt.

Das heißt, es wird unterschieden zwischen natürlichem und zugesetztem Zucker. Jeder Obstsaft, der per Gesetz keinen Zuckerzusatz erfahren darf, landet so in der gelben Rubrik. (Es gibt kein Obst, das so wenig Zucker enthält, dass es für Grün reichen würde). Aber praktisch alle Limonaden bekommen rot. Nun ist sicher Obstsaft gesünder, weil er auch Vitamine und Mineralstoffe enthält, doch nicht so arg gesund, als dass man davon viel trinken sollte. 540 ml Apfelsaft enthalten so viel Zucker wie die DGE für den gesamten Tag empfiehlt. Selbst Milch landet wegen des Milchzuckers in der gelben Kategorie. Es bedeutet auch, dass Traubensaft mit rund 16 g Zucker/100 ml gelb bekommt, handelsübliche Limonaden mit rund 8 g Zucker/100 ml dagegen rot. Also ist der eine Zucker „böse" und der andere „okay", obwohl doppelt so viel vorhanden ist. Das ist für jeden Ernährungsberater und Lebensmittelchemiker blanker Unsinn.

Meiner Ansicht nach ist die Ampel nicht die Lösung, sondern das letzte Symptom eines Problems. Verbraucher wissen immer weniger über Lebensmittel. Das bezieht sich nicht nur auf neue Lebensmittel oder von der Industrie hergestellte, sondern auch auf traditionelle wie eben Fruchtsaft, Ketchup etc. Fruchtsaft enthält von Natur aus Zucker und bei manchen Früchten sogar mehr, als in Limonade steckt. In Ketchup ist Zucker drin wegen des Geschmacks, damit er nicht verdirbt und dickflüssig ist. Die Lösung ist aber dann kein Ampelsystem, sondern Wissen. Ich möchte die Freiheit haben umfassend informiert zu werden (durch die normale Nährwertkennzeichnung), oder diese zu ignorieren. Ich will nicht bevormundet werden, indem mir jemand sagt, was nach einem starren Raster für mich gut und was schlecht sei.

Warum sind irreführende Angaben auf den Verpackungen erlaubt?

Sowohl Verbraucher wie auch Medien ärgern sich oft darüber, dass Lebensmittel auf der Vorderseite mit Slogans beworben werden, die nichts mit der Zusammensetzung zu tun haben und dies dann auch noch rechtens sein soll.

Denken Sie an die „Milchschnitte". Dort steht auf den Verpackungen „Für die Zwischenmahlzeit empfohlen". Früher warb die Firma auch mit „Das Beste aus der Milch". Wie sich inzwischen herumgesprochen hat, enthält das Produkt viel Fett und Zucker. Jeder fragt sich – wie ist eine solche Werbung möglich?

Nun, der Hauptgrund ist, wie das Gesetz definiert, was sie von den Verpackungsangaben erwarten dürfen. Es handelt sich um die **„Berechtigte Verbrauchererwartung"**. Dann fallen oft die Worte **„Mündiger Verbraucher"** oder „Verständiger Verbraucher". Kurzum: Unsere Rechtsprechung setzt voraus, dass Sie über Lebensmittel, Ernährung, aber auch Lebensmittelrecht informiert sind. Das bedeutet, man muss eine Verpackung als Ganzes nehmen. Es zählt also nicht nur die Vorderseite, wo ein Produktname mit Slogan draufsteht, sondern auch die Rückseite, wo das Zutatenverzeichnis untergebracht ist. Wichtig ist auch, ob man in die Packung hineinschauen kann, wie das Produkt aussieht. Das bedeutet, dass man viele Früchte auf dem Etikett eines Müslis drucken kann, wenn man anhand des Zutatenverzeichnisses oder durch die durchsichtige Verpackung erkennen kann, dass es wenig Früchte enthält. Analog wurde eine „Rote Grütze" für ein Dessert aus Zucker, Aroma und Farbstoffen von der Lebensmittelüberwachung nicht beanstandet – denn darunter stand noch „Dessertcreme", und das ist die Verkehrsbezeichnung. „Rote Grütze" ist nur der Name, der vom Hersteller selbst gewählt werden kann. Darüber hinaus konnte man noch an der Zutatenliste und beim Produkt selbst erkennen, dass keine Früchte vorhanden waren, sondern eine aromatisierte und gefärbte Zucker-Verdickungsmittel-Wassermischung.

Das regt die Medien auf, und auch die meisten Verbraucher. Natürlich ist es realitätsfern zu glauben, jeder würde beim Einkaufen jede Packung durchlesen, bevor er ein Produkt kauft, deswegen ist die Vorderseite ja so marktschreierisch aufgemacht. Doch es ist nichts Besonderes. Es ist das gleiche wie bei anderen Dingen, die verkauft werden. Wer einen Scanner kauft, findet dort auch viele Angaben, was dieser alles kann, inklusive einer Auflösung, die nur mit Interpolation erreichbar ist. Auch hier muss man erst auf der Rückseite nach der realen Auflösung schauen. Und bei einer Digitalkamera sagen die Megapixel nichts über die Bildschärfe aus, die bei kleinen Sensoren sehr schlecht sein kann. Analog werben Verträge für Mobilfunk und Internet mit tollen Leistungen, und die versteckten Kosten findet man dann im Kleingedruckten. Auch hier erwartet das Gesetz, dass Sie die Angaben durchlesen und wenn Sie dies nicht tun, so ist dies kein Grund den Kaufvertrag oder Mobilfunkvertrag anzufechten.

Was allerdings den Einkauf von Nahrungsmitteln von anderen Einkäufen unterscheidet, ist die Tatsache, dass wir dies viel häufiger tun, und zu verlangen, dass man jedes Mal die Verpackung studiert, ist realitätsfern. Nach meiner Ansicht wäre es sicher besser, die Verbrauchererwartung auf den **flüchtigen Verbraucher** umzustellen, wie er in Wirklichkeit vorliegt. Aber das wird nicht geschehen. Denn es gibt zu dem zentralen Punkt, um den es geht, nämlich „Was ist eine irreführende Angabe und was nicht?" schon Hunderte von Urteilen, die alle den mündigen Verbraucher voraussetzen. Die gesamte bisherige Rechtsprechung, auf die Behörden und Industrie sich als Beurteilungsgrundlage stützen, wäre wertlos. Das wäre sowohl für die Hersteller wie auch für die Untersuchungsbehörden praktisch der Neubeginn bei Null. Jede Angabe müsste erst gerichtlich überprüft werden, bis man wieder genügend Rechtsentscheidungen hat, auf die man sich berufen kann.

Der zweite Grund, warum wir auf solche Angaben hereinfallen, ist, dass die Lebensmittelindustrie professioneller geworden ist. Was heute produziert wird, stammt von wenigen großen Konzernen, und die beschäftigen ganze Rechtsabteilungen. Sie kennen das Lebensmittelrecht genau und formulieren Slogans an der Grenze des Erlaubten. Bei der Milchschnitte ist es z. B. *„Für eine* Zwischenmahlzeit" geeignet. Verboten wäre dagegen *„Als* Zwischenmahlzeit geeignet". Bei einer Marke mit lebenden Jogurthkulturen ist es der Spruch „Hilft, sich wohl zu fühlen" — das ist so allgemein formuliert, dass man das auch von einer Schokolade oder einem Glas Wein sagen könnte, aber natürlich denkt der Verbraucher, da er durch jahrelange Werbung weiß, dass „probiotische" Bakterien vorhanden sind, an die Darmgesundheit. Analog ist es bei Angaben wie „Ohne den *Zusatzstoff* Geschmacksverstärker" — würde dort stehen „Ohne Geschmacksverstärker" und wäre dann Hefeextrakt enthalten, dann wäre es verboten. Die erste Aussage ist aber wahr. Nur sind eben Geschmacksverstärker als Zutaten (nicht als Zusatzstoff) zugesetzt worden.

Kurzum: Verboten ist eigentlich nur, wenn etwas draufsteht, was nicht stimmt. Weitere Verbote gibt es für die **Werbung mit Selbstverständlichkeiten**. Wenn also ein Lebensmittel als besser als andere angepriesen wird, aber es nicht ist oder betont, dass etwas allgemein Übliches hier etwas Besonderes sei. So wurde die Mühlenhof-Werbung einkassiert, die damit warb, dass die Wurst eine Reihe von Stoffen nicht enthält, die in anderen Würsten auch nicht vorhanden sind. Ebenfalls verboten ist die **gesundheitsbezogene Werbung**. Hersteller dürfen also nicht damit werben, dass man mit einem Produkt Krankheiten heilen kann. Das führt dann zu Werbeslogans, die unterschwellig diese Botschaft verbreiten, ohne dass sie als Fakt im Text steht.

Was hat es mit dem Verbot der gesundheitsbezogenen Werbung auf sich?

Schon lange gibt es das Verbot der gesundheitsbezogenen Werbung. Zum einen bei dem Paragrafen des Lebensmittelrechtes, der sich mit Täuschung befasst, indem man Lebensmitteln keine Wirkungen zuschreiben darf, die nicht wissenschaftlich belegt sind, zum anderen gab es einen eigenen Paragrafen, der festlegte, dass man keine Werbung damit machen darf, dass man mit Nahrungsmitteln Krankheiten behandeln kann, Personen durften nicht in der Berufsbekleidung von Ärzten und Apothekern abgebildet werden.

Schon früher war der Schutz dieser Vorschriften mangelhaft, weil im Gesetz immer von Krankheiten die Rede ist. Wenn ein Hersteller nun aber damit warb, dass ein Produkt gut für die Gesundheit sei, so umging er das Verbot, solange er es nicht übertrieb.

In den letzten Jahrzehnten hat die Werbung mit Gesundheitsversprechen so stark zugenommen, dass 2006 sich die EU des Themas annahm und die Health Claims Verordnung erließ. Sie regelt dies nun europaweit. Demnach darf man nur mit wissenschaftlich nachgewiesenen Tatsachen werben. Die Hersteller von Produkten müssen für ihre Werbeaussagen wissenschaftliche Beweise vorlegen. Die meisten Werbeaussagen wurden so nicht genehmigt, so Werbeaussagen, dass man mit Vitamin C Erkältungen vorbeugen kann oder das Produkte mit Lactobazillen, welche die Darmpassage zumindest teilweise überleben, sich positiv auf die Gesundheit auswirken.

Geholfen hat das nicht, die Hersteller stellen dann auf mehr oder weniger sinnfreie oder allgemeine Behauptungen um, bei denen sie aber die wichtigen „Buzzwords" verwenden wie z. B. bei einer Marke mit dem zur Drucklegung aktuellen Slogan „Hat ihr Immunsystem schon gefrühstückt". Nun kennt das Immunsystem keinen Rhythmus, der an die Mahlzeiten gekoppelt ist. Es bezieht seine Energie aus den im Blut kursierenden Nährstoffen und deren Menge hält der Körper weitestgehend konstant. Es wäre im Gegenteil sogar sehr schlecht, wenn die Aktivität an eine besondere Versorgung gekoppelt ist. Wer einmal eine Erkältung durchgemacht hat, weiß, das man sich normalerweise morgens, wenn man aufsteht und bevor man gefrühstückt hat, am besten fühlt. Der Grund ist einfach: Man schlief die Nacht durch. Das Immunsystem konnte arbeiten ohne den Körper zu belasten, der nun keine Aktivität hat. Ein Frühstück (das nun erst folgt) braucht unser Immunsystem nicht, aber Ruhe, weshalb man bei einer Erkältung auch das Bett hüten sollte.

Trotzdem ist dieser Slogan erfolgreich, denn es klingt eben positiv, wenn nun das Immunsystem „gefrühstückt" hat, ein Frühstück ist ja nichts Schlechtes und meist die Basis für den Beginn eines Tages. Beim Frühstück gewinnt man die Energie, die man in den nächsten Stunden braucht. Nur ist es eben keine gesundheitsbezogene Aussage, sondern eine reine Fantasieangabe. Genauso gut könnte man Smarties damit bewerben „Damit ihr Immunsystem mal etwas Farbe bekommt".

Warum finden sich bei manchen Lebensmitteln Prozentangaben im Zutatenverzeichnis?

Eine der wirklich nützlichen Verbesserungen der Lebensmittelkennzeichnungsverordnung war die Einführung der Prozentangaben der ausgelobten Zutaten. Damit hat der Gesetzgeber Folgendes gemeint: Wenn der Hersteller auf dem Produkt in irgendeiner Form auf bestimmte Zutaten hinweist, sei es als Bestandteil der Verkehrsbezeichnung, beim Produktnamen, in der Abbildung auf der Verpackung, oder wenn die Zutat wichtig für das Lebensmittel ist, es also charakterisiert, z. B. Butter in einem Keks, auch wenn die Butter sonst nicht auf der Packung erwähnt wird, dann muss er für dieses Lebensmittel diese Zutaten mit Prozentangaben in der Zutatenliste angeben.

Das erlaubt es recht einfach, beim Verkauf verschiedene Produkte zu vergleichen, z. B. bei Sahneeis, wie viel Sahne die verschiedenen Sorten enthalten oder bei einem Fleischsalat, wie viel Wurst enthalten ist. Das ist auch ein Schutz vor Mogelpackungen wie Früchtemüsli mit einem Fruchtanteil im einstelligen Prozentbereich oder dem Obstriegel weiter unten.

Da diese Vorschrift auch schon greift, wenn auf der Packung nur Abbildungen von Lebensmitteln drauf sind, also Früchte, Butterflocken oder Kakaobohnen, betrifft sie sehr viele Produkte, auch wenn die Zutat nirgendwo explizit erwähnt wird.

Was bedeutet „Serviervorschlag"?

Jeder kennt das: Auf der Verpackung sieht man eine tolle Abbildung eines Gerichts. Wenn man es aufmacht, dann ist man enttäuscht. Wer dann ganz klein neben der Abbildung die Wörtchen „Serviervorschlag" liest, fühlt sich getäuscht – und ist es auch.

Das Grundproblem ist, dass der Gesetzgeber dem Hersteller die Möglichkeit geben will, auf der Verpackung für sein Produkt zu werben, vor allem, wenn der Verbraucher nicht erkennen kann, wie das Produkt aussieht (weil die Verpackung blickdicht sein muss oder ist). Daher darf er eine geschönte Abbildung nehmen, die in etwa die Bedeutung hat. „Wenn Du noch etwas Garnierung und Gemüse dazu tust, sieht das dann so aus". Das gilt vor allem für Produkte, die alleine nach nichts aussehen oder nicht mal fertig vorliegen wie z. B. Kartoffelpüree.

Die Grundlage des Gesetzes ist, wie in anderen Dingen der verständige Verbraucher, der eine realistische Erwartung an das Produkt hat. Wenn auf einer Saftverpackung eine Riesenpalette von Früchten drauf ist, viel mehr als an Früchten in einer kleinen Saftflasche überhaupt verwendet werden kann, erwartet auch niemand, dass in der Saftflasche eine Bananenstaude und eine ganze Melone drin sind.

Die Grenzen liegen vor, wenn die Irreführung beginnt. Dazu einige Beispiele: Erlaubt ist es, einen Fleischsalat **neben** Gurkenscheiben, Zwiebelringen und Radieschen zu zeigen, auch wenn diese kaum enthalten sind. Irreführend wäre es, wenn man dieselben Zutaten **im** Fleischsalat in großer Menge sehen würde. Im ersten Fall sieht man es als Garnierung an, im Zweiten als Bestandteil des Fleischsalates. Ebenso ist es erlaubt eine Fertigpizza professionell ausgebacken in einem Steinbackofen zu präsentieren, auch wenn das Resultat in ihrem Backofen nicht so sein wird. Was verboten ist, ist die Pizza so abzubilden, dass dort jede Menge Salami und Käse drauf ist, aber in der verkauften Pizza ist dies nicht der Fall. Oder in einem Bohneneintopf schwimmen auf der Verpackung vier Würstchen, aber in der ganzen Dose finden Sie nur zwei. Die Möglichkeiten sind aber sehr weitgehend. In meinem ersten Buch untersuchte ich z. B. einen Obstriegel, dessen Verpackung auf der nächsten Seite abgebildet ist.

Anders als die Verpackung suggeriert, besteht der Fruchtriegel nicht vornehmlich aus Blaubeeren, Brombeeren und Holunderbeeren, sondern Äpfeln, Datteln und Rosinen. Damit er rot ist, wurde er mit Beetenrot eingefärbt. Die beworbenen Früchte machen nur 2,9 Prozent des Inhaltes aus.

Es ist legal, weil sie sich neben dem Riegel befinden und die enthaltene Menge hinten im Zutatenverzeichnis angegeben ist. Der Gesetzgeber erwartet vom verständigen Verbraucher, dass er alle Informationen nutzt, die er auf der Verpackung findet (hier: hinten steht im Zutatenverzeichnis die verwendete Fruchtmenge und der Farbstoff drin) und realistische Erwartungen hat (dass Fotos von Pizzen farbverstärkt sind und diese vielleicht im eigenen Backofen nicht so knusprig braun werden).

Den einzigen Schutz vor falschen Abbildungen gibt es, wenn man online einkauft. Da dort der Käufer die Packung nicht vor dem Kauf begutachten kann, muss eine Abbildung in einem Online-Shop das Produkt so wiedergeben, wie es ist. Also wer eine Verpackung abbildet und man bekommt diese und auf der Verpackung ist ein Serviervorschlag drauf, dann kann man sich nicht beschweren. Sie erhalten die gleiche Ware, wie wenn sie sich im Supermarkt die Packung angeschaut hätten. Wenn der Verkäufer aber einen Teller mit einem Gericht zeigt und der gekaufte Artikel sieht nicht so aus, dann hat man ein Rückgaberecht, auch wenn die Verpackung geöffnet wurde und man erst dann den Irrtum bemerkte.

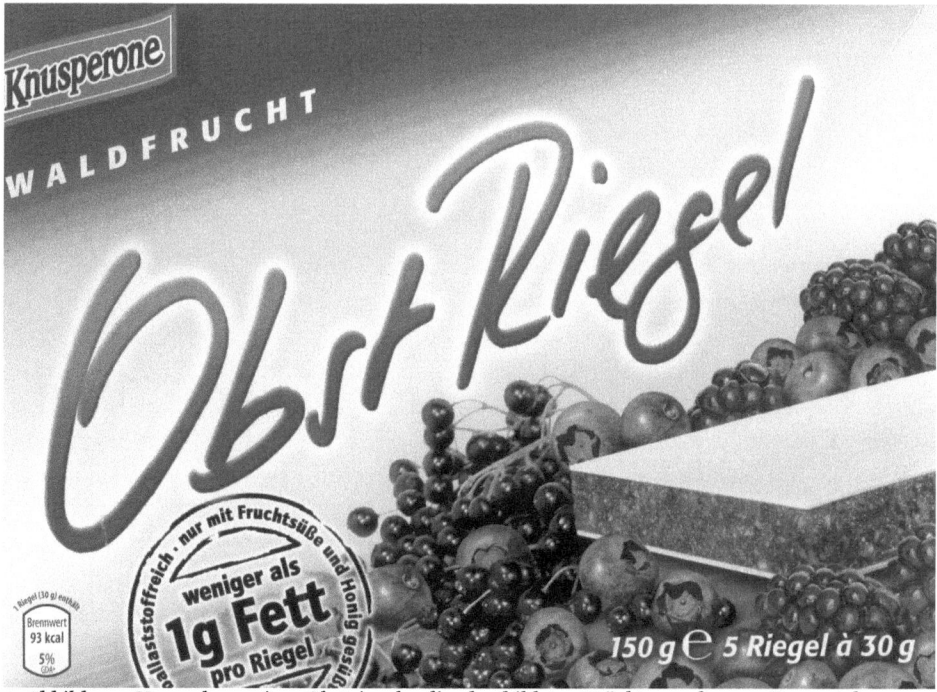

2. Abbildung: Verpackung eines Obstriegels: die abgebildeten Früchte machen 2,9 Prozent des Inhalts aus.

Wie liest man Zutatenverzeichnisse?

Zutatenverzeichnisse gelten als mysteriös und nur für Eingeweihte verständlich, und mancher Hersteller macht es auch schwer sie zu lesen, indem er die Schrift klein macht, die Zutaten ohne Trennzeichen und Hervorhebung aneinander klatscht oder Ähnliches. Wenn dies vorliegt, dann würde ich nicht zögern, das Produkt zurück ins Regal zu stellen. Sinn und Zweck des Zutatenverzeichnisses ist es, den Käufer zu informieren. Wenn ein Hersteller dies nicht möchte, oder seiner Pflicht nur gerade so nachkommt, dann muss das einen Grund haben, und man kann das Produkt gleich aussortieren.

Es gibt drei wichtige Dinge, die man wissen muss:

- **Ausgelobte Zutaten müssen im Prozentanteil angegeben werden** (siehe oben). Das erlaubt es auch, die Menge der anderen Zutaten zu schätzen. Nehmen wir einen Vollkornbutterkeks und die erste Zutat ist Mehl mit 40 Prozent, die zweite Zutat ist dann Zucker und die dritte Butter mit 25 Prozent, dann muss der Zuckeranteil zwischen 25 und 40 Prozent liegen.

- Dass dem so ist, liegt an der zweiten Regel: Die **Zutaten werden in absteigender Menge angegeben**, also die Zutat mit dem höchsten Gewichtsanteil als Erste und die mit dem kleinsten als letzte. Auch ohne Prozentangabe kann man so den Gehalt abschätzen. Wenn in einer Fleischbrühe Rindfleischextrakt weit nach Salz, Stärke, Fett und Geschmacksverstärkern kommt, dann kann man drauf wetten, dass nicht viel Fleisch in der Suppe vorhanden ist.

- Wird ein anderes **Lebensmittel als Zutat verwendet, so müssen dessen Zutaten nach demselben Schema aufgeschlüsselt werden**. Ein fertig abgepacktes Sandwich bestehend aus Brot, Butter, Wurst und Salat müsste also Brot und Wurst als Lebensmittel aufschlüsseln (Salat und Butter sollten nicht aus Einzelzutaten bestehen ...). Hier schlampen viele Hersteller und machen die Abtrennung, wo die Aufschlüsselung des Lebensmittels endet und die nächste Zutat beginnt, oft undeutlich. So hatte ich schon ein Eis zu begutachten, das nur durch Semikolons trennte, die man leicht mit den sonst verwendeten Kommas verwechseln konnte.

Achtet man auf diese Regeln, dann kann man recht schnell einen qualitativen Eindruck gewinnen. Ich achte darauf, ob „wertgebende" Zutaten weit vorne sind oder nicht. Sie sollten aufpassen, wenn Sie Zutaten finden, die Sie nicht vermuten oder nicht kennen. Wenn z. B. in einem Brot Karamell enthalten ist, dann ist dieser Extrakt keine übliche

Brotzutat. Das ist nichts anderes als ein tiefbrauner Farbstoff, mit dem weißes Brot dunkel gefärbt wird, damit es „gesünder" aussieht.

Wovon man sich lösen sollte, ist die Vorstellung jede Zutat technologisch zu erklären, also erklären zu können, warum sie vorhanden ist. Der in Deutschland extrem hohe Preisdruck hat Folgen für die Zusammensetzung. So ist es oft billiger anstatt Milch zu verwenden, eine Mischung aus Molke (fällt bei der Käse- und Quarkherstellung als Abfallprodukt an), Magermilch (fällt beim Gewinnen des Milchfetts für fettreiche Milcherzeugnisse wie Sahne oder Käse an) und Sahnepulver oder Butterreinfett (um das Fett wieder zuzusetzen) zu verwenden.

Wie kann ich herausfinden, wer mein No-Name-Produkt herstellt?

Die Discounter lassen fertigen oder haben Verträge mit großen Herstellern abgeschlossen, was allerdings nicht für alles gilt. Vor allem im Frischsortiment findet man auch lokale Marken. Wenn der Hersteller draufsteht, kann man nach ihm suchen. Es gibt neben den bekannten Markenherstellern durchaus Hersteller, die große Volumina nur für Discounter unter den verschiedensten Bezeichnungen produzieren und die man als Firma daher nicht kennt. Bei Eis ist R&R Eiscreme inzwischen nach Unilever („Langnese") die Nummer 2 noch vor Nestle („Mövenpick").

Bei Lebensmitteln aus tierischer Produktion, die verderblich sind, also Milchprodukte, Fleisch und Wurst in der Kühltheke, findet man auf verpackten Lebensmitteln eine Veterinärkontrollnummer in einer kleinen Ellipse wie diese:

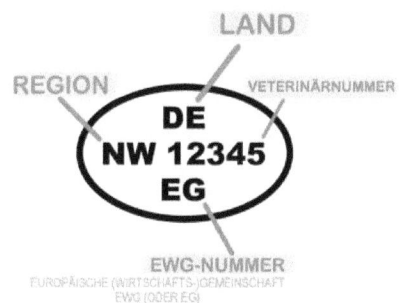

Im Original sind sie nur 1 × 2 cm groß, etwa so groß wie das Symbol des Dualen Systems. Man muss also danach suchen. Sie findet sich meist auf der Rückseite. Unten wird fast immer „EG" stehen, weil es diese Nummern fast nur in der EG gibt.

Oben steht „DE" wenn das Produkt aus Deutschland stammt, dann in der zweiten Zeile links das Bundesland oder die Region, hier Nordrhein-Westfalen, zuletzt dann noch die Veterinärnummer des Betriebs. Eine einfache Eingabe des dort stehenden in Google führt dann meistens auf den Hersteller. Wenn man sich nicht sicher ist, ob dies nur eine „Tochterfirma" eines namhaften Herstellers ist, lohnt es sich, den ermittelten Städtenamen und die Branche („Molkerei", „Bäckerei" ...) in der Suchmaschine einzugeben. Wenn da dann noch ein bekannter Name auftaucht, der rein zufällig seinen Firmensitz in derselben Stadt hat, dann ist es wohl eine Tochterfirma, außer es handelt sich um eine wirklich große Stadt wie München, Berlin oder Hamburg.

Neuerdings gibt es auch **QR-Codes**, das sind die quadratischen Pixelmuster auf den Verpackungen. Man kann sie mit dem Smartphone abfotografieren und mit einer App weitere Produktinfos abrufen, darunter auch den Hersteller. Was beide Systeme nicht leisten ist, dass man den Ursprung der Ware ermitteln kann. Bei Fleisch wird man nur die Schlachterei ermitteln können, nicht den Bauern. Bei Wurst nur den Hersteller der Wurst. Bei Milchprodukten die Molkerei, aber auch nicht den Ursprung der Milch.

Wie sinnvoll sind Hinweise, was nicht enthalten ist? (Keine Antibiotika, Gentechnik...)

Leider ist nach dem Gesetz solche Werbung erlaubt. Die einzigen Einschränkungen, die es gibt, ist, dass ein Lebensmittel nicht so beworben werden darf, als wäre es etwas Besonderes, wenn sich die Zusammensetzung nicht von anderen Nahrungsmitteln derselben Art unterscheidet.

Als Beispiel: Für Brot ist, weil man durch Farbstoffe ein helles Brot leicht als dunkleres Brot ausgeben kann, der Zusatz von Farbstoffen verboten. Wirbt nun ein Hersteller auf dem Etikett mit der Aussage „Ohne Farbstoffe", dann ist dies verboten. Die Hersteller ziehen sich dann aus der Affäre, indem sie dies ergänzen durch den Passus „**laut Lebensmittelgesetz**" und dann ist das wieder in Ordnung, weil der Verbraucher nun ja aufgeklärt ist, dass dies eine Selbstverständlichkeit ist. Sehr beliebt ist die Masche bei den Zusatzstoffen, die den schlechtesten Leumund haben, also Konservierungsstoffe und Geschmacksverstärker. Gerade diese sind aber für viele Produkte gar nicht zugelassen.

Ist eine Verbesserung der Situation für den Verbraucher zu erwarten?

Leider nein. Auf der einen Seite werden zentrale Elemente unseres Lebensmittelrechts von der EU-Gesetzgebung bestimmt. Sowohl die Kennzeichnung wie auch die zugelassenen Zusatzstoffe werden von EU-Richtlinien bestimmt, die der deutsche Gesetzgeber nur umsetzt. Diese Reglementierung erfolgt aus einem triftigen Grund: Die EU ist primär eine Wirtschaftsgemeinschaft, und die Aufgabe der EU ist es, bestehende Hindernisse abzubauen und die Gesetze zu harmonisieren nach dem Prinzip „Was in einem Land der EU legal in den Verkehr gebracht wird, muss überall verkehrsfähig sein".

Aber auch der deutsche Gesetzgeber nutzt den Spielraum nicht aus, den er hat. Anstatt die Vorschriften über Kennzeichnung zu konkretisieren und zu vereinfachen, wurden in den letzten Jahren Gesetze wie das **Verbraucherinformationsgesetz** beschlossen oder ein Portal wie „Lebensmittelklarheit.de" online gestellt.

Beides ist das Herumlaborieren an den Symptomen. Im ersten Fall dauert es immer noch Wochen, bis Hersteller Informationen zu Anfragen über ihre Produkte herausgeben. Je größer der Betrieb, desto länger dauert es und desto geringer sind die Erfolgsaussichten. Selbst zum Gammelfleischskandal gab es fünf Monate nach diesem keine Information. Durchschnittlich beträgt die Bearbeitungszeit acht Wochen. Nach diesem Gesetz kann sich jeder informieren, welche Informationen den Untersuchungsbehörden über eine Firma und ihre Verstöße vorliegen. Vorher war nur die Abgabe von anonymisierten Warnungen möglich. Dem Verbraucher nützt das Gesetz recht wenig, denn wer schreibt schon die Behörden an, um spezielle Auskünfte zu erhalten? Das Gesetz erlaubt nur eine persönliche Antwort, nicht die Veröffentlichung von Untersuchungsergebnissen. So nützt das Gesetz vor allem Umwelt- und Verbraucherverbänden, die sich mit gezielten Anfragen einen Marktüberblick verschaffen.

Das Zweite ist das **Portal Lebensmittelklarheit.de**. Hier wird der Bürger im Prinzip zum Mitarbeiter der Lebensmittelüberwachung gemacht, indem er Verstöße direkt melden kann. Hier sollen die Fälle innerhalb von sieben Tagen bearbeitet werden. Die Veröffentlichung des Falls und die Antwort des Herstellers erzeugt Druck. Doch wer die Meldungen liest, der findet dann eben doch das Wörtchen „die Bitte ….". Kurzum: Man bittet den Hersteller doch etwas zu tun, und nicht immer kommen sie den „Bitten" nach. Wenn etwas wirkt, dann ist es die Tatsache, dass die Praktiken öffentlich werden. Jedoch kann dies niemals eine gesetzliche Regelung, die diese irreführenden Angaben verbietet oder eine Verfolgung über den Rechtsweg ersetzen. Das zeigen auch die zahlreichen Produkte, bei denen die Beschwerden keinen Erfolg hatten, obwohl die Verbraucherzentralen ihre Rechtmäßigkeit bescheinigten.

In beiden Fällen nützt weder das Gesetz noch das Portal etwas beim Einkauf, denn wenn man getäuscht wurde, nützt es einem nichts, wenn man dann das Produkt melden kann. Daher muss die Forderung sein, dass die Freiheiten bei der Werbung und Gestaltung kleiner werden.

Trickst die Industrie immer öfter bei den Lebensmitteln?

In den Medien floriert derzeit die Aufklärung über die verschiedenen „Tricks" der Industrie. Fragt man Verbraucher, so ist natürlich ihre Meinung klar. Sie wollen möglichst keine Zusatzstoffe, keine industriell gefertigten Lebensmittel, dafür handwerkliche Tradition und hochwertige Inhaltsstoffe.

Es ist nun aber so, dass immer mehr Lebensmittel industriell hergestellt werden. Das ist selbstverständlich, wenn man sie beim Discounter und im Supermarkt kauft, alleine schon wegen der Mengen, die dort abgesetzt werden. Inzwischen haben aber auch viele kleine Bäckereien entweder auf Backmischungen umgestellt oder backen nur Tiefkühlware auf. Letzteres ist inzwischen sogar in die Discounter eingezogen. Es ist zu erwarten, dass dies auch bei den anderen Fachbetrieben wie Fleischereien oder Obst-/Gemüsehandel so kommen wird. Zumindest die Schlachtung erfolgt heute schon zu 80 Prozent in großen Schlachthöfen und nicht mehr beim örtlichen Fleischer.

Die Industrie nutzt nun anders als der Bäcker oder Metzger die Möglichkeiten, die das Lebensmittelrecht bietet voll aus. Wenn Zusatzstoffe erlaubt sind und Sinn machen, werden sie zugesetzt. Wenn es möglich ist, teure Zutaten durch billigere zu ersetzen, so wird sie auch dies tun z. B. Butter durch Margarine ersetzen, Milchfett durch Palmöl. Viele Zusatzstoffe sind wegen der langen Transportwege und langen Lagerzeit beim Verkauf auch nötig. Manche ergeben sich durch die industrielle Herstellung, die völlig andere Anforderungen an die Produkte generiert und eine Robustheit verlangt, die handwerklich gefertigte Ware, die direkt verkauft wird, nicht aufweisen muss. Teilweise ergeben sich so starke Abweichungen in der Zusammensetzung. Vanillecreme auf Kuchen und Torten, die industriell hergestellt wird, hat z. B. nichts mit selbst gemachter und hoch erhitzter Vanillecreme zu tun, dies ginge bei dem Herstellungsprozess nicht. Stattdessen handelt es sich um einen kalt gelierenden Pudding mit anderem Geschmack und sensorischen Qualitäten.

Doch das ist nur eine Seite der Medaille. Wir haben den Trend, dass es immer mehr neue Lebensmittel gibt und die Industrie neue Entwicklungen der Lebensmitteltechnologie aufnimmt und schnell einsetzt, während das Handwerk hier zurückhaltender ist, oftmals auch nicht den Bedarf oder die Finanzmittel für die nötigen Maschinen hat. Vor allem hinkt aber unser **Lebensmittelbuch** Trends hoffnungslos hinterher. Das Lebensmittelbuch und auch die **Leitsätze** haben den Sinn Rechtssicherheit zu geben. Sie beschreiben die wichtigsten Eigenschaften von Lebensmitteln, ohne genau vorzuschreiben, wie man herstellen muss. Bei Wurst z. B. den Anteil an hochwertigem Fleisch, den Speckanteil, den Anteil an Fleisch mit Bindegewebe. Zur Nachprüfung oft mit Prozentangaben. Doch Formfleisch kennen diese Normen nicht. Zudem decken sie nur die Lebensmittel ab, die traditionell sind oder handwerklich hergestellt werden. So gibt es für viele neue Lebensmittel oder Fertiggerichte keinerlei Rechtsvorgaben.

Wie bei den Auflagen für die Werbung, versucht die Industrie die Vorgaben bei der Zusammensetzung zu umgehen. Wenn ein Produkt nicht die Mindestvorgaben einhält, dann erhält es eine andere Bezeichnung. Manchmal ergänzt um den Zusatz „n**ach** …

Art". Manchmal gibt es auch Gesetzeslücken. So sind für den Verbraucher die Begriffe „Cremeeis" und „Eiscreme" (egal ob mit „c" oder „k" geschrieben) wohl austauschbar. Doch **Cremeeis** enthält 50 Prozent Milch, das entspricht einem Milchfettanteil von 17,5 Prozent. Für **Eiscreme** ist dagegen nur ein Milchfettanteil von 10 Prozent vorgeschrieben, der auch durch den Zusatz anderer Milchprodukte wie Sahne oder Butterreinfett erreicht werden kann und nicht aus Milch stammen muss.

In der Summe handelt die Branche nicht anders als andere Industrien: Sie versucht, die Herstellungskosten zu verringern und den Gewinn zu maximieren. Was sie auch auszeichnet, ist ein starker Verdrängungswettbewerb. Im Regal im Supermarkt stehen sehr viele ähnliche Produkte in unmittelbarer Nähe. Sie ähneln sich noch mehr als Produkte vieler anderer Branchen. Wenn sie ein neues Smartphone kaufen, gibt es deutliche Unterschiede in der Ausstattung, dem Betriebssystem und den Anwendungen. Doch was unterscheidet Schokolade von Ritter von der von Milka oder der Noname-Marke? Vor allem denken sie über den Kauf eines neuem Smartphone längere Zeit nach. Lebensmittel kaufen sie meist nach dem ersten Erscheinungsbild. Wenn sie bei jedem Produkt das Zutatenverzeichnis lesen würden, bevor sie es kaufen, würden sie ihre Einkäufe nicht in erträglicher Zeit absolvieren. Die Lebensmittelindustrie baut daher auf unsere Faulheit. Die Werbung für Marken hat auch diesen Sinn: Wenn sie einige Male eine Marke gekauft haben, dann bleiben sie bei der Marke. Wir müssen so oft Lebensmittel einkaufen, das die Gewohnheit regiert. Nicht umsonst heben viele Discounter in ihren Aktionsprospekten Ware hervor, die dauerhaft im Sortiment ist. Die Prospekte werden intensiver studiert als die Regale beim Einkauf.

Was versteht man unter „Geografischen Angaben"?

Die Europäische Union steuert über ihre Verordnungen die Verbrauchergesetze der beteiligten Staaten. Sie kümmert sich aber auch um die Agrarproduktion. Schon seit 1992 gibt es die EU-Verordnung über geografische Angaben. Sinn dieser ist es, bestimmte Regionen und Produkte zu fördern, aber auch Qualität statt Quantität zu produzieren. Sie soll Produkten einen Vorteil verschaffen, indem ihre Verkehrsbezeichnung geschützt ist. Produkte mit einer besonderen Zusammensetzung, Herstellungsverfahren oder Herkunft aus einem geografisch eng begrenzten Gebiet werden besonders geschützt.

Bis 2006 bedeutete dies, dass eine Produktbezeichnung besonderen Schutz genießt. Produkte derselben Art, die aus einer anderen Region stammen, dürfen sie nicht verwenden, ebenso wie Produkte ähnlicher Art aus derselben Region.

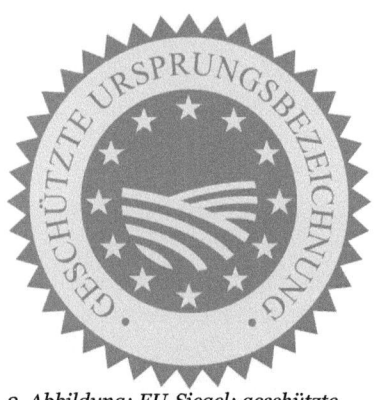

3. Abbildung: EU-Siegel: geschützte Ursprungsbezeichnung (höchste Schutzstufe)

Das bekannteste Beispiel ist der **Champagner**. Er darf nur aus Weinen aus der Region Champagne im Flaschengärungsverfahren hergestellt werden. Schaumweine aus anderen Regionen, die nach demselben Verfahren hergestellt werden, auch wenn dieselben Traubensorten und das gleiche Kelterungsverfahren eingesetzt werden, dürfen sich nicht Champagner nennen, sondern Schaumwein oder Sekt. In Deutschland ist die Bezeichnung „**Frankfurter**" für eine Brühwurst geschützt. Diese dürfen nur aus dem Frankfurter Wirtschaftsraum (rund um die Stadt Frankfurt) hergestellt werden. Würstchen derselben Art aus anderen Regionen heißen dann Wiener oder Saiten.

Seit 2006 ist der Schutz geografischer Angaben noch erweitert worden. Es gibt zwei weitere Möglichkeiten einen Schutz zu erreichen. Das Erste ist eine geschützte Ursprungsbezeichnung. Wenn ein Produkt bestimmte Eigenschaften hat, aber die Herstellung nicht regional eingegrenzt werden kann, so kann dieser Schutz angestrebt werden. Das Zweite ist der Schutz eines traditionellen Produktes mit bestimmter Zusammensetzung oder Herstellung. Traditionell bedeutet, dass dieses Produkt in dieser Form seit mindestens 25 Jahren produziert wird. Derzeit gibt es nur wenige Produkte, die diesen Schutz anstreben, zumal 25 Jahre nicht unbedingt für eine lange Tradition sprechen.

Seit 2006 gibt es auch Symbole, mit denen ein Lebensmittel auf der Verpackung werben kann, und die geschützten Lebensmitteln vorbehalten sind. In der Strenge gibt es drei Abstufungen:

Geschützte Ursprungsbezeichnung (g.U.)

Die komplette Erzeugung, Verarbeitung und Herstellung eines Produktes muss in einem bestimmten, geografisch abgegrenzten Gebiet erfolgen. Dies sind die höchsten Anforderungen: So kann zum Beispiel „**Parmaschinken**" nur als solcher bezeichnet werden, wenn schon die Schweine aus dem Gebiet um Parma stammen. Die gesamte Produktionskette muss in der Region Parma liegen. Der Großteil wird in Langhirano hergestellt.

Neben Parmaschinken gehören in diese Kategorie zahlreiche Käsesorten, wie **Feta Käse**, **Allgäuer Emmentaler**, aber auch zahlreiche Mineralwässer. Der Champagner

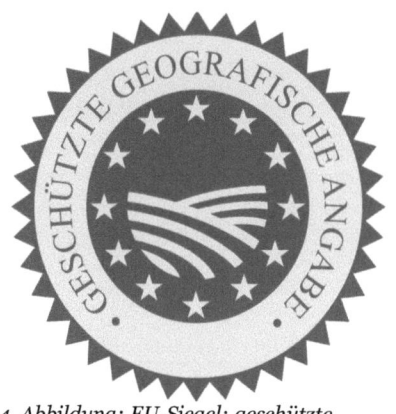

4. Abbildung: EU-Siegel: geschützte geografische Angabe (mittlere Schutzstufe)

ist das bekannteste Beispiel. Da die komplette Beschriftung mit „geschützter Ursprungsbezeichnung" recht sperrig ist, hat es sich eingebürgert, neben dem Produktnamen eine Abkürzung anzugeben:

- Englisch: protected designation of origin (PDO)
- Französisch: appellation d'origine protégée (AOP)
- Italienisch: denominazione di origine protetta (DOP)
- Spanisch: denominación de origen protegida (DOP)

Bisher stammen die meisten Produkte aus Italien, Frankreich und Spanien, sodass die Abkürzungen DOP und AOP wichtig sind.

Geschützte geografische Angabe (g.g.A)

Bei der nächstniedrigeren Abstufung des Schutzes müssen nicht alle Herstellungs- und Verarbeitungsschritte in der Region durchgeführt werden, die deklariert wird. Es reicht, wenn eine oder mehrere der Stufen in dieser Gegend stattfinden. Im Extremfall reicht es also aus, wenn das Produkt in der Region verpackt wurde. Welche Stufe(n) dies ist / sind, wird bei der Zulassung festgelegt.

Zu dieser Gruppe gehören zum Beispiel **Thüringer Rostbratwürste**, **Nürnberger Lebkuchen**, **Schwarzwälder Schinken** und zahlreiche Biersorten, wie zum Beispiel **Kölsch**.

Gegen diese Kategorie wendet sich der Verein Foodwatch e.V. dessen Vorsitzender, der Politologe Thilo Bode nicht nur sehr medienpräsent ist, sondern auch immer dasselbe Beispiel des **Schwarzwälder Schinkens** und einer bekannten norddeutschen Firma, welche diesen herstellt, in Talkshows vorstellt. Nach Ansicht von Foodwatch ist es eine Verbrauchertäuschung, weil die Schweine aus Norddeutschland und Dänemark stammen. Nach Foodwatchs Angaben stammen die Schweine aus Massentierhaltung. Es werden die Schinken in den Schwarzwald gebracht, wo die Räucherung nach traditionellem Verfahren erfolgt.

Nun ist aber das Charakteristische am Schwarzwälder Schinken das Räucherverfahren über Fichten- und Tannenholz, mit Zusätzen von Wacholder und Gewürzen, sowie dass das Räuchern sehr lange dauert. Die Räucherung, Portionierung und Verpackung muss nach der Zulassung im Schwarzwald erfolgen. Ich kann hier keine Verbrauchertäuschung erkennen, da die Qualität des Schinkens auf dem Verfahren und nicht der Herkunft des Fleisches beruht. Selbst wenn es eine geschützte geografische Angabe wäre, so wäre immer noch Fleisch aus Massentierhaltung erlaubt, da die EU-Verordnung nicht Bioware als Rohstoff vorschreibt.

Ich hatte die Gelegenheit, mit einem Mitarbeiter von Foodwatch zu telefonieren. Die Intention des Vereins ist es, kleine Produzenten in den Regionen vor der Konkurrenz mit Massenprodukten zu schützen. Das ist eine redliche Absicht, nur sollte man dann dies und die Folgen klar kommunizieren: Da im Schwarzwald durch die Mittelgebirgslage kaum Landwirtschaft möglich ist, würde das den Schwarzwälder Schinken stark verknappen und entsprechend teuer machen. Die besondere Räucherung entstand ja dadurch, dass Schweine knapp waren und nur selten geschlachtet wurde, man also lange mit dem Fleisch auskommen musste. Die Frage ist, ob der Verbraucher dies auch will, denn an der Qualität ändert es nichts, der einzige Unterschied wäre, dass Schwarzwälder Schinken wahrscheinlich noch teurer als Parmaschinken wäre, der je nach Qualität 5 – 13 Euro/100 g kostet. Denn in der Region Parma ist es viel einfacher möglich, Schweine zu züchten. Die Produktionsmenge an Parmaschinken beträgt rund 9,5 Millionen Schinken. Im Schwarzwald gibt es nur kleinere bäuerliche Betriebe. Die Forderung, diese Schutzstufe abzuschaffen, würde für einige Produkte eine starke Verknappung und Verteuerung bedeuten, für andere, dass man die Bezeichnung weiter verwendet und ergänzt um einen Zusatz wie „**nach ... Art**".

Garantiert traditionelle Spezialität (g.t.S)

Dies ist die niedrigste Schutzstufe, die geregelt ist. Demnach muss das Lebensmittel nur nach einem traditionellen Verfahren hergestellt werden. Es gibt keinerlei Beziehung zu einem regionalen Ursprung. Da schon eine 25 Jahre alte Rezeptur als „traditionell" angesehen werden kann, könnten viele Produkte diesen Schutz anstreben.

Ein weiterer Fallstrick liegt darin, dass es bei garantiert traditionellen Spezialitäten (gtS) zwei mögliche Bezeichnungen gibt. Es kann der Name selbst geschützt sein. Dann muss das Produkt den

5. Abbildung: EU Siegel: garantiert traditionelle Spezialität (niedrigste Schutzstufe)

bei der Zulassung vorgelegten Spezifikationen oder Herstellungsweisen entsprechen. Wenn der Name selbst nicht schützbar ist, weil es schon verschiedene Rezepturen gibt, so kann der Name um den Zusatz **„garantiert traditionelle Spezialität"** ergänzt werden.

Traditionelle Spezialitäten sind zum Beispiel **Mozzarella Käse**, **Serrano Schinken** und Pizza Napoletana. Aber auch „Non-Food"-Erzeugnisse können sich damit schmücken, wie zum Beispiel **„Echt Kölnisch Wasser"**.

Nach Produktkategorien entfallen die meisten geschützten Produkte (alle drei Schutzbezeichnungen) auf Fleisch und Fleischerzeugnisse, gefolgt von Obst, Gemüse und Getreide, Käse und Ölen. Nach EU-Staaten gibt es die meisten Zulassungen für Italien, gefolgt von Frankreich, Spanien, Portugal und Griechenland. Deutschland liegt auf Platz sechs mit einem Fünftel der Zulassungen Italiens.

Von im Juli 2012 insgesamt 1.391 Zulassungen und Anträgen entfallen 674 auf geschützte Ursprungsbezeichnungen, 659 auf geschützte geografische Angaben und nur 58 auf die geschützten traditionellen Spezialitäten. 2009 waren es noch insgesamt 800 Zulassungen. Am stärksten haben die geschützten geografischen Angaben zugelegt (von 123 auf 659), die Zahl der geschützten Ursprungsbezeichnungen verdoppelte sich (von 338 auf 674), während die geschützten traditionellen Spezialitäten eine Randgruppe bleiben. Die Betriebe streben also vor allem die höchste Schutzstufe an. Das erlaubt es zum einen höhere Preise zu verlangen, zum anderen gibt es den Käufern die Sicherheit, dass wirklich das ganze Produkt aus der Region stammt.

Aufgrund der vielen zugelassenen Produkte und der Tatsache, dass manche verwandte Produkte in dieses System passen und manche nicht, ist diese Kennzeichnung eher dazu geeignet, die Verbraucher zu verwirren, anstatt aufzuklären. Hierzu ein Beispiel: **Prosciutto**, luftgetrockneter Schinken aus Italien, ist nur teilweise geschützt. Prosciutto di Norcia hat eine geschützte geografische Angabe. Prosciutto di Carpegna, Prosciutto di Modena, Prosciutto di Parma, Prosciutto di S. Daniele, Prosciutto Toscano und Prosciutto Veneto Berico-Euganeo sind dagegen geschützte Ursprungsbezeichnungen. Andere Prosciutto-Sorten sind derzeit (noch) nicht geschützt.

Produkte mit diesen geschützten Bezeichnungen lassen sich mit erheblichem Profit verkaufen. Das führt zu Blüten wie dem **Lebensmitteltourismus**. Da es bei geschützten geografischen Angaben reicht, dass eine Verarbeitungsstufe in der Region stattfindet, wird das Produkt in einer anderen Region hergestellt und dann in die Region transportiert, in welcher der letzte Schritt – das Portionieren und Verpacken –

stattfindet. So fand der Autor schon Serraner Schinken, der in Italien aus italienischen Schweinen luftgetrocknet wurde und dann in Serrano (Spanien) verpackt wurde. Dieser Schinken ist 50 Prozent teurer als vergleichbarer Schinken ohne diese Auszeichnung. Ob der entscheidende Schritt des Verfahrens in der Region durchgeführt werden muss oder nicht, kann der Verbraucher nicht erkennen, dies muss nicht angegeben werden.

Für den Verbraucher ist es schwer zu beurteilen, ob eine geschützte Bezeichnung für ein Produkt steht, das einzigartig ist oder nicht. Dafür sind umfangreiche Kenntnisse in Lebensmittelchemie und Technologie notwendig. Champagner ist zum Beispiel ein einzigartiges Produkt, da selbst bei gleicher Rebsorte und Herstellung der Boden und die Lage großen Einfluss auf die Qualität und das Aroma des Weines haben. Die Frankfurter Würstchen haben dagegen nur eine bestimmte Herstellungsart. Brühwürste gleicher Qualität und desselben Geschmacks können auch woanders hergestellt werden.

Da die Anzahl der zugelassenen Produkte stark zunimmt (um 75 Prozent in drei Jahren), nutzt sich das Siegel auch ab, es steht immer weniger für ein besonderes Produkt, wenn im Regal Dutzende von Produkten diese Auszeichnung haben.

Wie „regional" sind regionale Produkte?

Anders als vom Verbraucher angenommen, ist der Begriff „regional" nicht gesetzlich geregelt. Das bedeutet, es gibt keine verbindliche Definition und damit wird der Begriff „regional" je nach Hersteller unterschiedlich gehandhabt.

Es gibt aber immerhin einige Siegel, die geprüft sind. Dies sind Siegel der Bundesländer. Die gibt es in Bayern, Baden-Württemberg, Hessen und Mecklenburg-Vorpommern. In einigen Bundesländern gibt es sogar mehrere Siegel, z. B. eines für normale und eines für Bioprodukte. Bei diesen Auszeichnungen wird regelmäßig überprüft, ob die Zutaten wirklich aus diesem Bundesland stammen. Das muss je nach Siegel zu 90 bis 100 Prozent der Fall sein.

Im Handel spielen diese Siegel aber keine große Rolle und wenn, dann findet man sie vor allem auf unverarbeiteten Rohprodukten, wo die Kontrolle einfach ist, wie Gemüse, Milch oder Kartoffeln.

Die meisten Produkte, die man im Handel findet und die sich „regional" nennen, stammen von Handelsmarken der großen Discounter und Supermarktketten wie EDEKA, Rewe, Netto etc.

Diese Hersteller definieren „regional" als die **Vertriebsregion**. Das ist bei den großen Konzernen meistens deutschlandweit. Die Bezeichnungen dieser Handelsmarken ist daher auch vage wie „Von hier", „Unsere Heimat" oder „Mein Land". Manche Marken machen immerhin eine Aussage über die ungefähre Region wie bei „unser Norden". Doch verlassen kann man sich darauf nicht. Rewe wollte bei einer Anfrage des Landwirtschaftsministeriums über den Ursprung der Zutaten der Eigenmarke „Echt bayrisch" keine Angabe machen. Im Zweifelsfalle kann man also bei Eigenmarken nur davon ausgehen, dass das Produkt aus Deutschland stammt. Im Zweifelsfall informiert die Anschrift des Herstellers über die Herkunft, oder wenn diese fehlt, die Veterinärkontrollnummer (S.319).

Verbraucherverbände fordern eine bundesweit geltende Einschränkung des Begriffs „regional" auf einen Umkreis von 60 km. Das ist für den Verbraucher angenehmer als die schon existierenden Ländersiegel. Diese nützen denen, die an den Grenzen von Bundesländern wohnen, nicht viel. Wiesbaden und Mainz liegen z. B. nahe beieinander an der Grenze von Rheinland-Pfalz und Hessen. „Regional" wären daher für beide Städte Produkte aus beiden Bundesländern, doch nach dem Länderkonzept wären dies für Mainz nur Produkte aus Rheinland-Pfalz und für Wiesbaden Produkte aus Hessen. Der Autor hält bei deutschlandweit auftretenden Discountern und Ketten den 60-km-Radius aber für nicht durchführbar. Lidl, Aldi, Rewe und Edeka haben jeweils einige Tausend bis über 10.000 Märkte. Für jeden Laden würde ein anderer 60 km Radius gelten, das bedeutet, einige Produkte, die es im Nachbarmarkt gibt, müsste man durch andere ersetzen, weil die Distanz beim einen Markt 58 km zum Erzeuger sind, beim nächsten Laden dann 61 km. Das ist nicht praktikabel. Die Idee, dass man den Begriff auf die Vertriebsregion beschränkt, ist daher nicht von der Hand zu weisen. Er berücksichtigt auch die Logistik der Unternehmen. Allerdings sind diese Vertriebsregionen oft so groß, dass der Begriff „Regional" irreführend ist. Besonders bei Produkten, die vor allem in einer Region produziert werden, ist dies gegeben. So wird man im Norden und Osten Deutschlands viel Milch aus Bayern finden, weil in Bayern am meisten Milch produziert wird.

Zu wünschen wäre, dass man wenigstens die schon existierenden Siegel der Bundesländer vereinheitlicht. Bisher sieht jedes Landessiegel anders aus und nicht mal die eines Bundeslandes einheitlich (so gibt es für Bayern nicht weniger als drei unterschiedliche Siegel).

Bei den in der letzten Frage angesprochenen **EU-Siegeln** kann man bei den Stufen „geschützte Ursprungsbezeichnung" und „geschützte geografische Angabe" sicher sein, dass die Herstellung in einer Region erfolgte. Bei der geschützten Ursprungsbezeichnung die gesamte Herstellung, sonst mindestens ein Teilschritt. Diese Regionen sind noch begrenzter als Länder, teilweise umfassen sie nur eine Stadt. Ein Beispiel vom Wohnort des Autors: „**Filderkraut**" oder „**Filderspitzkraut**" ist eine geschützte geografische Angabe und das Spitzkraut stammt aus der nur 220 km² großen Filder-Hochebene, genauer gesagt von den Gemeinden Aichtal, Denkendorf, Filderstadt, Köngen, Leinfelden-Echterdingen, Neuhausen auf den Fildern, Ostfildern und Wolfschlugen sowie folgenden Stadtbezirken von Stuttgart: Birkach, Degerloch, Möhringen, Plieningen, Sillenbuch und Vaihingen.

Das ist deutlich begrenzter als das Siegel von Baden-Württemberg, das 35.752 km² also die 162-fache Fläche abdeckt. Weiterhin wird mit den EU-Siegeln auch die Qualität festgelegt, denn oft unterschieden die Produkte, die ein Siegel tragen durch eine besondere Verarbeitung oder teurere Rohstoffe sich von ähnlichen Produkten. Dies ist bei den Siegeln für Regionalität nicht gegeben. Nur weil etwas aus der Region stammt, ist es nicht unbedingt qualitativ hochwertiger. So dürften Milchprodukte und Fleisch aus Südbayern, wo die Freilandhaltung von Kühen üblich ist, eine wesentlich bessere Qualität aufweisen als aus Ostdeutschland, wo historisch bedingt die Massentierhaltung im Stall dominiert.

Was ist vom EU-Siegel für biologisch erzeugte Lebensmittel zu halten?

Seit 1992 ist von der EU geregelt, wie biologisch-ökologische Lebensmittel erzeugt werden sollen. Doch schon vorher gab es den ökologischen Anbau und Verbände mit eigenen, teilweise sehr strengen, Richtlinien.

Diese erste **EU-Ökoverordnung** forderte erheblich weniger als die Richtlinien von Demeter oder Landgut, weshalb in den ersten Jahren auch bei den Analysen in den Untersuchungsämtern deren Grundsätze wie absolute Rückstandsfreiheit gefordert wurden, wenn sich ein Lebensmittel „biologisch" nannte. Die EU-Verordnung forderte zwar den Verzicht auf Pflanzenschutzmittel, jedoch keine **Rückstandsfreiheit**. So konnten sich Landwirte auf „Verwehungen" vom Nachbargrundstück berufen, bei dem der Landwirt nicht ökologisch wirtschaftete. Ein weiteres Schlupfloch war, dass nach der ersten EU-Verordnung das Wort „ökologisch" im Zusammenhang mit dem Lebensmittel fallen musste, bei uns aber meist von „biologischem" Anbau gesprochen wurde oder „Bio" im Produktnamen auftauchte.

In weiteren Novellen der Verordnung wurde diese Nische geschlossen. Seit 2001 gibt es ein **EU-Biosiegel**, das Produkte, die nach den Vorschriften der EU-Ökoverordnung angebaut werden, tragen dürfen. Seitdem gibt es über 63.000 so gekennzeichnete Produkte. Das Siegel steht für diese gesetzlichen Vorschriften:

- **Keine radioaktive Bestrahlung** (in Deutschland ist dies bei konventionellen Lebensmitteln nur für Gewürze zulässig, und diese müssen als bestrahlt gekennzeichnet werden).

- **Nicht durch gentechnisch veränderte Organismen erzeugt** worden (dies ist für normale Lebensmittel erlaubt und dort erst ab einem Gehalt von 0.9 Prozent deklarationspflichtig).

- **Nicht mit chemischen Pflanzenbehandlungsmitteln versetzt** (für herkömmliche Lebensmittel zugelassen, solange die Rückstände unter den gesetzlichen Grenzwerten liegen). Eine Rückstandsfreiheit wird aber nach wie vor nicht gefordert.

- **Nicht mit leicht löslichen mineralischen Düngern angebaut** worden (was immer noch den Einsatz von langfristig wirkenden anorganischen Düngern wie Thomasmehl oder Gesteinsmehl zulässt).

- Bis zu **5 Prozent konventionelle Bestandteile** dürfen enthalten sein (begrenzt auf eine Liste, die Stoffe aufführt, die weltweit nicht in ausreichender Menge in Bio-Qualität verfügbar sind).

- Die **Verwendung von Zusatzstoffen ist eingeschränkt**. Es sind unter anderem Geschmacksverstärker, künstliche Aromen, Farbstoffe und Emulgatoren nicht erlaubt (Tabelle S.128).

- Darüber hinaus gibt es Forderungen nach **nachhaltiger Landwirtschaft** wie Fruchtfolge, artgerechte Haltung oder der Verzicht auf Antibiotika. Doch diese sind nicht einklagbar.

Die wesentliche **Kritik** an der EU-Verordnung ist:

Der Begriff „Bio" ist sehr weit gefasst. Konventionelle Produkte sind noch zu 5 Prozent zulässig, ebenso viele Zusatzstoffe. Es wird keine Rückstandsfreiheit gefordert, was es schwer macht, einen Verstoß gegen die Verordnung zu beweisen, wenn nicht beim Bauern die Spritzmittel gefunden werden. Zahlreiche private Organisationen mit eigenen Kontrollen achten dagegen auf vollständige Rückstandsfreiheit. Dies ging so weit, dass Bauern die ganze Ernte unterpflügen mussten, nur weil das Saatgut gebeizt war – um Schimmelbildung zu verhindern – und nach Monaten diese Stoffe in kleinsten Mengen noch nachweisbar waren.

Die EU-Verordnung schreibt nicht vor, ob das **Futter für Tiere** von gentechnischen veränderten Pflanzen stammt, oder auch dieses biologisch erzeugt wurde. Ebenso wird nicht gefordert, dass der Landwirt das ganze oder auch nur einen Teil des Futters selbst erzeugen muss.

Die Regelungen wurden weiter verwässert. 2009 löste ein neues Siegel das alte ab. Nun dürfen bis 0.9% gentechnisch veränderte Bestandteile vorhanden sein – die gleiche Menge, bis zu der konventionelle Produkte ebenfalls nicht ausgezeichnet werden müssen. Vorher waren sie nicht erlaubt. So gibt es in dieser Beziehung keine Unterschiede mehr zwischen „Bio" und konventionell. Das Europaparlament fand diese Regelung unzureichend und plädierte auf einen Prozentsatz von unter 0.1 Prozent. Der damalige Verbraucherminister Seehofer setzte in der EU-Kommission diese lasche Regelung durch und setzte sich damit über Beschlüsse von Bundesrat, Bundestag und EU-Parlament hinweg.

Das EU-Siegel steht daher nicht für „echte" ökologische Produkte und erst recht nicht für eine nachhaltige Landwirtschaft mit artgerechter Tierhaltung. Wem dies wichtig ist, der sollte Produkte von Bioland, Demeter und Naturland kaufen, denn diese drei größten Verbände für biologische Produkte fordern von ihren Vertragslandwirten die Einhaltung wesentlich strengerer Auflagen und kontrollieren diese auch selbst.

Was das EU-Siegel allerdings schaffte, war ein breiter Markt. Die meisten Produkte, die Sie im Discounter finden und die sich „Bio" nennen, tragen das EU-Siegel. Die Produktzahl ist alleine in den letzten drei Jahren um 50% angestiegen. Es ist inzwischen so bedeutsam, dass auch internationale Zulieferer sich nach ihm richten, um ihre Produkte in Europa vermarkten zu können.

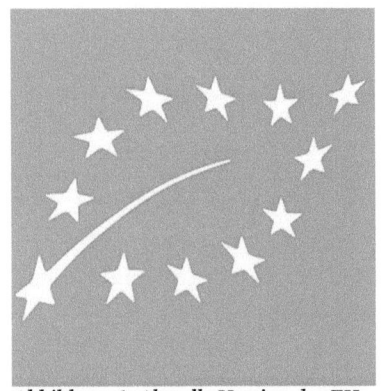

Abbildung 6: Aktuelle Version des EU-Ökosiegels

Man sollte das EU-Biosiegel mehr als „Bio light" sehen, also ein Siegel, das für eine höhere Lebensmittelqualität steht. Produkte dürfen aber trotzdem noch Restmengen an konventionellen und gentechnisch veränderten Grundstoffen enthalten.

Was bedeutet die Angabe „Kann Spuren von Nüssen enthalten?"

Der Fragesteller fand diesen Hinweis auf einer Packung Marzipankartoffeln und wunderte sich, da Marzipan aus Mandeln und Zucker hergestellt wird, und Mandeln seiner Meinung nach Nüsse sind. Nun, botanisch gesehen sind sie Schalenfrüchte, doch sie werden auch in der Lebensmittelindustrie als Nüsse betrachtet.

Seit 2005 müssen auf allen Lebensmitteln, die verpackt sind, Allergikerhinweise angebracht werden, sofern diese **Spuren von allergenen Lebensmitteln** enthalten. Zuerst einmal: Wie kommen die Spuren in die Lebensmittel? Primär geschieht das bei der Produktion, wenn eine Fabrik mehr als ein Produkt herstellt, z. B. heute Marzipankartoffeln, morgen Haselnussbrötchen. Da schon Spuren allergen wirken können, müsste man dann nach jedem Produktionsschritt alles, von den Behältern über Rohrleitungen bis zum Backofen aufwendig reinigen, was in der Praxis nicht erfolgt. Da dann noch Spuren aus der letzten Produktion enthalten sein können, erfolgt dieser Hinweis.

Nicht vor allem muss gewarnt werden, sondern nur vor den Lebensmitteln und Inhaltsstoffen, welche die meisten Allergien auslösen, dies sind:

- Gluten
- Eier
- Krebstiere
- Fische
- Erdnüsse
- Sojabohnen
- Milch
- Schalenfrüchte (Mandeln, Walnüsse, Haselnüsse, Cashewnüsse, Pekannüsse, Paranüsse, Pistazien, Macadamianüsse, Queenslandnüsse)
- Sellerie
- Senf
- Sesamsamen
- Schwefeldioxid
- Lupinen
- Weichtiere

Schwefeldioxid ist mit dabei, weil es eine pseudoallergische Unverträglichkeitsreaktion auslösen kann, auch wenn es keine klassische Allergie gegen Schwefeldioxid gibt. Der

Deklarationszwang gilt nicht nur für die Zutaten, sondern auch daraus hergestellte Erzeugnisse.

Gewarnt muss nur werden, wenn man die Zutat nicht erwarten kann, sie also z. B. nicht schon im Zutatenverzeichnis als Zutat aufgeführt ist. Das ergab Probleme, weil die Betroffenen meistens nur den Allergikerhinweis lasen, nicht aber die Zutatenliste lasen. Zudem gibt es immer mehr Produkte, die Zutaten aufweisen, die der Laie nicht in dem Produkt erwartet. Vor allem Verarbeitungsprodukte von Milch wie Molke oder Milchproteine werden immer mehr Produkten zugesetzt, in denen man keine Milch erwartet. 2014 besserte der Gesetzgeber nach, nun müssen **allergene Bestandteile** des Lebensmittels durch eine **fette Schrift im Zutatenverzeichnis** gekennzeichnet werden. Zudem wurde die Verordnung auf lose Ware ausgedehnt. Dann muss der Verkäufer auf Anfrage eine Kennzeichnung offenlegen oder sie anders zugänglich machen.

Sinn des Gesetzes ist es, zum einen Allergiker die Möglichkeit zu geben, allergische Potenziale vor dem Kauf zu erkennen, zum anderen den Hersteller vor Regressansprüchen zu schützen.

Wird die Gesetzgebung immer verbraucherunfreundlicher?

Immer, wenn es wieder einmal einen Lebensmittelskandal gegeben hat, reiht sich eine Talkshow an die nächste, meist mit denselben Gästen und denselben Argumenten. Gezeigt werden dann auch immer dieselben Beispiele von „Mogelpackungen", die gesetzlich erlaubt sind.

Zu den Lebensmittelskandalen selbst ist zu sagen, dass dort bei den letzten (Gammelfleischskandal, Dioxine in Hühnereiern etc.) Gesetzesverstöße vorlagen. Verschärfte Gesetze nützen daher nichts, mehr Kontrollen und mehr Personal bei der Lebensmittelüberwachung dagegen schon. Doch bald kommt man in der Talkshow auf den erlaubten Analogkäse, den niemand auf seiner Pizza haben will, die ebenfalls erlaubte Werbung mit „ohne Zuckerzusatz", wenn Frühstücksflocken stattdessen Glucose und Fructosesirup enthalten oder Werbung mit Selbstverständlichkeiten wie „ohne Farb- und Konservierungsstoffe" bei einer Tütensuppe (die keine Konservierungsstoffe braucht und als klare Brühe auch ohne Farbstoffe hergestellt wird).

Es gibt meiner Ansicht nach zwei Ursachen für die Zunahme dieser Täuschungen. Das eine ist der Preis. In Deutschland ist der Lebensmittelmarkt geprägt von einem sehr großen Preisdruck, der vom Handel ausgeht und an die Erzeuger weitergegeben wird. Solange die **„Geiz ist geil"-Mentalität** vorherrscht, wird sich daran nichts ändern. Es gibt nur wenige Beispiele, wo Hersteller gute Erfahrungen gemacht haben, wenn sie sich bemühten auf billige Zutaten oder Ersatzstoffe zu verzichten, dafür aber den Preis ihrer Waren anheben mussten. Frosta hat dies geschafft, war aber nach Umstellung der Produktion kurz vor dem wirtschaftlichen Aus, weil zuerst durch die Preiserhöhung die Umsätze wegbrachen. Zudem macht die Firma zwei Drittel des Umsatzes mit Produkten mit Zusatzstoffen, die allerdings unter einem anderen Label verkauft werden. So hat jeder es selbst in der Hand, Produkte zu meiden und Einfluss zu nehmen. Man sollte seinen Verstand einschalten, wenn man etwas kauft. Darunter versteht man, dass man bei einem Erdbeerjoghurt für 29 Cent, der viele Erdbeeren auf dem Etikett zeigt, aber nur wenige Erdbeeren und dafür Erdbeeraroma enthält, nicht viele Erdbeeren erwarten kann, weil diese alleine mehr als die 29 Cent kosten würden.

Es ist aber auch unbestreitbar, dass die Werbung professioneller geworden ist. Beworben wird bis an die Grenze der Legalität, meist unterstützt von Rechtsexperten. Das ist so bei Slogans, Produktnamen wie auch Abbildungen. Es wird darauf gesetzt, dass nur die wenigsten Käufer das Zutatenverzeichnis lesen. Dagegen würde in der Tat nur eine Rechtsreform helfen.

Unser Lebensmittelrecht, das es seit 1974 gibt, hat als Grundsatz den informierten und verständigen Verbraucher. Das bedeutet, Sie sind über die Zusammensetzung eines Lebensmittels, das Sie kaufen, informiert, und Sie studieren die Verpackung aufmerksam. Dass dies mit der Realität kollidiert, in der man die Zeit nicht hat, bei jedem Artikel das Zutatenverzeichnis durchzulesen ist eine Sache. Zum anderen gab es in den letzten 40 Jahren immer mehr Kennzeichnungselemente. Der Einsatz von Zusatzstoffen oder Zutaten, die nichts mehr mit der traditionellen Rezeptur zu tun haben (wie z. B. Glucose-Fructosesirup anstatt Zucker), hat enorm zugenommen, weshalb ein Zutatenverzeichnis für viele nicht mehr verständlich ist. Zudem gibt es immer mehr Produkte, die in immer kürzeren Zeiträumen auf den Markt kommen. Es kommt schon die Lebensmittelüberwachung nicht hinterher, alle neuen Produkte zu kontrollieren, wie soll dies Lieschen Müller leisten?

Der Autor plädiert dafür, eine komplette Neufassung der LFGB (Lebensmittel- und Futtermittelgesetzbuch) anzustreben, bei der die Basis nicht der verständige Verbraucher, sondern der uninformierte, flüchtig die Packung studierende Verbraucher ist. Zum einen ist dies näher an der Realität, zum anderen würde es auch die Arbeit der Untersuchungsbehörden vereinfachen, die immer wieder vor gut formulierten Slogans an der Grenze der Legalität kapitulieren müssen. Das würde vor allem die Kennzeichnung und Werbung betreffen, die von nur drei Paragrafen geregelt wird. Erlaubt bliebe der Analogkäse oder der Einsatz von alternativen Zuckern, aber es würde dann eben die Werbung „ohne Zuckerzusatz" wegfallen und der Analogkäse müsste deutlich gekennzeichnet werden oder man dürfte dann das Wort „Käse" gar nicht erst benutzen. Dazu wird es nicht kommen, weil es schon zahlreiche Urteile zu den bestehenden Möglichkeiten gibt. Das gibt Sicherheit – für Hersteller wie auch Untersuchungsbehörden und Gerichte. Der Dumme ist der Verbraucher, der die Rechtsprechung nicht kennt oder nicht nachschlagen kann.

Einen 100 Prozent-Schutz wird es aber auch dann nicht geben. Selbst eine solche Neufassung nützt einem nichts, wenn man in der Gastwirtschaft eine Pizza bestellt und sich auf der Pizza Analogkäse befindet. Und gerade dort floriert der Absatz dieser Analogprodukte. In frei erhältlichen Nahrungsmitteln, bei denen Sie das Zutatenverzeichnis lesen können, wird man sie selten finden, denn dann werden die Produkte gemieden.

Leider sieht es nicht so aus, als würde die Politik die Forderung nach einer anderen Beurteilungsgrundlage umsetzen. So hatte die letzte Verbraucherministerin Aigner, als immer mehr Kritik an irreführenden Verpackungsangaben laut wurde, das Portal lebensmittelklarheit.de ins Leben gerufen. Doch die gesetzlichen Vorschriften blieben die alten. Insgesamt hat sich, seit die CSU den Verbraucherminister stellt, der Schutz eher verschlechtert. Auf Skandale reagiert Aigner z. B. mit „10-Punkte-Plänen". Dabei würden schon zwei Punkte reichen: strengere Gesetze und eine bessere Überwachung mit mehr Personal. Aber auch schon unter Seehofer war die Gesetzgebung sehr industriefreundlich.

Wie sicher sind unsere Lebensmittel?

Stellt man diese Frage Verbrauchern und den Verantwortlichen in der Politik so wird man unterschiedliche Antworten erhalten. Sie beruhen zum einen auf unterschiedlichen Definitionen, was "sicher" ist (es gibt sogar den Fachbegriff „**Lebensmittelsicherheit**") und auf der unterschiedlichen Wahrnehmung. Der Verbraucher nimmt vor allem die Skandale wahr und sie bleiben im Gedächtnis haften. Da gab es ja in den letzten Jahren einige: Pferdefleisch in Lasagne, E-Coli in Bockhornklee, Gammelfleischskandal, Dioxin in Eiern. Der Mensch neigt dazu von diesen singulären Ereignissen auf die Allgemeinheit zu schließen und schätzt so die Gefahr höher ein, als sie ist. Es gibt etwa einen Skandal alle ein bis zwei Jahre, betroffen ist ein Lebensmittel, nicht alle und nur ein kleiner Kreis von Verbrauchern: Es sind nun mal nicht alle Lasagne mit Pferdefleisch versetzt, sondern nur die eines Herstellers. Auf der anderen Seite gibt es natürlich viele Vorfälle, die nicht in einem öffentlichen Skandal enden. Das sind viele kleine Beanstandungen der Untersuchungsämter bei vielen Geschäften wie Bäckereien, Fleischereien, Obst/Gemüsehandel, vor allem aber Gaststätten, Imbissbuden, aber auch Rückrufaktionen, die unspektakulär verlaufen.

Betrachten wir zuerst einmal die Sicherheit, wie sie Experten verstehen. Unter einem „sicheren" Lebensmittel versteht man eines, von dem keine Gesundheitsgefahren ausgehen. Hier wurden zum einen die gesetzlichen Vorgaben in den letzten Jahren laufend erhöht. Grenzen für Rückstände wurden erniedrigt, Stoffe, gegen die es Bedenken gab, wurden verboten. Ein Beispiel ist die **Fructose**. Sie war früher in diätischen Erzeugnissen der bevorzugte Ersatz für Glucose oder Rohr-/Rübenzucker. Nachdem man im Tierversuch bei Ratten negative Auswirkungen feststellte, wurde Fructose der Status als „für Diabetiker geeignet" entzogen. Ich erwähne dieses Beispiel, weil Fructose auch ein natürlicher Nahrungsbestandteil ist. Sie ist der Hauptzucker in vielen Früchten. Wer als Diabetiker nicht nur Lebensmittel mit Fruktose isst, wird wahrscheinlich nicht mehr Fructose aufnehmen als jemand, der viele Früchte isst. Äpfel, das meistkonsumierte Obst, enthalten 6 g Fruktose pro 100 g. Zwei Äpfel pro Tag, rund 300 g, enthalten 18 g Fruktose, das ist in etwa die zugesetzte Fruktosemenge, die früher in 40 g Diätschokolade enthalten war.

Eine Zweite ist die Lebensmittelherstellung. Sie wurde wie andere Industrien in den letzten Jahrzehnten professionalisiert. Man erkennt dies auch an den Produkten: Ultrahocherhitzte Milch (UHT-Milch) ist immer länger haltbar, da man wirksamere Erhitzungsverfahren hat, aber auch schon im Vorfeld das Wachstum der Keime hemmt, indem man die Milch schon beim Abholen kühlt. War es früher normal, das in Feinkostsalaten oder Fleischsalat Konservierungsstoffe steckten, so ist dies heute durch eine aseptische Fertigung eher die Ausnahme.

Auf der anderen Weise ist das Sicherheitsbedürfnis größer geworden. Heute findet man schon in Beuteltees Sicherheitswarnung wie „Übergießen sie den Tee mit kochendem Wasser und lassen sie ihn mindestens 5 Minuten lang ziehen". Der Grund ist profan: Da man die ätherischen Öle als Geschmacksträger nicht verlieren will, muss man das Ursprungsmaterial (Kräuter, Früchte, Blüten etc.) langsam bei niedrigen Temperaturen trocken. Während dieser Zeit können sich Bakterien und Pilze vermehren. Danach sind sie durch den geringen Wassergehalt inaktiv. Früher wurde dem nicht so viel Bedeutung zugemessen, auch Gewürze sind aufgrund der Trocknung an der freien Sonne meist hochverkeimt. Die Argumentation war, dass man Lebensmittel, die gewürzt werden, meist noch erhitzt, genauso wie den Tee und dabei Bakterien abgetötet werden. Pilze überleben dies meist, aber sie brauchen relativ lange, um zu wachsen. Zudem ist die Menge an Gewürzen oder Tee absolut gesehen relativ klein, sodass man eine hohe Keimzahl tolerieren kann. Heute ist das Sicherheitsbedürfnis gestiegen, was sich auch an den gesetzlich vorgeschriebenen Legionellenuntersuchungen von Warmwasseranlagen ausdrückt. Dabei sind Legionellen eher seltene Keime. Wikipedia hat keine Probleme, alle weltweit jemals aufgetretenen Fälle von Infektionen aufzulisten – die Tabelle umfasst weniger Fälle als Deutschland alleine jedes Jahr an Salmonelleninfektionen aufzuweisen hat.

Dies ist die eine Seite. Auf der anderen Seite ist es natürlich die Frage, was man unter „sicher" versteht. Viele Verbraucher verstehen unter „sicher" eher den Begriff „ehrlich". Ein Lebensmittel sollte möglichst wenige Zusatzstoffe enthalten und nur die Zutaten, die man in ihm erwartet. Wie an anderer Stelle (S. 334) schon erörtert, führt der Preisdruck in der Branche dazu, dass Hersteller heute eher mehr Zusatzstoffe als früher einsetzen und auch auf preiswertere, nicht unbedingt traditionelle Zutaten ausweichen. Ein solches Lebensmittel ist dann „sicher", aber viele empfinden das als Täuschung, was zu einer Unsicherheit führt. Das gilt auch für Werbeaussagen oder Verpackungsangaben, die nicht stimmen.

Ein Problem, das die Lebensmittelüberwachung hat, ist, dass sie ein immer größeres Sortiment prüfen muss. Es gibt immer mehr Produkte, nicht nur neue Produkte, sondern auch immer mehr Sorten einer Marke. Zudem kaufen heute Verbraucher immer mehr industriell hergestellte Lebensmittel und immer weniger Rohstoffe, aus denen sie Mahlzeiten zubereiten. Neben diesen fertig verpackten Lebensmitteln müssen die Untersuchungsämter aber auch noch Frischware und vor allem Betriebe überprüfen. Da immer mehr berufstätig sind, gibt es deutlich mehr Restaurants, als noch vor einem Jahrzehnt, vor allem aber mehr kleine Betriebe wie Schnellimbisse. Dagegen ist die Personaldecke der Untersuchungsämter fast nicht angestiegen. Die Zahl der Proben bleibt weitgehend konstant und so decken sie einen immer kleineren Teil des Gesamtmarktes ab. Allerdings wird es gegen kriminelle Machenschaften, wie sie beim Gammelskandal oder dem Verfüttern von Altöl an Hühner vorliegen, keinen hundertprozentigen Schutz geben. So kann man aus finanziellen, wie zeitlichen Gründen nicht jede Probe auf alles untersuchen. Man wird Lebensmittel auf das untersuchen, was als Verfälschung oder an Rückständen denkbar ist. Der **Glykolskandal** in den Achtzigern z. B. kam nicht durch Untersuchungen ans Licht, sondern weil der Weinbauer große Mengen an Frostschutzmitteln steuerlich geltend machte. Das jemand Weine süßt, indem er **Diethylenglykol**, ein mehrwertiger süßer, dickflüssiger aber auch mäßig toxischer Alkohol, zusetzt, war damals unvorstellbar. Da sich Glykol in seinem chemischen Verhalten von Zucker unterscheidet, wird er bei der Untersuchung nach Fremdzucker nicht erfasst.

Viele befürworten daher Gesetzesnovellen, die nicht darauf zielen, relativ aufwendig Betriebsprüfungen durchzuführen oder Produkte zu untersuchen, als vielmehr das Lebensmittel verarbeitende Betriebe ihre Buchhaltung offenlegen und regelmäßig überprüfen lassen. Diese ist viel einfacher überprüfbar. Zwar wird jemand sicher nicht Gammelfleisch oder Altöl in der Bilanz angeben, doch die Diskrepanz zwischen verkauften Produkten und eingekauften Rohstoffen oder Futtermitteln wird auffallen.

Weitere Bücher des Autors

Zum Thema Ernährung und Lebensmittelkunde habe ich bisher drei weitere Bücher verfasst.

„Was ist Drin?" entstand aus der gleichnamigen Rubrik in meiner Webpräsenz. Dort nehme ich Lebensmittel unter die Lupe und „entschlüssele" die Zutatenverzeichnisse. Das Buch enthält die Beurteilungen von Lebensmitteln. Zum einen den Missbrauch von Zusatzstoffen, das Ersetzen von Teuren durch billige Stoffe oder Maschen wie „Light" Lebensmittel unter die Lupe nehmen. Dazu kommt eine fundierte Einführung in das Lebensmittelrecht, wie man Verpackungen studiert und Zutatenverzeichnisse liest und eine kleine Einführung in die Ernährungslehre.

ISBN: 978-3738641011, 272 Seiten, 16,90 Euro (Druck), 11,90 Euro (E-Book)

„Zusatzstoffe und E-Nummern" entstand aus „Was ist drin?". Ein zentraler Teil, weil man so viele Zusatzstoffe in Lebensmitteln findet, war in diesem Buch eine kurze Beschreibung aller zugelassenen Zusatzstoffe, ihrer Wirkung, Risiken und Einsatzgebiete. Ich bekam die Rückmeldung, das viele nur deswegen das Buch kauften und brachte diesen Teil daher als eigenen Band heraus. Er ist in „Was ist Drin?" mitenthalten.

ISBN: 978-3848252916, 132 Seiten, 11,90 Euro (Druck), 6,99 Euro (E-Book)

„Das ist kein Diätratgeber – aber eine Hilfe beim Abnehmen": Diäten gibt es wie Sand am Meer. Mir lag am Herzen, nicht noch ein Buch über das angeblich einzige Konzept zum Abnehmen zu veröffentlichen. Stattdessen wurde ein Buch über die Grundlagen der Ernährung und wie man eine Diät macht daraus. Es werden die verschiedenen Konzepte wie Low Carb und Low Fat besprochen. Die biochemischen Abläufe bei einer Diät erörtert, Themen wie Medikamente zur Unterstützung, Operationen, Sport oder auch Lightprodukte angesprochen. Das Buch hat den Zweck eine Diät zu unterstützen, indem sie Tipps gibt und Wissen vermittelt und nicht ein Konzept zu vertreten oder gar fertige Rezepte für jeden Tag zu präsentieren.

Das Buch entstand aus eigener Erfahrung: 2006/7 nahm ich innerhalb eines Jahres von 106 auf 73 kg ab und habe dieses Gewicht seitdem gehalten.

ISBN: 978-3844813777, 244 Seiten, 19,90 Euro